AF397551

ERRATA

Page 18, ligne 17, lire *épis* au lieu d'*épice*.

Page 23, ligne 29, lire *thyroïde* au lieu de *thyroïque*.

Page 27, ligne 3, lire *hypertension* au lieu de *hypotension*.

Page 44, ligne 30, lire *au côté droit du sternum ou à gauche du 2e ou 3e espace intercostal*.

Page 58, ligne 34, lire *uretère* au lieu d'*urètre*.

Page 74, ligne 4, lire *soif* au lieu de *soi*.

Page 82, ligne 29, lire *la bradytrophie* au lieu de *laradytrophie*.

Page 89, ligne 28, lire *sénile* au lieu de *seule*.

Page 97, ligne 17, lire : *talons réunis ou encore à cloche-pied*.

Page 106, ligne 10, lire *toxique* au lieu de *tonique*.

Page 112, ligne 21, lire : *par insufflation d'air dans le côlon au cas d'appendicite chronique*.

Page 142, ligne 13, supprimer *des*.

Page 207, ligne 5, lire *hydrocarbone* au lieu de *hydrocarbure*.

Page 215, ligne 2, lire *radioscopie* au lieu de *radiothérapie*.

Page 217, ligne 5, lire : *ulcération nette. Angine blanche*

Page 290, ligne 6, lire *maximum* au lieu de *minimum*.

Page 348, ligne 13, lire : *anesthésiques, comme moyen héroïque*.

Page 466, ligne 12, lire : *on l'injecte aussi dans les...*

Plus loin, lire : *chloral à haute dose : 8 à 12 gr*.

Choix de Spécialités

Catillon, 3, Boulevard Saint-Martin, Paris.

Strophantus et Strophantine cristallisée de Catillon (Extrait titré de).

1° *Granules de Catillon* à 0 gr. 001 d'extrait titré de strophantus.

Dose ordinaire. — 2 à 4 par jour dans l'intervalle ou au moment des repas. Par exception, en cas urgent, on peut donner 8, 12 et 20 granules en un jour, pour forcer la diurèse. Action toni-cardiaque instantanée, diurèse dès le premier jour.

Affections mitrales et aortiques. Asystolie. Dyspnée. Oppression. Œdèmes. Artério-sclérose avec ou sans néphrite. Cardiopathies des enfants et des vieillards, etc.

2° *Granules de Catillon* à 0 gr. 0001 de strophantine cristallisée, 2 à 4 par jour. Toni-cardiaque, non diurétique. Remède par excellence de la faiblesse du muscle cardiaque, particulièrement chez les vieillards.

Thyroïdine *Catillon.* Tablettes dosées à 0 gr. 25 de corps thyroïde, titré et stérilisé.

Iodo-thyroïdine Catillon, principe iodé, titré à 0,0003 d'iode combiné, mêmes usages. Doses : 1 à 2 tablettes contre myxœdème ; 2 à 8 contre el cette, goitre, etc.

Peptone Catillon. Poudre et **vin** : ce dernier avec glycéros. Produit adopté par les hôpitaux.

Duret et Raby, 5, avenue des Tilleuls, Paris, (Montmartre).

Taolaxine *Laxatif-régime* à base d'agar-agar imprégné d'une faible proportion de divers extraits de rhamnus.

La thaolaxine se prescrit sous quatre formes :

1° Paillettes : de 1 à 2 cuillerées à café à chacun des repas (mélangées aux aliments : purées, compotes, etc.). 2° Cachets : de 1 à 2 cachets à chacun des repas. 3° Comprimés : de 2 à 4 comprimés à chacun des repas. 4° Granulé sucré (réservé à la médecine infantile) 1 à 2 cuillerées à café au repas.

Laxagarine. C'est de la thaolaxine sans addition de principe actif. Pure ou associée à la thaolaxine, elle permet de varier les effets du traitement. Belladonée la laxagarine est un vrai spécifique de la constipation spasmodique.

Choléokinase. Les symptômes douloureux de l'entérocolite muco-membraneuse disparaissent sous l'influence du traitement par l'opothérapie biliaire.

Les dragées kératinisées de *choléokinase* renferment un extrait spécial inaltérable de fiel de bœuf, associé à l'entérokinase.

La dose moyenne est de 6 à 8 dragées par jour, prises 2 par 2 au moment des repas, et le soir en se couchant.

Antacidol. *Composition* : Carbonate de bismuth chimiquement pur et lait desséché. *Indications* : Calme les douleurs des hyperchlorhydriques : est spécialement indiqué dans les cas d'ulcère de l'estomac et les gastrorragies. *Dose* : 1 comprimé toutes les 5 minutes jusqu'à soulagement.

Saturol. Bicarbonate, phosphate et sulfate de soude chimiquement purs (condition essentielle d'efficacité), une mesure de granulé soluble dans un verre à bordeaux d'eau, à répéter, s'il y a lieu.

Fournier, 26 bd de l'Hôpital. Paris.

Biolactif Fournier, Symbiose de 2 ferments lactiques sélectionnés.

Culture liquide : 1°) boîte de 10 flacons, 1 flacon correspondant à une dose quotidienne à prendre en 2 fois avant le repas dans eau sucrée.

2°) boîte de 2 flacons destinés à la thérapeutique infantile : une cuillerée à café avant chaque biberon.

Culture sèche : Flacon de 60 comprimés, 6 comprimés par jour, légèrement écrasés.

Endocrisines Fournier. Extraits totaux de tous organes ; poudre desséchée à froid dans le vide. Cachets de thyroïde d'ovaire, de surrénale, de foie, etc. Seule présentation rationnelle préservant ces produits de toutes manipulations offensantes.

Biléyl Fournier. Sels biliaires en globules kératinisés. *Posologie* : Globule contient 0 gr. 20 d'extrait biliaire, 6 à 8 globules par jour, 2 à la fin de chaque repas.

Iodéyl Fournier. — Combinaison iodo-organique d'iode métalloïde et de peptone pure 0,01.

Phosféryl Fournier. — Combinaison organo-phosphorée martiale, ext. du jaune d'œuf. Globules de 0,10.

Lancelot, 26, rue Saint-Claude, Paris.

Valérianate de Pierlot. — A base d'extrait de plantes, 5 à 6 capsules ou 1 à 2 cuillerées à café du valérianate liquide dans un peu d'eau sucrée. Préparation réputée.

Pandigitale Houdas. — XXX gouttes = 0.20 de poudre ou 1/4 de milligramme de digit. cristallisée. Contient les principes de la feuille de digitale fraîche. Excellente préparation qui mérite la confiance dont elle jouit.

Pilules antidyseptiques Lancelot. — A base de quassine, de cascara sagrada et de strychnine. 1 à 2 pilules avant chaque repas.

Laboratoire Scientia, 10, rue Fromentin, Paris.

Tricalcine. — A base de sels calciques rendus assimilables : phosphates tribasiques, carbonates et autres sels de chaux et de magnésie nécessaires à l'organisme. Cette spécialité reproduit la formule de Ferrier, ce qui explique et justifie sa vogue. La Tricalcine pure s'emploie en poudre, comprimés, granulés et cachets. Tricalcine en poudre : une mesure à chacun des trois repas dans un peu d'eau ou mélangée aux aliments, 1/2 dose au-dessous de 10 ans ; comprimés : 3 par jour ; granulés : 2 cuillers-mesure à chaque repas, enfants au-dessous de 10 ans, 1/2 dose ; 3 par jour.

Tricalcine méthylarsinée (0 gr. 01 par cachet) en cachet seulement : cachets 3 par jour ; enfants 2.

Tricalcine fluorée (0.02 par cachet).

Tricalcine adrénalinée en cachets seulement.

Hypneural. — Remplace, à doses très faibles, l'antipyrine et le pyramidon, sans aucun de leurs inconvénients. Doses : 1 à 3 cachets avec un liquide froid ou tiède. L'hypneural à la dose de 2 cachets à la fois pris avec un liquide chaud, est le meilleur des hypnotiques, on peut donner, s'il y lieu, un 3e où 4e cachet à 2 heures d'intervalle.

Diabétifuge. — Spécialité synthétique antidiabétique à base de bioxyde de manganèse, de bicarbonate de soude, de chlorhydro-méthylarsinate de lithine, d'antipyrine, de nitrate d'urane et de santonine. *Doses* : 1 cachet le matin et l'après-midi. Continuer pendant 10 jours : diminuer s'il y a lieu, après analyse du sucre ; cesser au bout de 20 jours. Repos ds 20 jours et reprendre.

Staphylo-coccine Fraquet. — Extrait protoplasmique de la levure de bière isolé de sa membrane cellulaire. La levure est ainsi de digestion plus facile, d'action plus prompte et à doses moindres. Agent de la phagocytose, la staphylo-coccine s'emploie en solution, comprimés et ampoules contre la furonculose, l'angine, les maladies infectieuses, les dermatoses, etc.

Quinine. — Extrait intégral des principes du quinquina. Préparation concentrée, de titrage fixe très active, faite avec des écorces choisies de même origine, concassées de la même façon, etc. XL gouttes deux fois par jour, dose fébrifuge : 1/2 c. à café.

Leroux, 182, rue de la Convention.

Cratœgine Leroux. — Médication cardiotonique, sédative non toxique. Réussit toujours dans les palpitations des nerveux et des neurasthéniques, dans l'éréthisme cardiaque (affections fonctionnelles ou organiques) dans la tachycardie paroxystique et le goitre exophtalmique. Doses XV ou XX gouttes, 2 ou 3 fois par jour.

Malleval, 34, rue du Plat, Lyon.

Ortho et Orthoforme Malleval. — L'orthoforme est un anesthésique local entièrement dénué de toxicité et présentant une action anesthésique complète et durable. Il agit partout où il est mis en contact avec les muqueuses ou les terminaisons nerveuses mises à nu. C'est aussi un antiseptique et un bactéricide de valeur qu'il importe d'employer parfaitement pur. Mode d'emploi : comprimés de 0,02 centigr. contre les affections douloureuses de la bouche, de la gorge et de l'estomac, ulcère, cancer). Pommade et poudre à 10 p. 100 pour pansements antiseptiques. Ovules, crayons et suppositoires « Ortho » Malleval à l'orthoforme.

Marchais, rue des Saintes-Claude, à la Rochelle.

Emulsion Marchais, (rue des Stes Claire, La Rochelle). — Contient par cuillerée à café, 0 gr. 10 de créosote et 0 gr. 20 de glycérine. 3 à 6 cuillerées à café dans du lait ou de la tisane bien sucrée.

Poudre Génia, M. Guget, pharmacien, 33, rue Lauriston, à Paris.

Poudre Génia (33, rue Lauriston, à Paris). — A base de carbonate de chaux, de phosphate bicalcique, de lactate de chaux, de magnésie hydratée, de citrate et de carb. de soude ; cinq milligrammes de cocaïne par cuillerée à café. 1 à 3 cuillerées dans les crampes, gastrites, gastralgies, hyperchlorhydrie, cancer, dermatose. Enfants, 1/2 cuillerée à café dans du lait. Bonne préparation dont l'effet est très net dans la dilatation d'estomac et les dyspepsies de causes variées.

Santhéose, 4 rue du Roi de Sicile, à Paris.

Santhéose. — Produit complexe dont une diméthylxanthine irréprochablement pure, de composition fixe et de source toujours identique forme la base.

La santhéose est d'une tolérance si remarquable et d'une efficacité si constante qu'elle fournit les résultats les plus nets là même où a échoué la théobromine.

Formes. — La santhéose existe sous quatre formes : *S. pure*, plus spécialement indiquée dans les affections cardio-rénales ; la *S. phosphatée*, dans le diabète et la neurasthénie ; la *S. caféinée*, dans l'asthénie cardio-vasculaire, l'asystolie, les infections ; la *S. luthinée*, dans l'artério-sclérose, le rhumatisme, la goutte, etc.

Doses 1 à 4 cachets par jour dosés à 0,50.

Boîtes de 24 cachets ayant la forme d'un cœur.

MARQUE DÉPOSÉE

MARQUE DÉPOSÉE

LABORATOIRES
DURET & RABY
5 Av. des Tilleuls , PARIS (MONTMARTRE)

CONSTIPATION CHRONIQUE

THAOLAXINE
(Laxatif – Régime)
Agar-Agar et extraits de Rhamnées
Paillettes. Cachets. Comprimés. Granulé

LAXAGARINE
(Thaolaxine sans addition de Rhamnées)
SIMPLE ou BELLADONÉE
Paillettes et Cachets

OLEOLAXINE
Huile de paraffine préparée spécialement pour l'usage interne.
Une à deux cuillerées à entremets le matin à jeun et le soir en se couchant

ENTERO-COLITE

CHOLEOKINASE
Dragées ovoïdes kératinisées d'extrait spécial de fiel de bœuf et de kinase – 6 à 8 dragées par jour.

HYPER-CHLORHYDRIE

ANTACIDOL
Comprimés saturants (Carb.te de bismuth et poudre de lait.)
1 comprimé toutes les cinq minutes jusqu'à soulagement.

SATUROL
Granulé soluble bicarb.te phosph. sulf. de soude reproduisant la formule du Pr Bourget (de Lausanne)
Une mesure dissoute dans un verre à bordeaux d'eau pure

ANGIOSTHENINE
(Adrénaline, Hypophysine Strychnine, Spartéine)
Ampoules de Sérum hypertenseur : une injection hypoderm. par jour

Échantillons et Littérature à Messieurs les Docteurs.

Pathologie interne et Diagnostic

Dr Roger **HYVERT**

GUIDES DE MÉDECINE PRATIQUE

Pathologie interne et Diagnostic

3ᵐᵉ ÉDITION

PARIS

MALOINE & FILS, Editeurs

27, Rue de l'Ecole de Médecine, 27

1916

NOTE

POUR LA 3ᵉ ÉDITION

Avec son style télégraphique et la disposition des articles, ce petit livre se présente comme un memento. En réalité, il n'a pas tout à fait la sécheresse d'un simple aide-mémoire. Vingt-cinq années d'expérience médicale nous permettent d'être éclectique et de traiter chaque question selon sa difficulté ou selon son importance.

Il ne nous est pas possible, dans les circonstances actuelles, de revoir entièrement cette édition.

Nous rappelons que les articles de pathologie interne sont en caractère plus gros ; ce qui les distingue des articles de pathologie générale et d'examens d'organes. Les symptômes et le diagnostic conservent tout leur développement. Voir à la table des matières les mots " signes " et " syndrômes ". Pour un sujet donné, on trouvera les détails au nom médical usuel. Il peut être utile de se reporter aux maladies désignées dans le diagnostic différentiel et aux généralités résumées à chaque nom d'organes. Les maladies restent classées par ordre alphabétique.

Rien à changer à nos premières pages " Examen des malades en clientèle ". La guerre n'a fait que souligner la valeur des conseils que nous donnions à nos jeunes camarades.

Quel enseignement devrons-nous retirer de la grande lutte actuelle ? Nous aurons à montrer plus de ténacité et d'énergie dans la défense comme dans la vulgarisation des vérités et des principes scientifiques français... toujours parmi les plus désintéressés. Nous cesserons désormais d'être moins puérilement bibliographes. Mais, trop individualistes, serons-nous mieux unis ? Et pourtant, seule notre union pourrait empêcher le clair génie français de subir ailleurs la réfraction qui, systématiquement le déformait... au point de le rendre méconnaissable au monde. L'enjeu vaudrait l'effort.

Dᵣ **Roger HYVERT.**
L'été à Pougues.

Paris, 1ᵉʳ mars 1916.

NOTE:

[illegible]

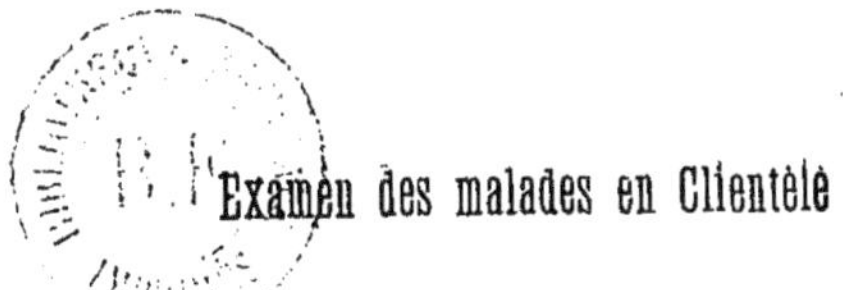

Examen des malades en Clientèle

Le cœur, le poumon et, depuis quelques années, le rein
et même l'appareil digestif, sont assez bien connus des étu-
diants. Le cerveau et le foie, d'une étude plus difficile, sont
aussi plus négligés. Or, en clientèle, ces deux organes méritent de passer *au premier plan*.

Jusqu'à son diplôme, le jeune médecin s'était habitué à
considérer la pathologie hépatique comme synonyme de
cirrhose, de lithiase biliaire ou d'hépatite suppurée. Le foie,
agent de défense contre les poisons et les microbes, agent
d'actions physiologiques et de réactions multiples devenues
classiques, joue dans l'économie un rôle singulièrement plus
complexe ; et ce rôle se trouve sans cesse accru à nos yeux
par les acquisitions scientifiques de chaque jour. Dans le
péril alimentaire, dont nous parlons ailleurs, c'est le foie
qui, le plus souvent, est en jeu. N'a-t-on pas été jusqu'à signaler tout récemment l'influence salutaire indéniable de la
médication hépatique sur les affections cardiaques ? Et, dans
la préservation individuelle contre la tuberculose, la participation du foie — réalisée un peu prématurément en thérapeutique — nous apparaît comme des plus évidentes, mais
encore à l'étude. L'antagonisme qui semble s'affirmer entre
le paludisme et la tuberculose, n'est pas pour infirmer
ces rapports intéressants. Qui oserait, enfin, soutenir que le
foie n'est pas l'agent de ces anciennes métastases, revenues
en médecine sous des noms très jeunes, métastases, qui
préservent, pour un temps donné, les organismes bien cons-
titués, de certaines affections incurables ou mortelles ! Il importe donc, au plus haut point, d'orienter l'observation du
côté de l'appareil biliaire. Il faut être capable de dépister,
dès le début, les tout premiers signes du moindre degré
d'insuffisance hépatique La cholémie, le subictère par petites poussées chroniques, une congestion du foie même fort
légère, dénotent déjà une moindre résistance de l'organe.
En agissant assez tôt par le régime, par l'hygiène et par les

soins éclairés exigés pour chaque cas, on prévient les infections beaucoup plus sérieuses, les troubles consécutifs ainsi
que les grands accidents hépatiques.

Il en est de même du système nerveux. L'étudiant, s'il l'a
bien étudié ne le connaît — nul n'y contredira — que dans
ses manifestations de physiologie animale pure. Or, fait très
curieux, les notions de neurologie qui semblaient à quelques spécialistes, les mieux établies et que nous considé-
rions aussi — nous simples praticiens — comme *les plus
précises de la veille* (telles que : localisations cérébrales,
théories des neurones, stigmates hystériques), ces notions
deviennent *les plus controversées du lendemain*. Notre incertitude en médecine du système nerveux souligne notre
ignorance inavouée, chaque fois qu'il s'agit de la solution
des plus grands problèmes philosophiques de l'humanité.
Mais, médecin, fussions-nous les matérialistes les plus en-
durcis, nous n'en serions pas moins tenus — toujours et
quand même — de faire, dans l'exercice de notre profession,
*la part du cerveau considéré dans ses fonctions les plus
élevées*. S'y refuser, ce serait manquer très gravement à
notre devoir. A ce propos, l'excellente remarque du docteur
Helme nous revient à l'esprit : « La psychologie, écrit-il est
à la médecine ce que le sentiment est aux arts. Sans psychologie, le médecin est un musicien sans âme qui jouera toujours à côté du ton. » Seul, en effet, le médecin psychologue est un véritable médecin. *Se laisser griser par le progrès
médical, pourtant si relatif, au point de croire à l'efficacité souveraine d'une thérapeutique rigoureusement scientifique, c'est préparer presqu'à coup sûr la faillite de la médecine.* Un politicien médiocre préparerait de même la faillite
du progrès matériel et du bonheur humain si, mauvais
psychologue, tout à sa négation de l'âme humaine, il mécon-
naissait totalement les aspirations de l'homme moral. Praticiens, nous exerçons et *nous devons exercer* sur le cerveau
de notre malade une influence de suggestion dont le résultat, en certains cas, égale ou dépasse celui du traitement
habituel. Le grand public, lui aussi, se plaît à croire que la
science médicale est désormais assez exacte pour qu'il
puisse sans inconvénient passer d'un médecin à l'autre. Il
ne saurait échapper à l'observateur impartial, qu'il y a là,
avec l'impatience des arrivistes de la profession, deux cau-

ses indéniables du succès du charlatanisme médical étalé dans les journaux. Au cours de beaucoup de maladies graves, la présence du plus modeste docteur de famille eût épargné bien des désastres. Cette conception du rôle du médecin paraîtra moins enfantine et moins surannée le jour où, grâce au bon sens de Monsieur tout le monde, les méthodes de laboratoire, très souvent utiles, n'en reviendront pas moins au second plan qu'elles n'auraient jamais dû quitter.

A l'exemple de certaine pharmacopée exotique, ces méthodes s'imposent à nous par une belle allure scientifique. D'autant mieux accueillies qu'elles ne sont accessibles qu'à un petit nombre d'initiés, c'est bien peu souvent qu'elles restent pratiquement utiles ! Leurs résultats ne présentent point toute l'exactitude qu'on leur prête. Parmi les *meilleurs* procédés d'examen, si nous prenons ceux qui servent à l'étude de la perméabilité des organes, nous pouvons constater que des *différences individuelles* nombreuses en diminuent la signification. Combien d'autres procédés récents n'ont de portée pratique que dans l'imagination de leurs auteurs. Au surplus, notre science du laboratoire serait-elle d'une certitude théorique absolue, que nous n'en verrions pas moins — et les idées les plus nouvelles de Richet sur l'anaphylaxie et sur les modifications incessantes du milieu sanguin, ne sont pas pour nous contredire — *la physiologie se jouer éternellement des prévisions chimiques ou physiques les plus sûres et la pathologie et les facultés mentales modifier à leur tour tous les actes physiologiques.* Ces éléments divers s'opposent, se combinent, interviennent d'une manière si rapide, si variée, si imprévue, qu'il existe un contraste éclatant et vraiment caractéristique entre leurs *effets protéiformes* dans l'organisme humain et les résultats froids, précis, *mais essentiellement provisoires* d'une analyse chimique ou même microscopique. Pourquoi perdrait-on de vue ces notions évidentes du plus simple bon sens. Et pourquoi faut-il presque du courage pour redire des vérités aussi banales, quand on les sait oubliées et pourtant si précieuses à nos malades?

C'est donc une mentalité nouvelle que le débutant doit se créer, dès qu'il aborde la clientèle. Mentalité toute de souplesse, faite d'un bon esprit observateur. D'après M. Brocq on ne rencontre ni la paralysie générale, ni le tabès chez certains peuples qui ignorent le mercure et l'arsenic : ce simple fait d'observation nous rappelle l'importance de l'hygiène plus grande que celle de la thérapeutique pour préserver le système nerveux (surmenage) et sans doute aussi le foie (intoxication) ; comme l'intérêt de savantes théories diminue à côté d'une aussi simple observation ! Autre remarque. En dehors de la chirurgie, le milieu hospitalier prépare aux pronostics plutôt sombres ; les maladies qu'on y traite sont comme vues derrière un verre grossissant : il ne faut plus, désormais, juger à travers ce prisme. Car, au lieu des grands malades classiques, le jeune docteur va surtout rencontrer, dans ses premières visites, soit des cas tout à fait bénins, soit des simulateurs par intérêt quelconque, soit le fameux malade imaginaire, client bien peu fidèle, qui se précipite chez tous les nouveaux docteurs. En clientèle, le cas grave guérit très souvent, c'est-à-dire tel cas dont le pronostic, par habitude, semblait désespéré. Parmi les malades réputés les moins curables, que d'urémiques avec les plus terribles accidents épileptiformes, dyspnéiques ou comateux, ne peuvent pour ainsi dire, avec les soins voulus, se résoudre à mourir.

Il est sage d'éviter enfin le ridicule des diagnostics trop savants. Voici un malade, légèrement surmené, atteint d'une faible hypertension fonctionnelle ; en y mettant de la bonne volonté classique, on retrouve sans peine, deux ou trois petits signes du brightisme. Qu'on se garde bien de céder à l'habitude prise et de prononcer les mots d'artériosclérose et de néphrite chronique, sans un examen prolongé... Vers la ménopause, on rencontre des symptômes assez variables, parfois des plus alarmants et incontestablement en rapport avec l'âge critique. Là encore, il est prudent de s'abstenir des diagnostics tragiques. Une bonne éducation pratique vaut, pour la guérison de ces malades, toutes les théories de l'enseignement. Ce sont des cas de ce genre, qui légitiment entièrement la belle confiance de certains clients d'élite pour le vieux praticien dont le bagage scientifique n'est peut-être pas très lourd des nouveautés à la mode, mais dont la douce expérience devient un véritable bienfait pour ceux qui ont l'intuition d'y avoir recours. La même réserve se recommande dans le diagnostic des diathèses et de la chronicité. Du sucre dans l'urine ne veut pas toujours dire : diabète. Neuf fois sur dix, un examen coprologique unique ne prouvera absolument rien. Nous pourrions multiplier les exemples à l'infini. Et ces exemples, empruntés aux erreurs de tous les jours, montrent que, sans être le médecin tant mieux, il faut — ne fût-ce qu'avec son malade — se montrer plutôt optimiste. Il y a lieu de garder les grands mots pour les grandes circonstances.

Grâce à cette mentalité nouvelle, grâce à quelques bons principes pris à l'hôpital sur l'interrogatoire et l'examen complet des malades, il est possible presque toujours d'arriver à un diagnostic et à un pronostic exacts. Il est permis d'avoir recours aux méthodes de laboratoire, soit pour établir un diagnostic hésitant, soit pour contrôler des résultats cliniques. Les exemples que nous venons de donner montrent qu'on ne saurait admettre, par discipline scientifique, toutes leurs prétentions.

Le bon médecin est celui qui sait allier, dans les proportions utiles à ses malades, la science pure, l'observation clinique et cette psychothérapie naturelle et de bon sens qui justifie, à nos yeux, la réputation des grands cliniciens d'autrefois, d'aujourd'hui et de toujours.

Pathologie interne et de Diagnostic

Abasie. — (*Astasie-abasie*). Syndrôme de Blocq-Charcot, l'astasie est la difficulté de la station debout comme l'abasie est la difficulté de la marche normale, par amnésie, avec intégrité de tous les autres mouvements. Liée à l'hystérie et à la neurasthénie. *Couché, le malade exécute tous les mouvements commandés.* A distinguer de la basophobie, ou angoisse de se tenir debout, de la paraplégie, de la chorée, de la maladie de Thomsen (disparition rapide des spasmes au moment de la mise en marche), du paramyoclonus multiplex (il suffit d'une minime excitation pour le provoquer). Isolement. Hydrothérapie et kinésithérapie ; suggestion avec rééducation, et s'il s'agit d'amnésie motrice, attirer l'attention du malade sur les mouvements à accomplir ; au cas d'hystérie, détourner son attention de ces mouvements ; or, l'abasie est le plus souvent d'origine hystérique et n'est pas grave. Isolement; s'il y a lieu, courants faradiques, suggestion, en particulier chez l'enfant.

ABCÈS DU FOIE

Syn. Hépatites terminées par suppuration. *Division :* On distingue les grands et petits abcès du foie (Budd). *Anat-Patho.* Pus souvent stérile ne contenant que des amibes, bacille de Chantemesse et Widal, bacille de Roger, spirille de Le Dantec ; parfois colibacille, streptocoque, staphylo, pneumo, bacille d'Eberth. L'abcès des pays chauds est constitué par une seule cavité (grands abcès dysentériques, tropicaux). Les abcès métastatiques (infection par la veine porte, l'artère hépatique); les abcès d'origine biliaire ou intestinale sont multiples. Il existe aussi des abcès fibreux et phlegmoneux. Chez les nouveau-nés, l'infection se fait par la veine ombilicale (Widont **Etiol.** Abcès idiopathiques des pays chauds, et qui compliquent la dysenterie amibienne ; abcès des maladies générales, abcès appendiculaires ; abcès par infection des voies biliaires. Influence de la race et des excès alcooliques. Chez les enfants : trauma, ascaris, appendicite, rarement dysenterie. **Sympt.** L'hépatite suppurée est, en général, précédée d'une phase congestive. La douleur, avec irradiations dans l'épaule droite par les ramifications sous-diaphragmatiques du phrénique droit, indique, dans une certaine mesure, le siège de l'abcès. Ex. : à l'épigastre = abcès du lobe gauche ; dans les lombes = abcès du bord postérieur. Le foie est augmenté de volume, rénitent, douloureux ou sensible. Fine crépitation à l'inspiration. Respiration costale, dyspnée par compensation du poumon droit, toux hépatique. Fièvre intermittente à exacerbations vespérales, hectique. Troubles digestifs ; langue grise, vomissements bilieux ; ictère (1/6e des cas). État général assez vite mauvais. Formes : latente, typhoïde (Kelsch et Kiener), aiguë, subaiguë, chronique. Le pus peut fuser à l'extérieur, dans les bronches, la plèvre, le péritoine, le péricarde et la mort en est la conséquence ; dans le tube digestif, issue favorable ; dans la veine cave, mort dans la moitié des cas.

Formes cliniques : Abcès biliaires, pyémiques, appendiculaires, grands abcès.

Pronostic : Hépatite suppurée, 2 septenaires ; subaiguë 6 à 8 semaines ; forme chronique durant des mois et des années. Fatal pour les abcès métastatiques, le pronostic est favorable pour les gros abcès uniques.
Diagnostic ; Difficile, se fait par les antécédents, les signes ci-dessus, ponction, radioscopie pour localiser les suppurations dans les épanchements postérieurs

et enfin par l'examen du sang 40.000 leucocytes au lieu de 6.000.

Trois signes à connaître (non de certitude) : S. de Pfühl : écoulement du pus dans l'aiguille pendant l'inspiration : S. de Furbinger . élévation de l'extrémité interne de l'aiguille ; S. de Sheuerlein : un liquide séro-fibrineux est pleural et superficiel, un liquide suppuré est profond et hépatique.

On peut penser à : pleurésie droite, kyste, cancer, pyonéphrose, infection purulente, paludisme. **Trait.** Saignées locales : ouverture, drainage précoce et suffisant pour faire tomber la fièvre, incision chirurgicale couche par couche ; curettage (Fontan), opération en deux temps de Kelsch et Kiener pour préserver le péritoine du contact du pus. Toniques et opiacés. Prophylaxie : Soigner les lésions intestinales, dysentériques ; hygiène des hépatiques, urotropine.Colloïdaux électriques. Ponction dans l'abcès dysentérique.

Absinthisme (*v. alcoolisme*). — Caractérisé par plusieurs signes de l'alcoolisme avec prédominance d'hallucinations terrifiantes. L'on observe, suivant le degré d'intoxication et de résistance individuelle, depuis la simple exagération de sensibilité nerveuse jusqu'aux grandes attaques qui simulent l'hystérie, l'épilepsie et le délire aigu. Le malade éprouve des sensations extrêmement violentes d'élancement, de torsion, etc. ; tel absinthique dit que des « chiens lui mordent ou lui dévorent le mollet » ; tel autre affirme « qu'on lui scie ou qu'on lui rabote les os », expressions qui soulignent assez nettement la vigueur presque caractéristique de ces hallucinations.

Acétonémie, acétonurie. — L'odeur de l'urine, dite pomme de reinette, est encore *l'un des meilleurs signes* avertisseurs du coma diabétique. La réaction de Gerhardt (acide diacétique) s'obtient: en étendant l'urine de quatre fois son volume d'eau et en laissant tomber goutte à goutte du perchlorure de fer au 10ᵉ (précipité noir violacé et non blanc). Pour la recherche de l'acétone proprement dite, prendre quinze cent. cubes d'urine ; vingt gouttes d'acide acétique glacial ; dix cent. cubes de nitroprussiate de soude au 10ᵉ ; on verse vingt gouttes d'ammoniaque à la surface du mélange : disque violet au cas d'acétone. On peut enfin déterminer le pouvoir rotatif à gauche de l'acide β oxybutyrique, après fermentation de l'urine (v. diabète et coma diabétique). D'observations faites en Amérique sur l'acétonurie chez l'enfant, il résulte que, dans le jeune âge, ni les maladies. ni l'expérimentation ne parviennent à produire ce symptôme. (*V. Diabète*).

Acholie (absence de bile). — L'acholie pigmentaire de Hanot avec décoloration des fèces, sans ictère, peut s'observer à la fin de l'ictère catarrhal et des affections. hépatiques.

Achondroplasie. — L'achondroplasie est un trouble de développement du cartilage osseux pendant la vie intra-utérine. Le tronc est normal mais les membres sont très courts, macrocéphalie. La pathogénie est discutée. La radiographie a permis de s'assurer qu'il s'agit d'une dystrophie du cartilage primordial en montrant l'existence à peu près constante d'une bande fibreuse située entre la zone de prolifération et le cartilage indifférent. Le traitement opothérapique en rapport avec la théorie des glandes vasculaires insuffisantes ne donne pas de résultat Les nains difformes sont pour la plupart achondroplasiques.

Acidose. — Stigmates urinaires de Labbé : élimination des c. acétoniques, ammoniurie, hyperacidité. En dehors du diabète, on peut la rencontrer dans le cancer, dans les vomissements incoercibles, après l'administration du chloroforme. Elle est en rapport avec une lésion du foie, se traite, par les alcalins à haute dose

et, s'il n'y a pas de diabète, par glucose pour exciter la
fonction hépatique (Netter).

ACROMÉGALIE

Du grec ακρος extrémité et μεγας.

Mot voulant dire grandes extrémités. **Syn**. maladie
de Marie. **Défin**. C'est une affection dystrophique assez
rare, se traduisant par un développement anormal du
squelette et en particulier des extrémités. **Etiol**. Due à
des troubles de la glande pituitaire. Débute vers l'âge
de 20 ans ; n'est ni héréditaire, ni contagieuse ; puberté,
influences morales. Les vraies causes, alcoolisme,
syphilis, froid, sont mal connues, **Anp**. Hypertropie de
l'os médullaire, du *corps pituitaire* avec reviviscence
du thymus.

Symp. cardinaux de Marie : hypertrophie des mains
et des pieds, etc. Cyphose cervico-dorsale; troubles visuels, aménorrhée chez la femme. L'hypertrophie des
mains a lieu en épaisseur et en largeur : main en bat-
toir, main capitonnée, doigt en saucisson ; l'hypertrophie
des pieds se manifeste dans les mêmes conditions : sillons
et bourrelets charnus ; faciés acromégalique avec pro-
gnathisme ; épaississement de la langue (macroglossie) ;
gros nez ; pommettes saillantes ; la cyphose cervico-
dorsale avec ou sans lordose lombaire, ou sans scoliose,
est très fréquente ainsi d'ailleurs que l'aménorrhée chez
la femme. Quant aux troubles visuels, ce sont l'hémianopsie, l'amblyopie, la saillie des globes oculaires, la congestion papillaire et même la cécité. Enfin, la voix prend
un timbre grave. **Pron**. peut durer 15, 20 ans, cachexie
fréquente.

Diagn. Avec le myxœdème (hypertr. des parties
molles, facies pleine lune) ; avec la maladie osseuse
de Paget (os longs, dyspnée) ; avec le gigantisme (développement proportionné) ; avec l'ostéo-arthropathie
hypertrophiante-pneumique (cardio-pulmonaire, doigts

en baguette de tambour ou en battant de cloche). Radiographie.

Trait. Hydrothérapie. Arsenicaux. Opothérapie : Thymus, corps pituitaire, thyroïde, jusqu'ici assez infidèle, mais à essayer à la période cachectique.

ACTINOMYCOSE

Etymologie. De αχτίς, étoile et μυχης, champignon.

Anp. Les grains jaunes se composent du mycélium ou champignon proprement dit et des rayons ou éléments de défense surajoutés. S'observe chez l'homme, les bovidés, etc. **Déf**. C'est tantôt une tumeur analogue au sarcome, tantôt une poche séro-purulente. **Etiol**. On admet qu'une petite excoriation de peau ou de muqueuse est nécessaire ; l'entrée dans l'organisme humain a lieu par des instruments malpropres, par le lait et surtout par une petite piqûre de la joue ou de la gencive causée par un fragment d'épice qu'on mâchonne.

Sympt. Elle revêt des aspects variables. On observe le plus souvent l'actinomycose temporo-maxillaire de Poncet avec abcès : douleurs vives, trismus, induration, fistules, etc. Formes pleuro-pulmonaire, abdominale et plus rarement œsophagienne, cérébrale, méningée. Non traitée, la marche de la maladie est progressive. **Pron**. Les formes thoracique et abdominale donnent une mortalité de 80 0/0 ; Cervico-faciale 10 0/0.

Diagn. Très difficile, se fait par l'examen des sécrétions et la constatation des grains jaunes dans le pus ou par l'agglutination (Widal). On peut penser à la syphilis, à la tuberculose et aussi à la périostite, au sarcome, au cancer, à l'aspergillose, aux maladies abdominales et péritonéales. **Trait**. Cautérisation pour les formes superficielles. Laparotomie (f. abdom.), trépanation (f. céréb.) ; iodure de potassium à fortes doses 3 à 8 gr. pendant 5 jours et à doses décroissantes (contesté par Poncet et Bérard) ; injections locales iodées. Chez l'enfant, iodure 0,20 par année d'âge, injection dans les foyers ou même extirpation des foyers. *Prophylaxie* : combattre les mauvaises habitudes de sucer des objets divers (épi, paille), éviter le contact des animaux malades.

ADDISON (maladie bronzée d')

Déf. Maladie cachectique caractérisée par la teinte bronzée des téguments et attribuée à des altérations des capsules surrénales ou du plexus solaire. *Anp.* Les lésions siègent dans les capsules surrénales, dans les plexus nerveux voisins et dans les ganglions semi-lunaires. *Etiol.* La mélanodermie est due à une pigmentation du corps muqueux. La maladie d'Addison est fréquente de 20 à 40 ans. Les capsules surrénales ont une action antitoxique vis-à-vis des poisons à type curarisant du travail musculaire. La mélanodermie est plutôt soumise à l'action des ganglions et plexus nerveux. Cause habituelle : tuberculo-scrofulose, puis suppuration, cancer, etc.

Sympt. *Asthénie addisonienne* avec épuisement musculaire rapide qu'on peut étudier au dynamomètre et avec l'ergographe de Mosso. *Douleurs* surtout lombaires, épigastriques, musculaires, articulaires, etc. Accompagnent le plus souvent l'asthénie. *Troubles digestifs* : vomissements pituiteux, alimentaires, hoquet, etc. *La pigmentation* qui permet de faire le diagnostic est un signe tardif. Elle débute par les régions du tégument qui sont découvertes ou normalement pigmentées. Au début ardoisée, couleur sale, la mélanodermie donne la teinte du mulâtre, se généralise et s'étend même aux muqueuses sous forme de taches noires. Conjonctives saines. *Pron.* Grave. De quelques semaines à quelques mois, à 1 ou 3 ans.

Diagn. Presque impossible avant l'apparition de la mélanodermie, doit être fait avec la syphilis pigmentaire des femmes , la cachexie palustre, le diabète bronzé, la pellagre, la maladie des vagabonds (phtiriase mélano-dermique), enfin avec l'emploi prolongé du nitrate d'argent. **Trait.** Hygiène et repos complet. Toniques : huile de foie de morue, fer, arsenic, capsules surrénales de jeunes veaux, en brochettes, pulpe fraîche, capsules d'extrait desséché. Préparations hypophysaires et thymiques.

ADÉNOÏDES (végétations)

Déf. Bien qu'il existe des amygdales palatines, linguales, tubaires, pharyngiennes, les mots *végétations adénoïdes* s'appliquent surtout au pharynx nasal et à l'amygdale pharyngienne ou de Luschka. **Et.** Dues à la réaction de défense du tissu lymphatique, fréquentes dans la 2me enfance. Régression habituelle avec la fin de la croissance. Très développées, mais rares, chez le nourrisson.

Sympt. Faciès adénoïdien : bouche entr'ouverte, nez pincé, en lame de couteau, air hébété ; respiration buccale, la gêne de la respiration est un signe capital ; articulation des lettres P, M, comme un B ; N et T comme D ; les voyelles nasales an, in, on, non rendues ; lèvre inférieure pendante, dents mal implantées, amygdales hypertrophiées. Rhinoscopie antérieure et postérieure. Toucher naso-pharyngien, avec le doigt gauche enfonçant la joue entre les dents tandis que l'index droit va sentir dans le cavum une masse molle (sensation de paquet de vers de terre) et donnant une légère hémorragie ou, sur le doigt, un suintement de sang caractéristique. Obstruction nasale, ronflement, surdité, troubles de voisinage du rhinopharynx ; troubles nerveux (agitation, terreurs nocturnes, céphalée) : arrêt de développement. Les v. ad. peuvent favoriser la tuberculose et la laryngite striduleuse. La gêne respiratoire provoque parfois une dépression latérale du thorax, déformation type Robert (verticale), type Lambron (transversale au 1/3 supérieur). Les v. ad. guérissent le plus souvent seules, à la puberté.

Diagn. Dans la coqueluche, la tuberculose, les otites,

l'incontinence et les terreurs nocturnes, l'asthme, l'arrêt de développement, il faut penser aux végétations. Chez le nourrisson : dyspnée, convulsions, difficulté pour téter ; avec la syphilis il y a du coryza. **Trait.** Ilsemble abusif d'opérer systématiquement en songeant au rôle de défense des organes lymphoïdes. Tenir compte, pour l'intervention chirurgicale, des troubles fonctionnels, intellectuels, auditifs, de l'âge, etc. Anesthésie, de préférence au chlorure d'éthyle avec position assise. Pince, curette, glace, antipyrine au 20ᵉ contre les hémorragies. Antisepsie rhinopharyngée[1]. *Education de la respiration nasale.* Traitement médical des lymphatiques : Gymnastique respiratoire méthodique, toniques, climat marin, iode, etc,

ADÉNOPATHIE TRACHEO-BRONCHIQUE

Déf. Adénopathies simples ou tuberculeuses propres à l'enfance. **Anp.** Trois groupes de ganglions : groupe prétrachéo-bronchique, sous bronchique et interbronchique. Le groupe prétrachéobronchique droit répond à la partie droite du sternum, à l'articulation sterno-claviculaire droite, à la première articulation chondro-sternale droite, au premier espace intercostal et quelquefois à l'articulation du 2ᵉ cartilage avec le sternum. Situés dans le médiastin antérieur, ces ganglions sont en rapport avec la veine cave : de là dérivent des dilatations veineuses qu'on voit sur la partie antérieure du thorax des enfants atteints d'adénopathie trachéo-bronchique. A la région postérieure, les ganglions répondent à la région comprise entre la 7ᵉ vertèbre cervicale et les apophyses épineuses des 3 ou 4 premières vertèbres dorsales, c'est-à-dire à la partie inférieure de la fosse sous-épineuse. Les ganglions répondent aux lames vertébrales. **Etiol.** Fréquente de 2 à 8 ans, d'origine tuberculeuse, surtout au-dessous de 3 ans. S'observe dans la rougeole, la coqueluche, la broncho-pneumonie.

(1) Iode ; résorcine.

Sympt. Rechercher l'A. chez les enfants tousseurs
Signe précoce d'Eustache-Smith : murmure veineux,
souffle vasculaire entendu au niveau du manubrium
sternal, l'enfant tête renversée, regardant le plafond.
Sensation de résistance au doigt, matité à la percussion
légère dans les zones ganglionnaires, région sternale
droite, région interscapulaire au niveau des trois premières vertèbres dorsales : trois doigts placés, l'un
médian, sur la ligne épineuse, les deux autres symétri-
quement. A l'auscultation, diminution du murmure vésiculaire, expiration bronchique, rude ou douce et humée
(d'Espine) ; transmission de la voix chuchotée pouvant
descendre à la 4ᵉ vertèbre dorsale : ce signe de d'Espine
qui n'est autre que le s. de Baccelli, est contesté depuis
peu parce qu'il s'entend physiologiquement dans la zone
scapulo-vertébrale. Bronchophonie (transmission et renforcement de la voix haute) au niveau des apophyses épineuses. Le souffle expiratoire au niveau du hile s'explique par le voisinage du ganglion hypertrophié et d'une
grosse bronche. Enfin, inégalité respiratoire.

Diagn. Ganglions, dyspnée, toux rauque (affections
du larynx et de la glotte), ronflement (végétations, hypertrophie amygdalienne) ; toux coqueluchoïde (dan
la coqueluche : reprise, expectoration glaireuse, vomissements, quintes plus longues). *P.* Simple, guérit par le
traitement. Tuberculeuse, plus grave. **Trait.** Se compor-
ter comme s'il s'agissait toujours de tuberculose. Hygiène
et prophylaxie. Révulsion locale, pommade iodurée sur
les points d'élection. Au nourrisson, lait iodé, lait phosphaté, iode. Inhalations et préparations calmantes. Huile
de foie de morue. Préparations iodées organiques ou
iodo-tanniques. Eaux sulfureuses et arsénicales. Bains
d'eaux-mères de Salies, etc.

ADIPOSE

Déf. L'adipose ou polysarcie est étudiée à l'article
obésité. Il existe aussi des adiposes localisées : l'adipose
sous-cutanée paralytique, l'hypertrophie lipomateuse des
muscles, les pseudolipomes sus-claviculaires, le pseudo-

éléphantiasis névropathique des jambes et des cuisses (Mathieu), l'œdème segmentaire de Debove. Ici nous ne dirons que quelques mots de l'adipose douloureuse ou maladie de Dercum, syndrome s'accompagnant de douleurs au niveau des lésions. *Anp.* Œdème. Névrite interstitielle ; altération du corps thyroïde. *Etiol.* Nerveuse ou dystrophie de cause thyroïdienne. Adipose accompagnant l'ablation des ovaires. *Sympt.* Douleurs variables à paroxysmes « sensation d'eau chaude coulant le long du bras », « vers rampant sous la peau ». Nodosités (noisette ou noix), œdème dur respectant les mains, pieds, face et siégant sur le dos, les bras ou les cuisses. Faiblesse générale, asthénie nerveuse, troubles psychiques. *Pron.* Chronique, dure plusieurs années. Mort par cachexie. *Diagn.* Œdèmes nerveux, lipomatose diffuse, neuro-fibromatose. *Trait.* Médication thyroïdienne, arsenic, salicylates, hydrothérapie, ablation des tumeurs adipeuses.

Aérophagie « déglutition d'air ». — Le premier bruit pharyngé de déglutition est caractéristique. Traiter la névropathie causale, calmer l'excitabilité secrétoire (infusions chaudes, poudres de saturation), maintenir les mâchoires écartées pendant les crises (bouchon), eau gazeuse et tête relevée en arrière.

AGE CRITIQUE

Syn. Ménopause. Age de retour, âge climatérique. *Déf.* Age de la cessation des règles, en général de 45 à 50 ans. *Anp.* Atrophie des ovaires, de l'utérus et des trompes qui s'oblitèrent vers la fin de l'ovulation ; la thyroïque, l'hypophyse et capsule surrénale sont hypertrophiées ou altérées. *Etiol. patholog.* Très exceptionnellement a lieu de 28 à 45 ans et aussi de 50 à 65 ans. L'athérome, les maladies du cœur, les ovarites ont une action nette chez les femmes prédisposées. On comprend que la cessation plus ou moins brusque des règles puisse déterminer des poussées congestives sur divers organes et produire des manifestations en rapport avec cette congestion, avec la rétention de produits toxiques et avec les modifications qui surviennent dans la tension artérielle ou dans les échanges respiratoires (Huchard, Robin).

Sympt. En général, pendant plusieurs mois, avant la fin de l'ovulation, la menstruation est irrégulière, elle s'accompagne de leucorrhée qui peut persister dans l'intervalle des époques ; cet intervalle est diminué (règles de quinzaine) ou augmenté ; on note dès le début ou un peu plus tard des bouffées de chaleur, des troubles de vaso-dilatation (rougeurs, etc.), de la pesanteur dans le bassin, des hémorroïdes, de l'essoufflement, pseudo-asthme, des vertiges, migraines, palpitations. Fatigue rapide. Obésité. Métrorragies qui obscurcissent parfois le diagnostic ; les congestions des organes se traduisent par des troubles en rapport avec chacun d'eux : dyspeptiques, cardiaques (tachycardies, etc), hépatiques (ictère), etc. Il faut savoir que les métrorragies dépendent parfois de l'hypertension artérielle et peuvent se confondre avec les ménorragies. Les métrites, fibromes et le cancer s'observent fréquemment.

L'âge critique réveille ou accentue les troubles nerveux, l'hystérie, la folie dépressive ou mystique, l'érotomanie.

Diagn. Il est plus important qu'on ne croit de penser à la possibilité d'une grossesse ; l'expérience démontre, à tout médecin, la nécessité de cet examen, en clientèle. Le ***D.*** comporte aussi la recherche du fibrome, de la métrite, d'une tumeur, trois affections des plus communes chez la femme et à cet âge. ***Trait.*** Soins hygiéniques. Eviter les excitations de toutes sortes, les veilles prolongées, le café, les toniques à base d'alcool. L'hygiène sexuelle varie trop avec chaque cas pour qu'on puisse la codifier. L'influence du froid humide (pieds mouillés, lavage à l'eau froide) mérite d'être notée ; on observe plus souvent en clientèle qu'à l'hôpital des poussées congestives qui alarment les familles à l'excès et qui sont dues à d'arrêt brusque des règles par le froid dans la période critique. Il faut se hâter de provoquer le retour du sang par les moyens habituels, les tisanes diurétiques ; l'eau, le lait occupent dans le régime qui doit être doux, une place importante. Les médicaments : hamamelis, hydrastis, viburnum, et l'opothérapie ovarienne ont des indications variables. Contre les bouffées de chaleur, diurétiques, purgatifs, bains de pieds, bains chauds, extraits d'ovaire. Il faut traiter, d'une main légère, les troubles digestifs, l'obésité, etc. Le traitement des métrorragies, du prurit, de la leucorrhée, des accidents cutanés ne comporte pas d'indications spéciales [1].

Agitation. — S'observe avec température au-dessus de la normale, dans les fièvres éruptives, les méningites, le rhumatisme ; ou, sans fièvre, dans la morphinomanie, la syphilis, l'alcoolisme, l'hystérie, l'épilepsie, la chorée, l'éclampsie, les traumatismes, la paralysie générale et, en aliénation mentale, la manie, la mélancolie anxieuse, le délire de persécution, etc.

Albumino-réaction des crachats (Tuberculose, etc.). — Mélanger parties égales d'eau distillée et de crachats fraîchement émis et ne contenant aucune trace de sang. Filtrer le coagulum et caractériser l'albumine dans le filtrat (Royer et Levi-Valensi). Ajouter au mélange, avant de filtrer, cinq gouttes d'acide acétique (pour éliminer la mucine, etc.)

ALBUMINURIE

Déf. C'est le passage d'albumine dans les urines pathologiques (*V. néphrites, albumosurie. mal de Bright, et mal des reins etc.*) Quand il s'agit d'albuminurie vraie, elle est caractérisée par la sérine et la globuline (rapport 1, 5 à 2). On peut rencontrer dans l'urine pathologique les matières albuminoïdes suivantes, sans que l'urine

(1) Extrait d'ovaire contre les grands symptômes (obésité, etc.) Corps thyroïde et adrénaline à petites doses, contre les signes congestifs et de vaso-dilatation. Endocrisines Fournier.

puisse être dite albumineuse (Talamon et Lecorché) :
mucine, albumoses, peptones, nucléo-albumines. Dans
l'albumine proprement dite, c'est de la sérine qui passe
dans les urines. Cliniquement, on estime « qu'il y a albuminurie quand l'urine, filtrée et additionnée de quelques
gouttes d'acide acétique, étendue au 10ᵉ et chauffée jusqu'à ébullition, présente un trouble, si léger soit-il et
surtout après saturation au sulfate de soude (Grimbert). »
Etiol. On peut distinguer des albuminuries : accidentel-
les, comme celle du nouveau-né, par formation incom-
p'ète du glomérule et qui disparaît en 8 ou 10 jours ;
des albuminuries physiologiques ou fonctionnelles : agonique de Gubler ; alimentaire de Rathery ; de fatigue de
Capitan ; intermittente cyclique de Teissier et Pavy, à
maximum vers 2 heures, disparaît vers 4 heures ; orthostatique de Sterling et de Dukes, classe ne comprenant
« que les albuminuries pour lesquelles le passage de la
station horizontale à la verticale est la seule condition
déterminante, nécessaire et indispensable ; » associée à
la néphroptose ou chez les névropathes (Merklen), même
chez les sujets sains ; néphrites parcellaires de Talamon,
par débilité rénale ; des albuminuries symptomatiques
des maladies infectieuses aiguës et chroniques ; (d'après
Talamon, il existe toujours, à des degrés divers, de l'albuminurie dans les états infectieux) ; albuminurie prétuberculeuse de Teissier ; prégoutteuse du diabète grave,
des grandes brûlures, des intoxications aiguës des maladies de l'estomac, du foie, de l'intestin (ectasie gastrique : Teissier) ; des maladies du cœur (insuffisance aortique) ; des maladies génito-urinaires (néphrites, dégénérescence, etc.) ; des maladies du système nerveux
(myélites, etc.). L'albumine persistante, durable, se confond avec les néphrites. Au point de vue séméiologique,
l'hypotension associée à l'albuminurie s'observe dans la
tuberculose ; l'hypertension où il faut soigner le foie et
l'estomac avant le rein, dans le diabète. Penser à l'albuminurie prétuberculeuse chez l'enfant, ainsi qu'aux

albuminuries de croissance ; orthostatique et de Pavy.
Dans toute albuminurie il faut rechercher la perméabilité rénale, l'hypotension et faire l'analyse urinaire
complète. L'addition d'acide acétique à froid permet de
reconnaître la présence d'autres matières albuminoïdes
appelées mucine, nucléo-albumine, pseudo-mucine, corps
mucoïde. Dans le procédé de Grimbert et Duval, on
emploie deux tubes, dont l'un contient de l'acide azotique avec l'urine et l'autre quelques centimètres cubes de
la solution sirupeuse d'acide citrique, 100 gr. dans 75 gr.
d'eau distillée. Si l'urine renferme de l'albumine, anneau bien connu dans le tube de l'acide azotique, aucun
trouble avec l'acide citrique ; si l'urine contient des
substances mucinoïdes, léger nuage sans anneau net
avec l'acide azotique, nuage net au bout de deux minutes
avec l'acide citrique ; si elle contient de l'albumine et
de la mucine, on retrouve les deux réactions positives.
Pour la recherche des peptones, on traite l'urine par
l'acétate neutre de plomb qui élimine l'albumine et la
mucine, on porte à ébullition et on filtre ; le réactif de
Tanret, l'alcool, le tanin précipitent les peptones. Les
protéoses ne précipitent pas à l'ébullition. On rencontre
la protéosurie et la peptonurie dans certaines infections
et suppurations (*V. albumosurie et mal. de reins.*) **Trait.**
Dans le traitement, le régime occupe la première place
et reste subordonné à des essais alimentaires avec analyses d'urine fréquentes au point de vue albumine, *urée*
et *chlorures*. L'expérience prouve toutefois que, dans les
régimes qui semblent les moins contestés, comme le
régime lacté et déchloruré, il faut savoir, de temps à
autre, se départir d'une rigueur que la médecine classique rend trop absolue. Dans les cas graves et urgents,
réduction des liquides et eau lactosée. Avec le régime
déchloruré, qu'il ne faut pas prolonger à l'excès, ce
régime est déjà plus varié avec pâtes, légumes, potages
maigres, farines, entremets, desserts, confitures, fruits.
L'albuminurie des goutteux est justiciable du régime peu

carné avec traitement du foie et de l'estomac avant
celui du rein. Dans le diabète aussi, régime végétarien
dans la limite permise par la maladie causale. Dans l'albuminurie cardiaque, digitaline à petites doses, dans
l'artério-sclérose, théobromine. Santhéose. Révulsion
locale. Frictions. Eviter l'humidité, le froid. Opothérapie : Teissier, (sérum de sang de la veine rénale de la
chèvre (10 à 20 cc.), sérum de lapin, etc.) Lactate de
calcium à petites doses de 0,10 à 0.50. Rappelons, pour
terminer, que le pronostic de l'albuminurie chronique
est lié à l'hypertension, à la chlorurémie et à l'azotémie
(Widal). Saint-Nectaire, Royat, Vals. (*V. Néphrites*).

Albumosurie.— Eliminer l'albumine par coagulation
et filtration. Additionner l'urine filtrée à 1/6 de son volume de solution salée saturée ; trouble au refroidissement et, en chauffant à nouveau, l'urine redevient claire.
La réaction du biuret, des protéoses, est la suivante :
parties égales d'urine et de lessive caustique à 30 % avéc
quelques gouttes de sulfate de cuivre à 1 °/₀ (couleur bleue
violacée). La réaction de Jacquemet. si fréquente dans
les urines des maladies fébriles s'obtient en agitant l'urine
avec un tiers de son volume d'éther (chapeau gélatineux
à la surface.) L'albumosurie de Bence-Jones, bien connue
des anglais et que nous avons eu l'occasion d'étudier,
s'observe dans les tumeurs multiples des os, dans la leucémie et la sénilité (Hyvert); elle est caractérisée par
l'apparition à la chaleur d'une albumine qui est soluble à
l'ébullition et qui se précipite à nouveau par refroidissement. Les albumoses ou propeptones se distinguent des
peptones vraies parce qu'elles précipitent à froid par le
sulfate d'ammoniaque à saturation.

ALCOOLISME

Intoxication par l'alcool, les essences et produits no-
cifs du vin. ***Anat. path. Sympt.*** Lésions de gastrite,
d'aortite, cirrhose ; ramollissement cérébral, cœur gras,

etc. **Sympt**. *Alcoolisme aigu et subaigu*. Tableau de l'ivresse que nous n'avons pas à décrire. Les liqueurs à essence peuvent donner l'ivresse convulsive de Parcy, une espèce de strychnisme avec exagération des réflexes. La mort peut survenir après un état comateux et une hypothermie pouvant tomber au-dessous de 30°. Formes: convulsive, délirante, maniaque. *Chronique : Troubles digestifs :* Anorexie, *pituite,* pyrosis, hypochlorhydrie, gastrite avec ulcérations quelquefois ; congestion ou cirrhose du foie, ictère aigu très grave. *Troubles nerveux : tremblement* des extrémités, surtout à jeun. Troubles de sensibilité. Rêves professionnels, cauchemars, hallucinations (*zoopsie,* animaux divers). Paralysie générale, démence, délirium tremens, manifestation aiguë de l'alcoolisme chronique, durant 3 à 5 jours et pouvant guérir si la fièvre ne dépasse pas 39°. Paralysies douloureuses, flasques, par névrites périphériques, le malade relève fortement la jambe en marchant (steppage). Pseudo tabès. Amblyopie toxique pour le vert ; diminution de l'acuité visuelle centrale (scotome central). Le foie, les reins, le cerveau et les méninges sont plus ou moins atteints. **Trait**. Le traitement de l'alcoolisme aigu comporte l'ipéca, le café salé, l'acétate d'ammoniaque; dans les formes graves, une révulsion active des extrémités, lavement purgatif; injections d'*éther,* d'huile camphrée, dans le collapsus ; café. Eviter la suppression brusque des boissons. Chloral, bromures, etc. Dans le délirium tremens, chambre obscure et capitonrée, grands bains, morphine et spartéine, digitale, bromure, chloral. Soigner l'embarras gastrique consécutif. Dans l'alcoolisme chronique et dipsomanie, isolement, vin de gentiane, noix vomique, rhubarbe, badiane, sérum de cheval accoutumé à l'alcool contenant une entiéthyline amenant le dégoût des boissons alcoolisées (Broca et Thiébault). Dans la paralysie, massage, électricité, bromure. Contre le pyrosis, magnésie, carbonate de chaux et poudre thébaïque. Contre les névrites, pyramidon, chloral, analgésiques divers. L'a-

gitation et les convulsions des nourrissons n'ont souvent
d'autre cause que l'alcoolisme de la nourrice. En thérapeutique infantile, Comby conseille de ne pas dépasser
5 grammes de rhum ou d'eau-de-vie par jour et par année d'âge et de ne pas en prescrire pendant plus de 8
jours.

Alexine. — L'alexine ou complément, détruite par la
chaleur à 55°, thermolabile.

(Voir déviation du complément).

Aliénation mentale (v. maladies mentales).

ALIMENTATION

La ration d'entretien ou de l'homme au repos est de :

Albuminoïdes	120
Graisses	80
Hydrocarbones	330
Sels	32
Eau	2.800
Oxygène	774

L'alimentation est insuffisante avec moins de 14
grammes d'azote et 200 de carbone. Les graisses peuvent
être diminuées très légèrement en augmentant les albuminoïdes et les hydrocarbones. La ration ordinaire
est de :

1,50 par kil. d'adulte pour l'albumine
1   pour les graisses
4,50 pour les hydrates
0,50 alcool.

1 gr. albumine = 4 calories, soit par kil. d'adulte
6 calories.

1 gr. graisse = 9 calories, soit par kil. d'adulte
9 calories.

1 gr. hydrocarbone = 4 calories, soit par kil. d'a-
dulte 18 calories. Soit environ 2.372 calories et en
grammes d'aliments :

```
(a) Ration normale : Matières  grasses........      60
                     Carbone................     280
                     Azote...................      20
      Soit aussi : Pain...................     550
                     Viande................     239

                     Œufs..................      35
                     Lait...................     125
                     Légumes   secs   et  fécu-
                        lents................     100
                     Fruits, lég. frais........     600
                     Sucre.................      45
                     Fromage..............      26
                     Huile.................      40
                     Alcool................      1 gr.
                                        par kilogr.
```

Un œuf = 60 calories ; un litre de lait = 700 ;
100 gr. de viande de bœuf = 110 ; 100 gr. de pain =
230 ; 100 gr. légumes secs = 320.

Ou encore d'après Pascault 100 gr. de vin = 60 cal. ;
50 gr. de beurre = 385 c. ; 2 morceaux de sucre = 60 ;
150 gr. de riz = 320 ; 3 c. à s. de légumes secs = 545
(avec 20 gr. de beurre) ; 6 c. de pomme de terres et
100 gr. de lait = 400.

Le régime doit varier avec l'âge (moins de viande
après 45 ans), avec le genre de vie (plus de légumes chez
les sédentaires) et surtout avec les diathèses, l'analyse
fréquente et complète des urines étant le meilleur guide.

Allochirie. — Erreur de côté de localisation des
sensations : le malade rapporte la sensation au côté
non excité.

Allorythmie. — Irrégularités de rythme présentant
une certaine périodicité : pouls bigéminé alternant, maladies de Stokes-Adams, etc.

Alopécie. — Chute physiologique des cheveux et des
poils : sénile, prématurée, idiopathique ou pathologique

(fièvres, syphilis, etc.). Lotions et frictions excitantes (voir *Vade-Mecum* du même auteur).

Amaurose. — Perte totale de la vue. Diabétique, syphilitique. Traiter la cause.

Amblyopie. — Affaiblissement de la vue. Congénitale (incurable), albuminurique (traiter le mal de Bright), hystérique, toxique (alcool, tabac, plomb) : hydrothérapie, toniques, électricité, strychnine.

Ambocepteur ou sensisibilisatrice ou cytase, substance thermostabile non détruite par la chaleur à 55°, spécifique, formée par suite d'une réaction de défense contre des éléments étrangers.

AMÉNORRHÉE

Déf. Suppression accidentelle ou absence de la menstruation ; pour quelques auteurs, en plus, retard et rareté du flux menstruel. (Des mots grecs : mois et couler) *Etiol. patho*. Par défaut de sécrétion: causes physiologiques : nubilité, ménopause, grossesse, lactation et après l'ovariotomie double. Causes pathologiques : purgatifs, saignée, anémie, cachexie, dyspepsie, asystolie, maladies nerveuses et maladies générales. Par rétention des règles : obstacle congénital, vice de conformation du vagin ou de l'utérus ; obstacle accidentel : tumeurs, opérations sur le col, cicatrices.

Sympt. Diagn. Il n'y a pas lieu d'insister sur les symptômes qui accompagnent l'aménorrhée. Après 15 ou 16 ans, rechercher la cause physiologique ou pathologique ; noter si les autres signes de nubilité existent (gonflement des seins, etc.) L'imperforation se diagnostique par ces caractères : apparition régulière de douleurs, sans écoulement de sang et existence d'une tumeur formée par l'accumulation du sang dans les voies génitales. Chez la femme faite, il faut surtout avoir à l'esprit l'idée d'une grossesse. On recherche ensuite l'A. pathologique ; très souvent, en dehors des maladies générales il s'agit d'une métrite. Au moment de l'âge critique, on pense plutôt à une altération organique ; mais le diagnostic est rendu fort difficile aussi par ce fait que l'âge de la ménopause est extrêmement variable (34 à 50 ans et plus).

Trait. Pour la jeune fille, il faut savoir faire patienter la famille en traitant, s'il y a lieu, la maladie générale. Intervenir pour l'imperforation avec toute la prudence voulue contre l'aménorrhée qu'il convientde traiter : emménagogues, apiol, armoise, absinthe, aloès, rue, sabine, ergot, acétate d'ammoniaque, bains de siège chauds, cataplasmes sur le bas ventre, sinapismes, douches, irrigations, mouvements congestionnants de la méthode de Brandt.

Amnésie. — L'amnésie congénitale des idiots et des crétins ne mérite qu'une simple mention. Dans l'amnésie traumatique vraie, contemporaine de l'accident, les souvenirs les plus anciens et les plus simples reviennent les premiers. Le plomb et, à des degrés moindres, le mercure, sont causes d'amnésie ainsi que le tabac (A. des nomspropres), l'alcool, les végétations adénoïdes, l'oxyde de carbone. On observe une amnésie curable à la suite des maladies générales, et enfin dans la paralysie générale, les ramollissements multiples, l'épilepsie, la psychose polynévritique, etc.

AMYGDALES (maladies des)

Amygdales (Hypertrophie des). — *Anp*. L'hypertrophie atteint tous les éléments de la glande, le tissu lymphoïde et le tissu conjonctif et, dans ce dernier cas, elle est de consistance plus dure. Pour l'hypertrophie de l'amygdale pharyngée (*v. végétations adénoïdes*) ; examiner le rhino-pharynx.

Symp. Avec un bon éclairage on peut voir le volume, les inégalités des deux amygdales qui dans certains cas, se touchent presque. La déglutition, la respiration, la phonation sont modifiées. Si la gêne respiratoire est permanente, les contractions du diaphragme déterminent la déformation du thorax et, en plus de cette étroitesse de la poitrine, un affaiblissement de la nutrition avec diminution de la résistance individuelle au poumon. **Diagn.** Le diagnostic doit être fait avec la tuberculose amygdalienne. **Trait.** *médical.* C'est celui du lymphatisme, de l'anémie, de la tuberculose. Localement eaux sulfureuses, teinture d'iode, iode et iodure au 10e, résorcine, chlorure de zinc, ignipuncture avec le thermo ou le galvano. L'amygdalotomie comporte quelques précautions chez les hémophiliques. Il faut opérer à froid. Morcellement avec la pince à emporte-pièce, de Ruault ; après l'opération glace, gargarismes au choral ; séjour à la chambre. Compression, hémostase au cas d'hémorragie.

AMYGDALITE AIGUE

Déf. Inflammation des amygdales ou angine tonsillaire. Le streptocoque est toujours en cause associé au pneumocoque assez souvent, au staphylocoque quelquefois, etc. Sous l'influence de causes variées (froid humide, surmenage, etc.) si la phagocytose faiblit, le tissu lymphoïde s'enflamme par exaltation de virulence des microbes de la gorge.

Sympt. Début par fièvre amygdalienne, moins souvent par symptômes locaux ; déglutition douloureuse propagée à l'oreille, haleine plus ou moins fétide, voix nasonnée, amygdalienne, léger degré de surdité par propagation, constriction des mâchoires. L'examen est rendu difficile par la contracture des masséters. Les amygdales sont rouges, parsemées de points blancs » ou d'enduit *pultacé, cryptique* ou *folliculaire.* Si la forme est plus sérieuse, il se fait une périamygdalite qui frappe moins souvent les cryptes folliculaires ; phlegmon parenchymateux. La douleur est vive, la respiration gênée, les mouvements de la tête et du cou sont difficiles et douloureux. L'ancienne esquinancie (du mot grec qui veut dire serrer) correspondait à la forme suffocante résultant du volume de la tuméfaction œdémateuse. Guérison en 8 jours ou complications par gangrène ; œdème laryngé, phlébite, thrombose des veines jugulaires, etc. Ulcération d'artères. Cette variété est sujette aux récidives. Dans certain cas, l'infection des amygdales prend un caractère plus général et frappe le rein, le testicule, l'ovaire, le cœur, la plèvre. On signale aussi les pseudo-rhumatismes infectieux, les paralysies, les méningites.

Diagn. L'enduit pultacé se distingue par sa faible adhérence, sa dissociation dans l'eau et l'absence du bacille de la diphtérie (*v. angine*). C'est l'examen bactériologique qui précise le *D.* de tuberculose aigüe amygdalienne. Dans l'angine phlegmoneuse, la tuméfaction d'une ou des amygdales est très marquée. On distingue l'amygdalite linguale préépiglottique de l'angine phlegmoneuse préépiglottique par ce fait que le phlegmon seul comble la fosse épiglottique. *L'amygdalite ulcéro-membraneuse* à bacilles fusiformes et à spirilles de Vincent dure de 8 à 15 jours. Les caractères de la fausse membrane, laissant à nu une ulcération profonde quand on l'enlève, ne permettent pas de faire le diagnostic avec la diphtérie ou le chancre de l'amygdale. Il faut avoir recours au microscope et rechercher les bacilles fusiformes et les spirilles. **Pron**. L'amygdalite simple dure une semaine environ. Il existe des amygdalites à répétition. Dans l'angine phlegmoneuse la température reste à 40° et au dessus, et il peut se produire, dans quelques cas malheureux, une hémorragie foudroyante, par ulcération des gros vaisseaux, surtout dans l'abcès péri-amygdalien externe. *Trait*. Gargarismes, collutoires, enveloppements froids du cou. Purgatif, vomitif. S'il y a lieu d'inciser, parer aux hémorragies possibles. Opérer les amygdales à

NOTE. — Préférer la sonde cannelée au bistouri chez l'enfant.

froid, s'il y a des amygdalites à répétition, par le galvanocautère ou par morcellement.

Amygdalite chronique. — Fréquente chez les enfants lymphatiques et scrofuleux (v. *hypertrophie des amygdales et aussi végétations adénoïdes*) ; il faut rechercher la forme enchatonnée, la forme pédiculée est plus facile à constater. On fait le diagnostic dans l'amygdalite lacunaire caséeuse pseudo-hypertrophique en vidant l'amygdale par pression de son contenu d'odeur repoussante. Il est permis de penser à la forme commune chez un enfant qui a la voix nasonnée, une toux amygdalienne, un ronflement bucco-pharyngé avec ou sans surdité amygdalienne, avec ou sans terreurs nocturnes. L'épithélioma de l'amygdale ne survient en général qu'après 40 ans et ne frappe qu'un seul côté (engorgement ganglionnaire). Le lympho-sarcome se diagnostique surtout par sa marche.

Amyloïde (dégénérescence). — Infiltration des tissus par des corpuscules amylacés ou amyloïdes, consécutive à un état chronique, caractérisée anatomiquement par un aspect séreux ou lardacé, et chimiquement par la coloration violacée que l'iode donne aux tissus de coloration jaunâtre (addition d'acide). Ce sont des albumines viciées que le sang cherche à éliminer (Castaigne).

AMYOTROPHIES.

L'amyotrophie musculaire peut être causée par une lésion du muscle (myopathie), par une lésion des cornes de la moelle (a. spinale). Comme exemples de la première on peut citer : la paralysie pseudo hypertrophique de Duchenne, le type Leyden Mœbius, sans pseudo-hypertrophie, le type scapulo-huméral d'Erb, le type facio-scapulo-huméral de Landouzy-Déjerine. Ces variétés et les suivantes sont loin d'être nettement tranchées, dans la pratique. Comme exemples du second groupe, citons : les polynévrites toxiques et infectieuses :

saturnine, lépreuse, etc. ; les amyotrophies familiales
avec la musculaire type Charcot-Marie ; l'A. à forme
péronière, de Tooth, la névrite hypertrophique de l'enfance, de Dejerine et Sottas. Comme exemple du troisième groupe d'amyotrophie (origine médullaire), citons:
l'A. musculaire progressive, type Aran-Duchenne, la
sclérose latérale amyotrophique, la syringomyélie, la
paralysie spinale infantile, le syndrome de Landry (*v.*
développements aux noms des maladies et voir atrophies
musculaires).

Anaérobies. — Les principaux sont les vibrions et
bacilles des gangrènes gazeuses et les bacilles du tétanos.

Anaphrodisie. -- Absence de désirs vénériens ; ce
mot a donc un sens plus limité que l'impuissance.

ANAPHYLAXIE

C'est une sensibilité spéciale de l'organisme créée par
l'ingestion ou l'injection de sérums ou de toxiques. L'anaphylaxie sérique s'observe surtout chez les tuberculeux,
les asthmatiques, les hépatiques, et les albuminuriques.
Cette susceptibilité spéciale pour un poison ou pour un
sérum est telle, dans quelques cas, qu'une dose absolument inoffensive pour un sujet quelconque peut devenir
mortelle s'il y anaphylaxie. D'après la loi de Richet, il
existe une période d'incubation indispensable à la manifestation anaphylactique. Le sérum normal peut produire
les mêmes effets qu'un toxique. L'anaphylaxie passive
est réalisée par l'injection à un individu normal du sang
d'un animal anaphylactisé (Nicolle, Richet). Il existe un
rapport entre la déviation du complément, la formation
de précitine et de toxogénine (Friedberger).

ANASARQUE

Œdème généralisé. Le liquide est alcalin, clair ou
jaune citrin ; il contient de l'albumine, des matières

extractives, sans fibrine coagulée. L'anasarque résulte de troubles mécaniques de la circulation (lésions du cœur, surtout du cœur droit), ou d'une altération du sang qui permet la transsudation séreuse (m. de Bright, cachexie, etc. (*v. œdèmes*).

L'anasarque s'observe chez les enfants dans les mêmes conditions que chez les adultes ; chez le nourrisson, il faut penser quelquefois à l'usage du bouillon de légumes salés.

Le *Trait.* de l'anasarque d'origine cardiaque ou rénale comporte le repos, le régime lacté ou achloruré, la réduction des boissons, les cardiotoniques, diurétiques, purgatifs et diaphorétiques. Bains, ponction aspiratrice, drainage capillaire, etc.

ANÉMIES

Déf. On appelle ainsi le syndrome clinique causé par l'insuffisance quantitative et qualitative des hématies et de l'hémoglobine ; aujourd'hui ce mot s'applique à toute insuffisance hématique. *Anp.* (Ex. du sang). La densité du sang est diminuée. On désigne par N le nombre des globules obtenu par numération directe, par R la richesse au millimètre cube en hémoglobine, obtenue par comparaison de couleur, par G la valeur globulaire en hémoglobine, qui s'obtient par division de R par N ; la classification de Hayem devient la suivante (N $=$ 5 millions de globules, chiffre normal, Hémo-chromomètre) :

Anémie légère   3 à 5 millions R $=$ 3 à 4 millions G $=$ 0,65 à 1
 —   moyenne 3 à 4   —   R $=$ 2 à 3   —   G $=$ 0,70 à 0,50
 —   intense   1 à 3   —   R $=$ 1 à 2   —   G $=$ 0,40 à 1
 —   extrême 1 et au-dessous R $=$ 1 et au des., G $=$ 1 ou plus

Cette numération n'est vraiment utile que dans les anémies chroniques, Le nombre des leucocytes est variable (v. an. pernicieuse). La teneur normale du sang en fer est de 0,65 par litre. *Etiol. pathog* Les anémies

primitives ou de cause sont étudiées aux mots chlorose, anémie pernicieuse et leucocythémie. Les anémies symptomatiques se divisent en anémies par spoliation, causées par les hémorragies ; et anémies par
altérations toxiques des hématies et leur régénération
insuffisante (Jousset). Le même auteur classe dans les
anémies par trouble de l'hématopoïèse les anémies pernicieuses et les anémies spléniques. Les A. spléniques
se divisent elles-mêmes en splénopathies pures sans
grosses lésions du sang (syphilis, Kystes, épithelioma et
splénopathies avec grosses lésions (paludisme, tuberculose etc.) : infections aiguës, inanition, autophagie, infections chroniques, syphilis, paludisme, l'hématozaaire
s'accolant au globule sanguin, le cancer, les maladies du
cœur, du rein, de l'estomac, les parasites, les bothriocéphales, les intoxications : oxyde de carbone (hémoglobine) plomb (sérum). Il peut y avoir anhématopoïèse par
formation ralentie ou diminuée ou avec destruction passagère ou exagérée des éléments du sang. Chez les enfants, parer aux fautes d'hygiène générale, scolaire,
digestive, aux végétations, aux maladies générales, anémie des jeunes filles, influence des villes.

Sympt. Décoloration de la peau et des muqueuses
(paupières, gencives, lèvres) ; troubles digestifs variables
(hypochlorhydrie assez souvent) ; troubles respiratoires
(essoufflement à la marche) ; troubles circulatoires (pouls
fréquent, tachycardie, palpitations, souffles extracardiaques et vasculaires, souffles systoliques de la base, bruits
de rouet des vaisseaux du cou, de guimbarde); troubles
nerveux (faiblesse, asthénie, inaptitude au travail, adynamie, bourdonnements d'oreille, névralgies). Troubles
rénaux (urines pâles, uréiques, contenant de l'urohématine par destruction globulaire); aménorrhée, dysménorrhée. L'examen hématologique complète l'examen physique. (Echelle colorée pour l'examen chromométrique,
examen du sang au **microscope**). **Formes hémorragiques,**

infectieuses, cancéreuses par lésions des organes hématopoïétiques, par maladies générales (Bright,) etc.

Diagn. Le D. de l'anémie est facile. Il faut surtout
préciser le diagnostic causal. (*V. Etiol*). Dans la première enfance, il n'y a pas de souffle inorganique. Il
existe une anémie splénique des nourrissons avec gros
ventre et qui est très grave. *P*. Variable avec la cause.

Trait. Les indications sont les suivantes : traitement
de la cause, excitation de l'hématopoïèse, réparation
globulaire et quelques formules accessoires. Dans la
forme aiguë ou par spoliation, injections de sérum, respiration artificielle, boule d'eau chaude, position de
Trendelenburg, ligature des membres, injections de
caféine, d'éther. Dans la forme chronique, traitement
causal, hygiène rigoureuse; repos ou exercice modéré, alimentation en rapport avec l'état gastrique : purées de lentilles, légumes secs, etc.; ferrugineux, dragées Carbonel,
etc. arsenic, arrhénal, cacodylate, manganèse, glycérine,
radium, moelle osseuse. Dans l'anémie cérébrale : trinitrine,
opium, morphine, nitrite d'amyle. Dans le chlorobrightisme : régime lacté et ferrugineux à petites doses, sans viandes saignantes ni toniques. Dans le lymphatisme : iodure de
fer, huile de foie de morue, injections d'eau de mer, climat marin. Dans le saturnisme : iodures de fer et de
potassium. Dans la syphilis ou les rhumatismes : traitements spécifiques. Dans l'anémie des convalescents :
toniques, air de la campagne ou de la montagne, jus de
viande, lentilles, etc. Dans la croissance, alterner les
phosphates solubles de soude, de potasse avec les préparations martiales. Décoction de céréales, alimentation
phosphatée (v. *croissance*). Chez l'enfant, il faut surtout
penser au rachitisme, à la scrofule, à la syphilis. Bains
salés, bains de mer, bains sulfureux. Aux nourrissons,
lait phosphaté, oxalate de fer 0,01 cent. ; mélanger au lait
de la moelle osseuse ou encore 1 cuillerée de moelle
avec 3 cuillerées d'eau filtrée. Aux enfants plus grands :

peptonates, oxalate, eau de mer, cacodylate, sirop d'hémoglobine[1].

Anémie pernicieuse. — *Déf*. Anémie grave de
Biermer. *Anp*. Sang pâle, non rétractilité des caillots.
Globules et valeur globulaire très diminués. Le nombre
normal des hématies qui est de 5.000.000 s'abaisse plus
que le taux de l'hémoglobine. Pas d'augmentation des
globules blancs. Pâleur des téguments. Estomac et intes-
tins atrophiés, petites hémorragies dans les viscères ;
moelle osseuse rouge très active par compensation, l'anhématopoïèse exaltant les fonctions hématopoïétiques de
la rate, du foie et de la moelle osseuse. (Hayem). Bactériologie à l'étude. *Etiol*. Symptomatique du cancer, de
l'ankylostome, du bothriocéphale, de la syphilis, du
rachitisme. L'anémie pernicieuse essentielle est causée,
chez la femme, par la grossesse, la lactation, les pertes
sanguines et, en général, par la mauvaise hygiène, la fatigue, le saturnisme, l'alcoolisme, les intoxications, la
syphilis, le plus souvent la tuberculose, etc. L'A. P.
essentielle est rare ; rechercher la cause pathologique :
atrophie, gastrite, ankylostome, lésions de la moelle
osseuse, etc.

Sympt. Sont ceux des anémies intenses avec pâleur
cireuse, perte de forces, lipothymies, dyspnée, syncope,
palpitations, troubles digestifs, anorexies, etc. [2]. Température normale ou élevée. Parfois bruit de diable et frémissement cutané au niveau de la jugulaire. Le pronostic
est plus favorable avec les myèlocytes de la forme ortho-
plastique (aplastique, plus grave (Vaquez). Mort en une
année, 6 mois, parfois rémissions.

(1) Dans l'anémie tuberculeuse, récalcification avec ou sans petites
doses d'adrénaline ou de méthylarsinate ; tricalcine ; eaux de Bussang,
Orezza, Luxeuil ; anémie avec dyspepsie de la croissance etc. : Saison à
Pougues (2 gr. sels de chaux par litre.)

(2) Vomissements, diarrhée, hémorragies, (de la rétine, épistaxis, etc.).

Diagn. Anémie forte ; hémorragies rétiniennes. Penser
à l'anémie des mineurs, au paludisme, au saturnisme, etc.
Trait. Soigner l'estomac et l'état général. La radiothérapie, les injections de sérum frais de cheval sont con-
seillées. Inhalations d'oxygène et d'air ozonisé, 100 gr.
de moelle osseuse. Lavements toniques. Pour réveiller
l'hématopoiése, l'arsenic est préférable au fer ; ce dernier peut être employé ensuite, à cause de son action
sur l'hémoglobine. Après une diète au Képhyr, il est bon
de répéter les repas et d'insister sur les purées de toutes
sortes, les œufs crus, la viande grillée ou rôtie, s'il n'y a
pas de troubles intestinaux.

ANÉMIE CÉRÉBRALE

Peut se traduire par la syncope ou avoir pour cause
l'anémie générale, l'insuffisance aortique, les intoxications, les hémorragies, l'artério-sclérose. Signes principaux dans la station verticale : vertiges, troubles de la
vue, de l'ouïe, pouls petit, cœur ralenti. Dans la congestion les vertiges se produisent surtout quand le malade
se baisse. Le traitement de la forme aiguë est celui de la
syncope. Le traitement de l'anémie cérébrale chronique
est celui de la cause : anémie générale, artério-sclérose,
affections aortiques : nitrites, opiacés, décubitus dorsal
tête basse, etc.

Anesthésies. — Indiquent un état sérieux en pathologie interne et dans les névrites. On note l'anesthésie dans le tabès, les poliomyélites, les scléroses, les
états pithiatiques, les paralysies bulbo-protubérantielles, dans le ramollissement, l'hémorragie cérébrale,
l'hématomyélie et la syringomyélie, dans la maladie de
Morvan, etc. Les anesthésies viscérales s'observent
dans le tabès (testiculaire, vésicale, trachéale, etc.).
Chez l'enfant, l'anesthésie complète doit faire penser à
l'hystérie ; l'anesthésie existe encore dans le mal de Pott
et dans les lésions du plexus brachial. Nous n'avons

pas à parler ici de l'anesthésie locale par la cocaïne,
etc.: ou générale par le chloroforme, etc.

ANÉVRYSMES

On distingue des anévrysmes artériels, artérioso-
veineux et cirsoïdes. Les premiers sont des dilatations
circonscrites siégeant sur le trajet des artères. La forme
disséquante, particulière à l'aorte, est une sorte d'hématome infiltré dans l'épaisseur de la paroi du vaisseau.
La tunique moyenne élastique est détruite, il existe dans
le sac des caillots passifs et actifs (Broca). Tumeur dé-
pressible, douée d'expansion, à souffle localisé ; retard
de la pulsation. Le diagnostic se fait avec les autres
variétés, l'angiome, le sarcome pulsatile, abcès. Injections de sérum, gélatine, ligature, extirpation, renforcement de la tunique artérielle. L'An. artérioso-veineux
ou phlébartérie de Broca avec amincissement des
artères (les veines s'artérialisent) est spontané ou
traumatique ; les veines ont des pulsations (Thrill).
Rupture ou gangrène. Traitement : quadruple ligature
et extirpation (Schwartz). L'An. cirsoïde est caractérisé
par une dilatation des artères et des artérioles et une
communication large et facile au niveau des capillaires,
surtout à la main et au cuir chevelu. Tumeur molle, irrégulière, animée de battement (thrill murmur.). Le diagnostic se fait avec les autres anévrysmes et l'encépha-
locèle. Traitement : ligature, électropuncture, extirpation.

ANÉVRYSMES DE L'AORTE

Déf. C'est une tumeur sanguine communiquant avec
ce vaisseau et produite par la rupture de ses tuniques.
Anp. Atteint le plus souvent la portion ascendante de
la crosse aortique, plus rarement les portions abdominale et descendante. C'est une dilatation localisée de
toutes les tuniques et non pas seulement de la tunique
moyenne. On distingue des An. fusiforme, cratériforme,

sacciforme, avec caillots sanguins actifs et passifs (Broca).
L'An. disséquant se forme entre les tuniques interne et
moyenne ; l'An. diffus intéresse le tissu cellulaire. **Etiol.**
Pour quelques auteurs, origine presque toujours syphilitique ; d'autres ont insisté sur la forme rhumatismale ;
l'alcoolisme, les maladies infectieuses et le paludisme
sont invoqués quelquefois. Causes secondaires : morales,
nerveuses, efforts prolongés. Frappe surtout les hommes,
de 30 à 60 ans et la race anglo-saxonne. Hérédité (Trousseau). Traumatisme. S'explique par aortites, insuffisance
des sigmoïdes, pneumonie, tendance nécrosante, etc.

Sympt. *Fonctionnels et de compression :* troubles de
sensibilité (névralgies intercostale, cubitale, phrénique) ;
de phonation (pneumo et récurrent, type récurrent gauche de Dieulafoy, suppléance donnant de l'enrouement
après aphonie) ; de respiration (haleine courte, cornage,
toux aboyante) ; de déglutition (compression de l'œsophage ou des filets récurrentiels) ; de circulation (tuméfaction en pèlerine de la région cervicale des membres
supérieurs (Stokes), cyanose de la même région contrastant avec l'intégrité de l'abdomen et des membres inférieurs) ; lymphatiques (compression du canal thoracique, Morgagni) ; troubles de la pupille (inégalité ou contraction permanente de la pupille gauche par compression du sympathique) ; diminution du murmure respiratoire, souffle tubaire interscapulo vertébral. Troubles
dyspeptiques de Packardt et Max Ready. Crises sudo-
rales, corps vertébraux érodés (Ranvier). *Sympt. physiques.* A l'inspection : légère voussure, en regardant
obliquement au côté droit du sternum (2ᵉ ou 3ᵉ espace
intercostal gauche) pour la portion ascendante ; à la fourchette pour l'An. de la crosse ; à gauche du sternum pour
l'An. de l'aorte descendante. Le malade semble avoir
deux cœurs (Stokes). Immobilité d'un côté de la poitrine ;
respiration exagérée de l'autre côté ; le signe de Mayne
est la rétraction de la moitié inférieure gauche. A la

palpation, *battements systoliques*, isochrones aux pulsa-tions cardiaques ; expansion en masse. Les tracés car-diographiques enregistrent le 3e battement diastolique qui correspond à l'occlusion des sigmoïdes. *Frémisse-ment cataire. Thrill.* Le *signe de Hope* est la double im-pulsion cardiaque par saccade. A la percussion, dans la portion ascendante, on peut trouver la matité en casque. A l'auscultation, deux claquements dont l'un est dû à l'expansion de la poche et l'autre à l'occlusion des sig-moïdes. Pouls retardé, affaibli ; secousses systoliques rythmiques de la trachée, du larynx, synchrones à la sys-tole cardiaque. (*Signe d'Oliver*) : rechercher ce signe en mettant la tête en arrière et en soulevant le cricoïde ; il s'explique par les rapports de la bronche gauche et de la crosse aortique. Dans l'An. de l'aorte thoracique, *signe de Bozzolo :* pulsations des narines. La radiosco-pie est de première importance et permet de voir une masse sombre, comblant l'espace clair que l'on de-vrait apercevoir en arrière de la crosse et de la colonne vertébrale (Béclère). *Formes* : An. de l'origine de l'aorte; Signes obscurs ; frottements péricardiques de la base du cœur, angine de poitrine pouvant amener la mort (Hut-chinson). An. de l'aorte ascendante : s. de dyspnée avec cornage ; expansion synchrone à la systole (Carié) pou-vant se rompre par amincissement et ulcération et causer une hémorragie foudroyante. Retard du pouls crural. An. de l'aorte descendante : foyer en dehors du bord droit du sternum ; pas d'inégalité entre les deux pouls (Barié). An. de la crosse : s. de compression très accen-tués, dysphonie, dyspnée, modification des bruits tra-chéaux, signe d'Oliver, secousses trachéales, retard du pouls gauche, foyer derrière la poignée du sternum à droite. An. de l'aorte abdominale : douleur violente, té-rébrante, pouls fémoral retardé, battement disparaissant debout (Reath et Stokes). Rupture sous-péritonéale, ra-rement à l'extérieur. La guérison est possible (oblitéra-tion du sac par caillot, Boinet). L'An. artérioso-veineux

est causé par la rupture d'un anévrysme dans une cavité
veineuse voisine, communication le plus souvent avec
l'artère pulmonaire, la veine cave, l'oreillette droite.
Dyspnée, cyanose, coma, bourdonnements (souffle de
Mayne) mort en quelques heures. *Complications :* spasmes de la glotte, congestions pulmonaires, hémoptysies,
asystolie. **Pron.** La guérison est exceptionnelle. La mort
peut survenir par asphyxie, par congestion cérébrale,
par tuberculose gauche, par pneumonie très souvent,
par rupture soit à la peau, soit dans le médiastin, la
plèvre, l'œsophage, la trachée, la veine cave ou l'oreillette.

Diag. *Voir le d. de la variété à.* **Sympt.** Le d. différentiel se fait avec les tumeurs du médiastin, de l'œsophage et avec la pleurésie pulsatile.

Trait. Les indications générales du traitement sont :
d'agir sur la pression artérielle, sur la lésion elle-même
et de provoquer la formation des caillots oblitérants
dans le sac. Le repos est capital. Iodure, hypotenseurs,
coagulation du sang : chlorure de calcium 2 gr. par
jour, à continuer ; gélatine (Lancereaux) 2 0/0 tous les
10 jours, 100 cc. de sérum artificiel et 2 gr. de gélatine : 12 injections. Huchard diminue les doses : 1 0/0
de gélatine tous les 15 jours. **Trait.** *chirurgical :* Ligature, électro, acu, galvano-puncture. **Trait.** de la syphilis : cacodylate et biodure associés, cyanure de mercure,
etc., morphine, héroïne. Régime déchloruré.

Anévrysmes miliaires de l'hémorragie cérébrale :
siègent sur les artérioles et non sur les capillaires. Les
anévrysmes de Pestallozzi, dits à tort An. disséquants,
se rencontrent dans l'hémorragie et le ramollissement,
le sang pénètre la gaine lymphatique.

Anévrysmes de Rasmüssen : dilatation des vaisseaux pulmonaires pouvant déterminer par leur rupture
une hémorragie grave.

ANGINES

Divisions : Trois grands groupes : A. aigües, chroniques, spécifiques. ***Déf.*** Du mot grec αγχω qui veut dire j'étrangle ; le mot angine désigne des affections très différentes. La bactériologie elle-même ne paraît pas devoir permettre une classification rigoureusement scientifique, car une forme déterminée d'angine peut être causée par des microbes différents. On a voulu distinguer cliniquement des angines rouges et des angines blanches diphtériques ou pseudodiphtériques. Si l'angine est blanche, distinction entre l'enduit pultacé qui se dissocie et surnage dans l'eau et la fausse membrane qui plonge sans se dissocier. L'examen bactériologique de la fausse membrane, est aussi nécessaire et aussi facile à obtenir qu'une simple analyse d'urine (Dieulafoy). On a coutume de décrire une angine rouge catarrhale, une angine pseudo-membraneuse, herpétique et pseudo-diphtérique, phlegmoneuse, ulcéreuse, etc.

Angines aigües. — *Angine érythémateuse* ou catarrhale aiguë, d'un rouge vif. luette œdématiée avec aussi parfois quelques « points blancs » ou enduits pultacés qui se dissocient dans l'eau. Il existe même avant l'apparition de l'angine, un état général plus ou moins sérieux: fièvre angineuse, courbature, frisson, fièvre, état saburral. Douleur surtout à la déglutition, embarras gastrique ou état bilieux fréquent ; ganglions très peu atteints. Localisation la plus fréquente : amygdalite aiguë ; amélioration habituelle au bout de 4 ou 5 jours. Possibilité de rechute et d'angine à répétition, température 39, albumine, leucocytose polynucléaire. *Complications locales* : rhinite, otite moyenne, érysipèle de la face, laryngites, trachéo-bronchites, broncho-pneumonie ; adéno-phlegmons du cou (Vergely). Abcés retro-pharyngiens, néphrite (Landouzy), urémie (Bouchard). Complications articulaires : arthralgies simples et erythèmes infectieux (Sallard), orchites, ovarites, paralysie du voile du palais (Widal). *Pron.* En clientèle, l'angine passe pour bénigne ; elle est cependant sérieuse par ses complications ; les otites, l'albuminurie de cette origine chez l'adulte, les convulsions chez l'enfant sont parmi les plus fréquemment observées. etc. *Diag.* Le d. causal est le suivant : scarlatine : rougeur pourprée s'étendant à la langue ; syphilis : roséole concomitante. Angine ortiée : œdème de l'épiglotte, éruption, aliments toxiques. *A.* érysipelateuse : phlyctènes et ulcérations jaunâtres et circulaires ; *A.* de la rougeole : prodromique, piqueté rouge ; de la varicelle, couleur légère, bénigne. Chez l'enfant l'angine doit être recherchée ; ce n'est que vers 5 ou 8 ans qu'il se plaint de sa gorge. *Trait.* Enfants : vomitifs, compresses devant le cou, antipyrine, aspirine, benzoate de soude, salicylate de soude le premier jour comme abortif, suppositoires, lavage avec une canule non en verre, en se servant, s'il y a lieu, d'ouvre-bouche, de bouchon, d'écarteur ou en mettant la canule en dedans de l'arcade dentaire. Acide borique, borate de soude, chloral, eau oxygénée, collutoires à la résorcine 1 p. 30, acide salicylique, 1 p. 20: Adultes : eau oxygénée, acide salicylique, phenosalyl, lavages, gargarismes, collutoires, purgatif. Régime : diète liquide.

Angine diphtérique (*voir diphtérie*).

Angine herpétique, angine couenneuse commune de Trousseau. D'incubation courte, contagieuse, épidémique. Importance de la saison, de la menstruation, de l'âge (2ᵉ enfance). Début brusque par un grand frisson et une douleur nettement progressive. La gorge présente d'abord des taches d'un rouge foncé (Ruault), se recouvrant de vésicules du volume d'une tête d'épingle ou d'un semis discret qu'il faut rechercher à l'aide d'un bon éclairage. Les fausses membranes qui se forment ensuite sont polycycliques, sans tendance

à l'extension, Peu d'adénite. Herpès concomitant. Durée
4 à 5 jours. Le diagnostic rendu difficile par la rapidité
de l'éruption herpétique, doit être fait *bactériologique-
ment* avec la diphtérie, avec l'herpès pharyngé récidivant des fumeurs et des anciens syphilitiques, avec le
zona pharyngien rare, mais pouvant s'observer dans le
tabès notamment (dysphagie très pénible, sensation de
brûlure et localisation à la luette, aux piliers, au voile
sans toucher l'amygdale, suivant la distribution de la
branche du nerf maxillaire supérieur). *Pron.* bénin.
Trait. comporte l'association des émollients et des antiseptiques ou encore le salicylate de soude à 1 o/° en lavages et à l'intérieur.

Angine gangreneuse. — Complication de la diphtérie ou des maladies infectieuses. Forme primitive quelquefois chez l'enfant. Plaques gangréneuses, grises,
noirâtres, à bords irréguliers, taillés à pic. Variété circonscrite et diffuse. Haleine très fétide ou fécaloïde ; salivation ichoreuse, dysphagie, voix nasillarde, adynamie
ou délire et agitation, avec pouls très petit. Pronostic
grave, très souvent fatal après une semaine au maximum
pour la forme secondaire et, pour la forme primitive,
après quelques jours de plus. La guérison peut se produire;
chute de l'eschare. Le *Trait.* consiste en cautérisations,
en désinfectants énergiques : acide phénique (s'en abstenir chez l'enfant), hyposulfite de soude, permanganate,
eau oxygénée et traitement des grands états infectieux.

Angine pseudo-membraneuse non diphtérique. —
Ces angines ne se diagnostiquent, il faut le répéter une
fois de plus, que par le microscope. On distingue des
variétés : à streptocoque, avec température élevée, membranes enchassées dans une muqueuse enflammée; à staphylocoque; à pneumocoque (relativement bénigne) ; à
colibacille ; à tétragènes (gorge semble avoir été saupou-
drée de grains de sable, angine sableuse à rapports bien

établis avec la pleurésie). Toutes ces angines diphtéroï-
des sont infectieuses et contagieuses et comportent le traitement général et les mesures prophylactiques des infections et de la contagion. Antiseptiques plus actifs : phénosalyl, acide phénique, eau oxygénée, colloïdaux, toniques, etc.

Angine ulcéreuse ou de Vincent.— Amygdalite dont
l'agent spécifique est une bactérie fusiforme (spirille fusiforme de Letulle) associée à des spirilles ou spirochètes (Bernheim). Souvent unie à la stomatite ulcéro-membraneuse ; (*v. ce mot et aussi page 35*), pellicule membraneuse gris blanchâtre ; Evolue en 6 à 8 jours. Se traite
par la teinture d'iode iodurée (Vincent), le bleu de méthylène pulvérulent pur (Siredey et Chauffard), arseno-
benzol, néosalvarsan, chlorate de potasse.

Angines phlegmoneuses. — *V. p. 35 et 47.* Inciser
au thermocautère. Traitement local et général.

Angines chroniques. — Ce groupe comprend les adénoïdites, les pharyngites et les amygdalites chroniques.
Les adénoïdites sont fréquentes chez les enfants, surtout
chez les dégénérés héréditaires. Elles favorisent la tuberculose et les infections. On les diagnostique par le toucher digital ou la rhinoscopie postérieure (v. *amygdalite chronique et pharyngite chronique.*)

Angines spécifiques. — Syphilis bucco-pharyngée ;
chancre buccal, induré. forme secondaire avec dysphagie, hypertrophie amygdalienne, gonflement et coloration
groseille de la muqueuse ; roséole, adénopathies, etc.
syphilis papulo-érosives (plaques), ulcéreuses, secondaires et tertiaires. Tuberculose : Points jaunes sur la langue, adénopathies. Lupus : teinte violacée, bords nets,
marche lente. Les ulcérations se distinguent de celles de
la syphilis par leur aspect atone, leur marche torpide,
leur fond bourgeonnant. Dans le cancer, surface fon-
gueuse, ganglions durs et douloureux, notion de l'âge et
cachexie.

ANGINE DE POITRINE

L'angine de poitrine est une névralgie cardiaque.
Anp. Les lésions nerveuses sont nettes pour le plexus
cardiaque et le pneumogastrique : c'est une prolifération
cellulaire faisant dégénérer le nerf, à point de départ siégeant dans la tunique externe de l'aorte. Les lésions du
cœur et des vaisseaux plus fréquentes portent surtout sur
les artères coronaires qui sont rétrécies. Ce retrécissement occupe presque toujours le trajet des petits vaisseaux qui sont athéromateux comme l'aorte : il peut déterminer l'ischémie du cœur et la mort subite. L'aorte
peut être seule touchée. **Pathog**. Causée par des altérations vasculaires, une maladie nerveuse (tabès, hystérie), par une diathèse, une intoxication (tabac, etc.). On a
discuté le rôle important des artères coronaires et signalé
les cas d'angines sans altération des coronaires et de rétrécissement des coronaires sans angine de poitrine ;
dans le premier cas, il est permis d'objecter que le rétrécissement peut être spasmodique au lieu d'être organique et que, dans le second cas, les lésions ne sont que
partielles. Avec la théorie nerveuse, s'il y a névrite (par
contiguité avec l'artère malade), la mort est possible ; la
névralgie est beaucoup moins grave. Huchard admettait
la névralgie vraie, celle qui tue, et les fausses angines,
celles qui ne tuent pas[1].Pour Dieulafoy, il n'y a pas d'angines vraies ou fausses, mais des «angines plus ou moins
redoutables qui, toutes, peuvent tuer». Les femmes, par
leur nervosité, sont souvent atteintes. Autres causes générales : l'arthritisme, etc. Causes occasionnelles de
l'accès : efforts, marche, émotion, indigestion. Vaquez
insiste sur la distension aortique; Merklen sur la distension du cœur ; Gilbert sur l'intoxication du sang ; Huchard sur le rétrécissement des coronaires.

(1) Note. — Il est classique de distinguer *l'angine vraie*, la plus
grave, qui est causée par une lésion des coronaires ou du plexus cardiaque et la fausse *angine*, liée à une névralgie du plexus ou à un
spasme de l'artère coronaire.

Sympt. Vive douleur rétro-sternale (griffes, étau), irradiations vers l'épaule, le bras gauche jusqu'au petit doigt et à l'annulaire. Les autres irradiations sont plus rares. Sensation de constriction thoracique côté gauche, vomissements, hoquet, ballonnement, météorisme pseudo gastrique, angoisse, sensation de mort prochaine, pâleur, cyanose des extrémités. Cœur un peu précipité, pouls à peu près normal et respiration aussi ; cette absence de dyspnée est un signe important. La fin de l'accès s'il se termine favorablement, est annoncé par de la toux, des inspirations profondes, des fourmis dans les doigts, l'envie d'uriner, des éructations, etc. Durée de l'accès quelques secondes à 1/2 heure, une heure et plus. Dans les formes frustes (f. larvée de Huchard), un peu de sternalgie avec coude serré, gastralgie avec nausée. Dans l'angine vraie les accès peuvent ne survenir qu'au bout de plusieurs mois, ou ils se rapprochent et se reproduisent tous les jours et même plusieurs fois par jour (état de mal angineux.

Diagn. Le *d.* est basé sur le caractère paroxystique de l'accès et la sensation de mort imminente. Il doit être fait avec la névralgie intercostale, phrénique, diaphragmatique, la péricardite, l'aortite ; dans l'angine fausse, penser aux commémoratifs, à l'influence du système nerveux et du sexe. Les dyspnées d'effort, urémique, etc., sont caractérisées par des modifications de la respiration qui n'existent pas dans l'angine de poitrine. Penser à l'angine de poitrine hystérique. Le *d.* différentiel entre l'angine vraie ou fausse est le suivant : L'angine vraie s'observe à tout âge, atteint surtout les hommes ; les accès ne sont pas périodiques, il sont plus espacés, diurnes, à douleur très vive et rétro-sternale au lieu de siéger à la partie moyenne de la région précordiale, dyspnée nulle, durée très courte, (quelques secondes), fin de la crise brusque et souvent mort subite. Coronarite avec symptômes probables d'aortites. Les angines fausses ont tous les caractères opposés. *Pron.* Le pronostic doit donc être réservé. La fausse angine par névralgie ou spasme ne tue presque jamais. Dans l'angine vraie avec lésion du plexus ou des coronaires mort fréquente, guérison 5 à 10 0/0. Ce pronostic dépendrait beaucoup, d'après Fiessinger (Ac. de médec. oct. 1912) du repos, de l'hygiène et de l'alimentation ;petits repas légers). *Trait*. Le traitement comprend en effet le traitement de la cause ainsi que : opiacés, valériane. Pendant la crise *nitrite d'amyle*, morphine. Dans l'intervalle des accès, trinitrine, iodure, gui. Néri, Luxeuil, bains carbogazeux, Royat, Divonne, ni café, ni tabac, ni émotion, ni soucis, ni surmenage, c'est-à-dire vie calme et hygiène sévère.

Dans les angines réflexes, gastro-hépatiques, soigner le foie, l'estomac.

ANGIOCHOLITES ET CHOLÉCYSTITES

Synon. Abcès biliaire de Cruveilhier. Angiocholites de Luton. *Déf*. L'angiocholite est l'inflammation des voies biliaires et la cholécystite celle de la vésicule. Microbe de la maladie causale ou encore : A. due au colibacille (Gilbert), chol. due à des anaérobies (Gilbert et Lipmann), *Anp*. Lésions épithéliales, puis conjonctives. Les canaux sont dilatés dans les A. par obstruction, le foie est atteint, coupes vertes et jaunes, parties dures et friables ;éponge purulente, abcès aréolaires). Par propagation : pyléphlébite, péritonite, péricardite, etc. Dans les maladies générales, A. sans dilatation des voies biliaires, s'ulcérant dans la fièvre typhoïde, avec ecchymoses dans le choléra, avec ictère par bouchons muqueux dans la pneumonie. Pyléphlébite (inf. des vaisseaux portes) oblitérante ou suppurative. *Etiol*. Ictère par rétention. Lithiase, cancer, ganglions, parasites, *typhoïde*, choléra, pneumonie etc. La chol. peut se montrer dans la grossesse, le travail et les suites de couches. *Pathog*. Les canaux étant en rapport en haut avec la cellule hépatique et en bas avec l'intestin, la lésion par voie descendante, vient donc du foie ; par voie ascendante, la plus fréquente, elle vient de la région duodénale. La bile, par action mécanique, lutte contre les microbes intestinaux. Les causes locales ou générales (calculs, infections, qui modifient la secrétion biliaire, favorisent l'infection ascendante.

Sympt. S'il y a des antécédents lithiasiques, fièvre éphémère de Charcot, bilioseptique, intermittente de Mouneret (analogue aux accès de paludisme) ou rémittente, Ictère. Troubles digestifs. Dans la fièvre typhoïde et le choléra peut passer inaperçue ; ou on ne note qu'un peu d'ictère et de décoloration des matières dans *la pneumomie, ictère.* L'A. superficielle peut guérir ou aboutir à la cirrhose : l'A. suppurée est très grave. Angiocholite anictérique de Gilbert et Lereboullet.

La cholécystite séreuse simple fait une tumeur arrondie sur les bords des fausses côtes droites ; la chol. suppurée s'accompagne de douleur vive, d'empâtement et s'ouvre soit à la peau, soit dans un organe voisin. Dans le type le plus commun, la vésicule est diminuée de volume (moignon calculeux) ou augmentée avec parois « fermes comme une coque de carton ». Complic. *V. Anp.* L'examen doit se faire en plaçant le malade alternativement debout (Dieulafoy) ou couché. **Pron.** Dépend de l'état de la cellule hépatique. L'hypothermie est un mauvais signe.

Diagn. Souvent inaperçu au milieu des maladies graves ; par exemple, dans la fièvre typhoïde. La chol. débute par une douleur vive qui peut faire penser à : gastralgie, coliques hépatique ou néphrétique. *D.* avec péritonite, appendicite. A l'examen debout ou couché la tumeur apparaît souvent avec assez de netteté. Le radiodiagnostic des calculs ne contenant pas de calcium est sans intérêt. Les antécédents lithiasiques, dans quelques cas, permettent seuls de faire le diagnostic. La chol. volumineuse peut simuler un kyste ou une tumeur; **appendiculo cholécystite de Dieulafoy. A** défaut de tuméfaction sous-hépatique, le meilleur élément de diagnostic est *le siège de la douleur*. *D.* des complications : occlusion intestinale, perforation, vomique, péritonite, pyélite, endocardite, etc. *Trait.* Il faut rétablir le cours normal de la bile et faire de la désinfection biliaire. Diète hydrique, glace ou *compresses très chaudes*, benzoate, salicylate, *urotropine*, cholalogues (podophyllin, cascara, calomel, quinine, argent colloïdal, bains etc). Intervention chirurgicale efficace dans l'ang. des gros canaux non contre-indiquée par la puerpéralité après une temporisation de 2 ou 3 semaines, cholécystectomie avec fistule provisoire ; cholécystostomie ; cholécystentérostomie. *Proph.* Régime mitigé ou végétarien. Laxatifs, cholalogues (*V. coliques hépatiques*).

Angioleucite farcineuse (v. morve).

Angiopancréatite calculeuse. — Peut donner le syndrome du diabète pancréatique.

Angiospasmodique (syndrome). — Crises vasculaires des allemands. En dehors de la maladie de Raynaud, on peut considérer comme une manifestation de ce syndrome la migraine ophtalmique, les contractures, convulsions et paralysies hystériques, la congestion hépatique, l'albuminurie orthostatique, le glaucome. *Tt.* Repos, nitrites en inhalations et en injection, nitrite de soude 0.10 ; nitrite de potasse 0.60.

Anhépathie. — La glycosurie provient du sucre alimentaire que le foie laisse passer et non du sucre fabriqué par le foie. Elle s'observe surtout après les repas, ne dépasse pas 50 gr., le taux de l'urée est de 20 gr., le volume des urines de 2 litres au plus. Pas de polyurie, polydipsie, autophagie, pas de coma, pas de gangrène ; mais petits accidents possibles ainsi que la tuberculose, (Weil, Carnot et Lereboullet). Traitement assez léger du diabète ; extrait de foie à la dose de 12 gr., foie de porc haché dans du bouillon, 100 à 200 gr.

Anisocorie. — Inégalité pupillaire acquise (iritis, glaucome) persistante (paralysie générale, tabès et syphilis).

ANKYLOSTOME DUODÉNAL

Ce parasite détermine une anémie pernicieuse. *Anp.* Les muqueuses du jéjunum et du duodénum sont recouvertes d'un mucus sanguinolent et sont pâles avec piqueté hémorragique. *Et.* Mineurs, terrassiers. L'ankylostome est un nématode blanc grisâtre de 15 mil. de long sur un de large pour la femelle, un peu moins pour le mâle dont le corps s'amincit vers le cou. La capsule buccale est munie de 4 crochets ou griffes et de 2 dents coniques. Le thymol facilite l'évacuation de l'Ank. dans les selles et son examen. Les œufs peuvent être retrouvés dans les matières par examen très simple au microscope, entre 2 lamelles de verre ; ils sont clairs et transparents au lieu d'être foncés comme ceux des ascarides. En 24 heures l'œuf donne un embryon actif. Les larves peuvent se conserver dans la terre humide. On n'admet pas que le parasite puisse parcourir son cycle complet en dehors de l'organisme humain. Les symptômes sont surtout digestifs avec selles liquides brun rougeâtre. Anémie marquée, globules blancs augmentés, 61 % d'éosinophiles au lieu de 1°/₀. Mort possible par syncope. Le traitement est basé sur le régime lacté, la veille, l'emploi de cachets de 0.50 de thymol et le calomel, (non soluble dans l'eau). Eviter l'alcool et l'huile de ricin capables de dissoudre le thymol. Cesser la médication avec urine noirâtre. Extrait éthéré de fougère mâle 8 à 10 gr. et purgatif. Huit jours après le traitement, rechercher les œufs. Prophylaxie : eau bouillie et filtrée. L'anémie exige un traitement complet comme s'il s'agissait d'une anémie par spoliation. Chez l'enfant extrait de fougère 0.50 par année d'âge et thymol sucré 2 gr. en 3 doses.

Anopsie corticale (Chauffard). — Cécité brusque avec conservation du réflexe lumineux et intégrité des milieux de l'œil chez les vieillards et les paralytiques généraux.

Anorexie. — Disparition de la sensation de faim; s'observe dans les états mentaux (sitiophobie des aliénés, anorexie hystérique), dans la chloro-anémie, les intoxications chroniques, le cancer, la dyspepsie, la congestion hépatique, les infections aigües fébriles, le début de la tuberculose, l'alcoolisme, le tabagisme, etç. Repas réglés. Promenades. Exercices. Frictions, douches, massages. Gouttes amères, noix vomique, persulfate, métavanadate, quassia et quassine, strychnine, élixir de Gendrin, condurango. S'il s'agit d'ana. ou d'hyperchlorhydrie prescrire les amers, les alcalins ou les acides suivant les cas, l'eau oxygénée (1 cuil. à café dans l'eau de boisson). Les formes nerveuses exigent l'isolement et la suggestion à l'état de veille, le gavage, etc.

Anosmie. — L'anosmie, abolition ou plutôt diminution de l'odorat, peut être congénitale par absence des nerfs olfactifs, traumatique, nerveuse (tabès, paralysie générale), ou s'observer dans les états infectieux et les intoxications ; injections très chaudes d'eau salée, massage vibratoire, strychnine, électricité.

Anthrax. — L'anthrax, dans la glycosurie, passe pour être très grave. Le pronostic semble fatal. Avec les soins intelligents de la famille, continués nuit et jour, la guérison est la règle en clientèle. Et il peut arriver que la glycosurie disparaisse sans laisser de trace. Chaque médecin connaît, en dehors de l'hôpital, des cas de ce genre ; le malade allant à Vichy ou à Pougues tous les ans et suivant le régime antidiabétique sévère par simple mesure de précaution, et d'ailleurs par périodes, avec régime plus doux et un peu surveillé dans l'intervalle. *Trait.* Pulvérisations nuit et jour. Colloïdaux. Levûre de bière, toniques, etc.

Anticorps, Antigène. — Le sérum d'un sujet, vacciné par une première atteinte d'affection contagieuse, contient une sensibilisatrice qui détruit in vitro l'agent de cette affection contenu dans un autre sérum après mélange des deux. L'agent spécifique est l'antigène ; la « substance bactériologique du sérum du malade » s'appelle l'anticorps (*V. Dév. du complément.*)

ANURIE

Déf. Suppression d'urine, par défaut d'excrétion ou de sécrétion ou très souvent par les deux. En clientèle comme à l'hôpital, le traitement de l'anurie exige de la part du médecin de la décision et une connaissance précise de la cause. **Etiol.** Parmi les causes de l'anurie excrétoire, (obstruction), on peut citer : un calcul, une tumeur, etc. L'A. sécrétoire ou mixte peut être rattachée à des causes multiples : intoxications : état infectieux (fièvre typhoïde, scarlatine) obstruction des tubuli ou des vaisseaux, anasarque, asystolie, néphrite, hystérie, etc.

Sympt. et Diagn. Il est nécessaire pour affirmer le D. de l'A. de s'assurer de la vacuité de la vessie; il ne suffit pas de s'en rapporter aux affirmations du malade. L'A. calculeuse suit ou accompagne en général une crise de coliques néphrétiques. Non traitée, elle peut aboutir très vite à la mort. On ne saurait oublier que, dans quelques cas, l'anurie peut être calculeuse, sans que rien dans les antécédents ou dans l'état actuel du malade n'autorise à faire ce diagnostic. La mort survient deux fois sur trois entre le 3ᵉ et le 6ᵉ jour de l'anurie, entre le 4ᵉ et le 20ᵉ jour de l'urémie. Le calcul siège d'ordinaire dans l'uretère ; de gros calculs surtout, quand il n'y a pas de coliques néphrétiques occupent parfois le bassinet. Le rein opposé cesse de secréter l'urine par paralysie fonctionnelle, par un réflexe inhibitoire. Le cathétérisme de l'urètre facilite le diagnostic ; exceptionnéllement cette petite intervention a pu, par réflexe, provoquer la sécrétion urinaire. En dehors de l'anurie de cette cause, il faut penser aux cancers de la vessie, de l'utérus, à une compression fibreuse, à un rein mobile avec coudure de l'uretère, à l'hypotension, à l'hystérie, aux états infectieux, à l'ictère grave et aux intoxications.

Trait. Dans cette dernière anurie, anurie toxique, prescrire la diète hydrique, les lavements d'eau pure (et non les solutions hypertoniques) et les injections de sérum artificiel. Le chlorure de sodium n'est pas contre-indiqué. Car, ainsi que le fait remarquer Chauffard, la lésion rénale dans l'empoisonnement n'est pas inflammatoire, elle est réparable et ne détermine pas d'œdème. Dans les maladies infectieuses, les boissons abondantes et les injections de sérum salé ou sucré, la caféine, la décongestion rénale constituent la base du traitement. Anurie hystérogène : balnéation, douches, suggestion, dont l'action parfois très nette ne met pas à l'abri des récidives. Rein mobile : decubitus horizontal, la diète hydrique et de grands bains sont parfois efficaces. L'intervention chirurgicale peut être nécessaire, ainsi que pour la compression fibreuse. La néphrotomie et la décapsulation dans les néphrites ont aussi leurs indications. Dans l'anurie calculeuse le traitement médical n'est admissible que pendant les deux premiers jours. Ensuite, *imposer l'opération sans retard*. Il faut — et on doit — agir ainsi. L'anurie peut cesser au bout d'un jour avec, localement, des ventouses scarifiées répétées, des lavements hypotoniques d'eau pure, des bains, injections de solutions isotoniques, de glucose, lactose, etc., et même de sérun dans les états infectieux et les néphrites toxiques. Dans l'urémie légère et l'hypotension, petites doses de digitale, de drastiques et théobromine ; macération de reins de porc (Renaut).

AORTIQUES, *(lésions)*

V. *maladies du cœur, aortites, anévrysmes de l'aorte*.

Aortique (insuffisance)

Déf. Cette insuffisance est caractérisée par ce fait que les valvules sigmoïdes n'obturent plus suffisamment le vaisseau pour empêcher le retour du sang en arrière. Maladie bien étudiée à l'hôpital. On distingue la forme endocardique (maladie de Corrigan) et la forme artérielle (maladie de Hodgson). *Anp*. Les sigmoïdes sont indurées et raccourcies par endocardite ou athérome. La vérification se fait par l'épreuve de l'eau en faisant couler un filet d'eau dans le vaisseau sectionné à 2 cent. des valvules, le liquide pénètre dans le ventricule gauche. Végétations d'endocardite, aorte dilatée et athéromateuse. Cœur de bœuf. *Etiol. pathog*. Rhumatisme, syphilis et causes habituelles des lésions des vaisseaux, athérome, anévrysme, syphilis, goutte, saturnisme, alcoolisme. L'aorte dont le rôle physiologique est de régulariser la transmission du sang que le cœur fait intermittente, le ventricule et l'oreillette se laissent distendre et la pression artérielle s'en trouve affaiblie au point de mal irriguer les capillaires et certains organes (cerveau, peau) etc.

Sympt. Voussure variable, à l'inspection. A la palpation, la pointe bat non dans le 5ᵉ, mais dans le 6ᵉ ou le 7ᵉ esp. intercostal. Choc cardiaque d'hypertrophie, choc en dôme de Bard, très net dans l'insuffisance d'origine endocardique. La systole ventriculaire, au cardiographe donne un tracé avec un crochet au lieu d'un plateau avec oscillations. A l'auscultation, souffle diastolique le long du bord droit du sternum 2ᵉ *esp*. intercostal *droit* ou p. interne du 3ᵉ esp. interne gauche avec propagation inférieure. Ce souffle est «doux, moelleux, aspiratif.» *Signes périphériques* : pouls de Corrigan, *bondissant* par hypertrophie ventriculaire, défaillant parce que l'ondée se partage entre le ventricule et le vaisseau. Le sphygmographe donne une ligne d'ascension brusque terminée par un crochet à angle aigu, soit une impulsion forte de

l'ondée non soutenue. On peut retrouver des battements
artériels ou doux des artères, non caractéristiques. *Le
signe de Musset* (secousses rythmiques de la tête), les
pulsations amygdaliennes de Huchard s'expliquent aisément. *Signe de Muller* : pulsations de la luette et du voile
du palais. Le souffle diastolique ou de retour se retrouve
dans les gros vaisseaux, artères carotide, crurale, double souffle crural intermittent de Duroziez dont le premier est dû à la vibration normale de l'ondée et le second plus faible s'explique par le retour du sang. Le
doppel-ton de Traube ou double claquement artériel est
obtenu par le stéthoscope employé sans pression sur le
vaisseau. Le ton de Skoda peut remplacer le double
souffle. Le pouls capillaire, ou unguéal, avec changements de coloration de l'ongle, rendu visible par pression de l'extrémité de l'ongle, souligne les alternatives
de poussée et de retour du sang. Pression 20 au lieu de
16 ou 17. Retard du pouls carotidien. *Les s. fonctionnels*
apparaissent lentement : vertiges, bourdonnements, anémie cérébrale ; pâleur du visage (faciès aortique) ; dyspnée ; angine de poitrine par lésions d'aorte et des coronaires. Longtemps compensée ; asystolie tardive, mort
subite possible, par syncope (anémie bulbaire, coronarite, myocardite.)

Diagn.. Souffle diastolique, pouls de Corrigan,
pouls capillaire, hypertrophie cardiaque, double souffle
crural. L'An. de l'aorte se caractérise par des signes de
compressions et les signes propres ; le retrécissement
mitral a son souffle dans le 4e espace gauche : frémissement présystolique. Le diagn. différentiel entre l'ins. endocardique et l'ins. artérielle est basé sur les signes suivants : La première frappe surtout les individus jeunes,
rhumatisants ou atteints de maladies infectieuses ; le
souffle diastolique est souvent seul et il est doux, humé,
aspiratif, l'ascension est plus verticale avec un crochet
et non un plateau au sommet : on observe un double

souffle crural des artères périphériques normales, une longue tolérance des troubles tardifs, une angine de poitrine rare ; pas d'artério-sclérose, mort subite rare, (*voir aortite*). Mais en général l'asystolie est plus rare que la mort subite qui survient par angine de poitrine (forme artérielle , par embolie ou syncope.

Dans la maladie artérielle signes opposés. Dans l'insuffisance aortique avec rétrécissement, souffle systolique et diastolique au niveau de l'aorte. L'insuffisance mitrale aggrave le pronostic mais non les rétrécissements aortique et mitral. *Tt.* Surtout hygiénique. Localement : Glace, ventouses, cautères, iodures, bromures, toniques, lésions du cœur ; grindelia, nitrites, opiacés contre l'anémie. Contre les battements vasculaires, convallaria. Traiter l'urémie, l'asystolie, les troubles digestifs, cérébraux et l'angine de poitrine. L'insuffisance d'origine syphilitique comporte le traitement spécifique, et la réaction de Wassermann peut fournir de précieuses indications.

Aortique (rétrécissement)

Déf. Dans le rétrécissement aortique, la lumière de l'orifice n'a plus ses dimensions normales (Dieulafoy). Très souvent associé à l'insuffisance des valvules sigmoïdes et à l'aortite chronique (Barrié). *Anp.* L'orifice ne laisse pas pénétrer le doigt et quelquefois à peine une plume d'oie. Lésions d'endocardite : infiltration calcaire, rétraction de l'anneau fibreux des sigmoïdes, c'est dans le rét. sous-aortique de Vulpiane que les lésions sont surtout nettes sur la partie ventriculaire qui précède l'aorte ; l'aorte elle même est rétrécie et le cœur gauche hypertrophié, cœur de bœuf, hypertrophie providentielle de Beau. *Etiol.* Endocardite rhumatismale, athérome et artériosclérose. L'hypertrophie du ventricule s'explique par la difficulté de progression de l'ondée sanguine qui passe comme à la filière dans le rétrécissement. Le rétréc. d'origine artérielle est plus fréquent chez le vieillard et

le rétréc. d'origine endocardique est plus fréquent chez
l'adulte.

Sympt. A l'inspection voussure, rare ; à la palpation
la pointe bat dans le 5e ou le 6e espace sans déviation en
dehors. Choc cardiaque d'hypertrophie. Frémissement
systolique dans le 2e esp. intercostal droit par vibration
des parois indurées de l'orifice. A l'auscultation, souffle
systolique râpeux et intense se propageant vers les vaisseaux du cou, second bruit plus sourd par altération valvulaire. Pouls petit, régulier, dur, ralenti ; le sphygmographe donne du dicrotisme ; ligne d'ascension inclinée.
à sommet arrondi, ligne de descente fortement oblique-
Signes fonctionnels discrets. *P.* Marche lente, lésion
compensée pendant longtemps ; pronostic plus sérieux
si le rétrécissement complique l'aortite ; asystolie,
etc.

Diagn. Différentiel avec le rétrécissement de l'artère
pulmonaire, maximum à gauche du sternum, sans propagation aux vaisseaux, ni modifications du pouls ; avec
l'anévrysme de la crosse de *l'aorte (v. ce mot)*. avec les
souffles cardio pulmonaires de la base du cœur (à gauche du sternum murmure ou bruit de mouche à l'auscultation des jugulaires, sphygmographe). Le rét. endocardique est moins grave que les lésions mitrales. *Tt.* Hygiène ; toniques ; antispasmodiques ; médication iodurée ; traitement de l'asystolie, s'il y a lieu.

AORTITES

Aortique aiguë. — *Anp.* Est caractérisée au début
par des plaques gélatiniformes pouvant atteindre le
volume d'une pièce de monnaie et siégeant à la face interne du vaisseau. Ces plaques ne sont qu'un épaississement de la tunique interne ; elles se forment soit par
rétrécissement, soit par oblitération dus aux lésions d'endartérite des vaso-vasorum. Les lésions microscopiques
frappent les 3 tuniques (cellules rondes (ext. et int.) et

embryonnaires (couche moyenne élastique); aortite végétante (embolies); aortite suppurée. **Etiol**. L'aortite aiguë
frappe le sexe masculin surtout, ne se déclare guère que
chez les aortiques chroniques; les causes sont donc, dans
les deux cas, la syphilis en première ligne, puis l'athérome, l'alcoolisme, la sénilité, la goutte, le tabac, les
maladies infectieuses, le surmenage, les traumatismes.
En expérimentation on a pu reproduire l'aortite en associant le traumatisme et l'infection (Crocq), microbes
variés.

Sympt. Début lent (Thoinot), ou brusque par douleur
rétro-sternale, avec irradiations aux bras, à l'œsophage,
à l'estomac et au foie. Dyspnée d'effort ou pseudo-
asthme nocturne, toux sèche, crachats hémoptoïques
quelquefois, dysphagie (Barié), vomissements réflexes.
Poussées congestives au poumon, au foie, à l'intestin
(ballonnement, Rendu). Battement des carotides. Pouls
bondissant, dur, dicrote, matité augmentée (bord droit
du sternum) surélévation de la sous clavière droite débordant la clavicule (bruit de galop gauche, albuminurie).
Au cœur, dédoublement du second bruit ou souffle diastolique à la base. Pulsations aortiques de Bamberger
derrière le sternum. Péricardite sèche, absence de fièvre
P. Mort par état infectieux, asystolie, angine de poitrine,
embolies. Pour la forme ulcéreuse et suppurée, voir endocardite infectieuse. **Diagn**. Le diagnostic repose sur
les signes physiques accompagnés de la douleur rétro-
sternale en barre transversale, angoissante (Barié). Il
doit être fait avec l'endo et la péricardite, (frottement,
rien entre les accès), l'urémie et l'asthme.

Aortite chronique. — Foyers d'athérome (cholestérine, cristaux, etc.). Plaques jaunâtres et calcaires. Aspect de carton, de tôle. **Sympt**. Douleur analogue à la
boule hystérique (Renon), toux, dyspnée d'effort, pseudo-
asthme aortique nocturne, durant 1/4 d'heure ou 20 minutes, non suivi de rejet de mucosités. Quelquefois

œdème pulmonaire. Troubles digestifs, oculaires (inégalité par syphilis des centres nerveux d'après Babinski), vertiges, bourdonnements. Battements sus-claviculaires avec pseudo-lipomes. Pointe du cœur abaissée (hypertrophie). Pouls dur. On peut sentir l'aorte dans la fourchette sternale et la sous-clavière droite déborde la clavicule d'un ou deux centimètres. La matité en casque atteint 7 à 8 centimètres au lieu de 4 à 5 (troncs aortiques et pulmonaires). Le premier bruit aortique est dur, soufflant, souvent dédoublé, bruit de trot de l'Espine. Le second, celui des sigmoïdes est *éclatant*, clangoreux, métallique, coup de tambour ou coup de marteau, bruit de tôle diastolique par insuffisance aortique. Symptômes plus nets dans la marche ou debout. Dieulafoy insiste sur l'aortite syphilitique (segment sus-sigmoïdien), sans lésions orificielles au début et qu'il importe de dépister pour la soigner à temps. **Pron.** *Le pronostic* est grave, mort subite par œdème du poumon, embolie, oblitération de l'aorte. Asystolie, angine de poitrine, lésions valvulaires, coexistence de néphrite interstitielle.

Diagn. *Le diagnostic* est fait d'après la dyspnée, les douleurs, etc. ; s'il y a lieu, éliminer l'anévrysme de la crosse, l'urémie, l'asthme. **Trait.** *Le traitement* se propose, dans l'aortite aiguë, de calmer la douleur par des saignées, des ventouses scarifiées et sèches, pointes de feu, opiacés, héroïne à petite dose, oxygène, éther, valérianates, bromures, huile camphrée, diurétiques. Régime lacté ; repos au lit. La forme chronique exige une hygiène rigoureuse. Traitement des poussées aiguës : iodure de sodium (0,50 par jour et pendant 20 jours par mois), arsenic. Régime à continuer dans l'aortite chronique : ovo-lacto-végétarien. Massages et frictions. Contre l'angoisse, nitrite d'amyle ; contre l'insomnie, hydrate d'amylène. Iodure de sodium et gui, saignée et huile camphrée dans l'œdème du poumon. Traitement

spécifique : Biiodure ou.cyanure en injections et en cas
d'échec 0.20 de salvarsan, 3 injections hebdomadaires.

APHASIE

Déf. L'aphasie est la perte de la parole et du langage
articulé, surdité verbale : impossibilité de comprendre
la signification des mots (aphasie sensorielle). La cécité
verbale est l'impossibilité de comprendre les signes
écrits tout en les voyant et en pouvant les former. L'aphasie *motrice* ou aphasie proprement dite est la perte de la
mémoire, de la coordination des mouvements nécessaires à la parole. Tandis que cette aphasie ne s'applique qu'à l'articulation des mots, l'agraphie est la perte
de la mémoire des mouvements nécessaires à l'écriture :
c'est l'aphasie de la main de Charcot, également motrice
mais ces deux variétés sont rarement séparées (Déjerine). On a voulu diviser les aphasies en deux groupes :
A. sensorielle de Wernicke et A. motrice de Broca, ou
encore aphasies de réception (surdité et cécité verbales)
et d'émission (aphasie motrice, agraphie). **Anp.** *Localisations.* **Diagn**. aphasie motrice 1/3 postérieur de la 3me
circonvolution frontale gauche de Broca et faisceaux pé-
diculo-frontaux inférieurs de Pitres. Cécité verbale :
lobule pariétal inférieur gauche près du pli courbe. Surdité verbale : 1re circonvolution temporale gauche, surtout extrémité postéro-supérieure. D'après Marie, le
siège de l'articulation verbale est tout autre. Cet auteur
le localise dans le quadrilatère que l'on peut figurer en
traçant deux plans frontaux parallèles, passant l'un par
la partie antérieure, l'autre par la partie postérieure de
l'insula et deux plans sagittaux, l'un tangent à l'écorce
de l'insula et l'autre à la paroi du ventricule latéral. Si
la zone lenticulaire est seule intéressée, on n'observe que
l'*anarthrie* ou aphasie motrice pure du langage extérieur.
Si la zone de Wernicke est seule atteinte, on observe
l'aphasie de Wernicke ou troubles du langage intérieur

avec jargonaphasie (paroles abondantes mais incompréhensibles), ou avec paraphasie (paroles déformées), surdité et cécité verbale soit, en somme, l'aphasie sensorielle. Donc zone de Wernicke pour l'élaboration intellectuelle du langage et zone lenticulaire pour l'articulation des mots. Dejerine et quelques auteurs, en pratiquant les coupes en séries qui révèlent des lésions sous-corticales des fibres provenant de la circulation de Broca, par des *observations chirurgicales*, etc., combattent la théorie nouvelle de l'aphasie de Marie. Les *localisations* cérébrales elles-mêmes sont, à l'heure actuelle, *très discutées* et les conceptions actuelles que nous nous faisons du système nerveux central leur enlèvent toute précision. **Etiol. pathog.** On admet que la prédominance des lésions gauches s'explique parce que les droitiers sont en majorité ; puisque les paralysies droites correspondent à des lésions du cerveau gauche, le ramollissement cérébral et toutes les causes d'embolie ou de thrombose des branches de l'artère sylvienne peuvent déterminer l'aphasie. Syphilis le plus souvent. Plus rarement des tumeurs, gommes cérébrales, traumatismes, méningites, urémie, pneumonie, peuvent causer l'aphasie, **Sympt.** Tout en se rappelant le déficit intellectuel de l'aphasique qui a pu mettre en question la capacité testamentaire du malade, l'examen doit porter sur les points suivants : 1° parole articulée ; 2° compréhension de la parole parlée ; 3° lecture mentale ; 4° écriture ; 5° étude de calcul ; 6° étude de l'heure ; 7° étude de la mimique naturelle ; 8° de l'intelligence et de la mémoire, (le malade reconnaît-il les syllabes et les lettres) ; 9° surdité verbale ; 10° cécité verbale ; 11° pertes des images auditives, musicales. **Diagn.** Pour qu'il y ait aphasie, il faut s'assurer de l'intégrité de l'intelligence, des appareils phonateur, auditif et visuel. L'examen doit porter d'abord sur la compréhension de la parole en faisant désigner par le malade un objet qu'on lui fait voir en le nommant ; puis, sur la parole volontaire en

notant l'étendue du vocabulaire et ainsi de suite dans
l'ordre donné ci-dessus pour l'examen du malade. Si le
malade a conservé intacte la faculté du langage intérieur,
qu'il n'ait perdu que la faculté d'extérioriser la parole,
il s'agit de l'aphasie motrice sous-corticale pure de
Déjerine. On a classé ainsi dans les aphasies pures, la
cécité verbale, lésions du territoire de l'artère cérébrale
postérieure intéressant les radiations optiques de Gra-
tiolet et la surdité verbale pure par hémorragie séparant
l'écorce des ganglions centraux. Ces derniers symptômes
se retrouvent toujours dans l'aphasie sensorielle de Wernicke qui survient brusquement à la suite d'un ictus et
est suivie ordinairement d'hémianopsie et d'hémiplégie
droite ; cette variété est aussi associée avec la paraphasie et la jargonaphasie. *D.* Celui de l'*aphasie totale* est
basé sur la réunion de tous ces signes avec hémiplégie
droite. L'intelligence est affaiblie. On suppose atteint le
pied de la 3ᵉ frontale, les p. postʳᵉˢ des 1ʳᵉ et 2ᵉ tempo-
rales, le pli courbe et les fibres sous-corticales corres-
pondantes. Les aphasies trans-corticales des Allemands
sont contestées.

D. de la *cécité verbale* : le malade ne comprend pas
le sens des mots, il les voit comme des dessins, il peut
copier, il comprend ce qu'il écrit. Hémianopsie associée.
(Lésions des fibres d'association du centre de la vision
et du pli courbe). Ne doit pas être confondue avec la cécité verbale accompagnée d'agraphie. D. de la *surdité verbale* : le malade ne comprend que son nom; les mots sont
des bruits pour lui. La lecture, la parole spontanée, la copie sont possibles; mais le malade est incapable d'écrire
sous la dictée et de répéter les mots. Chez les hémiplégiques on observe l'écriture en miroir, de droite à gauche.

Surdité psychique, incompréhensions des bruits extérieurs, surdité corticale, sans lésions auditives phéri-
phériques; jargonaphasie (syllabes dénuées de sens.) D.
de l'Agraphie : exige que la main droite ne soit pas
paralysée.

Pron. variable avec l'étendue de la lésion et sa cause. L'aphasie a cependant une tendance naturelle vers la guérison. *Trait*. comprend celui de la cause : syphilis, tumeur, hystérie, alcoolisme, congestion, artério-sclérose. La rééducation doit être méthodique et patiente. Procédé de Gutzmann. Discipline psychomotrice de Brissaud et H. Meige. Ne commencer la rééducation qu'après disparition de l'état aigu. Ainsi que le fait remarquer le prof. Grasset, le principe général de rééducation consiste à utiliser «les parties de langage qui survivent pour réapprendre graduellement toutes les parties manquantes».

APHONIE

Aphonie ou extinction de voix ; nerveuse ou fonctionnelle. La première s'observe dans l'hystérie à la suite d'une émotion, d'un refroidissement, du rhumatisme. Le son pharyngé persiste mais il y a perte du son glottique (le malade chuchote). L'A. symptomatique a une cause organique ; laryngites chroniques, tumeurs, polypes, etc., compression du récurrent, fausses membranes. On a décrit des aphonies réflexes dépendant d'altérations d'organes éloignés du larynx (org. génitaux, froid brusque), traumatiques (névrose traumat.) toxique, (arsenic, plomb, phosphore) ou toxi-infectieuses, syphilis, tuberculose, fièvre typhoïde. Dans la syphilis on prescrit le traitement spécifique, les cigarettes de Trousseau, etc. ; dans l'A. nerveuse les bromures, électrisation, pulvérisations, hydrothérapie et suggestion. *D*. de l'aph. simulée : à l'examen, les cordes se serrent, se détendent et les contractions volontaires par effort du simulateur lui font faire la grimace.

APHTES

Petites vésicules, lactescentes, apparaissant sur la muqueuse de la bouche ; peuvent n'exister qu'à l'état de symptôme local ou, chez le nourrisson par exemple,

déterminer l'éruption confluente de la stomatite aphteuse
(*v. ce mot*).

APOPLEXIE

Syn. Ictus apoplectique. Attaque. **Déf**. Du mot grec
απoπλησσειν qui signifie : abattre ; c'est l'abolition brusque de
toutes les fonctions cérébrales, de la sensibilité et de la
motilité. *Anp.* (*v. hémorragie cérébrale*). Inondation ventriculaire ou méningée. **Etiol. pathog**. Hérédité. Arthritisme. Artério-sclérose. Syphilis, maladies du cœur.
Chez les prédisposés c'est une rupture d'artériole ou une
syncope par ischémie. De plus hémorragie fréquente,
puis embolie, thrombose etc. **Sympt**. Par définition,
brusque, met en réalité 1/4, 1/2 heure à se produire.
Congestion de la face ; traits déviés vers le côté sain,
déviation conjuguée de la tête et des yeux du côté paralysé,
par paralysie ou irritation, ou mieux par inhibition (théorie actuelle); le malade fume la pipe, la pointe de la langue est déviée par action du génioglosse. *Hémiplégie* ;
convulsions ; contractures précoces et tardives. Respiration bruyante, stertoreuse ou de Cheyne Stokes. Abolition des réflexes de la déglutition, cutanés et tendineux ;
rarement les réflexes tendineux sont exagérés et leur persistance n'a pas de valeur pronostique. Pouls variable ;
le cas est plus grave si le pouls est petit, 130, 140. Température souvent élevée ; si, après l'ictus il y a une ascension rapide *au-dessus de 39°*, c'est un signe très
grave. L'incontinence et moins souvent la rétention accompagnent l'ictus. Signe de Babinski (*v. hémiplégie*)
On distingue des formes à marche progressive, coma-
teuses et des formes si atténuées qu'il n'existe qu'un
simple vomissement la nuit avec un léger engourdissement des membres, un peu de déviation de la face, de
l'embarras de la parole, le tout très passager, mais permettant toutefois d'affirmer une lésion cérébrale. **Pron**.
Dépend de l'étendue des lésions ; la température est un
élément important du pronostic.

Diag. Basé sur la brusquerie de l'attaque, sur la déviation conjuguée et sur l'hémiplégie. On observe parfois une 2ᵉ attaque au bout de peu de temps.

Chez le vieillard le vomissement de l'attaque cérébrale d'apoplexie peut exister seul et être pris pour une indigestion.

D. avec les comas, à début moins brusque ; avec l'ictus laryngé essentiel et tabétique (constriction de la gorge, menace d'asphyxie, retour complet de la conscience) ; avec la syncope (arrêt du cœur et de la respiration) ; avec le stertor épileptique ; avec les attaques apoplectiformes de la paralysie générale et de la sclérose en plaque (antécédents) ; avec l'apoplexie hystérique (pouls, respiration, température et facies normaux) ; avec les tumeurs cérébrales qui peuvent aussi causer des attaques. S'agit-il d'un ramollissement ou d'une hémorragie cérébrale ? S'il y a du rétrécissement mitral, (embolie) c'est du ramollissement ; si la marche est progressive avec contractures, c'est de l'hémorragie ; si l'apoplexie survient chez un vieillard, c'est du ramollissement ; si elle survient chez un jeune : syphilis: Wassermann; chez un homme dans la force de l'âge, avec un gros cœur, c'est de l'hémorragie. L'embolie et la syphilis peuvent causer enfin du ramollissement chez les jeunes. (*V. Comas.*)

Trait. Quelques auteurs parlent d'expectative déguisée. D'autres proposent d'agir et avec raison ; car il y a disproportion entre la partie lésée et les phénomènes consécutifs (Hirtz). Il faut agir contre la congestion et modérer l'éréthisme circulatoire, l'hypertension. Saignée. Sangsues. Lavement purgatif, eau-de-vie allemande. Sinapismes. Surveiller les eschares. Régime sévère. Tous les 2 ou 3 mois sangsues à l'anus, etc. Traitement de la syphilis, du paludisme, de l'urémie, etc.

APPENDICITE

Déf. Inflammation à évolution aiguë ou chronique de

l'appendice iléo-cœcal. Maladie fréquente à l'hôpital et
en clientèle, pour laquelle la ligne de conduite du médecin est enfin précisée. **Anp.** L'appendice (7 à 12 cent.)
peut être du type descendant, ascendant et postérieur,
latéral interne et latéral externe. On rencontre assez souvent, non toujours, la valvule de Gerlach qui s'oppose à
la pénétration des matières fécales dans l'appendice.
L'organe est augmenté de volume ou en forme de battant
de cloche. Muqueuse gonflée et semée de points hémorragiques. *Adhérences* de l'appendice caractéristiques.
Folliculite : les follicules clos sont hypertrophiés ; le
tissu fibreux se développe parallèlement dans la variété
hyperplasique. L'ancienne typhlite stercorale n'existe
pas. **Etiol. path.** Surtout fréquente de 5 à 30 ans (hommes 75°/₀.) Les explications pathogéniques sont nombreuses. Il s'agit d'une transformation de l'appendice en
cavité close par calculs, coudure, étranglement, vers intestinaux (Guiard, Blanchard) ; corps étrangers plus contestés. Les expériences de Jousset, l'expérience classique
de Klecki permettent de réaliser l'exaltation de la flore
microbienne de l'appendicite, en serrant, chez le chien,
les anses intestinales avec des anneaux de caoutchouc.
Pour Talamon, colique appendiculaire par oblitération.
Pour Reclus, stagnation de liquide dans l'appendice
(n'admet pas la théorie du vase clos). Pour Poncet, l'appendice a bien le droit de s'enflammer comme un autre
organe. Pour Tripier et Paviot ce sont les lésions de la
vésicule biliaire qui commandent l'appendicite. A noter
qu'on ne doit pas considérer l'inutilité de l'appendice
comme un dogme.

On peut observer cette maladie à tout âge :
très commune de 5 à 15 ans, est surtout fréquente au-
dessous de 30 ans. Héréditaire et familiale par diathèse
d'auto-infection (Gilbert et Lereboullet), elle est bacté-
riologiquement causée surtout *par des espèces anaérobies*, par des associations microbiennes ; les coli-bacilles
streptocoques ne sont plus considérés comme seuls en

cause. La fièvre typhoïde mérite une mention spéciale.
Parmi les causes secondaires on a parlé de l'abus du régime carné, de l'habitude de manger trop vite, de refroidissement, traumatisme ou mieux encore de la goutte,
de l'arthritisme, de la grossesse, de la grippe, de la syphilis ; les vers seraient vecteurs des microbes pathogènes (Metchnikoff.)

Sympt. : — Le début lent à la suite de grippe, angine,
embarras gastrique est assez rare. Le plus sonvent début brusque. Douleur vive en *coup de pistolet,* siégant
au niveau de la fosse iliaque droite, au *point de Mac
Burney* (à égale distance de l'ombilic et de l'épine iliaque antérieure et supérieure) hyperesthésie cutanée ;
défense musculaire *de la paroi* ; nausées, vomissements
bilieux ; constipation ; langue saburrale ; dissociation
possible de la température et du pouls. Pouls à 90, 100 et
beaucoup plus chez les enfants. Température 39. Douleur irradiée à localisation exceptionnelle au niveau de
l'estomac (Thierry) etc. La résolution peut se faire au
bout de quatre ou cinq jours, ce qui s'observe très souvent à une première atteinte. La terminaison peut aussi
se produire par abcès ou généralisation d'emblée. Dans
ce dernier cas, possibilité d'intoxication plus ou moins intense :vomito-negro appendiculaire, apppendicémie avec
symptômes d'insuffisance du foie, (ictère, vomissements
noirs), du rein (albuminurie), infections générales ; dif-
fusions erratiques ; péritonite. La péritonite est une des
complications qu'il faut toujours craindre. *Signe de Blumberg* : en pressant le point de Mac Burney, le retour
de la paroi en avant provoque une douleur vive et
courte. Les symptômes péritonéaux et appendiculaires
sont parfois fusionnés ou subintrants. Si la mort survient
c'est par intoxication, appendicémie, péritonite,
etc. Si les symptômes s'atténuent, l'appendicite
guérit ou passe très souvent à la *chronicité.*
L'Ap. chronique se caractérise par des troubles di-

gestifs (vomissements, nausées, etc.), par une sensibilité spéciale du point de Mac Burney, un état subfébrile, de petites poussées appendiculaires et quand l'appendicite est refroidie par : constipation ou fausse diarrhée, soif vive ; appétit capricieux, etc. Parmi les autres complications, il faut retenir les cellulites, l'occlusion ou la perforation intestinale, les lésions du foie, de la vésicule, du poumon (pleurésie, pneumonie) du cœur et des vaisseaux (péricardite, phlébite), des reins (albuminurie), de la plèvre (emphysème sous-phrénique) ; lorsqu'il y a une cholécystite associée, c'est elle qui a causé l'appendicite (Dieulafoy) ; ulcères perforants et de l'estomac, du duodenum. Formes : légère, *avec péritonite plastique* (fréquente, plastron ou tumeur précoce disparaissant en deux ou trois semaines). *App. avec péritonite enkystée*, l'abcès au lieu de résolution, la fièvre monte au 6ᵉ ou 8ᵉ jour ; *App. avec péritonite généralisée* : fièvre pouls et vomissements porracés caractéristiques. Chez la femme, la puerpéralité favorise et aggrave l'appendicite ; la salpingite provoque parfois l'appendicite par contact direct du tissu du mésoappendice. Chez l'enfant, la variété localisée, commune, donne un abcès périappendiculaire constitué en deux jours avec 40° de fièvre, pouls 110-120 ; induration au toucher rectal, évolution possible vers la guérison en 7 ou 8 jours ; la forme généralisée tue le plus souvent dans un délai variant entre deux et huit jours. Chez le vieillard l'état général est bon, la température ne dépasse guère 38° et il faut éviter de confondre l'Ap. avec une néoplasie relativement si fréquente après 50 ans. L'Ap. des vieillards a une tendance à l'enkystement. *Pron.* : *P.* très incertain. On observe des rémissions même dans la péritonite et, au contraire une évolution fatale, même dans un cas qui s'annonçait comme devant être particulièrement bénin. Le *pronostic* toujours réservé est intimement lié, en pratique, avec le moment où le médecin est consulté (*V. traitement*). La disparition des nausées, l'atténuation très nette de la douleur, un pouls presque normal sont de bons éléments de pronostic. L'abcès appendiculaire aggrave le pronostic, il s'annonce au bout d'une semaine, par des oscillations thermiques ; les formes généralisées sont toujours très graves.

Diagn. Basé sur les signes ci-dessus, il est en général facile dans la forme bruyante, c'est un syndrôme de péritonite aiguë ; il est infiniment plus délicat dans certaines formes larvées, dans les crises append. ou atténuées. *D. dif.* L'appendicite aiguë doit être distinguée de la colique hépatique, néphrétique, saturnine, de la péritonite, du choléra, de la pleurésie droite, de l'abcès du foie, des annexites, des kystes de l'ovaire, de la cholécystite avec distension vésiculaire, de la grossesse tubaire rompue, du rein droit flottant périphérique, des ulcères du duodenum et de l'estomac. Penser à l'hystérie ; dans certains états dyspeptiques, les hyperesthésies abdominales provoquées par allongement de l'estomac cessent aussitôt que l'estomac est soulevé (douleur signal). Il existe aussi des *fausses appendicites* (typho-colite glaireuse ou sableuse) qu'il importe d'autant plus de dépister que l'opération est, dans ces cas, singulièrement inutile et trop souvent nuisible (Dieulafoy). La leucocytose (25.000 leucoc.) précise l'existence d'abcès append. Le *D. des variétés et des complications* de l'ap. présente le plus grand intérêt. Il existe des formes toxiques (appendicémie de Dieulafoy) avec vomissements noirs, gastrite hémorragique mortelle, albuminurie, ictère ; des formes péritonéales localisées ou diffuses. Les insuffisances du foie et du rein sont variables. La péritonite généralisée se caractérise par des douleurs abdominables, le tympanisme, la constipation, les vomissements porracés, l'abaissement de la température, la petitesse et l'accélération du pouls, le facies grippé. La pleurésie appendiculaire, bien qu'elle ait peu de tendance à la vomique est le plus souvent purulente (pyonpneumothorax). Chez la femme l'Ap. est d'un *Diagn.* délicat avec l'annexite; ap-

pendicite chronique pouvant déterminer une pelvipérito-
nite ou même de la métrite ou de l'ovarite.

Diagnostic de l'ap. chronique : avec les tumeurs de la
fosse iliaque droite (rein mobile peut exister en même
temps) avec l'actinomycose, la tuberculose de l'appendice et la tuberculose chronique (dans cette dernière, ab
sence de sensibilité de la fosse iliaque ; *loi de Faisans* :
toute fièvre intermittente ne dépassant pas 38· et durant
des mois ou des années, n'est pas de la tuberculose
mais peut être de l'appendice chronique). Chez l'enfant,
il y a lieu de penser à la pneumonie et à la pleurésie droites, avec point abdominal ; à la hernie étranglée, aux péritonites et à l'invagination intestinale assez fréquente
dans le jeune âge. Il est bon de ne pas oublier l'idée
d'appendicite dans certains états mal définis se prolon-
geant trop longtemps ; mais il importe aussi de ne pas
voir de l'Ap. partout.[1]

Trait. Dieulafoy a dit qu'il n'existe pas de traitement
médical de l'appendicite. La question est discutable
pour l'hôpital peut-être. En clientèle, elle ne l'est plus.
Le traitement médical s'impose très souvent, en présence des considérations de milieu, de difficultés de
transport ou d'intervention et en tenant compte du moment où le médecin est appelé, toutes considérations qui
n'ont pas à intervenir en médecine hospitalière. Donc,
pour une première atteinte ou encore quand l'examen a
lieu après le 2ᵐᵉ jour, le traitement médical repose sur
l'immobilité absolue de l'intestin. Cette immobilité est
réalisée avec ou sans morphine (opium, belladone etc.),
toujours avec diète complète pendant 2 jours, hydrique
pendant 8 jours, glace sur le ventre (flanelle interposée),
respecter la peau, (pas de vésicatoires). Mouiller les lè-

(1) D'après Monod, le signe de Bastedo est le meilleur pour diagnostiquer l'appendicite chronique. C'est la douleur soit spontanée,
soit exagérée qui se produit dans la fosse iliaque droite par insufflation d'air dans le côlon, le malade s'étant mis sur le dos (poire et
sonde de 0.20)

vres ; faire sucer de la glace. Compresses de Priessnitz dans la convalescence. Lavement au 3ᵉ ou 4ᵉ jour si le malade rend des gaz. A la reprise de l'alimentation qui doit être très prudente et surveillée, on utilise peu à peu les bouillies claires, puis les pâtes, purées, le régime lacto-végétarien, la cure lactique, etc. Dans tous les cas, les injections de sérum et les colloïdaux, trouvent leurs indications. Dans l'appendicite chronique, chaque poussée, si légère soit-elle, mérite d'être traitée comme Ap. aiguë ; dans l'intervalle des poussées, régime, ferments lactiques, régulateurs de l'intestin, huile de ricin par c. à c., Plombières, Châtel-Guyon. Séjour au lit un mois environ. *Chez l'enfant*, il faut éviter encore plus que chez l'adulte les purgatifs et les lavements ; l'immobilité absolue n'est obtenue parfois que grâce à l'emploi de la morphine, un milligramme par année d'âge. Il est assez fréquent de noter une seconde poussée vers le 6ᵐᵉ jour. L'opération s'impose presque toujours. Si l'on veut attendre pour opérer à froid, 3 à 6 semaines sont nécessaires. Le délai opératoire chez l'adulte est de 30 à 40 heures après le début au maximum ou l'opération n'a lieu qu'au bout de 3 mois environ, l'ap. étant totalement refroidi. Il faut au moins 20 jours de température normale. Dans l'opération à chaud, le drainage donne d'assez bons résultats, pour qu'on n'hésite pas à y recourir dans certains cas considérés comme désespérés. Ceinture pour prévenir l'éventration. L'opération est surtout indiquée avec le signe de Blumberg (péritonite) avec une tumeur nette, pouls rapide et température normale, de même après une première attaque. Dans la grossesse, Pinard recommande l'intervention opératoire à froid et à chaud. L'opération n'est nullement aggravée par l'état puerpéral.

Appétit (perte de l') v. anorexie. **Appétit (perversion de l').** — Malacia (langueur) s'observe en effet dans les anciennes maladies de langueur : goût pour les épices, fruits verts, vinaigre (chlorose, grossesse, puberté, ménopause) ; pica (pie) s'observe dans les névroses, la démence ; c'est l'appétence pour les objets les plus divers : cendres, craie, charbon. L'allotriophagie, la coprophagie et la géophagie se rencontrent surtout en aliénation mentale.

Apraxie. — C'est l'impossibilité d'exécuter convenablement, (sans paralysie, ni ataxie,) les mouvements volontaires. Elle se produit : pendant la conception de l'acte à accomplir : apraxie idéatoire de Lipmann ; pendant la formation des images motrices : apraxie motrice, ou idéo motrice ; pendant la réalisation de ces images avec mouvements mal faits : Apraxie kinétique. Etymologie du mot : α privatif et πραττειν, faire. Les lésions du corps calleux sont les plus fréquentes, comme cause d'apraxie. Il faut éviter de confondre l'apraxie avec les mouvements incohérents de la démence.

Arriérés anormaux. — *Et* : Syphilis héréditaire, rachitisme, états infectieux. Développement physique retardé ; pour le développement intellectuel, ce retard est passager (maladie ou croissance), ou définitif (idiotie, etc).. Régime alimentaire riche en phosphates. Climat marin, air de la campagne, opothérapie, gymnastique rationnelle ; l'éducation spéciale des anormaux constitue l'un des plus intéressants problèmes de l'hygiène scolaire (v. *Conférences d'hygiène* du même auteur 3ᵉ Edition.)

ARTÉRITES

Déf. L'inflammation des artères se produit par causes externes ou internes, par les agents infectieux que contient le sang. **Anp.** Les artères malades sont dilatées, friables, à parois épaissies (tunique interne) ; prolifération des cellules plates, fusiformes ; lésions des vaso-vasorum qui favorisent le rétrécissement, l'oblitération et la formation des plaques gélatiniformes de l'aortite par exemple. Thrombose pariétale, puis oblitérante. L'artérite pariétale, sténosante, cause une diminution fonctionnelle du vaisseau ; l'artérite oblitérante cause le ramollissement, l'infection. la gangrène ; l'endartérite oblitérante constitue l'artérite végétante, mais subaiguë et localisée. *Étiol. pathog*. Les artérites infectieuses sont causées par des maladies générales infectieuses (f. typhoïde surtout, grippe, rhumatisme,) ou la syphilis. Bactériologie : bacilles de Koch, d'Eberth, streptocoque, pneumocoque, etc. Expérimentation sur l'aorte (bacille d'Eberth) de Gilbert et Lyon. Le courant sanguin ou les vaso-vasorum apportent les germes à l'endartère. Pour les artérites chroniques, v. artério-sclérose et athérome.

Sympt. Les signes généraux sont l'engourdissement du membre, la douleur, la coloration violacée, l'abaissement de la température de la partie du membre située en dessous de la lésion, suppression du pouls artériel. Dans l'artérite pariétale ou sténosante, le début est lent, rarement brusque ; douleur rétro-sternale (constriction, brûlure, dyspnée réflexe), parfois crachats hémoptoïques ; augmentation d'intensité des mouvements artériels ; battements qui s'atténuent quand l'obstruction artérielle est constituée ; gonflement du membre ; abaissement de la température. Dans l'Art. oblitérante, douleur profonde à la palpation, cordon dur, gonflement, gangrène possible ; sillon délimitateur entre la zone morte et la zone vive. Langue sèche, teint terreux, mort possible dans le collapsus, le coma, l'angine de poitrine, la rupture pour l'aorte, etc. L'Art. des diabétiques et albuminuriques est grave par la possibilité de gangrène. L'Art. syphilitique est souvent symétrique, parfois segmentaire et s'annonce par une claudication intermittente. L'Art. infectante donne un état général grave avec tachycardie, cachexie progressive, mort par embolies septiques.

Diagn. L'Art. se reconnaît à son début brusque, à l'absence des pulsations artérielles, à l'abaissement de la température an-dessous du point oblitéré ; dans la phlébite, les pulsations sont conservées ; l'œdème est plus marqué. *D.* encore avec les névrites, névralgies, lymphangites, rhumatismes, myalgies, etc.

Trait. Repos, immobilité, révulsions, analgésiques, pommade résolutive. Avec grangrène sèche : pansements humides avec eau oxygénée très étendue, pulvérisations antiseptiques, douche d'air chaud à 300° avant toute intervention chirurgicale. Le traitement spécifique s'impose souvent aux cas de syphilis méconnue ou avouée.

ARTÉRIO-SCLÉROSE

Déf. C'est l'épaississement fibreux ou sclérose des artérioles ; lésion atteignant surtout les artérioles viscérales, quand il y a, en même temps, de l'athérome des grosses artères. Les artères présentent des lésions chroniques ; les lésions sont aiguës dans les artérites étudiées plus haut. *Anp.* Artériolites simple, oblitérante, anévrysmale ; angiosclérose, endopériartérite (*v. athérome*) L'artère, diminuée de volume, devient un véritable tube fibreux. Dans les viscères, on trouve une sclérose inflammatoire, avec une artère malade, au milieu des foyers de périartérite et une sclérose dystrophique par dégénérescence à distance du vaisseau malade. *Etiol: Pathog.* Neuroarthritisme, sénilité, intoxications (surtout par le tabac, plomb, etc.), auto-intoxication (régime carné, etc. et insuffisance du foie et du rein), paludisme, syphilis. Due à une vasoconstriction périphérique. D'après Huchard, l'hypertension cause les lésions vasculaires ; pour Chantemesse, les lésions causent l'hypertension ; pour Vaquez, ce sont les glandes surrénales en hypersécrétion qu'il faut incriminer ; pour d'autres, c'est encore une glande hypertensive, l'hypophyse qui est en jeu, ou ce sont les glandes hypotensives qui sont insuffisantes: thyroïdes, pancréas, ovaire. La sclérose rénale favorise logiquement l'hypertension. On a enfin mis en cause l'excèsde calcium, la cholestérine, la viscosité du sang. Cette viscosité peut se mesurer avec le viscosimètre de Valter-Hess ; son rapport avec celui de la tension maxima est voisin de 4 (Martinet). Il y aurait sûrement artério-sclérose avec une hypertension supérieure à 17 et une hypoviscosité nette inférieure à 3,8. S'il y a hypertension avec hyperviscosité, il s'agit de pléthore simple, sans adultération sanguine (v. *Hypertension*).

Sympt. nerveux : accès de neurasthénie, vertiges, amnésie, hémiplégie, aphasie ; cardiaques : palpitations, dyspnée, angine de poitrine ; rénaux : brightisme ; digestifs : anorexie et indigestions répétées. Dyspnée d'ascencension, d'effort, toxi-alimentaire, crises de tachycardie. Dans les cas légers d'artério-sclérose, les artères sont un peu dures, flexueuses ; il y a de la dyspepsie, des crampes, une hypertension peu marquée, pollakiurie, fourmillement, doigt mort, etc. Dans les formes plus confirmées on note déjà de l'œdème malléolaire, des épistaxis, du purpura, une dyspnée plus forte, des troubles de la vision, des ecchymoses sous-conjonctivales, de la tachycardie, des congestions du foie : hémorroïdes, etc. Dans les cas graves, angine de poitrine, cardiopathie, dilatation du cœur, mal. de Bright, ramollissement cérébral. L'Art. scl. semble arrêtée par le diabète. Dans l'Art. nette, le sphymomanomètre atteint 24, 26 au lieu de 14 et 16. Signe de la temporale : flexueuse et tendue ; 2e bruit de l'aorte claqué ; une raie faite par l'ongle sur l'abdomen persiste à peine une ou deux secondes. Les formes de l'artério-sclérose varient avec les organes atteints. ***Pron.*** Au point de vue évolutif, on peut admettre une première période d'adultération soit diathésique, soit toxi-alimentaire, etc. ; une période d'hypertension et une dernière période de sclérose. Le *P.* est lié à la persistance des causes, à l'hygiène observée, à l'état des organes : foie et rein dès le début, et plus tard, cœur et vaisseaux.

Trait. Régime très sévère dans la presclérose : ni

tabac, ni alcool, ni alimentation trop épicée ou trop azotée ; manger lentement, mastiquer avec soin. Cure hydrique ou lactée de printemps et d'automne. L'eau reste d'ailleurs la boisson de choix. Dans une cure de boisson, on peut permettre 2 litres à 2 litres 1/2 par jour aux hypertendus à viscosité sanguine élevée, mais beaucoup moins s'il y a artério-sclérose nette avec viscosité basse[1]. Education de l'émotivité importante. Gymnastique méthodique sans essoufflement, gymnastique de chambre. Douches tièdes. Massage abdominal pour réduire la stase veineuse et décongestionner le système porte. Ferments lactiques. L'iodure à petites doses (Pouchet) favorise la leucocytose contre les poisons en plus de son action vasculaire plus ou moins contestée. Ultérieurement hypotenseurs, gui, nitrites dont l'efficacité permet de distinguer l'albumine avec sclérose de l'albumine simple hypertensive ; fibrolysine, silicate de soude, lacto-sérum de Blondel (10cc.) Dans l'hyposystolie, théobromine, digitale ; s'il y a dyspnée toxi-alimentaire, régime de déchloruration, petits repas, pas d'iodure. Il faut savoir être éclectique dans ce traitement de l'artériosclérose sans se laisser influencer à l'excès par l'hypertension et les notions pathogéniques. Le régime exige, par instant, des périodes moins sévères, en un mot un certain doigté. Eaux d'Evian, Vittel, Bondonneau, Royat. Bains carbo-gazeux avec prudence (v. *Hypertension*).

ARTHRITISME

Déf. Etat dystrophique général et chronique caractérisé par des mouvements fluxionnaires, des scléroses, de laradytrophie (Grasset). C'est un mot dont le public abuse après le médecin. *Path*. Pour Bouchard, c'est une dyscrasie acide par excellence ; c'est une maladie de la nutrition (théorie humorale). Pour Hanot, l'arthritisme se caractérise par la vulnérabilité plus grande du tissu conjonctif avec tendance à « l'hyperplasie, à la transfor-

(1) (*V. cette question à l'article Maladies du cœur, dans le même livre et dans un article du même auteur sur Vichy et Pougues. Traitements Nouveaux en Clientèle* 3ᵉ *Edit.)*

mation **et à la** rétraction fibreuses (**théorie solidiste**). »
A rapprocher les idées de Renault et Robin pour lesquels
l'acide urique et la graisse se formeraient dans le tissu
conjonctif. La théorie purement nerveuse n'est pas acceptée, bien qu'elle paraisse aussi vraie que les autres ;
l'herpétisme, pour Lancereaux, est une névrose vasotro-
phique héréditaire et constitutionnelle; comme autres
causes on a cité aussi : l'influence de l'âge, du régime,
de la sédentarité, des intoxications, de la goutte, etc. Récemment enfin on a parlé *d'anaphylaxie* par toxines
(Beal) [1].

Sympt. et ***Diagn.*** Quand il y a eu des crises de rhumatisme ou de goutte, les signes suivants facilitent le
diagnostic : douleurs, état nerveux, (émotivité, migraine,
sensibilité aux changements de temps), calvitie précoce,
congestions locales, urines riches en sédiments, lithiases
diverses, scléroses, névroses, dyspepsies, maladies **de**
peau. *T.* Les prédisposés et les enfants peuvent retarder
les grandes manifestations arthritiques par l'hydrothérapie, les massages, les frictions, les bains, l'exercice,
les alcalins de temps en temps, le régime : peu de viande,
pas de gibier, épices, chocolat, oseille, épinards, crustacés. Insister sur les légumes verts, les fruits, les légumes secs en purée. Forme nerveuse : Néris, Plombières.
Avec asthme : Le Mont-Dore. Avec dyspepsie : Pougues,
Royat, Vichy, Vals. Dermatoses : Uriage et La Bourboule. Avec troubles respiratoires : Eaux-Bonnes, Lu-
chon. Avec douleurs articulaires : Aix-les-Bains.

Arthropathies. *Déf.* Inflammations articulaires caractérisées par de l'hydarthrose, de l'empâtement de la
jointure, ou par l'arthrite sèche indolente avec déformations siégeant dans les grosses articulations. *Anp.* S'observent dans les maladies du cerveau (hémiplégie), des
nerfs, de la moelle (myélite, tabès). Voir ces mots.

[1]. **Enfin, loin** d'admettre l'antagonisme de l'arthritisme et de la
tuberculose, **les manifestations arthritiques** seraient les réactions dé-
fensives de l'organisme contre la tuberculose.

ARYTHMIES

Def. Désordre dans la succession des battements artériels. *La tachycardie* est l'augmentation de fréquence des battements du cœur avec silence de durée normale. *La bradycardie* est le pouls ralenti. *L'embryocardie*, ou rythme fœtal. est caractérisée par deux silences égaux avec battements rapides et diminués d'énergie. *Le rythme de déclanchement* est caractérisé par les deux bruits assez rapprochés pour effacer le petit silence. Pouls très petit (bradydiastolie).

Sympt. On distingue des tachycardies physiologiques (normalement 130 pulsations avant 1 an, 100 de 4 à 5), chez le nouveau-né, dans les états nerveux, dans une forme héréditaire de Kerkland et des tachycardies pathologiques symptomatiques dans les états fébriles, les affections nerveuses, polio-encéphalites, aiguës et chroniques, cardio-vasculaires. etc ; de 72 à 180 pulsations avec tension quelquefois diminuée. Il faut penser à la mal. de Basedow, à la tuberculose pulmonaire en dehors des cardiopathies. Dans l'asystolie, battements faibles, irréguliers. Dans la fièvre typhoïde le pouls et la température ne sont pas parallèles. On l'observe dans la néphrite. La tachycardie essentielle, paroxystique de Bouveret ne reconnaît aucune de ces causes ; accès paroxystiques, ondulation élévatoire à la palpation précordiale. Mouvements du cœur brefs, pouls petit, hypotension (Debove), albuminurie, délire, dilatation du cœur droit (Œttinger), efficacité de la médication vomitive. C'est en général une affection d'un pronostic grave, se traite aussi par le repos, les vaso-constricteurs, les révulsifs, le sérum artificiel (Chauffard). Hypop. Prophylaxie cardiaque. D'après Grasset, surveiller toute tachycardie paradoxale ou avec hypertension au point de vue myocardite, car sans cause nerveuse, avec une tension accrue, le cœur doit battre moins vite. L'arythmie simple s'observe chez les enfants, les adultes (chorée, infections, cardiopathies, etc.) ; l'arythmie désordonnée dans les affections valvulaires ; les allorythmies ou arythmies rythmées de Sommerbroodt comprennent des irrégularités de succession régulière avec pouls bigéminé et alternant ; alternation régulière de pulsations fortes et faibles. Le rythme pendulaire ou embryocardie dissociée, moins grave que le rythme fœtal, s'observe dans les cardiopathies artérielles et l'angine de poitrine. Les bradycardies sont physiologiques ou s'observent dans les troubles gastriques, l'ictère infectieux, le rétrécissement aortique, avec salicylés, et digitale. Le pouls *trigéminé* comporte une intermittence après trois pulsations ; et le pouls *alternant* une pulsation faible alternée avec une pulsation forte ; Le pouls *paradoxal* une pulsation plus faible au moment de l'inspiration. *L'intermittence vraie* est un arrêt ou faux pas du cœur, l'organe ayant dans l'intervalle des intermittences un fonctionnement normal. *Dans l'intermittence fausse*, la pulsation est plus faible. Parmi les causes d'intermittences citons les troubles gastro-intestinaux, l'abus du tabac, le nervosisme. La maladie de Stokes-Adams est un syndrome grave caractérisé par le ralentissement du pouls (bradycardie variable), par des attaques épileptiformes et des syncopes avec accentuation du bruit diastolique (Barié), longueur des silences ; systoles ou échos (Huchard), dissociation auriculo-ventriculaire, sensation de froid ; respiration de Cheyne Skokes, vomissements, hypoacousie (Brissaud). Dans la forme chronique, le diagnostic se fait avec les traumatismes du crâne, etc., épreuve de l'atropine négative.

ASCARIDES

Nématodes (du mot fil), occupent surtout le duodénum et la première partie du jéjunum ; cylindriques, grisâtres, de 15 à 20 centim. de long, semblables aux vers de terre ; l'embryon se développe dans l'eau et la pénétration dans le tube digestif de l'homme se fait par les eaux non filtrées ou des légumes crus ou mal lavés. En général, trop redoutés du public ; peuvent causer cependant des symptômes variables. Passent inaperçus dans quelques cas, dans d'autres déterminent des troubles digestifs, nerveux, reflexes, etc. Ils sont une cause d'éclampsie chez l'enfant et ont pu provoquer, par leur nombre, l'occlusion intestinale. Les petits signes suivants ne sont pas caractéristiques : dilatation de la pupille, démangeaison du nez, salivation, odeur aigre de l'haleine. Le diagnostic se fait par élimination et par l'examen des œufs dans les selles ; aspect mûriforme caractéristique ; l'œuf est entouré d'une enveloppe à stratification concentrique. Pour le traitement on utilise, en dehors des lavements, la santonine (toxique) après 2 ans, 1 centigr. par année d'âge avec du calomel (éviter les acides et l'alcool). Le semen-contra s'emploie à la dose de 3 à 8 gr., 0,30 ctg. par année d'âge avec un peu de miel ou dans du sirop. Eau filtrée. Lavage des légumes.

ASCITE

Déf. Hydropisie du péritoine. **Anp.** Liquide citrin, parfois teinté en vert par la bile. Densité 1.005 à 1.024 (contient du sucre chez le diabétique) 1 à 20 litres ; ascite hémorragique, cancer et péritonite alcoolique (Fernet) : tuber. du péritoine (Claude) ; gélatineuse (tuberc., du péritoine, cirrhose et cancer); laiteuse (ascite chyleuse); bilieuse (hydrocholipéritonite de Dupré). **Etiol.** N'est qu'un symptôme. Le plus souvent secondaire à une cause mécanique, inflammatoire ou générale. Produite par transsudation de sérosité (gêne de circulation veineuse : asystolie), gêne de circulation veineuse abdominale (obstruction de la veine cave ou porte) produite par exsudation, péritonites, cirrhoses. Les péritonites sont aussi des ascites inflammatoires. Le mal de Bright et les cachexies des maladies suivantes peuvent causer de l'ascite : cancer, syphilis, paludisme, tuberculose, leucocythémie, Ascite fœtale. Chez l'enfant, l'Ascite n'est jamais idiopatique ; avant 6 ans, tumeur abdominale, sarcome du rein, cirrhose hépatique ; après 6 ans, péritonite tuberculeuse.

Sympt : Insp. : Augmentation de volume, ventre de batracien, prolapsus abdominal, arborisation veineuse (tête de méduse), cicatrice ombilicale saillante, vergetures. *Palp.* donne le phénomène du flot. (De petits, coups frappés d'un côté du ventre sont sentis par la main placée sur le côté opposé.) *Percussion :* matité dans les parties déclives, dans les flancs et l'hypogastre ; avec sonorité épigastrique ; dans l'attitude genu-pectorale, matité ombicale. Fluctuation et cercle ondulatoire de Michel Lévy. Dans les petites ascites de la femme, effacement des culs de sac vaginaux et mobilité du col utérin. Dans les grandes ascites, tension extrême de la paroi, orthopnée, saillie ombilicale. Dans les ascites cloisonnées, zones mates et sonores. Les signes fonctionnels, en rapport avec les ascites abondantes, sont des troubles digestifs ou nerveux, de la gène des organes thoraciques, respiration à type costo-supérieur : des troubles d'ordre veineux : hémorroïdes, varicocèles (1). **Pron.** Evolution rapide et très grave dans les cancers et la tuberculose, aiguë ou variable avec la cause qui est le plus souvent de la cirrhose, de la tuberculose, du cancer ou du foie cardiaque.

Diagn. différentiel : avec œdème, adipose, gros ventre rachitique, gros ventre du carreau, hydronéphrose, kyste de l'ovaire (utérus attiré en haut, bon état général) grossesse avec hydramnios, vessie distendue, péritonites. *D.* de la cause. Penser, si l'ascite est le symptôme dominant à : pyléphlébites, péritonite chronique, hépatoptose, péritonite cancéreuse, tumeurs abdominales, péritonite tuberculeuse, V. cirrhose atrophique. Si l'ascite est un symptôme accessoire, penser aux cardiopathies, néphrites et cachexies. (*V. ces mots*). Dans la cirrhose atrophique, développement lent, tête de méduse, indolence de l'abdomen, atrophie du foie, hypertrophie de la rate, amaigrissement, tension artérielle 10 à 14. Dans la périt. tuberculeuse, ascite dite idiopathique curable des jeunes gens : gâteau péritonéal ; hyperthermie locale, cyto-diagnostic. *T.* Révulsifs. Compression. Ponction classique à mi-distance de l'ombilic et de l'épine iliaque ; ou encore médiane et à 3 travers de doigt au dessus du pubis, après sondage (Quénu), surtout indiquée dans la cirrhose alcoolique et dans la périt. tuberc.

(1) Voir Cyto-diagnostic à *Epanchement*, réaction de Rivalta etc.

à forme ascitique. S'il y a asystolie et grossesse, saignée et oxygène ; provoquer accouchement rapide. Chez l'enfant on ponctionne toute ascite dès qu'il y a gêne respiratoire. Bien soigner la péritonite tuberculeuse qui guérit assez souvent. Dans les cirrhoses traiter la syphilis, le paludisme. Opothérapie, 40 gr. de foie frais mêlé à une purée. Cure d'oignons. Dans l'A. cardiaque lait, drastiques, diurétiques, diurène, médicaments toni-cardiaques, autosérothérapie.

ASPERGILLOSE

Déf. Pseudo tuberculose aspergillaire **Anp.** Analogie très grande entre les tubercules aspergillaire et bacillaire de Koch (vol.: tête d'épingle à petit pois). Caséification ou transformation fibreuse. L'aspergillus fumigatus, de la famille des périsporiacées, forme un mycélium à rameaux stériles et à rameaux fructifères supportant des spores vertes ou brunes. L'inoculation des spores au pigeon le tue en 4 jours. Elle est primitive et quelquefois secondaire. **Etiol. pathog.** Gaveurs de pigeons et peigneurs de cheveux ; chancre aspergillaire du plancher de la bouche des pigeons et volailles. **Sympt.** Hémoptysie, dyspepsie, anorexie, toux sèche, expectoration spumeuse, verdâtre, purulente ; fièvre parfois, état général rappelant la phtisie ; pseudo asthme ; râles ronflants, sibilants, sous-crépitants (induration pulmonaire), guérison fréquente. Durée 3 à 8 ans et plus : l'association avec le bac. de Koch est grave. **Diagn.** Ce diag. se fait par le bon état général du malade et la notion de la cause professionnelle. Pour la recherche des bacilles, on utilise la méthode de Ziehl-Kühne ou l'inoculation des crachats au cobaye (30 à 40 jours). Pour la recherche du mycélium dans les crachats, on utilise la thionine ou la safranine. La culture des crachats frais sur liquide de Raulin maintenu à 37° donne, dès le second jour, des filaments bientôt réunis en touffe de mycélium formant ensuite un tapis velouté, blanchâtre, avec spores verdâtres ou noires. Le diagnostic basé sur l'absence des bacilles et la présence de mycélium est indispensable chez les gaveurs de pigeons, meuniers, peigneurs de cheveux. *Trait.* Symptomatique de la tuberculose, de l'asthme et Trait. de la cause. Lait. Huile de foie de morue, arsenic, iodure de potassium.

ASPHYXIE LOCALE DES EXTRÉMITÉS

Gangrène symétrique des extrémités, doigts, orteils et, rarement, oreilles et nez, (maladie de Raynaud). Syndrôme survenant par accès. *Etiol. pathog.* 18 à 40 ans, s'observe dans le diabète, l'ergotisme, alcoolisme, les m. nerveuses, la tuberculose par tétanisme du sympathique et contracture consécutive des artérioles. Parfois s'observe aussi dans les infections familiales et héréditaires. Femme jeune surtout. Causes secondaires, froid ; As. inflammatoire ou par endartérite ou par trouble vaso-moeur. *Anp.* Hyperplasie du tissu conjonctif, artérite généralisée. *Sympt.* 1re période : doigt mort ou livide par stase, c'est l'asphyxie locale avec une température de 15°. Symétrique, survenant par poussées, diminution de la sensibilité à la piqûre, onglée. 2d période : douleurs vives, coloration violacée, grangrène avec phlyctènes 10 jours de durée et plus. 3e période : chute des eschares et cicatrisation, durée plusieurs mois. Dans les formes superficielles, cicatrices parcheminées. S'il y a gangrène, le doigt ou l'orteil noircissent *Diagn* : engelures (pas de crises) ; gangrène seule, gangrène de l'ergot de seigle, sclérodermie, maladie de Morvan, syringomyélie, etc. *Trait.* bains boriqués chauds ; air chaud et vaso-constricteurs.

ASPHYXIE

Déf. Syndrôme caractérisé par l'arrêt presque total ou total de la respiration et des troubles profonds de l'hématose avec persistance des battements du cœur.

Etiol. Origine pulmonaire, (bronchite capillaire), laryngée, cardiaque et rénale. Intoxications (oxyde de carbone, acide carbonique, gaz d'éclairage), submersion, pendaison) ; nouveau-nés. ***Sympt.*** Mouvements respiratoires, dyspnéiques, ou très espacés, ou supprimés ; le malade est dans la résolution complète ; cyanose surtout nette aux lèvres, nez et extrémités. Pouls petit. Bruits du cœur sourds et lointains. ***Pron.*** et ***Diagn.*** Ne peuvent être établis assez souvent qu'après le retour de la respiration Dans l'intox. par l'oxyde de carbone : syncope tardive possible. ***Trait.*** Placer le malade à l'air ; pratiquer les tractions rythmées de la langue, de Laborde, oxygène ; procédé de Sylvester (tête pendante, le malade couché sur le dos, on ramène les bras fortement en arrière pour le mouvement d'inspiration, puis en avant en comprimant les parois thoraciques pour le mouvement d'expiration. Opérer lentement, 16 mouvements au maximum). Faradisation des nerfs phréniques (rhéophores au creux épigastrique et sur le bord ant. du muscle sterno-occip-mastoïdien.) Injection d'éther, frictions, acétate d'ammoniaque, sérum, huile camphrée. Sangsues. Dans la mort apparente des nouveau-nés, il faut enlever les mucosités avec le doigt ou le tube Ribemont ; bain chaud sinapisé, tractions rythmées (*v. Dyspnées et Intoxications*).

ASTHME

Déf. Névrose respiratoire, caractérisée par des accès de dyspnée. ***Etiol, pathog.*** C'est un spasme du diaphragme et des muscles inspirateurs, des muscles bronchiques (Biermer), des muscles inspirateurs (Sée), des muscles extrinsèques et intrinsèques (Rousseau) avec excitabilité des centres respiratoires bulbaires ; fréquents de 20 à 40 ans : hérédité, anaphylaxie pour des causes quelconques par toxine spéciale(?) (Béal) ; femmes plus souvent atteintes. Causes occasionnelles : lésion nasale, odeurs, poussière, régime etc. Parenté évidente avec la tuberculose, l'arthritisme, les dermatoses. Enfants : végétations adénoïdes, hypertrophie des cornets.

Sympt. L'accès est surtout nocturne. Le malade a besoin d'air, va à la fenêtre ou se cramponne sur le bord de son lit ; dyspnéique et angoissé, sa respiration est ralentie, sifflante, de type respiratoire renversé, expiration prolongée, le thorax est distendu à son maximum et donne à la percussion une sonorité pulmonaire exagérée ; à l'auscultation : silence respiratoire, puis râles sibilants, pas de tirage, la poitrine étant pleine d'air. La crise se termine par une expectoration perlée (œufs de fourmis, vermicelle cuit) contenant des spirilles, des cristaux de Charcot-Leyden et des éosinophiles. Pas de fièvre, pas d'état général grave. La série d'accès de quelques jours ou de quelques semaines constitue l'attaque. L'état de mal est caractérisé par des crises subintrantes. Il existe aussi assez souvent un état cholémique signalé par Gilbert et Villaret. La bronchite est fréquemment associée à l'asthme d'où la destruction des éléments de l'asthme à prédominance nerveuse ou bronchitique. On observe des formes frustes caractérisées par des accès d'éternuement, l'asthme nasal des enfants adénoïdiens ou atteints d'hypertrophie des cornets, l'asthme dyspeptique, dont les accès apparaissent au moment des digestions et guérissent par le régime.

L'asthme des foins exige un tempérament neuroarthritique, de l'hypersensibilité de la muqueuse et des agents externes (pollen, etc.). Il se manifeste en mars, août et mai. *Signes* oculaires et nasaux. Il est diurne et revient périodiquement tous les ans avec les mêmes causes ; il ne se complique pas d'emphysème mais guérit très difficilement. On tend ici aussi à faire jouer un rôle pathogénique à l'anaphylaxie. *L'asthme cardiaque est mitral*, hyposystolique et surtout arythmique ; *aortique*, s'accompagne de la dyspnée blanche de Huchard et du retentissement diastolique ; *cardio-rénal* toxi-alimentaire, respiration accélérée, râles sous crépitants ; causes : effort, infections, alimentation. *L'asthme urémique* avec dyspnée toxi-alimentaire, bruit de galop et hypertension est aussi amélioré par le régime. Chez l'enfant, coryza et dyspnée qui sont parfois confondus avec des états graves. **Pron.** Bénin, mais l'emphysème est une complication fréquente, ainsi que la bronchite chronique avec dilatatation du cœur droit et insuffisance tricuspide.

Diagn. Un bon signe de l'asthme c'est la respiration ralentie. La respiration est accélérée dans les infections, la broncho-pneumonie. les maladies du cœur, etc. *Diagn.* diff¹ avec tumeurs du médiastin, anévrysmes de l'aorte (douleur), tuberculose pseudo-asthmatique, avec l'asthme des foins (souvent le jour et à l'époque de la floraison), l'asthme cardiaque (respiration fréquente, brève, saccadée, lèvresviolacées, pouls petit, visage pâle), mal de Bright (dyspnée précoce, œdème) ; chez le vieillard penser surtout aux scléroses des vaisseaux et du rein, à l'emphysème (fréquent). Chez l'enfant penser aux végétations, l'accès éclate sans fièvre et cesse en deux jours.

Trait. Dans les crises subintrantes, morphine ; dans les crises ordinaires : ventouses, sinapismes, fumigations, pyridine, iodure d'éthyle, à l'intérieur datura, iodure de codéine, antipyrine. L'adrénaline abrège les accès. Dans l'intervalle des accès, alterner les iodures 20 jours par mois et l'arsenic 10 jours ; donner dans certains cas de la belladone, du bromure, de la teinture de lobélie, et le traitement de la bronchite. Régime. Gymnastique respiratoire : inspirations rares. Mont-Dore, Saint-Honoré, Enghien, Eaux-Bonnes ; il faut savoir varier les médicaments et les conseils de régime et ne pas oublier qu'il s'agit d'une névrose avec toutes ses surprises paradoxales possibles. Traiter la maladie causale : cœur, estomac, rein. On a essayé de faire avorter l'accès avec la cocaïne au 50ᵉ. Contre l'asthme des foins, le sérum antispasmodique de canard (auquel on a injecté du lycopode). Chez l'enfant : vomitifs, inhalations, poudre de Dover ; enveloppement sinapisé d'Heubner, Mon-Dore, Saint-Honoré (v. *Asthme de Kopp : Spasme de la glotte*).

ASYSTOLIE

Etymologie inexacte, ce mot voudrait dire exactement : absence de systole. **Déf.** C'est plutôt de l'hyposystolie, phase ultime et d'insuffisance des maladies du cœur. **Etiol.** Maladies du cœur, du rein ; m. infectieuses ; causes occasionnelles : fatigue, effort, excès divers, grossesse, émotions, rétention chlorurée. On distingue une asystolie de cause directe (péricardite, symphyse cardiaque, myocardite, lésions valvulaires) et une asystolie de cause indirecte (maladies des vaisseaux, du poumon, du rein ; grossesse et ménopause, etc.) **Anp.** Cœur droit dilaté, rempli de caillots noirs. La plupart des organes sont congestionnés.

Sympt. Débute par une dyspnée brusque dans le cœur forcé : cyanose, œdème, cœur affolé, pouls arythmique ; bruits du cœur affaiblis. Dans les autres cas, évolution plus lente et s. variables avec la prédominance des lésions de tel ou tel organe. Le malade est plutôt assis que couché, dyspnéique, le teint et les extrémités un peu violacés ; oligurie. Troubles hépatiques. Pouls petit, rapide, hypotendu ; battements irréguliers, affaiblis ; pouls veineux d'insuffisance tricuspide ; stase veineuse, tissu cellulaire infiltré ; œdème dur de la moitié inférieure, envahissant les séreuses (ascite, anasarque). *Foie cardiaque :* débordant les fausses côtes, animé de battements. Rate hypertrophiée, poumons congestionnés aux bases rendant l'hématose difficile. Dilatation des jugulaires. *Rein cardiaque :* urines rares, sédimenteuses, albuminuriques. *Cerveau cardiaque :* phénomènes cérébraux, délire cardiaque. Il est presque impossible de diag—

nostiquer la lésion causale du cœur. En médecine d'urgence : cyanose, dyspnée, asphyxie. Formes graves dans
le cœur forcé de Beau ; dans les cœurs gras (cœur de
bière des Allemands), chez les bossus (cardiectasique).
Dans la grossesse, l'asystolie se produit surtout dans les
derniers mois. Les suites de couches sont normales. *L'a-
systolie des enfants* s'annonce souvent par la congestion
hépatique ; les œdèmes ne sont pas constants ; le pouls
est petit, la marche de l'asystolie est rapide. L'asystolie
évolue par poussées, avec rémissions (asphyxie, urémie).
L'asystolie aiguë s'accompagne d'une forte congestion
pulmonaire. Formes cliniques : asystolies : aiguë (surmenage physique, rétrécissement mitral de la grossesse) ;
lente (par lésions des vaisseaux et du cœur) ; à répétition
et enfin irréductible, par insuffisance du myocarde (compression médiastine du pneumogastrique et péricardite
tuberculeuse.) **Pron.** Variable ; grave chez l'enfant (mort
en moins de deux ans).

Diagn. Ne présente pas de grandes difficultés, en
général. Il est précisé par les antécédents héréditaires et
personnels, par l'œdème et l'examen des organes, cœur,
rein, foie, appareil digestif. Le *Diagn.* étiologique (mitraux et aortiques) est basé sur le caractère de l'angoisse
avec sensation de défaillance chez les aortiques, sur
l'éréthisme cardiaque, sur les douleurs angineuses, sur
la pâleur au lieu de cyanose qui ne s'observe pas dans
l'asystolie d'origine mitrale.

Trait. Extrême urgence : huile camphrée ; malade
couché ; ventouses scarifiées et sèches. Pas de digitale
chez les artério-scléreux. Repos absolu, régime lacté,
vin de la Charité, théobromine. Formes graves, saignée
(Huchard); dans la f. cardiectasique : caféine. F. ordinaire : il est indiqué de diminuer d'abord le travail du
cœur et de le fortifier ensuite. Repos, ventouses, drastiques, eau-de-vie allemande ; puis digitale de marque
(intrait Dausse) ou digitaline XL gouttes de la solution

au millième en 3 jours ou dose faible en 8 jours; théobromine. Chez les aortiques, une petite dose de morphine, sans renouveler, peut être permise. Dans la grossesse, repos au lit; lait, strophantus, éther, *saignée*, oxygène ; digitale à doses fractionnées, opération césa-
rienne en cas de mort de la mère ; dans d'autres cas,
délivrance rapide au moyen du ballon ou par dilatation
digitale ; après l'accouchement peu de digitale ; chez
les vieillards, teinture de digitale et théobromine (surveiller la plèvre et le foie). Chez les enfants, digitale 2
gouttes par année d'âge; sulfate de spartéine 2 milligrammes, eau-de-vie allemande. Le strophantus (Catillon) est souvent préférable à la digitale chez l'enfant et
le vieillard.

ATAXIE LOCOMOTRICE

Syn. Tabès. (Tache de la face postérieure de la moelle).
Atrophie de la moelle, paralysie spinale. Leucomyélite
postérieure radicul. *Déf*. Aff. organique caractérisée
par l'abolition progressive de la coordination des mouvements ; *Anp*. c'est une sclérose systématisée des cordons postérieurs de la moelle, mais pouvant intéresser
le cerveau, le bulbe, le sympathique et les nerfs. La
principale lésion, constante et caractéristique, est la sclérose des cordons postérieurs ; dans le tabès incipiens
(récent) elle commence dans le 1/3 externe ou bandel. externe du faisceau de Burdach (Pierret) et dans les zones
de Lissauer (extrémités des cornes postérieures). Le
faisceau de Goll peut être atteint primitivement à la région lombaire, mais il subit une dégénérescence secondaire à la région cervicale et ses lésions sont moins étendues et moins constantes. Cependant la zone médiane
de Flechsig qui avoisine le sillon est souvent atteinte
avec la lésion des bandelettes externes, elle forme un
M. La zone cornu-commissurale est respectée. On peut
presque reconnaître à l'œil nu la sclérose totale des cor-

-dons postérieurs par la teinte grisâtre. Les racines postérieures ne sont pas atteintes au début, mais leurs lésions sont nettes dans les cas anciens entre la moelle et les ganglions rachidiens, mais non au-delà. Les ganglions ne sont pas très altérés. Au bulbe et dans la protubérance, la sclérose médullaire se continue sous le plancher du 4ᵉ ventricule vers les noyaux du trijumeau et des nerfs mixtes glosso-pharyngien, spinal et pneumogastrique (IX, XI, X) et du mot. oc. externe (VI). Les lésions du cerveau ne sont pas systématisées; la lésion des nerfs optiques est la mieux connue. Les méninges portent des lésions chroniques, surtout à la région dorsolombaire à la face postérieure, c'est-à-dire près des cordons médullaires malades, mais ce n'est pas, comme on l'a dit, une lésion primitive essentielle. Pour Tinel, toute méningite peut déterminer dans la moelle une méningite radiculaire de type tabétique. Pour Thomas il faut que les éléments parenchymateux soient atteints. Les lésions du grand sympathique sont encore à l'étude ; les petites fibres à myéline qui viennent des racines postérieures sont les plus atteintes (Ch. Roux). Les névrites sont souvent périphériques d'emblée et peuvent évoluer pour leur propre compte (Dejerine), nerfs récurrent, pneumogastrique, releveur de la paupière. Ces névrites sont parenchymateuses. La sclérose est caractérisée par l'atrophie des cylindres et par des fibrilles névrogliques. **Etiol. pathog.** Rare chez les nègres, fréquent chez « les blancs aux yeux bleus. » Débute entre 30 et 40 ans ; l'hérédité, le surmenage, les excès génitaux et alcooliques, le froid humide, etc., sont les causes secondaires ou surajoutées à la grande cause incontestée du tabès : la syphilis. C'est pour Fournier une affection parasyphilitique. On a cependant décrit un tabès traumatique. Tabès conjugal. Pour Babinski la lésion primitive frappe les ganglions spinaux, pour Dejerine les nerfs périphériques ; pour Marie, les cellules nerveuses ganglionnaires périphériques. On a parlé enfin de méningite rachidienne et des racines comme lésion initiale. Pour Collet le tabès est une manifestation dystrophique de la syphilis. En résumé la lésion du tabès frappe systématiquement les racines et cordons postérieurs, d'après Brissaud, par dégénérescence du protoneurone centripète.

Sympt. Schématiquement et théoriquement on peut distinguer 3 périodes : préataxique. d'incoordination (ataxie) et de paralysie. 1re période, douleurs lancinantes, fulgurantes, térébrantes, ardentes ; *signe d'Argyll Robertson* dans 80 °/₀ des cas : la pupille réagit à l'accommodation (avec le doigt p. ex.) et ne réagit plus à la lumière (bougie, allumette ; diplopie diminution de la vue; *signe de Westphal*, abolition du réflexe rotulien ou patellaire, signe précoce et constant, troubles viscéraux. Durée : 1 à 20 ans. 2e *S. de Romberg :* influence de l'occlusion des yeux sur la marche et la station debout, *talons réunis à cloche pied; le demi tour, la descente de l'escalier, l'ataxie du tronc et des membres, le talonnement dénotent aussi l'incoordination motrice.* Troubles de sensibilité (effondrement, sensation de duvet à la plante des pieds) ; troubles trophiques (mal perforant), de la miction et de la défécation : durée variable. 3e période ou de paralysie ; abolition du réflexe anal, du réflexe crémastérien, accidents cérébraux, cachexie (paralysie de la vessie, eschare) signe de Biernacki : le froissement du cubital derrière l'épitrochlée ne donne plus la sensation irradiée à l'annulaire et au petit doigt ; les os deviennent cassants (fractures, pied bot. etc.), troubles de sensibilité musculaire, artérielle, osseuse. Procédés conseillés par Fournier pour étudier les troubles de la marche et mettre en relief les premiers signes d'incoordination contrastant avec l'intégrité musculaire : la marche à reculons; marche les genoux à demi fléchis; le saut sur un pied; l'épreuve de l'escalier; l'arrêt brusque en se retournant. Les symptômes suivants méritent quelques détails. Les paralysies monoculaires des 3e et 6e paires sont parcellaires c'est-à-dire avec ptosis seul ou pupille seule. L'examen

de la pupille à l'ophtalmoscope la montre non blanc
rosé mais décolorée, bleuâtre, avec disparition des vaisseaux ; l'atrophie du n. optique est caractérisée par sa
coloration grise. C'est un bon signe de la période préataxique ; jointe au signe d'Argyll Robertson, elle permet
le diagnostic dès le début ; l'amaurose avec myosis fait
aussi penser au tabès. Parmi les crises douloureuses, les
plus pénibles sont les crises laryngées avec toux convulsive, tirage, dyspnée et les crises gastriques (douleur
épigastrique, vomissements, collapsus) avec hypertension artérielle (Claude) et quelquefois hématémèses.
Moisan et Lœper décrivent des crises entéralgiques simples, cholériques et entéritiques (selles muco-membra-
neuses). Le prurit tabétique peut se montrer à toutes les
périodes du tabès (Jacquet et Bitot). Variétés : fruste,
sénile.

Les formes cliniques d'après les signes sont théoriques comme la division de l'ataxie locomotrice en trois
périodes. Les formes céphalique, bulbaire, dorso-lombaire etc., reposent cependant sur la prédominance des
lésions anatomiques.

Diagn. Le d. est basé sur l'incoordination préataxique ou l'ataxie (s. de Romberg); les douleurs fulgurantes,
lancinantes ou térébrantes des membres inférieurs s'accompagnant de crises gastriques, rectales, vésicales, cli-
toridiennes et coïncidant avec l'absence des réflexes rotuliens, achilléen et surtout par le signe d'Argyll Robertson, le ptosis, la cécité, les troubles trophiques et
urinaires, l'atrophie de la pupille. Pas un de ces signes
isolés ne permet de faire le diagnostic. On a recom-
mandé récemment, dans la recherche du s. d'Argyll
Robertson, de faire en sorte que le malade n'accommode
pas à la distance quand il regarde une lumière placée
trop près de lui. Les signes du tabès le distinguent des
maladies viscérales du pseudo tabès des alcooliques, diabétiques, hystériques (parésie et s. bulbaire légers) de la

maladie de Friedreich (dans celle-ci ni Romberg, ni Robertson, ni douleurs fulgurantes, ni atrophie de lapupille; au contraire, nystagmus, mouvements choréiformes, scoliose).

La réaction de Wassermann, la lymphocytose du liquide céphalo-rachidien très albumineux sont des éléments de diagnostic intéressants.

Le tabès peut s'observer dans l'hérédosyphilis et revêtir un caractère familial. **Pron.** Pas absolument fatal.

Evolution habituellement lente. Les formes frustes sont mêmes les plus fréquentes ; quelques cas à marche rapide évoluent en 2 ou 3 ans.

D'après Collins et Bramwell, la fréquence des crises viscérales est la suivante : c. gastriques 8 à 10 °/o ; rectales 2 à 3 ; laryngées 2 ; intestinales, vésicales, nasales 0, 2 à 1. La réaction de Wassermann est positive dans le liquide céphalo-rachidien et le sérum sanguin dans 95 °/o des cas.

Trait. Douleurs : analgésiques, morphine, faradisation, massage, suspension, pendaison ; flexion progressive par poulies moufflées (G. de la Tourette), méthode de rééducation de Frenkel, progressive. Hydrothérapie, sérum, etc. Traitement antisyphilitique *au début*, classique ou encore par néosalvarsan. Les formes bénigne et ancienne le contre indiquent. Ponction lombaire, injections sous-arachnoïdiennes de chlorure de sodium (Cames) ; section des racines postérieures de la région dorsale Fœrst). Contre les crises gastriques, pulvérisations locales, cannabis, vésicatoire, morphine Contre les crises laryngées, santonine et bromure. Psychothérapie.

Ataxie héréditaire de Friedreich. (*V. au nom.*)

Atélectasie. — (Extension incomplète) collapsus pulmonaire, état *fœtal* du poumon dont les alvéoles sont aplatis et vides d'air. Un fragment de poumon atélectasié, ne surnage pas mais peut être insufflé, ce qui n'est pas possible pour la pneumonie ; il est bleuâtre ou d'un brun violacé, les vaisseaux sont gorgés de sang. Siège : bords et bases des poumons chez les jeunes broncho-pneumoniques.

Athétose. — Trouble moteur caractérisé par les mouvements involontaires incessants des doigts, des orteils avec flexion, extension, torsion, cessant par le sommeil, mais que le repos par effort volontaire augmente. (Maladie de Hammond). On peut noter des mouvements de reptation, d'écarquillement (des tentacules du poulpe). L'athétose des anciens hémiplégiques est une variété de chorée posthémiplégique. On distinguait l'hémiathétose (hémiplégie) et l'athétose double (maladies cérébrales infantiles). On n'admet plus que l'athétose généralisée soit une double hémiathétose. L'athétose généralisée a son siège dans l'écorce de la région psychomotrice ; l'hémiathétose siège dans la partie postérieure de la capsule interne et des noyaux gris, fréquente comme manifestation des diplégies cérébrales infantiles; avec l'hémathétose on observe l'hémiplégie et l'hémiparésie du même côté. Marie distingue l'athétose vraie à mouvements plus amples et les mouvements athétoïdes, bridés, pour ainsi dire, par l'hémiplégie. L'athétose-chorée donne des mouvements lents dans les extrémités et brusques dans les membres. Chez l'enfant l'athétose complique l'hémiplégie infantile. Éducation des mouvements, massages, frictions, hydrothérapie.

ATHÉROME

Déf. Ce mot qui désignait autrefois la bouillie graisseuse des kystes sébacés, ne s'applique qu'à une modalité de l'artérite chronique. Peter l'appelait encore une « rouille de la vie ». C'est l'artérite chronique des grosses et moyennes artères. ***Anp.*** L'athérome se localise, au niveau des coudes, des courbures des artères à leurs points de bifurcation et lorsqu'elles sont en contact avec un plan osseux (lois de Peter). Pour Lancereaux, il est purement inflammatoire (action du courant sanguin sur l'endartère) et succède à la plaque gélatiniforme. Pour Martin, c'est une lésion de dégénérescence par artério-sclérose des vasa-vasorum de l'artère. Les foyers athé-romateux, les plaques calcaires sont formés de choles-térine, de cristaux et de graisse et de débris cellulaires. On distingue, suivant le degré d'évolution, des plaques gélatiniformes, des plaques cartilaginiformes, avec infil-tration de sels calcaires et enfin des plaques calcaires et ossiformes (*v. artério-sclérose*). **Etiol**. Autointoxication par sécrétion surrénale : Rhumatisme chronique, satur-nisme, goutte, diabète, syphilis, tabac, alcool.

Sympt. Artères dures, sinueuses, avec nodosités ou rigides (trachée d'oiseau, tuyau de pipe). Artères plus souvent atteintes : humérale, temporale (signe de ce nom), radiale surtout. Hypertension. Au sphymographe, plateau horizontal par diminution de l'élasticité au lieu d'un sommet arrondi. Sensation de doigt mort ; à la suite de crampes dans la marche, claudication intermit-tente par oblitération incomplète du vaisseau ; parfois gangrène spontanée, gérontoxon, troubles trophiques, (*v. artério-sclérose*) qui accompagnent l'athérome et frappent les viscères. Il n'y aurait aucun rapport entre la lésion dégénératrice qu'est l'athérome et la réaction défensive qu'est l'hypertension. La période oblitérante aboutit à des infarctus viscéraux (ramollissement, gan-grène). Pronostic sérieux. L'athérome, très rare chez les enfants, ne s'observe guère que dans l'hérédo-syphi-lis. Le traitement de l'artério-sclérose est indiqué surtout au début.

Athrepsie (*nutrition*). — Atrophie infantile. Chez le nourrisson, avant l'âge de 3 mois, cachexie, causée spé-cialement par les maladies gastro-intestinales. Après 3 mois, atrophie infantile. **Etiol**. Troubles gastro-intestinaux et alimentation vicieuse dès le début. **Sympt**. L'infection domine l'athrepsie : diarrhées, érythèmes, vomissements, adénopathies, dépression des fontanelles et chevauchement des os du crâne ; alternatives de cris plaintifs et d'état subcomateux, température 36. Pouls 80 au lieu de 130. La terminaison fatale a lieu en 3 à 5 semaines par infections secondaires, muguet, bronchopneumonie, convulsions. S'il y a guérison, l'enfant peut devenir rachitique. Le pronostic est subordonné aux pesées et à la température, l'abaissement à 36' et au dessous étant un très mauvais signe. Les ganglions de la tuberculose sont plus petits et plus durs que ceux de l'athrepsie et dans cette dernière maladie il y a de l'adénopathie trachéo-bronchique. Dans la syphilis : lésions caractéristiques. **Tt**. Alimentation surveillée, hygiène, bains, frictions stimulantes, air. Prématurés dans couveuses ou dans l'ouate. Diète hydrique avec cognac ; acide lactique avec selles neutres, eau de chaux si elles sont acides, ensuite bouillon de légumes, bouillies, laits stérilisés. Injections de sérum marin petites doses répétées, 10 à 20 gr. deux fois par jour pendant une ou deux semaines, cacodylate 0,01 à 3. Lavage du nez à l'eau de Vichy. Traiter les excoriations par la vaseline à l'oxyde de zinc et amidon.

ATROPHIES MUSCULAIRES

Nous n'avons pas à développer ici les atrophies des arthrites et fractures des cachectiques, etc. Sous cette réserve, il faut distinguer les atrophies de cause nerveuse et les A. primitives du muscle ou A. protopathiques. Les premières sont des A. myélopathiques ; les secondes sont des atrophies myopathiques. On peut rattacher aux A. myélopathiques les A. de cause névritique.

MYÉLOPATHIES

A manifestations débutant aux extrémités, bilatérales et symétriques en général, de marche variable : con-

tractions fibrillaires, réaction de dégénérescence. La
plus importante est l'A. musculaire progressive, *type
Aran-Duchenne*. **Anp.** Atrophie des racines antérieures
(Cruveilhier).

Atrophie musculaire progressive ; des grandes cellules des cornes antérieures (Luys), atrophie non graisseuse, le muscle diminue d'épaisseur et devient couleur
feuille morte. Histologiquement, les cellules motrices
dégénèrent et le muscle se comporte comme un muscle
privé de son centre trophique ; le nerf agissant par excès
(Charcot) ou par défaut (Hayem). En résumé poliomyélite antérieure (subst. grise), **Etiol.** Atteint surtout l'a-
dulte. Hérédité, affections médullaires, infection et syphilis, myélites antérieures, paralysie infantile, surmenage musculaire, les muscles les plus fatigués sont les premiers malades ; en somme, faiblesse congénitale et fatigues
excessives. *Sympt.* Commence par le court abducteur
du pouce, les muscles de l'éminence thénar ; les mouvements de flexion sont possibles, non ceux d'opposition
« main de singe » ; atrophie ultérieure des interosseux
et des lombricaux : impossibilité de rapprocher les doigts
écartés en extension et d'étendre la 2e et 3e phalanges
à cause de l'action des muscles fléchisseurs ; méplats
des régions musculaires ; flexion en *griffe* des deux dernières phalanges sur les premières. Atrophie des fléchisseurs superficiels, profonds, des extenseurs ; deltoïde,
(sauf le faisceau claviculaire), trapèze (bras inertes),
grands dorsaux, grand dentelé (omoplate en aile), les
fléchisseurs et extenseurs de la tête et du tronc (tête va
dans tous les sens). L'At. des intercostaux et du diaphragme a pu causer la mort. L'amyotrophie s'accompagne ou est précédée de contraction fibrillaire, température basse. Les réflexes tendineux des membres supérieurs sont abolis. Réaction de dégénérescence. Sensibilité intacte. Dans le type *scapulo-huméral de Vulpian* l'At.
se localise longtemps à la racine du membre et la face

reste indemne. On peut observer chez l'enfant, avec un caractère familial, une allure assez rapide et à début par les muscles du dos, de la nuque pour atteindre ensuite les extrémités. **Pron.** 2 à 10 ans et plus. Mort à longue échéance par une maladie intercurrente, symptômes bulbaires ou paralysie de la respiration. **Diagn.** Avec la paralysie du n. cubital : dans celle-ci les m. de l'éminence hypothénar sont seuls atrophiés et la griffe ne porte pas sur le petit doigt et l'annulaire ; avec la syringomyélie, mais l'atrophie déforme les mains et les avant-bras. Dès le début, contractions fibrillaires dans le type d'Aran-Duchenne. etc. Dans la syringomyélie : troubles trophiques et de sensibilité : thermo-analgésie. Avec la sclérose latérale amyotrophique, marche plus rapide, réflexes abolis, contractures inférieures ; avec la paralysie saturnine : antécédents, frappe les extenseurs. Tt. Courants continus, massages. Révulsion sur la colonne vertébrale, toniques, bains d'eaux de Salies, Lamalou, Bourboule, Aix.

Sclérose latérale et syringomyélie (v. ces mots).

Les paralysies spinale infantile et spinale aiguë de l'adulte sont aussi des atrophies musculaires myélopathiques, mais à marche aiguë.

MYOPATHIES

(V. *Poliomyelites*). Quant aux atrophies primitives, protopathiques, ces myopathies débutent par les muscles de la racine du membre. Inégalité de l'atrophie, pas ou peu de contractions fibrillaires, pas de réaction de dégénérescense. Rétractions musculaires, pouls rapide, troubles sudoraux et de vaso-contriction, etc. On a décrit des types variés frappant l'enfant ou l'adolescent, de cause héréditaire ou familiale, se manifestant par un affaiblissement indolore et qui peuvent souvent se confondre; parmi les principaux, il faut connaître

1° le *type facio-scapulo-huméral de* **Landouzy-Déjerine**, ce type est un des plus complets, faciès myopathique, début par la face, front, yeux, lèvres, lèvre inférieure saillante en « lèvre de tapir » ; le malade rit jaune « avec un air vexé » ; sont pris, ensuite, l'épaule, le bras ; la main reste saine pendant longtemps ; quelquefois thorax en taille de guêpe ; (Cyphose, marche de canard ou de roi de comédie (Brissaud ; 2° le *type scapulo-huméral* (**forme juvénile d'Erb**) ressemble au type précédent, face respectée avant-bras et mollets surtout gros, bras et cuisses amaigries ; 3° *type pseudo-hypertrophique* avec pseudo-hypertrophie des muscles de la p. inférieure du corps (Duchenne) fessiers, triceps crural, jumeaux-soléaire, etc. ou atrophie des muscles des jambes et de la ceinture ; 4° *type Leyden-Mœbius* se confond avec le précédent, la pseudo-hypertrophie exceptée. On ne trouve aucune altération du système nerveux, c'est donc un trouble dynamique ou consécutif à une lésion passée inaperçue (Lépine). Enfin, les atrophies musculaires d'origine *névritique* atteignent le plus souvent les membres inférieurs, l'extrémité, et sont bilatérales et symétriques. Réaction de dégénérescence. Hyperesthésie, troubles vaso-moteurs, trophiques, réflexes diminués ou abolis ; les troubles cardiaques et respiratoires dus au pneumo-gastrique sont moins graves que dans l'atrophie musculaire progressive.

L'atrophie musculaire, **type Charcot-Marie** appartient à ce groupe. Cette amyotrophie frappe les membres d'une même famille, elle est héréditaire, symétrique, à début par les membres inférieurs (successivement petits muscles des pieds, puis des jambes, puis certains muscles de la cuisse, le vaste interne. d'où atrophie en jarretière) ; après 3 ou 4 années, les mains sont atteintes à leur tour, puis les avant-bras. Réflexe et sensibilité non modifiés. Contractions fibrillaires. Réaction de dégénérescence. **Paralysie flasque sans rétraction. Les lésions** rappellent celles du tabès sur les cordons postérieurs, sur les cornes antérieures de la moelle et sur les nerfs périphériques, racines antérieures intactes. On doit rapprocher de cette affection la névrite hypertrophique progressive de l'enfance de Déjérine et Sottas, familiale du jeune âge, avec douleurs fulgurantes, scoliose, cyphose et ensuite signes de tabès (Romberg, Robertson). Contraction fibrillaire. Réflexes abolis, nerfs hypertrophiés et indurés (caractéristiques). Les polynévrites toniques et infectieuses, saturnine, lépreuse, présentent les signes de cette troisième et dernière classe d'atrophie musculaire d'origine névritique, mais les fléchisseurs sont moins atteints que les extenseurs. L'amyotrophie infantile de Werdnig-Hoffmann, familiale, débute par les muscles du siège et des cuisses (ni flexion, ni extension de l'enfant tenu en l'air).

Les muscles du dos de la nuque etc, sont pris ensuite. Mort le plus souvent avant 5 ou 6 ans. *Trait*. Voir paralysie infantile, névrites, etc. Dans les formes myopatiques familiales, galvanisation ; dans la paralysie pseudo-hypertrophique, faradisation ; traiter le terrain prétuberculeux.

Auras (vapeur). — Sensation subjective, sensitive, motrice, vaso-motrice, rapide et brusque précédant une crise épileptique, hystérique, etc. Dans l'épilepsie : sensation de froid, douleur, hallucination, vertige, crampe, impulsion, pesanteur épigastrique, tremblement, etc. L'aura hystérique est incomplète ou complète et, en ce cas : ovarie, puis constriction épigastrique, sensation de boule le long du sternum et de strangulation (sifflements, vue troublée, etc).

Auto-intoxication gastro-intestinale. — Les poisons du tube digestif peuvent avoir une cause générale ou provenir des aliments (viandes, poissons avariés, etc.). La flore intestinale qui se développe alors produit des fermentations, des toxines du coli-bacille, etc. avec divers produits toxiques : indol, scatol, acides butyrique, acétique, lactique, etc. Par ingestion d'acide butyrique on a pu obtenir expérimentalement la cirrhose atrophique de Laennec (Boix).

Automatisme ambulatoire. — Les « fugueurs » s'observent dans l'épilepsie, les tumeurs cérébrales et chez les dégénérés.

Autosérothérapie. — Procédé relativement récent employé pour les épanchements séreux de la plèvre, du péritoine, du testicule, etc. On retire quelques centimètres cubes de liquide qui est réinjecté dans le tissu cellulaire sous-cutané. Les résultats obtenus sont contestés: l'autosérothérapie a cependant une action diurétique indéniable.

Nous la croyons appelée, en tuberculose humaine, à jouer un grand rôle thérapeutique, sous certaines réserves et en l'associant aux sérums ou vaccins hyposensibilisés ou très faibles comme le sérum de Friedman.

Avellis (syndrome d'). — Hemiplégie laryngée associée à une paralysie homolatérale du voile du palais.

Babinski (S. de). — Extension des orteils au lieu de flexion par chatouillement plantaire. Signe ne s'observant pas dans l'hystérie ; et dont la valeur, quand il est isolé du moins, a été légèrement exagérée, bien que le s. de Babinski soit plus caractéristique que le réflexe antagoniste de Shafer (extension par pincement du tendon d'Achille) etc.

BACTÉRIOLOGIE

Nous décrivons plus longuement, au nom des maladies, les caractères de coloration et les caractères morphologiques des microbes pathogènes. Nous résumons ici, en quelques lignes, les renseignements essentiels qu'il n'est pas permis d'ignorer.

Procédés de coloration : Liquide de Ziehl :

        Fuchsine.............................   **1** gr.
        Acide phénique.....................   5
        Alcool à 90º.......................   10
        Eau................................   90
    Liquide de Lœffler :
        Bleu de méthylène..................   3
        Alcool absolu......................   30
        Sol. de potasse caustique au 1000°... 100
    Formules courantes :
        Sol. alcoolique de fuchsine.........   1 partie
        Eau................................   10   »
même formule pour le violet de gentiane......

Formule de coloration double : plonger la lamelle pendant quelques minutes dans l'une des préparations ci-dessus et ensuite dans :

        Eosine soluble dans l'alcool..........   0,10
        Alcool absolu........................   10
        Eau distillée........................   90

Examen de la lamelle soit humide, soit séchée dans le Baume, avec l'objectif à immersion. Le bleu de Roux est une solution de violet dahlia et de vert de méthyle dans l'alcool. On emploie encore la thionine phéniquée, le bleu de toluidine, etc. Méthode de Gram : coloration dans le violet de gentiane, ensuite on fait agir jusqu'à coloration noire la solution :

        Iodure de potassium...............   2 gr.
        Iode..............................   1
        Eau...............................   100

Lavage : bain d'alcool à 95° ; nouveau lavage. Eosine, s'il y a lieu, après décoloration par l'alcool. Ne prennent pas le Gram, c'est-à-dire sont décolorés par l'alcool dans cette méthode : les microbes du choléra, de la fièvre typhoïde, de la morve, le colibacille, le gonocoque ; prennent le Gram (c'est-à-dire restent colorés) : les microbes du charbon, de la diphtérie, du tétanos, le pneumocoque, le staphylocoque, le streptocoque.

Nous ne signalons ici que les examens bactériologiques les plus courants. *Le bacille de Koch* prend et cède difficilement le colorant ; il est dit acido-résistant. On utilise la liqueur de Ziehl bouillante ; passer trois fois à la flamme : décolorer rapidement avec de l'acide azotique au tiers : les bacilles apparaissent colorés en rouge sous la forme de bâtonnets de 2 à 5 µ. Le fond de la préparation peut être coloré en bleu avec une solution faible de bleu de méthylène. *Le bacille de Lœffler de la diphtérie* apparaît par les colorants ordinaires sous la forme de bâtonnets courts, moyens ou longs, irréguliers, avec les extrémités un peu recourbées et renflées en massues, groupées en v. etc. Il reste coloré par le Gram, ce qui est un bon signe distinctif. La culture sur gélose de bœuf maintenue pendant une vingtaine d'heures à une température de 37° donne des colonies grisâtres avec papules du volume d'une tête d'épingle. Le diagnostic est encore plus rapide et n'exige que quelques heures avec la réaction de fixation et en utilisant le sérum antidiphtérique comme sensibilisatrice. — *Le bacille d'Eberth de la fièvre typhoïde* apparaît avec les méthodes habituelles, le Ziehl par exemple, sous la forme de bâtonnets mobiles de 2 à 3 ρ. avec extrémités arrondies. Malgré les méthodes plus nouvelles, le séro-diagnostic de Widal conserve toute son utilité pour distinguer les variétés de bacilles d'Eberth ou de microbes paratyphoïdes (bacille de Gaertner) ; ajouter à XXX gouttes d'une culture de bacilles d'Eberth de 15 à 18 heures, à microbes isolés et mobiles, un demi-centimètre cube de sang de typhique, dès le 7° jour ; ce sang est aspiré après formation du caillot ; à l'examen direct sur l'objectif à immersion, avec un tout petit diaphragme, les bacilles au bout de dix minutes à une demi-heure environ, sont immobiles et agglutinés. Avec des dilutions de titres divers, on mesure le pouvoir agglutinatif qui est très faible au dessous de 1 °/₀ et très fort au dessus de 1 p. 2.000. Le coli-bacille se distingue du bacille d'Eberth par l'agglutination positive ou négative et par inoculation au cobaye. *Le gonocoque de Neisser de la blennorragie* apparaît avec les colorants habituels (bleu de méthylène, etc.) sous la forme de grains de café toujours deux par deux et se regardant par leur face plane (diplocoques) groupés en amas. Etaler le pus. *Le bacille de Ducrey* du chancre mou, apparaît par les colorants habituels et surtout par le Ziehl sous la forme de bacilles en navettes, à extrémités arrondies, et groupés en chaînettes. Il importe de faire le prélèvement dans les parties déclives, le milieu contenant des microbes banaux et de ne pas écraser. Ne prend pas le Gram ; auto inoculable. Les *spirochètes de la syphilis* se colorent, après fixation dans l'alcool-éther, par un bain prolongé de 15 à 16 heures dans :

> Solution de giemsa XXXV gouttes
> Eau distillée 20 cc.

Les spirochètes sont allongés et caractérisés par leurs tours de spires. (V. à Syphilis le procédé de Noguchi). *Les streptocoques* prennent les colorants habituels, sont sphériques et groupés en chaînette ; *les staphylocoques* prennent les colorants habituels, sont sphériques et groupés en amas ou grappes ; *les pneumocoques* prennent les colorants habituels et sont en forme de grain de blé ou en forme de fer de lance, encapsulés, réunis deux par deux, se regardant par les extrémités. L'association *fusospirillaire de l'angine de Vincent* se distingue à l'ultra-microscope (lamelles minces, huile de cèdre très fluide et fraîche). L'ultramicroscope est appelé à rendre les plus grands services au praticien pour l'examen du sang, du pus, des sérosités, des secrétions et excrétions des parasites, de la syphilis, des colloïdes, etc. On sait que la visibilité plus grande y est obtenue par éclairage indirect et réfraction sur fond noir.

Citons enfin, pour finir cette courte revue des recherches bactériologiques communes : *les méningocoques*, groupés deux par deux et se regardant par leur face plane et les bâtonnets *du bacille de Nicolaier, du choléra*, apparaissant avec les colorants habituels, droits, allongés, avec une extrémité ovoïde réfringente en baguette de tambour.

Prélèvements bactériologiques. — Les prélèvements exigent surtout des précautions d'asepsie absolue (mains, pipette, vases, tubes, fil de platine). Pour le pus il importe d'étaler en couche mince ; pour le chancre mou prélever la partie déclive et ne pas écraser ; pour le tétanos, prélever le pus dans les plaies ou le produit de raclage, frottis sur lames nombreuses (8 ou 10) et, si possible, fragment de tissu ou de terre ; pour le chancre mixte, plusieurs lames sont indispensables ; pour la blennoragie, il faut aussi 3 ou 4 lames et fixer plusieurs fois : pour les épanchements, recueillir 10 à 15 cc. ; pour la tuberculose, pus, épanchements, crachats (grumeau purulent, crachats du matin, plusieurs lames) ; pour la morve, prélèvement de pus de mucosité. Pour

le chancre de la syphilis, détersion à l'eau bouillie, ne pas
exprimer le chancre ; pour la réaction de Wassermann, opérer le prélèvement de 10 cc. environ sur une veine du cou-de-
pied, du coude ; ventouses dans quelques cas ; maintenir
dans un endroit frais ; pour le séro-diagnostic typhique, piqûre au doigt ; pour le favus, les teignes, cheveux courts et
godets. S'il y a des membranes (diphtérie, angines, etc.) les
mettre dans un tube à essai. Pour l'examen des urines, urine
des 24 heures avec renseignements sur l'alimentation, médicaments, poids, taille, âge, volume total ; pour le lait mater-
nel 40 gr. ; pour l'examen du sang XV à XX gouttes ; pour
l'examen du suc gastrique repas d'épreuve une heure avant
l'examen ; pour l'examen coprologique, faire prendre 0,25
de poudre de carmin au commencement, au milieu et à la
fin de ce repas ; recueillir toutes les matières colorées en
rouge ou en rose. (Voir *Coprologie*).

BALANITE

Balano-posthite ou posthite. Inflammation prédominante au prépuce ; son extension au gland donne la
balano-posthite. **Et. Path.** Conformation du prépuce,
hypersécrétion glandulaire, fragilité de l'épithélium et
maladies vénériennes, diabète, séborrhée huileuse. Variété érosive et moins souvent pustulo-ulcéreuse, flore
microbienne balanique : bacille très fin, anaérobie de
Vincent (B. érosive), spirilles à mouvements rapides de
Berdal et Bataille. Gonocoques, staphylocoques, micro-
coques, etc. Indépendante de la blennorragie, causée
cependant presque toujours par les rapports vénériens.
Incubation de 24 à 48 heures. *S.* Il faut s'assurer que le
pus provient bien du prépuce et non du méat ; la suppuration est crémeuse, plus ou moins fétide. Erosions épithéliales du gland dans la bal.-posthite circinée, ayant
débuté par une tache blanchâtre sans vésicules, formant
des plaques rouges au centre, à liseré périphérique blanchâtre. Examen des spirilles au microscope. La B. pustulo-ulcéreuse suppure d'emblée et débute par de petites
pustules accuminées ; elle est d'origine vénérienne ; mi-

crobe : staphylocoque. Chez l'enfant la balanite est **due**
au phimosis, irritation causée par l'urine et les sécrétions. Diagnostic entre ces deux variétés avec le smegma
préputial, la B. séborrhéique, la B. diabétique. Dans ce
dernier cas, les notions d'âge, de diabète, l'examen microscopique (oïdium albicans, aspergillus au lieu de spirilles) tranchent la difficulté. Citons enfin la balanite io-
dhydrargyrique (calomel et iodure), l'herpès du gland
débutant par une vésicule. *P*. Bénin. *Tt*. Lavage (van
Swieten, eau oxygénée, etc.) et badigeonnage au bleu de
méthylène à 0,50 °/₀, au nitrate au 1/40ᵉ. Calomel et
oxyde de zinc à 1/10ᵉ (Balzer), vaseline soufrée dans la
B. séborrhéique. Dans la B. pustulo-ulcéreuse : solution
alc. d'acide phénique au 10ᵉ (du Castel).

Banti (m. de). — Syndrome splénique avec cirrhose
du foie.

Barlow (m. de). — Scorbut. M. de Moller.

Bartholinite (v. blennorragie). — Incision.

Bastedo (s. de). — Douleur bilatérale, mais surtout
marquée dans la fosse iliaque droite par insufflation
d'air. Dans le colon (poire et sonde de 0.30 cent.)

Bégaiement. — Ne doit pas être confondu avec les
dysarthries. Débute dans la 2ᵉ enfance de 3 à 7 ans ;
souvent à la suite d'une émotion vive ; est intermittent
et n'existe pas dans le chant. Dans la méthode de rééducation de Chervin, la première semaine est consacrée à
l'étude des mouvements respiratoires — faits à blanc —
et de la parole en commençant par les voyelles ; dans la
seconde semaine les mots sont prononcés avec lenteur ;
la troisième semaine est employée à développer les
points acquis avec la prononciation appuyée. Mutisme
dans l'intervalle. Il importe de ne pas se presser, surtout au début, pendant les dix ou douze premiers jours.
Le bégaiement hystérique comprend le traitement des

spasmes par des tractions de la langue, la faradisation et la suggestion.

Bell (s. de). — Dans la paralysie faciale, le globe oculaire du côté malade reste visible, bien qu'on dise au malade de fermer les yeux.

Benedikt (s. de). — Demi tremblement qui remplace l'hémiplégie pédonculaire.

Béribéri. — Polynévrite probablement infectieuse et contagieuse survenant dans les pays tropicaux (Brésil, etc.) et caractérisée par une paralysie et une atrophie musculaire généralisée, avec paraplégie prédominante.

Bilharziose. — Distoma hœmatobium des veines de l'intestin et de la vessie, trématode à sexe séparé (parasite dans veine porte, splénique, plexus vésicaux, rectaux) œufs dans les organes. S'observe surtout au bord du Nil, en Syrie, au Cap. *Symp.* d'affection vésicale : douleurs, dysurie, pollakiurie, hématurie, œufs dans les urines. Bon état général. Le D. par examen des œufs se fait avec celui de la filariose. Lavages vésicaux ; balsamiques, etc.

Blanchet. — V. Muguet.

BLENNORRAGIE

Syn. Gonorrhée (semence, couleur). On aurait tort de la considérer comme une affection purement locale ; la blennorragie appartient à la pathologie interne. *Défin.* La blennorragie (mucus, je chasse au dehors) est une maladie contagieuse, infectieuse, causée par le gonocoque de Neisser et qui se traduit par un écoulement. *Etiol.* Gonocoque sur muqueuse. Coït lent, alcoolisme, menstruation. *Bactér.* Diplocoque en grains de café, avec excavation ou encoche d'Eschbaum, intracellulaire, se colorant aisément par le bleu de méthylène, la thionine, etc., ne prenant pas le Gram ; réuni en amas et non en chaînette. La culture difficile se fait sur milieux usuels ; on a essayé : le sérum du sang humain (Bumm) ; gélose et sérum (Wertheim) ; sang gélosé (Bezançon et Griffon) procédé préféré aujourd'hui parce qu'il donne des résultats très nets, se maintenant pendant plusieurs mois ; sérum de lapin, coagulé (Christmas). Le gonocoque n'est inoculable qu'à l'espèce humaine. En médecine légale, avec du pus obtenu dans des conditions défavorables, il faut penser au pseudo gonocoque. Malgré l'opinion d'Eraud, on admet que le microbe est toujours apporté du dehors. **Anp.** Mucus contenant des leucocytes et des cellules épithéliales provenant de la muqueuse urétrale et des glandes. Il existe une variété superficielle et des urétrites profondes pouvant dépasser le tissu sous-muqueux et gagner le tissu spongieux ainsi que les glandes. L'urétrite reste rarement antérieure ou postérieure ; elle est le plus souvent totale.

Blennorragie aiguë de l'homme. — *Sympt*. Incubation : 3 à 5 jours. Chatouillement, cuisson au bout de la verge. Hypérémie accompagnée de sécrétion. Miction sensible, douloureuse, urine légèrement floconneuse : période durant de quelques jours à une semaine. Ensuite, dans la période d'état, l'écoulement devient purulent, tache le linge en jaune ou en vert. Flocons blennorragiques composés d'épithelium, de mucus et de leucocytes. Douleurs plus vives à la miction. Prostate douloureuse. Gonocoques nombreux ; cette période dure deux à trois semaines. Dans une 3ᵉ période ou de déclin, la sécrétion diminue, cesse de contenir des flocons, mais est riche en filaments (leucocytes et cellules épithéliales). La guérison est obtenue quand les filaments sont devenus rares ou ne contiennent plus ni gonocoques, ni guère de leucocytes. On peut aussi contrôler par la triple épreuve du coït en condom, de la bière et des injections de nitrate ou de sublimé. **En France, on ne**

commence que depuis peu, à insister sur l'état général
du malade ; cette notion, moins oubliée en Angleterre
p. ex. est d'un grand intérêt pour la guérison *totale et
complète* de la blennorragie chronique ; dès la période
aiguë ; elle est mise en relief par les complications
possibles. Ces complications sont désignées sous le nom
de gonoccémie et sont variées : rhumatisme, érythèmes,
artérites, purpura, endocardite, néphrites, myélites. Les
complications locales sont fréquentes ; extension au
tissu sous-muqueux, aux glandes, nodosités de l'urètre
avec participation des corps caverneux (chaudepisse
cordée) ; balanoposthite (œdème dur, phimosis), cowpé-
rite : tumeur du périnée, ordinairement unilatérale; folliculites, prostatite aiguë (rétention, douleur à la miction, à la défécation, cuisson à l'anus) ; prostatite chronique ou catarrhale avec sensations pénibles ou de corps
étranger ; (au toucher tuméfaction douloureuse) ; cystite,
dysurie, fréquence des mictions et douleur à la fin,
urines purulentes, hémorragiques ; spermatocystite des
vésicules séminales, épididymite (complication la plus
fréquente avec gonflement et douleurs irradiées ; le cordon gros comme le doigt, funiculite) du 15e au 30e jour;
enfin rétrécissement de l'urètre, et blennorragie oculaire
(œil droit surtout chez l'adulte).

Pron. Réservé surtout si l'urètre postérieur est enflammé. Dans l'épreuve des trois verres, le dernier verre
(urètre postérieur) est trouble et contient des flocons ou
filaments. Le premier verre donne l'urine de l'urètre
antérieur.

Diagn. Se base sur la nature de l'écoulement, sur
l'examen microscopique du pus, des filaments, penser à
la balano-posthite suppurée (méat).

Trait. Pendant les 3 premiers jours mais non au delà
on peut essayer le traitement abortif (protargol), permanganate, argyrol : 3 injections par jour de 6 cc. de la
solution au 6e pendant 6 minutes et lavages ou injections

au 25e dans l'intervalle pendant 4 jours (Minet ;) ou encore injections iodées à 5 °/₀ ; 2 par jour. Guérison possible en 8 jours (Mulot). Vaccination de Nicolle et Blaisot, une injection tous les jours (parties égales de solution physiologique) dans les cas aigüs, tous les 3 ou 4 jours dans les cas chroniques. (*V. Traitements nouveaux* du même auteur). Quand l'écoulement est bien établi, certains auteurs sont d'avis de laisser couler et de marquer l'expectative ; d'autres préfèrent les lavages (30 ou 40) malgré les complications, sous réserve de n'employer que de faibles doses de permanganate (1 p. 10.000 à 1 p. 4000) ou de cyanure à 0.20 °/₀₀. Pendant quelques jours (5), lavages de l'urètre antérieur (pression 0.60) à canal ouvert avec la canule de Janet ; puis lavages du canal antérieur et du canal postérieur (1.30 hauteur du bock). Tempér. du liquide 37°. Les balsamiques sont réservés pour la période de déclin, à dose assez élevée et pendant 10 à 15 jours. Régime : ni alcool, ni bière, etc. Continence, repos, suspensoir chez l'homme, sangsues, bains d'eau froide contre les érections douloureuses. Dans la chaudepisse cordée éviter de rompre la corde avec le poing. Grands bains. Eviter de porter les mains aux yeux. Tisanes. Bicarbonate. Urotropine. Le vaccin agirait bien contre l'orchite, le rhumatisme blennorragique.

Blennorragie chronique chez l'homme. — Considérée comme telle après trois mois environ. *Etiol.* Traitement mal fait (injections intempestives, balsamiques dès le début, hygiène défectueuse, conformation individuelle etc.) *Anp.* Siège : urètre antérieur, cul-de-sac du bulbe ; portion membraneuse et prostatique, surtout glandulaire, ce qui explique l'importance du traitement mécanique et de la dilatation. *Sympt.* Goutte matinale, goutte militaire, blanchâtre, filante, tâchant le linge. Poussées subaiguës par coït ou excès; bouchons de mucus prostatique. Examen par les 3 verres après être resté plusieurs heures sans uriner. Si les derniers verres contiennent des filaments, c'est l'urètre postérieur qui est atteint avec propagation habituelle à la prostate (filaments en virgules). Il faut étudier au microscope les filaments muco-purulents. Exploration du canal avec la bougie à boule n° 20 à 25 ; pression, ou massage, urétrométrie, urétroscopie, endoscopie ; épreuves : coït en condom, bière, injections, il peut y avoir des infections secondaires, par urétrites microbiennes postgonococciques, ou un écoulement aseptique. **Pron.** Variable (rétrécissements, soins donnés, état mental). Complication, balanoposthite (V. ce mot) funiculite, épididymite, etc.

Trait. Dans la forme chronique, préférer un régime tonique ou en rapport avec le tempérament de chaque sujet au régime sévère et classique.

Trait. local.: massages du canal, des glandes, cathétérisme dilatateur au Béniqué (*voir rétrécissement*). Instillations astringentes : nitrate d'argent 1 p. 50 ; injections de 0.05 à 0,40 °/o ; sulfate de zinc 0,25 à 0,50 °/o. Cyanure de mercure, airol, dermatol.

Blennorragie aiguë de la femme. — Plutôt d'observation rare, car elle est de courte durée et, en clientèle, le médecin n'est pas toujours consulté pour cette vulvovaginite avec écoulement vert ou jaune, métrite douloureuse accompagnée de bartholinite. L'extension aux autres organes est fréquente et cause de la métrite, des salpingites, ovarites, péritonites et toutes affections annexielles de la femme qui ont si fréquemment une origine gonococcique. Bartholinite. Les petites filles ont aussi de la vulvo-vaginite blennorragique ; on peut incriminer parfois les sièges des cabinets d'aisance ou l'infection par la vie en commun à linge contaminé, etc. Traitement : Repos ; bains ; tampon entre les lèvres et pansement ouaté antiseptique. Il importe de bien traiter la blennorragie aiguë au début pour prévenir la propagation aux annexes. La blennorragie de la femme est un véritable danger social.

Blennorragie chronique de la femme. — C'est dans l'urètre qu'il faut surtout rechercher le gonocoque 90°/₀ ou dans l'utérus 44 °/₀ ; il disparaît assez souvent dans les états chroniques, mais la menstruation et la puerpéralité lui donnent une activité nouvelle quand il vit à l'état latent dans les organes de la femme. Dans les premiers jours du mariage la Bl. chr. de la femme a pour cause fréquente la Bl. chr. de l'homme ; plus tard, des poussées subaiguës permettent de faire le diagnostic. Le *Diagn*. est en général basé sur l'examen de l'urètre ; la vulvite est rarement isolée ; la bartholinite est une complication de la Bl. de la femme, elle est double et plus habituellement unilatérale. Il faut presser la glande dans quelques cas pour fair sourdre le pus. La vaginite, la métrite sont souvent blennorragiques. Quand le diagnostic n'est pas très net il faut presser les follicules, examiner les culs-de-sacs et rechercher le gonocoque à plusieurs reprises. Chez les petites filles, il faut distinguer la vulvite gonococcique de la vulvite bactérienne ; les pseudo-gonocoques s'observent assez fréquemment. *Pron*. sérieux pour la femme ; danger de contagion pour l'homme. *Trait*. Crayons contre l'urétrite ; cautérisation au nitrate à 1 p. 5 contre la vaginite ; iode, bleu de méthylène, etc. contre la métrite. *Trait*. des complications.

Blésité. — Zézaiement, clichement ; par mauvaise habitude et trouble organique ; prononciation défectueuse des linguales ch. g. s. z. : traitement orthophonique.

BLEUE (MALADIE).

Défin. maladie caractérisée par de la cyanose et de la dyspnée et causée par des malformations cardiaques congénitales. *Anp. Etiol.* Rétrécissement de l'artère pulmonaire, communication des deux cœurs par les oreillettes (persistance du trou de Botal) ou par les ventricules. Causée par une endocardite survenue pendant la vie intra-utérine ou par des anomalies de développement. On ignore la part du rhumatisme, de la syphilis, de la consanguinité dans l'étiologie etc. **Pathog.** : Variable : stase veineuse ; hématose insuffisance ; sang veineux dans le cœur gauche. **Sympt.** Cyanose ou teinte bleuâtre caractéristique ; siège surtout aux extrémités et au visage ; hyperglobulie (8 à 9 millions), hémoglobine augmentée. Dyspnée continue exagérée par le moindre effort. Extrémités froides ; développement général incomplet, ni œdèmes, ni arythmies. A l'auscultation souffle de rétrécissement pulmonaire dans le 2ᵉ espace intercostal gauche, sans propagation dans les vaisseaux du cou. Puis la communication se fait entre les deux oreillettes, les signes physiques sont à peu près nuls ; on entend un souffle dans la région précordiale moyenne et l'on peut sentir, à la palpation, du frémissement cataire, au cas de communication interventriculaire. **Diagn.** avec le rétrécissement mitral, l'asystolie, l'asphyxie, la maladie de Roger, ou communication interventriculaire, sans autre malformation et sans cyanose. **Pron.** très grave, malgré sa durée parfois assez longue, mort par tuberculose ou asphyxie. **Trait.** Repos, soigner l'anémie, la dyspnée (oxygène), l'asystolie.

Bonnier (syndrome de). — Bulbo-protubérantiel par lésions du noyau de Deiters avec le vertige comme symptôme principal et, comme troubles secondaires, des phénomènes douloureux, auditifs, oculaires, nauséeux, de rythme cardiaque et de secrétion.

Bordet (phén. de). — *Voir déviation du complément.*

Bothriocéphale (deux fossettes). — Surtout fréquent en Suisse, Livonie, etc. Cachexie rapide dans le cancer, la valeur globulaire est inférieure à la normale, il y a davantage de globules blancs ; dans l'anémie pernicieuse la valeur globulaire est moindre, **les globules rouges**

sont modifiés ; il faut penser aussi à la syphilis, au paludisme, à l'intoxication par le plomb, à l'ankylostome. L'examen des selles permet de retrouver les œufs de ce tœnia en grand nombre (avec clapet et double paroi caractéristique). **Trait.** Extrait éthéré de fougère mâle frais.

Botulisme (boudin). Intoxication alimentaire, (bacillus botulinus et anaphylaxie alimentaire) indigestion par charcuterie ou viandes gâtées chez un sujet dont le foie et le rein fonctionnent mal. Peu après l'ingestion, le lavage d'estomac est indiqué ou, à défaut, antisepsie intestinale : lait, calomel, boissons abondantes, eau de Vichy tiède, traitement de l'état général. Théoriquemment on a conseillé l'atropine s'il y a rétrécissement de la pupille et la pilocarpine si la pupille est dilatée. Huile camphrée, éther, etc.

BOUCHE (mal. de la)

(V. mal du pharynx et amygdalites). Séméiologie: Rechercher les vices de conformation (bec de lièvre), l'odeur de l'haleine : fétide (carie, dyspepsie) ; métallique (mercure) ; alliacée (saturnisme); pomme de reinette (acétone) ; l'état des dents (rachitisme, syphilis héréditaire) et des gencives (fongueuses, liseré saturnin) la couleur de la muqueuse buccale (anémie, cyanose, etc.), les lésions muqueuses des stomatites, les taches ardoisées (Addison) bleuâtres (saturnisme), les petits points bleuâtres sur la face interne des joues (Koplik), les plaques muqueuses ; les éruptions ou ulcérations syphiliques, tuberculeuses, cancéreuses, les aphtes, les fausses membranes, le muguet, les tumeurs, les troubles de secrétion (diminuée dans le diabète, augmentée avec sialorrhée dans les stomatites, la grossesse, le tabagisme) ; l'état de la langue : volume : glossite, macroglossie des tumeurs, couleur, enduit saburral (embarras gastrique.) *Le ptyalisme*, crachement de salive, s'observe comme réflexe aussi dans les rétrécissements organiques, etc. Les signes caractéritisques des *stomatites* sont les suivants : St. aphteuse : signes de la St. simple et petites plaques du volume d'une tête d'épingle ou d'une

lentille laissant après leur chute des ulcérations superficielles très nettes. St. Crémeuse (muguet): petits points se réu-
nissant par taches. Examen microscopique. Individus cachectiques et enfants dyspeptiques. St. diphtéroïde : taches rondes, jaunâtres avec aréole inflammatoire, dépôt membra-
neux. Impetigo concomitant: enfants. St. érythémateuse ·
muqueuse rouge, douleur cuisante; fétidité de l'haleine. St.
gangréneuse (noma) : plaque gangréneuse noire à la face interne de la joue. Adénite. Etat infectieux. St. saturnine : liseré bleu ou gris ardoisé de Burton, taches ardoisées des
joues. Notion professionnelle. St. scorbutique : gencives tuméfiées saignantes. St. tabagique : enduit blanc ; plaques
nacrées de la commissure des lèvres, érosions à la langue.
St. ulcéro-membraneuse: muqueuses rouge, avec vésicules et
ulcérations consécutives à bords décollés, le plus souvent
unilatérales et à gauche. Adénite et état général sérieux.
Parmi les *gingivites* citons : les G. diabétiques, précoces,
avec chutes de dents ; mercurielles, du phosphorisme, du
scorbut, du purpura hémorragique. Parmi les *glossites* citons
la glossite dentaire et la glossite syphilitique (langue par-
quetée ou indurée). La *leucoplasie* est caractérisée par des
squames que l'ongle soulève difficilement et des taches opalines. *L'herpès récidivant buccal* se voit presque toujours dans la syphilis après la période secondaire. *L'Hy-
droa buccal,* sosie de plaque muqueuse (Fournier) : petites
taches congestives avec vésicules ultérieures. Les *ulcérations
cancéreuses* ont leur siège sur la tumeur néoplasique et s'accompagnent d'écoulement ichoreux, d'hémorragies, d'adénopathie et de cachexie. *Les ulcérations tuberculeuses* ont un
caractère indécis, malgré le semis gris jaunâtre avoisinant
la tumeur ulcérée (s. de Trélat). Ulcérations du frein de la
langue de la coqueluche. *Le chancre syphilitique* se reconnaît à ses caractères habituels : unique, induré, accompagné
d'adénite. Les ulcérations et les gommes syphilitiques ne
présentent rien de spécial à cette région : elles se diagnostiquent par les renseignements du malade et les signes antérieurs ou concomitants. *Les parotidites* dans les oreillons
ou après les maladies infectieuses, sont faciles à reconnaître par la localisation en avant du lobule de l'oreille.

Bouchons de Dittrich. — On les retrouve au fon d

des crachats gangréneux, du volume d'un grain de millet et parfois d'un haricot. Ils sont composés d'acides gras solubles dans l'éther, d'hématoïdine, de graisse. (V. *Gangrène pulmonaire*).

Boulimie. — Exagération de sensation de faim. Physiologique (puberté, convalescence), pathologique (diabète, hyperchlorhydrie, cholémie familiale, neurasthénie, hystérie, idiotie, paralysie générale).

Bouton diaphragmatique.—Douleur obtenue par compression des insertions diaphragmatiques à deux travers de doigt de la ligne blanche et sur la dixième côte (s. de Guenau de Mussy).

Bradycardies. — Ralentissement des battements du cœur au-dessous de 60. Physiologique (Napoléon) ou pathologique. Dans ce dernier groupe se place la maladie de Stokes-Adam, pouls lent, permanent, bradycardie essentielle due à l'artério-sclérose du rein et à la sclérose rénale. Vaso-dilatateurs, café ; dans les crises, nitrite d'amyle, injection d'éther, respiration artificielle. Régime important ovolactovégétarien, sans tabac, surmenage, émotion, etc. Parmi les autres bradycardies, on peut citer celles qui relèvent de l'anémie, des convalescences, des lésions du cerveau ou du bulbe, des intoxications. Assez fréquentes chez les enfants nerveux, atteints de maladies infectieuses, d'états anémiques, de troubles digestifs, vers intestinaux. Si la bradycardie est symptomatique de la myocardite, repos dans le décubitus horizontal, injections d'huile camphrée, toniques, oxygène, etc.

BRIGHT (maladie de)·

Syn. Néphrite chronique. *Défin*. Affection caractérisée par de la néphrite à forme chronique et plus souvent scléreuse. *Anp*. Il existe des lésions interstitielles, vasculaires ou parenchymateuses aboutissant à une néphrite mixte diffuse. Néphrite à *gros rein* : *épithéliale* du type

subaigu, caractérisée par un rein pesant 300 gr. au lieu
de 130. La décortication de la capsule se fait sans peine;
au microscope, glomérules, tubuli contorti, doublés,
triplés de volume ; cellules ayant subi la dégénérescence
granulo-graisseuse ; les globules blancs, cellules conjonctives, etc., forment, par leur exsudation, les cylindres
hyalins. Tissu conjonctif, normal. *Néphrite interstitielle à
petit rein* rouge, atrophique (50 à 80 gr.), capsule adhérente ; section granuleuse et kyste vu à un faible grossissement, le tissu conjonctif semble étouffer les glomérules, les tubes sont au centre des granulations ; artério-
sclérose des vaisseaux. La néphrite mixte associe les lésions du parenchyme et du tissu conjonctif. La néphrite
saturnine est épithéliale. Théories : Début par le tissu
conjonctif interstitiel, artério-sclérose (Lancereaux, etc.),
cirrhose épithéliale systématisée (Charcot, etc.). Avec le
picro-carmin on reconnaît l'épithélium par ses cellules,
les cylindres hyalins par leur transparence (comme du
verre), les colloïdes par leur coloration jaune paille, (granuleux). ***Etiol. pathog.*** Intoxications, infections, artério-
sclérose. Peut succéder à une néphrite aiguë (scarlatine
surtout) ; goutte ; saturnisme ; syphilis ; parfois la cause
échappe. Les maladies infectieuses causent de la néphrite
aiguë, les autres causes provoquent la néphrite interstitielle. On attribuait les œdèmes à de l'hypoalbuminose
du sang, à l'hydrémie, à une paralysie des capillaires,
etc. L'explication pathogénique admise à l'heure actuelle
est celle de la rétention des chlorures de Widal, Lemierre
et Javal : expérimentation ; lait salé ; (Chauffard etc.).

Sympt. Débute par l'accélération du pouls 90, 100.
120. Tension artérielle modérée, râles d'œdème pulmonaire léger, fatigue générale accrue par l'abus de la
viande. *Petits accidents* du brightisme de Dieulafoy : pol-
akiurie par trouble d'excrétion vésicale (6 à 8 fois par
nuit) ; polyurie par trouble de sécrétion rénale, surtout
dans les variétés de type conjonctif prédominant ; doigt

et bras morts, bourdonnements d'oreilles, dureté de
l'ouïe, vertige de Ménière, démangeaisons (urée ?) ;
crampes, spasmes musculaires, épistaxis légères matuti-
nales, secousses électriques, signe de la temporale flexueuse et tendue. Les *œdèmes* constituent des signes importants du mal de Bright. Ils commencent par la face,
avec bouffissure des paupières, etc. ; œdème du poumon,
du larynx, des malléoles. A la période des œdèmes, on
trouve de l'albumine et des cylindres, la tension atteint ou
dépasse 22, le cœur est hypertrophié, bruit de galop ; éclat
diastolique. Les grands signes urémiques sont ensuite :
une céphalée intense, de l'angoisse cardiaque, des vomissements incoercibles. On distingue des formes d'urémie
dyspnéique (violent accès), cérébrale (épileptiforme, délirante, comateuse), etc. Grande épistaxis à tamponne-
ments ; hémoragies diverses, sueurs. Cheynes-Stokes ;
coma. Autres complications : angine de poitrine, amblyopie, rétinite albuminurique, etc.

Formes : *gros rein* : œdèmes, anasarques, épanchements des séreuses, céphalée, troubles visuels fréquents,
urines rares avec albumine et cylindres ; petits signes,
hypertrophie et bruit de galop du cœur, urémie rare.
Infections secondaires possibles : pneumonie, érysipèle,
etc. *Petit rein* : Marche lente. Œdèmes rares. Petits signes fréquents ; troubles cardiaques et d'hypertension
constants ; dyspepsie, urémie, hémiplégie, apoplexie.
Mixte : néphrite commune à types intermédiaires. Castaigne distingue trois variétés : *hydrurique*, cardio-arté-
rielle aboutissant à l'urémie et à l'asystolie ; *hydropigène*
avec œdèmes, terminaison par cachexie et *simple*, bénigne, sans signes cardiaques, sans œdèmes, sans urémie.
Autres formes décrites : albuminurique, hypertensive et
cardiaque. Voir à Néphrites les quatre grandes variétés
hydropigène, hydrurique, hypertensive et albumineuse
simple. On a récemment mis en relief l'importance
respective des syndromes chlorurémiques et azotémi-

ques. **Pron**. Variété épithéliale, dure un à deux ans ;. conjonctive : cinq à dix ans. La guérison est rare. La mort survient par hémorragies, lésions du cœur, du poumon, du cerveau. C'est l'urémie qui constitue le meilleur élément pronostique de certitude d'après Widal car une azotémie avec 2 gr. par litre de sérum est très grave. L'albuminurie ne prouve rien. Elle manque avec des lésions graves et elle est abondante parfois sans lésions sérieuses.

Diagn. Importance des petits signes, au début surtout s'ils sont réunis en grand nombre. D. des variétés hydropigène, hypertensive, hydrurique. Ensuite la tension artérielle, le bruit de galop, les œdèmes, l'examen des urines, la céphalée, les crampes, la dyspnée, la rétinite facilitent le diagnostic. Dans de nombreux cas, il est indispensable d'avoir recours aux procédés d'étude de l'insuffisance rénale : Toxicité urinaire (50 gr. par k. de lapin, Bouchard) ; perméabilité rénale (0.05 de bleu de méthylène en injection ; examen de l'urine toutes les demi-heures, début normal au bout d'une demi-heure; durée normale 35 à 60 heures) ; cryoscopie — 0.58 au lieu de, pour le sérum — 0.56. La loi de Raoult : l'abaissement du point de congélation d'un liquide en solution est proportionnel au nombre des molécules dissoutes dans l'unité de volume de dissolution. Voir Maladies des Reins pour l'étude de l'insuffisance rénale et Néphrites pour le diagnostic des variétés. Le chlorobrightisme se distingue de la maladie de Bright par les signes de la chlorose associés aux petits signes du brightisme. Les dyspepsies, l'asthme, l'emphysème, les maladies du cœur, la pleurésie, les troubles cérébraux ne doivent pas être confondus avec le mal de Bright. On ne saurait trop répéter qu'il existe des albuminuries transitoires, dans des circonstances multiples ; il ne faut pas plus les rapporter, sans signes nets, au m. de Bright, qu'une glycosurie passagère au **diabète.**

Trait. Régime déchloruré de Widal et Javal, mitigé. Le lait contient 1.50 de sel par litre. Pâtes, purées, sucre, viandes, crèmes, salades. Pilocarpine, iodure de sodium, calcium, théobrom'ne, diurétine, drastiques, révulsion locale, néphrine. Analyse d'urine mensuelle. Contre les grands accidents urémiques : saignée ; contre la dyspnée 0.04 d'ipéca et deux milligr. d'opium toutes les heures (Dieulafoy). Contre l'hypertension, diète, repos, hypotenseurs, saignée ; contre le symptôme de néphrite hydrurique, régime hypoazoté et hypochlorure ; contre la céphalée : sangsues et antipyrine : contre les vomissements urémiques : diète absolue. Peser les brightiques régulièrement et à la moindre menace d'hydratation, révélée par une augmentation de poids, cure de déchloruration. Prophylaxie : Scarlatine, froid et causes habituelles. *Voir Néphrites.*

BRONCHECTASIE

Sym. Dilatation des bronches. **Anp.** Ecoulement du pus à la section ; poumon de batracien de Trousseau. Types : ampullaire (le plus fréquent, avec variété sacriforme) ; cylindrique, moniliforme, en chapelet siégeant surtout aux bases, sauf pour les moniliformes ; les cellules, de l'épithélium, de cylindriques sont devenues cubiques ; les fibres musculaires lisses ont disparu : streptocoques ; m. pyogènes (b. pyogènes, fœtidus, etc.) **Etiol. pathog.** Succède à bronchite ou broncho-pneumonie surtout grippale. Dilatation par accumulation ou de sécrétion par la toux etc. à la manière d'une artère privée de sa tunique élastique. Hérédité, artério-sclérose, impaludisme, syphilis héréditaire. Cirrhose rétractile ou théorie pulmonaire de Corrigan ; théorie pleurale de Barth, théorie bronchique de Stokes, Cornil, Ranvier.

Sympt. Bronchorrée muqueuse, puis purulente, simulant la vomique par son abondance, 159 à 400 gr. ; répétée 2 ou 3 fois en vingt-quatre heures ; odeur fétide, tenace. Au repos, le liquide expectoré donne une couche supérieure aérée (graisse et divers cristaux), une couche moyenne muqueuse, une couche inférieure profonde, véritable purée verdâtre, riche en microbes, (saprogènes, anaérobies) et champignons (leptothrix, aspergillus). Hémoptysie par rupture vasculaire. Tout le matin, dyspnée légère. Dépression surtout à la partie moyenne et par sclérose postérieure. Matité à la percussion du poumon ; à l'auscultation, signes de caverne; souffle, gargouillement. **P.** Marche lente ; peut aboutir à des phénomènes toxiques, infectieux ou de consomption, dus à une hémoptysie.

Diagn. Expectoration abondante et fétide ; signes de caverne et hémorragie avec un état général assez bon. Le *D.* se fait avec les cavernes pulmonaires de la tuberculose (siège au sommet et s. concomitants), avec la gangrène pulmonaire (expectoration vineuse et odeur caractéristique). En pratique, la vomique et la bronchectasie ne peuvent pas être confondues. **Trait.** Il faut traiter les poussées, prévenir les infections associées, modifier l'expectoration, terpine, hyposulfite de soude, etc. La prophylaxie consiste à traiter les bronchites qui traînent trop longtemps, à faire de la gymnastique respiratoire et à combattre la cause habituelle de la bronchite. En chirurgie on cite quelques cas de pneumotomie, pneumothorax artificiel et thoracoplastie extra-pleurale, appliqués à la bronchectasie.

BRONCHES (mal. des)

(V. ex. de l'ap. respiratoire). Séméiologie. Les signes caractéristiques des bronchites sont les suivants :

Bronchite aiguë : Toux d'abord sèche; suivie ensuite d'expectoration muqueuse ou muco-purulente. Oppression à siège rétro-sternal. Percussion, sonorité normale ; auscultaion : râles d'abord secs, ronflants ou sibilants, puis humides, bulleux, sous-crépitants. Etat général peu grave.

Bronchite chronique : Toux moins fréquente : survenant par quintes, accompagnée d'une expectoration rare dans le catarrhe sec, muco-purulente ou séreuse dans la bronchorrée. Sonorité normale. Râles humides et divers.

Bronchectasie : Succède le plus souvent à la précédente; expectoration très abondante, puriforme, d'un vert sale, survenant surtout après les repas, percussion à son tympanique ou submatité ; auscultation : râles bulleux, gargouillement.

Bronchite fétide : se distingue de la précédente par l'absence de signes cavitaires et la présence de débris pulmonaires.

Bronchite capillaire : S. de bronchite et d'asphyxie ; dyspnée ; tirage épigastrique, pouls accéléré, fièvre ; sonorité normale : râles sous-crépitants en foyer au milieu de râles ronflants, sibilants, etc., disséminés. Très souvent les s. fonctionnels permettent seuls de faire le diagnostic, les foyers étant trop petits pour être entendus. La dyspnée du croup n'est pas aussi progressive, procède par accès avec symptômes laryngés. La dyspnée est en somme caractéristique de la bronchite capillaire.

Broncho-pneumonie : Dyspnée ; ailes du nez animées de battements rapides ; toux répétée et pénible. Fièvre. Percussion assez souvent normale ; auscultation : râles disséminés, râles en foyer, souffle. Si le *D.* est parfois hésitant entre la broncho-pneumonie et la bronchite capillaire, la rapidité d'évolution de cette dernière maladie permet d'être fixé au bout de deux ou trois jours ; si la mort ne survient pas dans ce délai, il s'agit de broncho-pneumonie.

Asthme : Début brusque, respiration ralentie ; survient surtout la nuit, sauf l'asthme des foins qui se distingue par sa périodicité, la saison, etc.

Coqueluche : Reprise inspiratoire et quintes caractéristiques. Bon état général le plus souvent.

Syphilis des bronches et de la trachée : Douleur et étranglement dans la région rétro-sternale, cornage, dyspnée voix conservée, larynx immobile dans la déglutition.

BRONCHITES

Bronchite aigüe. — *Déf.* Inflammation des grosses et moyennes bronches. *Anp.* Gonflement de la muqueuse, érosions, mucosités bronchiques, vascularisa.

tion, légère dilatation du cœur droit. **Etiol.** Bien que les causes de la bronchite : refroidissement, infections, etc., semblent agir sur la flore microbienne de l'appareil respiratoire, le rôle de chaque espèce microbienne est mal précisé. La bronchite se retrouve dans la rougeole, la grippe, l'asthme ; les bronchites des cardiaques, des brightiques sont des pseudo-bronchites (dyspnée urémique, congestion d'origine cardiaque).

Sympt. État général variable mais peu grave ; toux, expectoration muqueuse ou muco-purulente, oppression à siège rétro-sternal, sonorité normale et, dans la période de crudité, râles d'abord secs, ronflants (grosses bronches), sibilants (bronches moyennes), puis humides, bulleux, sous-crépitants. Inspiration rude ; expiration prolongée (période de coction). Chez l'enfant pas de crachats avant 6 ou 7 ans. Durée 2 à 3 semaines ; guérison habituelle ou chronicité, ou propagation aux petites bronches chez les enfants et les vieillards (catarrhe suffocant, bronchite capillaire). La bronchite des enfants peut être d'origine digestive. La bronchite syphilitique est fréquente au début de l'infection. Les bronchites professionnelles (poussières minérales ou végétales), les bronchites cardiaques et brightiques sont liées à leur cause.

Diagn. Avec la laryngite, la coqueluche (reprise inspiratoire), le croup ; dans certains cas encore, penser à l'hystérie, aux vers intestinaux. Traitement symptomatique banal : Révulsion, benzoate de soude, calmants de la toux.

Bronchite chronique. — Déf. Inflammation chronique de la muqueuse des grosses et moyennes bronches. **Anp.** Épaississement fibreux de la muqueuse ; ulcérations superficielles. **Etiol.** Succède à la bronchite aiguë ou est associée encore plus souvent à l'asthme, au brightisme, aux cardiopathies, à la tuberculose, à la goutte, aux intoxications par médicaments, vapeurs ou gaz.

Sympt. Toux moins fréquente, quinteuse ; expectoration rare dans le catarrhe sec, séreuse (crachats ayant la consistance de l'empois), ou muco-purulente (crachats verts, jaunes) dans la bronchorrhée. Respiration sifflante, sonorité normale, râles ronflants, sibilants, muqueux à grosses bulles. Inspiration prolongée et expiration de l'emphysème. Pas de fièvre, pas de troubles de l'état général. Marche variable. La maladie peut se compliquer d'emphysème, de lésions du cœur droit par gêne respiratoire, de dilatation des bronches, de pneumothorax par rupture de vésicules pulmonaires, de bronchite pseudo-membraneuse chronique (dyspnée, expectoration de membranes ramifiées de 2 à 10 centimètres de long et plus). En plus des causes de l'adulte, penser, chez l'enfant, à l'obstruction du nez, aux végétations, à l'adénopathie. *Diag.* : avec la dilatation des bronches (odeur et abondance de l'expectoration, signes cavitaires), avec la tuberculose pulmonaire, avec les congestions des cardiaques et des brightiques. Elle peut être associée à l'emphysème, l'asthme. *Trait.* se propose d'agir, sur la toux, sur la gêne respiratoire et sur l'expectoration. Inhalations. Eaux sulfureuses, et aussi Mont-Dore. Calmants, balsamiques, sulfureux. Hygiène générale. Enfants : huile de foie de morue, vin iodo-tannique ; chez les arthritiques : arsenicaux ; chez les cardiaques et les vieillards : toniques du cœur. Pas de sulfureux dans la vieillesse, de balsamiques chez les rénaux, d'iodures dans l'emphysème. Il faut respecter l'estomac, insister sur les inhalations d'eucalyptol et de goménol.

BRONCHITE CAPILLAIRE

Syn. Catarrhe suffocant. *Défin*. Inflammation des petites ramifications bronchiques avec signes de bronchite et d'asphyxie associés. *Anp*. Zones de tissu compact, non crépitant, atélectasié, connu sous le nom d'état fœtal (en arrière et aux bases). En avant et en haut, zones d'emphysème ; les parois dans le rameau intralobulaire sont infiltrées de cellules embryonnaires aux dépens des cellules cylindriques ; alvéoles voisins respectés.

Sympt. Début brusque au cours d'une autre maladie ; dyspnée extrême, ailes du nez animées de battements ; respiration 50 à 80 ; pouls 140 à 160 ; température 39 à 40 ; toux quinteuse ; expectoration au-dessus de 5 à 6 ans seulement ; sonorité normale, râles sous-crépitants fins, caractéristiques des lésions des petites bronches ; bruit de tempête (Récamier) ; asphyxie. La petitesse des foyers ne permet pas toujours de les entendre et les signes fonctionnels l'emportent sur les signes physiques. Evolution, 2 à 4 jours. Mort fréquente. Formes catarrhale, asphyxique et toxique (hyperthermique.)

Diagn. Le diagnostic doit être fait avec celui de la broncho-pneumonie. La bronchite capillaire a une marche plus rapide et fatale ; quand surviennent des poussées successives de dyspnée après 4 jours, il s'agit de broncho-pneumonie. Dans la bronchite capillaire, submatité et souffle ; dans la congestion pulmonaire il n'y a pas de dyspnée, l'état est moins grave ; granulie, croup, bronchite pseudo-membraneuse. ***Pron***. grave chez l'enfant comme chez le vieillard.

Trait. Isolement, ventouses, ipéca, strophantus, huile camphrée,(strichnine chez les vieillards) oxygène. Enfants : bains 35°, matin et soir, enveloppement de Heubner (eau de moutarde, 500 gr. de farine pour 1 l. 1/2 d'eau), 10 à 20 minutes, ou bain sinapisé, un seul par jour. Inhalations. Colloïdaux. Oxygène.

BRONCHITE FÉTIDE

Défin. C'est une gangrène des extrémités bronchiques. ***Anp***. Destruction de l'extrémité bronchique. ***Etiol. path***. Est le plus souvent secondaire ou causée par l'alcoolisme. ***Sympt***. L'odeur caractérise la bronchite fétide. Le pronostic est grave, l'asystolie étant fréquente. ***Diagn***.

Ne doit pas être confondue avec les rhumes, les abcès
de la plèvre, gangrène du poumon et la bronchectasie.
Dans la bronchectasie il y a des signes cavitaires et dans
la bronchite fétide des débris pulmonaires. *Trait*. Isolement, antisepsie pulmonaire et du milieu par le goménol,
l'hyposulfite de soude.

BRONCHO-PNEUMONIE

Déf. Inflammation du lobule pulmonaire. *Anp*. Le poumon ne s'affaisse pas à l'autopsie ; zone emphysémateuse
antérieure ; postéro inférieure, splénisation et hépatisation. Atélectasies latérales. Lésions de bronchite capillaire et lésions intralobulaires avec congestion, hépatisation, atélectasie et périartérite. Formes à foyers disséminés et formes pseudo-lobaires. Ces lésions évoluent vers
la suppuration, la sclérose ou vers la guérison. *Bactéri*.
Par ordre de fréquence : pneumocoque 38 °/₀ ; streptocoque 30 °/₀ ; bacille encapsulé de Friedlœnder et staphylocoques pyogènes 7 °/₀. Pluralité microbienne. Le
streptocoque domine chez l'enfant. *Etiol*. *Patho*. Fréquente avant 6 ans, cause 1/4 des décès d'enfants avant
un an, s'observe souvent aussi dans la vieillesse. Secondaire en général (rougeole, diphtérie, coqueluche, f.
typhoïde et grippe). Influences de la saison, de l'encombrement, de la contagion ; autres causes : refroidissement, corps étranger, etc.

Sympt. Il faut la découvrir au début, puis dyspnée
(30 à 50 respirations), battement des ailes du nez. Type
inverse de respiration expiratrice. Toux. Tirages sous-
sus-sternal. latéral. S. généraux : fièvre, pouls à 120, 130.
A début parfois par bronchite capillaire, la palpation et
les vibrations sont augmentées ; submatité à la percussion très douce ; à l'auscultation, râles sous-crépitants
secs, puis souffle ; déplacement des foyers, bruit de
friture ou râles fins, abolition du murmure vésiculaire.
Chez le vieillard : **toux, dyspnée, râles et souffles** ; dans

le catharre suffocant, dyspnée, expectoration rare, pouls petit, coma. **Pron**. Cause la mort comme complication de la diphtérie dans la proportion de 9 cas sur 10 ; la mort, (75 0/0 au dessous de 3 ans) peut survenir par asphyxie ; guérison complète ou adénopathie trachéo-bronchique. La maladie dure de 3 à 20 jours chez l'enfant.

Diag. A la suite d'une des affections citées à l'étiologie, la dyspnée et les signes variables de l'auscultation caractérisent la broncho-pneumonie. La bronchite capillaire elle, tue en trois ou quatre jours. La pleurésie et la pneumonie se diagnostiquent aisément par les S. physiques nets, unilatéraux et le début brusque ; dans la congestion pulmonaire, les S. généraux sont moins marqués. Dans la tuberculose, les lésions siègent au sommet : micro-polyadénie ; ne pas oublier que les cavernes pulmonaires son fort rares chez l'enfant. (Examen des crachats).

Trait. Chez l'adulte : ventouses, sinapismes, oxygène, huile camphrée, ipéca (?), nitrite d'amyle (Hirtz), colloïdaux. Chez le vieillard le danger est au cœur. Br. pneum. de l'enfant : changer l'enfant de position dans le lit, surtout au dessous de 5 ou 4 ans ; vaporisations continuelles ; alimentation légère, boissons abondantes à partir de 39°. Enveloppements froids avec 1/4 d'alcool ; ou env. d'Heubner, ou bains tièdes de 26 à 32° sans aucune contre-indication. Bottes d'ouate, quinine, benzoate de soude, alcool, oxygène, colloïdaux. Bains chauds chez les tout petits enfants et chez les vieillards. Bien traiter la convalescence. Quant à l'ipéca, souvent prescrit, il faut pour l'employer, et encore au début seulement, avoir la main forcée. Prophylaxie : isolement, antisepsie du nasopharynx, balnéation chaude.

Brown-Séquard (syndrome de). — Myélite hémilatérale avec hémi-paraplégie du côté correspondant à lésion médullaire et hémi-anesthésie opposée ou croisée ; s'explique par l'entrecroisement des fibres de la motilité au niveau du bulbe.

Bruits. — (*V. table des matières*).

Bryson (s. de). — Insuffisance, ampliation thoracique dans le goître exophtalmique.

BUBON

Peut être précoce ou tardif, est plus fréquent chez
l'homme que chez la femme. C'est une tumeur de volume
variable parallèle au pli de l'aine. La suppuration est
causée par des microbes pyogènes et le bacille de Ducrey, soit que le bubon ne devienne chancrelleux que secondairement, selon l'opinion de Straus, soit que le bacille arrive aux ganglions par voies lymphatiques. Les
cultures du sang gélosé de Besançon, etc. et des recherches toutes récentes admettent cette voie lymphatique.
Le pus est phlegmoneux dans le bubon chancrelleux. Le
pronostic est lié au tempérament et au nombre de ganglions intéressés. ***Tt***. Repos, applications humides, onguent napolitain (érythèmes), ichtyol, collargol. Quand
il y a suppuration, 1/2 cent. c. de benzoate de mercure
au 100ᵉ (NaCl). Nous employons la ponction capillaire le
plus souvent avec pansements compressifs ; injections
de sublimé ou de nitrate au 100ᵉ, vaseline iodoformée,
eau oxygénée, chlorure de zinc, eau chaude. S'il y a
phagédénisme, bleu de méthylène ou remplir la plaie de
goudron de hêtre 10 et sulfate de chaux 50 (Finger). Il
faut intervenir plus activement dans les bubons chroniques, râclage avec la curette, cautérisation au chlorure de zinc au 10ᵉ, suture des bords et du fond de la
plaie.

Burton (s. de). — Liseré gris bleuâtre des gencives,
dans le saturnisme.

CANCER DE L'ESTOMAC

Déf. Néoplasme du pylore, du cardia et des courbures de l'estomac. ***Anp***. Epithéliome, squirrhe, peut être
limité ou frapper l'estomac entier (linite plastique), can-

cer colloïde. Tumeur, plaque, ulcération, anneau soit
du pylore 75 o/° , soit du cardia 10 o/°, soit de la grande
et petite courbure 10 et 20 o/° ; au microscope, cellules
épithéliales altérées ; cellules conjonctives, colloïdes ;
hypertrophie de la tunique musculaire. Sessile, ou pédi-
culé. Généralisation par adhérences, par voie sanguine
ou lymphatique. Ganglions périgastriques, sous-pancréa-
tiques ; (g. douloureux du creux sous claviculaire (ganglions de Troisier). Il existe un cancer primitif ou secondaire. **Etiol.** Le cancer est rarement précoce ; en général
pas avant 30 ans. *Très fréquent* chez les hommes, (67 o/°)
de 50 à 60 ans. Influences de l'arthritisme, de l'hérédité,
du traumatisme (Boas), des lésions antérieures de l'estomac. Etiologie d'ailleurs à l'étude. (Microbes, causes d'irritation locale, etc.) Le cancer peut se greffer sur un ulcère.

Smpt. Début insidieux. Sensation de plénitude,
pyrosis, angiomes, tumeurs verruqueuses, taches pigmentaires, insomnie, crises de hoquet. Peut révéler sa
présence par une forte hématémèse. Puis surviennent
les troubles dyspeptiques douloureux ; douleur moins
vive que celle de l'ulcère ; *vomissements* alimentaires et
de toute nature, avec viande mal digérée (hypochl.), vomissements de sang 42 o/°, *marc de café* ou *couleur de
suie délayée dans de l'eau,* hémorragies latentes. Réaction
de Weber : cristaux d'hématine dissous dans l'acide
acétique, repris par l'éther : col. bleue avec de l'eau oxygénée et une solution de résine de gaïac. Réaction de
Meyer : Dilution étendue de très peu de matière dans un
tube à essai, on ajoute un peu de phénophtaléine de préparation toute récente et conservée à l'abri de la lumière
puis quelques gouttes d'eau oxygénée ; coloration rouge
immédiate. Selles noires du melœna (rappelant l'eau de
goudron). Tumeur perceptible dans 80 o/° des cas ; constipation, anorexie, dégoût de la viande, amaigrissement
progressif, état sérieux, anémie précoce, rapide, teint
jaune, cachexie cancéreuse caractérisée par la *coloration*

jaune paille de la peau, par une asthénie prononcée et, dans les deux ou trois derniers mois, par la *phlegmatia alba dolens*. La généralisation se manifeste par une *adénopathie sus-claviculaire* (Troisier) ou axillaire : les ganglions roulent sous la peau. L'hypochlorhydrie (ou même l'achlorhydrie) est révélée par la réaction de Gunzbourg et par celle du vert brillant ; recherche dans la 3e phase digestive d'Ewald (vert 0,18 °/₀₀ à 1 gr. ; jaune dans l'ulcère jusqu'à 3 et 4 °/₀₀). L'acide lactique, abondant, peut être décelé par la réaction d'Uffelmann ; la couleur bleue de la solution phéniquée à 4 °/°, étendue et additionnée d'une goutte de perchlorure de fer, devient jaune citron. Les urines sont hypochlorurées, phosphaturiques et azoturiques. L'urée diminue : 12 au lieu de 20. L'examen du sang mélangé avec du sérum de Hayem montre des plaques cachectiques formées par des granulations qui emprisonnent des éléments blancs. Hypoglobulie, un million d'hématies et leucocytose (7000 leucocytes). L'examen radiographique révèle une image lacunaire. Le cancer du pylore, le plus fréquent, détermine des vomissements de stase, des fermentations, des ondulations péritaltiques (sténose). L'ulcéro-cancer comporte une première période ulcéreuse parfois très longue (10 ans et plus). On distingue des variétés suivant le siège ou encore latente, fruste, ascitique, pleurale, pulmonaire. Complications : foie, péritonite, phlegmatia de Trousseau ; exceptionnellement fistule gastro-colique, cachexie cancéreuse, phlébite, septicémie, gangrène, coma par antointoxication. **P.** Durée 1 à 2 ans. Evolution en quelques mois, dans le cancer des jeunes, avant 30 ans. Dépend de l'état des orifices et de la sténose pylorique. **D.** Cette sténose et le *cancer du pylore* sont très importants à diagnostiquer. On peut sentir une tumeur à deux travers de doigt de la ligne médiane, côté droit et quatre travers de doigt au dessus d'une ligne horizontale passant à l'ombilic ; on note, avec le rétrécissement de l'orifice de la dilatation d'estomac, des vomissements de stase survenant quelques heures après le repas, des ondulations épigastriques, du clapotage et une cachexie précoce. On peut retirer ou obtenir par vomissement un liquide abondant, sale, saupoudré de grains noirs et d'une odeur spéciale qu'il faut avoir senti une fois pour la reconnaître utilement dans d'autres cas : c'est un signe pratique auquel l'auteur de ce petit livre ajoute une grande importance dans certain cas de diag. même précoce. Les cancers du cardia et de l'œsophage se confondent et sont difficilement accessibles. Le cancer des faces a une marche moins rapide. L'ulcère donne une douleur plus vive chez des sujets plus jeunes et l'analyse du suc gastrique est caractéristique ; cliniquement, le diagnostic peut être difficile quand l'ulcère fait de la périgastrite et que le cancer fait de l'hémorragie sans tumeur. En général, la tumeur est un signe de certitude. Quand elle existe il faut savoir si elle n'appartient pas au foie, au pancréas, à la vésicule ; si la tumeur n'existe pas, on peut penser à de la gastrite, à de la dilatation d'estomac, à l'ulcère. Les formes larvées et le cancer latent sont très difficiles à diagnostiquer. Un diagnostic précoce permet seul d'opérer à temps. Il peut être porté non sur un signe pathognomonique mais sur un ensemble de symptômes ou de procédés : réaction de Weber ou de Meyer, examen radiographique (lacune caractéristique, petit estomac, localisation), anachlorhydrie, 80 o/° ; albumine dans le liquide de lavage de l'estomac à jeun, ferments spéciaux (épreuve du tryptophan), examen des cellules, recherche du pouvoir antitrypsique qui est au dessus de la normale dans le cancér. *Tt.* Palliatif. Régime. Traiter la douleur, l'anorexie, les fermentations. Glace, etc. ; érythrol, fluoroforme, eau de chaux, injections fessières de 3 c. c. contenant 0.20 de quinine, alterner avec des injections en d'autres régions de 0.10 de cacodylate de soude ; condurango, morphine ; toniques. Radiothérapie. L'opération reste surtout indiquée dans les formes pyloriques ; elle est préparée par des lavages d'estomac et des injections sucrées. La pylorectomie donne les meilleurs résultats ; après l'opération, quinine et arsenic.

CANCER DU FOIE ET DES VOIES BILIAIRES

Syn. Autrefois squirrhe, stéatome, corps blanc. S'observe moins en clientèle qu'à l'hôpital. *Déf*. Néoplasmes malins de l'organe et des voies biliaires. *Anp*. cancer *primitif : massif* (foie ou lobe entier) forme alvéolaire ou trabéculaire du foie *clouté* ; cancer *en amande* au centre de l'organe avec zone périphérique saine ; variété d'épithéliome (Hanot) ; cancer *secondaire* : nodosités minuscules (taches de bougie), volumineuses (marron ou orange). Cancer des voies biliaires, épithéliome primitif de la vésicule ; tumeur sessile juxtaampullaire de Hanot pour le cancer de l'ampoule de Vater et du cholédoque. Le cancer du foie est le plus souvent un épithéliome ; peuvent se rencontrer encore le sarcome, l'adéno-cancer avec cirrhose, le mélanome (pigments analogues à ceux de l'iris, choroïde, etc.). *Etiol*. Primitif, un peu plus fréquent chez les femmes après 40 ans (alcoolisme, lithiase), chez les jeunes gens, sarcome primitif exceptionnel, chez les enfants (sarcome aussi). Secondaire, (estomac, intestin plus commun) s'observe plus souvent chez l'homme, au seuil de la vieillesse ; si ictère et ascite penser à l'adéno-cancer avec cirrhose, (Gilbert).

Sympt. : Cancer *secondaire* ; troubles digestifs, tension pénible de l'hypocondre, hypertrophie du foie avec bosselures inégales : *foie marronné*, frottements péritonéaux ; ictère plus ou moins prononcé (39 sur 91), ascite et dilatation veineuse (50 %), pleurésie droite par généralisation à travers le diaphragme ; *rate non modifiée de volume*, signe important qui distingue le cancer des cirrhoses. Le cancer secondaire est parfois une trouvaille d'autopsie. Il existe des formes dyspeptiques, douloureuses, fébriles, etc. ; les douleurs sont à peu près

constantes, violentes, irradiées. *Cancer primitif, massif* ;
rare, mêmes troubles digestifs, anémie, insuffisance hépatique (v. ce mot), foie hypertrophié (allant au dessous
de l'ombilic) lisse, sans bosselures, ligneux, sans ictère,
sans ascite; acholie; évolue en 3 ou 4 mois vers la cachexie
le coma et la mort. Adéno-cancer avec cirrhose : épistaxis, ascite, dilatation des veines sous-cutanées. Cancer des voies biliaires : vésicule ; inaperçu au début
puis troubles digestifs, douleur vésiculaire, ictère intense, moins prononcé dans le type hépatique. Dans le
cancer de l'ampoule de Vater : ictère par rétention, signe de Courvoisier Terrier (grosse vésicule), présence
de sang dans les selles. S'il y a cancer du cholédoque
et de l'ampoule : foie gros et vésicule distendue, perceptible. Dans toutes ces variétés cancéreuses, état général mauvais, maigreur progressive, adénopathie sus-
claviculaire, cachexie parfois avec fièvre. Complications
par généralisation cancéreuse. *P.* Durée 1 à 5 mois. Mort
par diarrhée ou phlegmatia.

Diagn. Peut rester latent ou faire penser au cancer
de l'estomac ; peut être masqué par la pleurésie, l'ascite.
Dans le cancer de l'épiploon, tumeur plus basse ; dans
celui du rein droit, tumeur très mobile pendant la respiration. Le cancer primitif peut être confondu avec les
cirrhoses (rate normale dans le cancer). Le mélanome
se diagnostique par des tumeurs mélaniques de la peau,
de la choroïde et par les urines noirâtres (avec acide nitrique). Le **Diagnostic** de l'adéno-cancer est facile chez
un sujet de 50 à 60 ans avec un foie hypertrophié, lisse
et régulier, une rate normale et un peu d'ictère ; plus
difficile avec cirrhose graisseuse. Le **Diagnostic** du cancer de la vésicule est délicat à cause de la lithiase coexis-
tante ; celui de l'ampoule de Vater se fait rarement : On
peut le confondre avec la cirrhose hypertrophique ou
avec une obstruction calculeuse, ou avec l'obstruction du
cholédoque par des glanglions néoplasiques. A citer

pour mémoire les congestions passives, les kystes hydatiques, le foie syphilitique ficelé, l'hépatite suppurée et la dégénérescence amyloïde du foie dans le diagnostic différentiel. *Trait*. Indications limitées. Chirurgie du cancer des voies biliaires. Ponctionner l'ascite. Calmer la douleur ; réduire au minimum les fermentations et les troubles digestifs. Condurango, injections de quinine, compresses échauffantes. Combattre l'insuffisance hépatique. Le pourcentage des décès opératoires est au moins d'un décès sur deux.

CANCER DE L'INTESTIN

Et. Vient comme fréquence après le cancer de l'estomac, du foie et du sein. *Anp*. siège : rectum (80 „/°) *S*. iliaque, côlon, cœcum et intestin grêle (sarcome). Epithéliome cylindrique, encéphaloïde, squirrhe. Le C. latéral est peu sténosant ; annulaire : squirrhe ou encéphaloïde ; l'intestin en amont est hypertrophié : en aval, atrophié. Rétrécissement cancéreux ; péritonite avec épanchement. *Sympt*. Alternatives de constipation et de diarrhée ; selles effilées. sanglantes, dysentériques ; *melœna* fréquent ; *ballonnement du ventre*, asthénie cachexie, tumeur ; complications : perforation. péritonite, hémorragie. Ascite rare. *S. fonctionnels : douleurs*, irrégularités des selles, vomissements, borborygmes. La tumeur est rarement perceptible à cause du météorisme. Le cancer du rectum (toucher rectal et rectoscopie) est d'ordre chirurgical ; le rechercher. Formes latentes ou f. débutant par occlusion. *Diagn*. facile, en dehors des complications qui peuvent le cacher : péritonite, épanchement. Le cancer du gros intestin aboutit presque toujours à l'obstruction et à l'occlusion : C'est un cancer sténosant. Le cancer du duodénum se diagnostique par sa localisation fixe ; celui du cœcum aussi et par la persistance de la tumeur après un purgatif. Le cancer de l'ampoule de Vater, à point de départ intestinal, biliaire ou pancréatique, est caractérisé par une tumeur saillante (épithéliome cylindrique) et par des ictères variables, mélœna, douleur, diarrhée intense. *Diagn.* précoce par la réaction de Weber. **Pron.** cachexie en deux ans s'il n'y a pas eu plus tôt occlusion ou perforation. *T.* palliatif, régime nourrissant sous un faible volume ; régulariser les fonctions et traiter les fermentations. Chlorate de soude. Chélidoine, quinine en injections. *T.* chirurgical : entérectomie avant la généralisation ganglionnaire ; après : anus artificiel, etc.

CANCER DU LARYNX

Etiol. et **Anp.** Causes habituelles du cancer et en outre tabagisme, arthritisme etc. entre 40 et 50 ans. Sarcome chez l'enfant et épithéliome chez l'adulte ; on distingue des épithéliomes marginaux et cavitaires ou encore des C. sus et sous-glottiques, de la corde vocale inférieure, C. total, C. en végétations disséminées. **Sympt.** voix *rauque*, enrouée (néoplasme cavitaire), toux également *rauque*, surtout dans le cancer intra-laryngé. gène *respiratoire* intense au début, puis continue avec cornage, à timbre dur, douleurs ; troubles de déglutition (néop. marginal), *dysphagie* croissante ; surtout dans la forme extra-laryngée, salivation abondante et fétide. A la palpation, l'organe peut être augmenté de volume ; le larynx est élargi ; placard dur, en carapace de homard. Examen laryngoscopique. **Pron.** De 1 à 3 ans, l'épithéliome intra-laryngé dure plus longtemps ; 1ʳᵉ période laryngée ; 2ᵉ respiratoire ; 3ᵉ cachectique. Quelquefois complications pulmonaires ou pleurales ; inanition. **Diagn.** difficile au début. Examen par procédés nouveaux ; tumeurs bénignes, sans troubles, papillomes surtout ; penser à la syphilis (traitement d'épreuve n'excédant pas une ou deux semaines), ensuite à la tuberculose avec infiltration ulcéreuse végétante, laryngite hypertrophique. **Trait.** La trachéotomie précoce assure une survie de plus d'un an. Palliatifs ; calmants avant les repas contre la dysphagie, pulvérisation, lavements alimentaires. Eau oxygénée, chloral, adrénaline contre les hémorragies, la suppuration, etc. Laryngotomie et au cas de grandes lésions, ablation totale du larynx, trachéotomie inférieure contre l'asphyxie.

CANCER DE L'ŒSOPHAGE

Etiol. Anp. Relativement rare s'observe surtout vers 60 ans, épithéliome pavimenteux surtout lobulé ou encore épithélioma pavimenteux à globes épidermiques de kératine encéphaloïde, squirrhe. Siège : le tiers moyen le plus souvent ; plaque ou tumeur unique, plus souvent primitif que secondaire. ***Sympt***. *dysphagie progressive* intermittente d'abord, puis permanente, des pseudo-vomissements. des régurgitations salivaires, salive sanieuse, vomissements de mucosités ; hoquet ; bruit de glou-glou ; altération de la voix et paralysie d'une corde vocale (n. récurrent), engorgement ganglionnaire. ***Pron***. fatal ; durée 1 à 2 ans ; mort par cachexie, tuberculose, perforation de la trachée et des bronches, annoncée par la toux et la suffocation ; communication avec la plèvre, le poumon, l'aorte. Complications : vasculaires, pulmonaires, nerveuses, trachéo-laryngées pleurales et péricardiques, périœsophagiennes. ***Diagn***. La dysphagie et l'âge facilitent le diagnostic. Tumeurs du voisinage : anévrysmes, ganglions, cancer du médiastin s'il s'agit de spasme ; début brusque, intermittence, terrain nerveux ; la syphilis, l'ulcère, les substances corrosives peuvent faire des cicatrices ; cancer par élimination. Cathétérisme prudent (débris de tumeur) utilisé aussi pour l'alimentation et la dilatation. Radium, œsophagoscopie, gastrostomie au début pouvant donner une survie de deux ans.

CANCER DU PANCRÉAS

Etiol. Anp. Surtout primitif — rare — 40 à 60 ans. Siège : surtout à la tête ; volume : œuf, poing ; généralisation rare ; au microscope type glandulaire, type excréteur. **Sympt.** Dyspepsie ; douleurs épigastriques profondes, irradiées aux lombes ; ictère, cachexie rapide. *L'ictère est progressif*, continu avec décoloration des selles ; foie gros, puis atrophié plus tard. Dilatation de la vésicule (loi de Courvoisier-Terrier) ; selles graisseuses mais non toujours ; viande mal digérée, glycosurie et ensuite insuffisance hépatique. Signes tardifs : tumeur et compression de la veine porte (ascite.) Le cancer du corps, assez rare, se caractérise par des douleurs qu'il faut distinguer des crises gastriques du tabès.**Pron.** grave. Mort par cachexie ou hémorragie. **Diagn.** Eliminer les ictères sans décoloration des fèces. Coliques hépatiques : vésicule rétractée, pas de cachexie, peu d'ictère ; cancer vésical, tumeur contiguë avec le foie ; cancer de l'ampoule de Vater : ictère, diarrhée intense. Seule l'opération, dans quelques cas, permet le diagnostic. **Trait.** opothérapie et fistule biliaire cutanée, morphine ; laparotomie dans le cancer du corps ; cholécystostomie dans le cancer de la tête.

CANCER DU POUMON

Etiol. Anp. Surtout secondaire (cancer du sein), moins souvent cancer abdominal (voie lymphatique ou veineuse : veine-porte, veine-cave) bloc ou *noyaux* près de la plèvre ; histologie variable ; sarcome, carcinome, épithéliome ; dans le cas de cancer primitif massif, tumeur encéphaloïde. **Sympt.** C'est assez souvent une trouvaille d'autopsie ; simple *dyspnée* par compression, rappelant la pleurésie ; *toux* sèche, d'autres fois point de côté très *douloureux*, amaigrissement, teint jaune ; *expectoration gelée de groseille* caractéristique, mais rare ; l'examen microscopique est plus utile. Hémoptysie, compression des organes du médiastin ; voussure thoracique, souffle, pectoriloquie avec égophonie, râles sous-crépitants. **Diagn.** Dans la tuberculose, absence de fièvre et de transpiration, examen des crachats, recherche des bacilles. S'il y a expectoration, éliminer l'in-

farctus, la gangrène ; examen microscopique ; compression du récurrent ; le diagnostic avec les pleurésies, tumeurs du médiastin, etc. exige la recherche des cellules
cancéreuses ; radioscopie. Evolution de 4 mois à 2 ans.
Trait. Analgésiques externes et internes. Contre les
hémoptysies : ventouses, sinapismes, ergotine, chlorure
de calcium ; les aspirations, *partielles* pour n'être pas
anémiantes, ne peuvent être refusées dans les pleurésies
cancéreuses. Toniques, etc.

CANCER DU REIN

Etiol. Anp. Epithéliome alvéolaire, adénome, sarcome au-dessous de 5 ans. Début lent. Hématurie fréquente, totale, spontanée, de durée variable : signes qui
la caractérisent bien. Les symptômes douloureux qu'on
peut attribuer à une colique néphrétique, sont excep-
tionnels et tardifs. Chez l'enfant : Palpation bimanuelle
de Guyon pour les épithéliomes : par des secousses on
obtient des ballottements analogues à ceux du fœtus.
Varicocèle par compression des veines spermatiques ;
ascites, œdèmes par gêne de la circulation abdominale.
Durée: épithéliome de l'adulte et sarcome 3 à 5 ans; sarcome de l'enfant plus rapide (quelques mois). **Diagn.** avec
tumeur du foie, rate, ovaire, tuberculose rénale, (caillots vermiculés, hématuries moins abondantes) calculs ; rechercher le rein malade. **Trait.** Néphrectomie
lombaire, curative au début, palliative ensuite, faisant
cesser pour un temps les douleurs (morphine) et les
hématuries (calcium, ergotine). Toniques, quinine.

Note relative à plusieurs cancers. — L'étude du cancer est en progrès réel. Son étiologie est très fouillée, le
traitement plus efficace. On arrive aussi à mieux voir la
lésion ou ses effets, grâce à la radioscopie, à l'endoscopie, à la biopsie. La réaction de fixation, la méthode des
précipitines paraissent d'une utilité discutable. A défaut
de substances spécifiques, d'autres substances méritent

d'être retenues à cause de leur importance diagnostique:
les isolysines et les antitrypsines ou lipoïdes. Les cancers inopérables bénéficient de la radiothérapie, de la ra-
diumthérapie et de la sérothérapie. On a employé avec
des succès variables l'atoxyl, la quinine, la cholestérine
et les préparations à base de chlore ; les injections de
trypsine ou de ferments combinées avec l'action des
rayons de Rœntgen, l'opothérapie, le corps thyroïde et
le thymus. Une combinaison d'éosine-sélènium (Wassermann) injectée à la souris fait preuve de nucléotropisme
(dépôt sur le noyau cellulaire, etc,) vis-à-vis des cellules cancéreuses. L'injection intraveineuse est inactive,
localement aurait une action curatrice nette. En raison
de la toxicité du sélénium, on a proposé le sélénium colloïdal. Enfin, sels de cuivre. Des sels de quinine nouveaux, en injections, sont très conseillés dans la plupart des cas en alternant avec l'arsenic (*voir C. de
l'estomac*).

CÉPHALÉES

Déf. Mal de tête. Chez les enfants il faut penser **en**
première ligne aux troubles digestifs ; pour Comby les
céphalées, dites de croissance, sont dyspeptiques ; elles
s'exaspèrent après le repos et occupent toute la tête ;
dans les céphalées nerveuses, les parents pensent trop
vite à la méningite ; clou, absence de signes concomitants ou d'étiologie nette ; les C. s'observent souvent
dans le rhumatisme, l'adolescence, la néphrite, l'anémie,
les intoxications (poêle mobile), les maladies des sens ;
œil (asthénopie accommodative), oreilles (otites), végétations adénoïdes ; le surmenage souvent invoqué est assez rare. Chez l'adulte, céphalée d'origine : sensorielle
(vision défectueuse, rhinite; etc.); nerveuse : neuro-arthritisme, hystérie ; la migraine simple est une névralgie
des branches méningées sensitives (trijumeaux). Hémicranie ordinaire avec hyperesthésie cutanée de la région;
la migraine survient par accès et par périodes ; l'obscu-

rité la soulage. Dans l'épilepsie la céphalée se rencontre avant ou après la crise ; dans la neurasthénie elle est occipitale ou en casque ; dans la syphilis, on peut la retrouver avec la roséole ou dans la 3ᵉ période avec ses caractères : nocturne, intense; dans la dyspepsie, le surmenage, la constipation diffuse ; la céphalée des grandes constipées méritent d'être retenue ; dans la méningite, là variole, elle est particulièrement intense ; dans la méningite cérébro-spinale elle est associée à la rachialgie ; dans la méningite tuberculeuse : fièvre, vomissements, etc. Dans la grippe elle est vive, frontale, occipitale et revient par les secousses de toux; dans le glaucome il importe de distinguer *sans retard* la tension douloureuse du globe. La cornée est terne, la pupille large et paresseuse. Les tumeurs cérébrales causent des céphalées aiguës à exacerbations nocturnes; la céph. de la fièvre typhoïde nocturne, et diurne, est sans caractère; les intoxications diverses (ox. de carbone, tabac, alcool) peuvent provoquer des céphalées, de même l'anémie, les diathèses, l'albuminurie, le diabète, la goutte, le rhumatisme. Enfin, la migraine ophtalmique est d'origine toxique ou arthritique, douleur oculaire, scotome brillant, hémianopsie latérale possible quelquefois ; la migraine ophtalmoplégique se diagn. par la paralysie oculo-motrice, unilatérale, transitoire et d'origine cérébrale. Les classifications sont nombreuses. On peut admettre des céphalées toxiques, nerveuses, par compression, d'origine réflexe, par anémie ou congestion, par diathèses, par croissance, par surmenage, etc. Le traitement doit s'adresser à la cause. Localement massage, liniments variés, etc.

CÉRÉBRALE (congestion)

Le public abuse de ce diagnostic, la congestion cérébrale proprement dite est plutôt rare. *Etiol. Active* ou par fluxion, elle est causée par l'alcool, une insolation, l'eau froide, la suppression brusque des règles, etc. ; *passive*, elle s'observe dans les affections cardiaques, les tu-

NOTE. — L'hypneural est un traitement nouveau de choix de la plupart des céphalées.

meurs, la strangulation, les efforts, les états infectieux, les maladies du poumon, du système nerveux et l'arthritisme. Dans la forme légère : lourdeur de tête, scotome, vertiges, bourdonnement, conjonctive injectée ; forme moyenne : dépression ou excitation; forme grave: véritable attaque épileptiforme ou d'apoplexie. Dans la forme légère, il faut penser aux vertiges de causes diverses; pour les cas plus graves, aux ictus de la paralysie générale, de l'hémorragie cérébrale, à l'épilepsie au coma urémique. Le **Pron**. est sérieux surtout dans les formes délirantes ou à cause des récidives. Le **Trait**. comprend celui *de la cause*, les applications froides sur la tête, sinapismes ou révulsion, bains de pieds sinapisés, la saignée ou les sangsues ; l'hygiène intellectuelle et morale et le régime.

CÉRÉBRALES (tumeurs).

Déf. Tumeurs produisant une compression nerveuse. **Anp**. Gommes syphilitiques : lésions des os, de la pie-mère, surtout à la base du cerveau. Tuberculose surtout dans le cervelet, points jaunes et quelquefois tumeur du volume d'une noix ; gliome, (névroglie) sarcomes, siège sur les méninges ; carcinomes secondaires, fibromes, lipomes, kystes, exostose de la base. **Etiol**. cancer, tubercules, syphilis, anévrysme, exostose, kystes.

Sympt. *forme diffuse : céphalée* persistante due à la compression par le liquide céphalo-rachidien hypertendu ou à la toxi-infection, vomissements, *convulsions épileptiformes*, paralysies, vertiges, hoquet, délire, photophobie, ralentissement du pouls (tumeur du bulbe au début) ; ralentissement respiratoire ou Cheyne-Stokes ; signes physiques : quelquefois augmentation de volume du crâne, souffles, *œdème papillaire* qu'il faut rechercher systématiquement ; papille rouge, avec parties blanches, soulevée ; artères modifiées ; cette lésion s'explique par une gêne de la circulation en retour du nerf (Parinaud) et non pas seulement comme on l'admettait avant, par une augmentation de tension du liquide céphalo-rachidien et par l'hydrocéphalie ventriculaire ; f. *localisée* : Troubles moteurs : paralysie avec contractures monoplégiques, épilepsie jacksonnienne avec localisation et aura : aphasie, agraphie ; hémichorée. strabisme, œdème papillaire. S'il y a hémiplégie alterne : protubérance ; démarche ébrieuse : cervelet. Troubles sensitifs : hémi-anesthésie et hyperesthésie. Troubles oculaires et auditifs. Troubles intellectuels : excitation ou coma (v. localisations cérébrales). **Pron**. moins grave, s'il s'agit de syphilis ou de tumeurs circonscrites opérables. Variable ; kystes, anévrismes, échinocoques peuvent disparaître, sinon, durée de 2 ou 3 ans et mort dans une attaque ou dans le coma.

Diagn. : basé sur céphalée, vomissements, vertiges, œdème papillaire, épilepsie jacksonnienne, paralysies limitées. L'hémorragie et le ramollissement débutent plus brusquement, les méningites de même et leur allure est plus rapide. Pour le diagnostic de la nature de la tumeur voir étiologie. Les signes sont très mobiles au cas de cysticerques et d'échinocoques (rémission). **Trait**. anti-syphilitique intensif pendant 1 ou 2 mois, calmants, ponction lombaire, trépanation ; indications : kystes hydatiques et sarcomes surtout.

Cervelet (tumeurs du). — Céphalée occipitale, vomissements, convulsions tétaniques des muscles, avec raideur de la nuque et opisthotonos (tête renversée en arrière). Signes de compression du bulbe, de la protubérance des nerfs crâniens, surtout du facial et de l'auditif (bourdonnements d'oreilles et surdité d'un seul côté) ; ataxie, vertige cérébelleux sans le signe de Romberg (voir ataxie) avec titubation ébrieuse. Le vertige de Menière s'en distinguerait par les lésions auditives.

CHANCRE SIMPLE

Syn. Chancre mou, chancrelle, ulcère vénérien. **Défin**. Affection locale, contagieuse par inoculation, auto-inoculable et causée par le bacille de Ducrey ou encore pyodermite ulcéreuse causée par un streptobacille. *Anp.* Ulcération infiltrée de cellules de pus et de cellules embryonnaires. *Etiol.* Contagion immédiate le plus souvent ; excoriation épidermique nécessaire. Est obtenu expérimentalement chez l'homme. La réinoculation peut être évitée par l'examen bactériologique. — *Bactériologie.* On étale avec soin, sans l'écraser, le pus obtenu par un raclage très léger du chancre. On se sert du bleu de méthylène ou de violet de gentiane, se colore aux deux bouts ; centre clair, bacille en navette, décoloré par le Gram ; on le trouve isolé ou groupé en amas, en chaînettes. La culture sur sang gélosé de Bezançon et Griffon demande 48 heures — chaînettes au fond du tube. On a pu inoculer avec succès à la paupière du macaque (Le Sourd).

Sympt. Incubation à peu près nulle. Au 2ᵉ jour rougeur, vésicule avec ulcération sous-jacente. En 4 jours chancre constitué avec bords *décollés, taillés à pic* ; spatule s'accrochant sous les bords pour les chancres superficiels ; fond anfractueux, purulent, jaunâtre, peau rouge à la périphérie, saignant facilement, douloureux et surtout à base non indurée, molle : chancre mou. Autres caractères importants : *multiple, auto-inoculable*, le chancre d'inoculation se montre dès la 12ᵉ heure. Dans la période de réparation qui succède à la période d'ulcération, le chancre devient bourgeonnant, plus rose, moins jaune, le pus est plus rare ; il est inoculable jusqu'à la cicatrisation ; cicatrice apparente. Le chancre siège chez l'homme surtout au niveau du frein qu'il perfore assez souvent, du bord du prépuce et de la rainure balano-préputiale. Les formes observées sont variables ; il faut connaître les formes en volet, en raquette, et feuillet de livre, etc. Cette évolution ne s'accompagne pas de pléiade ganglionnaire. Chez la femme, surtout au clitoris et aux lèvres. Il est plus rarement extragénital. On a décrit des variétés : folliculaire, herpétiforme, papuleuse, phlegmoneuse avec balano-posthite et phimosis. Complications : hémorragies dans le phagédénisme ou par ulcération de l'artère du frein ; érysipèle, phimosis, lymphangite, bubon. Bubon à la suite de causes variées (chancre mal soigné, fatigue, frottement) ; les streptobacilles gagnent la voie lymphatique et peuvent déterminer un bubon précoce ou tardif, parallèle au pli de l'aîne, développé du même côté que le chancre, rouge puis fluctuant, contenant un pus qui n'est pas nécessairement inoculable. Pour certains auteurs (Straus), le bubon ne deviendrait chancrelleux que secondairement, par contact externe du pus. Le phagédénisme est une terminaison grave du bubon. Bubon pultacé ou diphtéroïde, ambulant, décorticant, térébrant, avec mauvais état général, etc. La gangrène s'annonce par un point noir, souvent de la rainure ou de la couronne du gland, et reste assez limitée. Exceptionnellement se produit la gangrène foudroyante des organes génitaux, de Fournier.

Diag. Avec l'ecthyma : inoculation, bactériologie ; avec les ulcérations herpétiques à contour polycyclique, la spatule ne s'accroche pas aux bords ; avec le chancre syphilitique (bords taillés à pic, multiplicité, apparition précoce après le coït, polyadénite rare, sont des caractères cl. du chancre mou presque toujours suffisants ; recherche du bacille). Il arrive assez souvent en clientèle qu'un chancre mou devienne induré par les cautérisations ; les autres signes permettent le diagnostic (*v. chancre mixte*). **Pron.** Bénin en général ; penser toutefois aux complications possibles. Le **Pronostic** du bubon dépend du terrain, du nombre des ganglions pris et du traitement.

Trait. Bains 42 à 45°, *air chaud* même avec un simple thermo-cautère, pâte de Socin, chlorure de zinc, oxyde 10 gr., eau q. s. pendant 24 heures avec un petit tampon (Balzer), nitrate d'argent au 20ᵉ, phénol camphré, bleu de méthylène à 20 °/₀. Poudres : iodoforme, aristol, dermatol. Lavages eau oxygénée. Phagédénisme : irrigations chaudes, permanentes, bleu de méthylène 1 p. 500 ; teinture d'iode. Gangrène : débridement au thermo ; bleu de méthylène 1 °/, en poudre, irrigations chaudes, iodoforme. Repos, pansements humides chauds; toniques. Bubon : traitement abortif, onguent napolitain, alcool, etc. ; traitement médical : Injections de sublimé 1 °/₀, eau de benzoate de mercure. Ponction capillaire nitrate d'argent, sublimé au 2000ᵉ. Chlorure de zinc au 10ᵉ. (Mermet). *Traitement chirurgical* : anesthésie, curettage, suture des bords et du fond, pâte de Vienne, de Canquoin. Contre le bubon chancreux pur : caustiques. Contre les chancres phagédéniques : pâtes au chlorure de zinc et thermocautère dans la même séance.

CHANCRE SYPHILITIQUE

Syn. Chancre induré. *Déf*. 1ᵉʳ Symptôme d'infection locale d'origine syphilitique. *Anp*. Papule, infiltration du derme sous la forme d'une petite tumeur dure, cellules embryonnaires ; vaisseaux altérés jusqu'à la sclérose oblitérante ; lymphangite de voisinage. *Et*. Erosion épidermique nécessaire ; la contagion est possible sur toutes les régions. Siège ordinaire : organes génitaux ; localisations insolites : muqueuse anale, buccale ; chancres professionnels surtout aux doigts (médecins, blanchisseurs). Agent : tréponèma pallidum. *Bactér*. Recueillir une goutte de sérosité rosée et l'étaler en couche très mince ; les préparations (récentes) sont séchées par la chaleur ou l'alcool absolu (1/4 d'heure) ; on recouvre le frottis avec X gouttes de solution de Giemsa dans 10 cc. d'eau distillée non acide; on passe légèrement à la flamme et jusqu'à production de petites vapeurs ; laisser le colorant en contact pendant 15 secondes. Recommencer 4 fois ; la dernière pendant une minute. Laver, sécher, tréponème apparaît rouge foncé. L'ultra-microscope facilite

l'observation du tréponème et l'examen dans de bonnes
conditions : filiforme, contourné en spirale de tire-bou-
chon, il a la longueur d'un globule ; il est très mobile à
l'ultra-microscope. Le spirochœte refringens est bleu et
en général tous les autres spirochœtes sont moins on-
dulés et plus épais. Le tréponème se rencontre dans le
chancre, dans le sang et d'une manière variable dans les
viscères (syphilis héréditaire). La culture du tréponème
vient d'être découverte par Noguchi : fragment de reins
et de testicules frais de lapin normal dans 3 parties d'eau
et une partie de sérum, le tout protégé par une couche de
3 cm. d'huile de paraffine, le microbe étant anaérobie.

Sympt. Papule, ulcération lenticulaire *en couronne*
et non polycyclique, à bords non taillés à pic ; fond luisant, grisâtre ou rougeâtre à sécrétion insignifiante,
base cartilagineuse dure : *chancre induré ;* sur la peau,
bouton, puis chancre croûteux, indolore, cachant l'ulcération en godet caractéristique. *Unique* le plus souvent,
apparaît trois semaines après le coït infectant, quelquefois un peu plus tôt, quelquefois un peu plus tard. *Adénite
polyganglionnaire* pouvant survenir dès le 7ᵉ jour, indolente, à siège dans l'aine, l'aisselle ou le cou ; le ganglion
direct de Ricord (préfet de l'aine !) ou bubon satellite est
le plus gros à cause de la voie lymphatique directe. Ces
ganglions persistent pendant longtemps. Chancres de
l'amygdale, du mamelon, etc. Variétés : papuleuse, érosive, exulcéreuse ou suivant l'induration, superficielle,
fissuraire, lamelleuse, profonde, noueuse (Fournier).
Durée 2 à 5 semaines ; ch. du col de l'utérus dure moins
longtemps ; avec un traitement irritant persiste 2 et 3
mois. Réparation par cicatrisation. Phagédénisme et gangrène rares. **Diagn.** Basé sur sa forme en godet, à couronne nette, sur son fond rouge luisant, ne suppurant
pas, sur la polyadénite, sur l'absence de douleur, l'apparition relativement tardive (vers le 20ᵉ jour) et surtout
sur son induration. Herpès : peu ou pas d'adénopathie,

base molle, contour polycyclique, laisse des traces, se limite rapidement, sensation prurigineuse, érosions miliaires. L'examen bactériologique confirme le diagnostic.

De même pour le chancre mou dont les bords sont taillés à pic, spatule s'accrochant aux bords, suppuration, base molle, multiple, bubon, etc. Le chancre de la peau se diagnostique en enlevant la croûte après ramollissement préalable. Citons enfin le chancre acarien, les pustules d'ecthyma, certaines balanites et l'épithélioma à son début. **Pron**. En général atteinte moins grave avec chancre plus grave (Bouchard). La rapidité de la marche est un mauvais signe. Les chancres extra-génitaux sont les plus graves ; importance du terrain. **Trait**. L'incision n'a pas sa raison d'être, l'apparition du chancre dénote une infection établie. Atténuation du virus sur les singes inférieurs ; traitement mercuriel ou par les arsénicaux, néosalvarsan 0,90, 1,20, 2 jours après 1,20, 3 jours après la 2ᵉ inj. et 1,40, 4 jours après la 3ᵉ inj. Injections de biodure 10 jours par mois, pendant la 1ʳᵉ année (v. *syphilis*).

CHANCRE MIXTE

Déf. Coexistence des deux virus : chancre simple à streptocoque de Durey : chancre syphilitique, à tréponème. **Etiol**. Inoculation du chancre mixte d'emblée ou secondaire et mixte et, en ce cas, on distingue : le chancre simple syphilisé, le malade ayant eu un chancre simple et ne prenant la syphilis qu'après ; le chancre syphilitique chancrellisé, par inoculation secondaire du chancre mou. Evolution du chancre mixte : pendant 20 jours chancre simple ; ensuite prend au bout de ce délai de 20 jours quelques caractères de la syphilis ; l'induration p. ex., mais les signes du chancre mou dominent. S'il y a inoculation successive, les deux chancres se modifient et le syphilome reste le dernier, le diagnostic clinique est dans certains cas impossible, le chancre mou paraissant induré après un traitement irritant ; d'ailleurs aucuns signes ne sont pathognomoniques dans le chancre mixte ; cependant, la pléiade ganglionnaire plaide en faveur de la syphilis et la multiplicité des chancres en faveur du chancre simple ; auto-inoculation permise s'il y a certitude que le malade n'ait pas contracté la syphilis, mais le diagn. est facilité par l'examen bactériologique et la recherche du bacille de Ducrey et du tréponème.

CHARBON

Syn. Pustule maligne ; anthrax malin, œdème malin. **Déf**. Maladie causée par la bactéridie charbonneuse de Davaine, bacillus anthracis. **Anp**. Pustule fibrineuse contenant peu de leucocytes et des bactéridies ; propagation aux ganglions riches en bactéridies, plaques intestinales, furonculeuses ; bactéridies dans les capillaires de la rate, du foie, des reins ; dans le sang qui est altéré (hématies agglutinées, globules blancs en plus grand nombre). **Bactériologie**. Bâtonnets à extrémités coupées carrées ; par culture : filaments non ramifiés mais s'enchevêtrant : les spores se développent dans les filaments. Le bacillus anthracis est immobile, n'est pas décoloré par le Gram, est *aérobie* et se cultive bien ; virulent (septicémie du cobaye), chauffé à 42° s'atténue et prend des qualités vaccinantes (Pasteur). **Etiol**. Spores emportées par les vers de terre dans les champs maudits ou pacages où sont enfouis des animaux morts du charbon. Les spores sont introduites avec les aliments (herbe etc.) et il faut qu'il y ait ulcération pour que le charbon soit inoculé. Chez l'homme, l'influence professionnelle est manifeste : cultivateurs, bouchers, équarisseurs, mégissiers, cardeurs de laine. Et l'infection se fait par la peau (pustule maligne) ou par les voies digestives, plus rarement par une piqûre de mouche.

Sympt. Incubation de quelques heures à 8 jours, accident local le 1ᵉʳ chez l'homme. Pustule maligne, siège surtout au cou, à la face, à la main. Débute par une *tache* rouge prurigineuse, puis vésicule phlycté-

noïde gris bleuâtre qui se rompt, forme une croûtelle sur
fond rouge ou *aréole inflammatoire*, (de Chaussier), croûtelle jaune, puis *noire* d'où le nom de charbon à base escha-
rifiée et indurée. De *nouvelles vésicules* se forment en cercle *autour* de la vésicule centrale; œdème malin, lymphangite et phlébite superficielles, peu de fièvre au début, pas
de douleurs, ou, au contraire, vers le 4ᵉ jour, plutôt dans
les cas foudroyants ; nausées, vomissements, fièvre élevée, pouls irrégulier, prostration, cyanose caractéristique, mort en 4 à 10 jours, par syncope ou coma. Plus
rarement, l'infection a lieu par le tube digestif : c'est le
charbon *viscéral* ou interne à forme gastro-intestinale,
légère ou grave, avec vomissements, diarrhée sanguinolente, pouls très faible et cyanose. La forme *pulmonaire*,
causée par des poussières contenant les spores (trieurs
de laine) se manifeste surtout par une expectoration gris
noirâtre, sanguinolente, de la dyspnée avec contriction
de la base du thorax; et de la cyanose. **Diagn**. de la pustule repose sur la couronne des vésicules ; la notion
étiologique et la recherche bactériologique peuvent être
utiles ; le diagnostic du charbon interne est plus difficile et il est souvent trop tard quand on voudrait faire
un ensemencement ou une inoculation. L'œdème malin,
mortel, donne une tache brune au point d'inoculation si
l'on touche à l'ammoniaque. L'anthrax, le choléra à
chancre intestinal ne peuvent être confondus avec le
charbon. **P**. Durée 6 à 12 jours, mort fréquente, guérison possible sans immunité **Tt**. Injections d'acide phénique au 50ᵘ, iode, sublimé, cautérisation, sérum anti-
charbonneux. Charbon interne : teinture d'iode et colloïdaux. Prophylaxie : enfouissement profond des animaux, désinfection des produits industriels suspects.
Vaccination. La sérothérapie n'est active que dans les
premières heures.

Cheyne-Stokes (Dyspnée de). — De pronostic fâ-
cheux, ce rythme respiratoire comporte trois phases évo-

luant en une minute : 1ᵒ inspirations amples et profondes ;
2ᵒ inspirations courtes et superficielles ; 3ᵒ apnée avec
thorax immobile, pendant 15 à 30 secondes.

CHLOROBRIGHTISME

Chlorose et artério-sclérose associées ; combinaison
de la chlorose et de l'artério-sclérose. **Signes** : Ceux de la
chlorose : coloration jaune cireux, palpitations, essoufflement, dyspepsie, souffles cardiaques et vasculaires,
hypoglobulie qualitative surtout, troubles de menstruation ; ceux du brightisme : pollakiurie, crampes, doigt
mort, céphalée, albuminurie, cryesthésie, épistaxis, œ-
dème. Hypoazoturie ; rein insuffisant. Rétention chlorurée ; influence du régime carné. Hypertension. Régime
lacté alternant avec le régime végétarien. Hygiène, repos,
frictions, cacodylate de fer, sels de calcium ; surveiller
les médicaments en raison de l'élimination rénale insuffisante.

CHLOROSE

Syn. Cachexia virginum (*v. anémie*). **Déf**. Anémie spéciale : semblant héréditaire (tuberculose ascendante) chez
les jeunes filles à la puberté ou vers 16 ans. Théories : Infection, auto-intoxication, théories hématique, ovarienne.
Anp. Hypoplasie artérielle. Globules altérés dans leurs
dimensions et leurs formes. **Et**. Intoxications, misère, surmenage « tuberculose sous roche » (Landouzy). Prédisposition organique ou familiale (Hayem). **Sympt**. Début
lent ; fatigue, faiblesse, vertiges, palpitations, dyspepsie.
Pâleur, coloration *jaune verdâtre de la peau* ; visage couleur *vieille cire*, traits mal dessinés, yeux cernés, œdème
malléolaire, souffles anorganiques extra-cardiaques et
vasculaires à maximum méso-systolique ou au niveau de
l'artère pulmonaire ; ce dernier souffle augmenté par le
décubitus ; pouls vibrant, bruits de rouet, *de diable*,
constipation ; urobilinurie ; aménorrhée, dysménorrhée,
ménorrhagies, lypothymies, hystérie, anorexie, gastral-

gie ; fièvre dans les cas graves. Le sang, à l'examen, est fluide ; hématies peu ou point diminuées mais altérées, leucocytes altérés, albumine. L'examen du sang n'est pas pathognomonique. Formes : dyspeptique, tuberculeuse, syphilitique. Complications : tuberculose, néphrite, hémorragies, thromboses vasculaires possibles dans les infections. **Pron.** Disparaît souvent, après le mariage ; l'aménorrhée n'est pas un signe défavorable. **Diagn.** Eliminer les fausses chloroses ; **Diagn.** avec tuberculose pulmonaire, rétrécissement mitral, albuminurie ; l'albuminurie dans la chlorose est rare, penser à de la pseudo-chlorose s'il y a de l'albuminurie. Les hémorragies de l'ulcère, de cause utérine ou par hémorroïdes, peuvent parfois donner le change. **Trait.** Régime ; hydrothérapie, cure d'altitude ; injections de sels arsénicaux : fer, oxalate et carbonates (dragées Carbonel) ; hémoglobine, sérums hémopoïétiques. Opothérapie ovarienne ; mariage.

Chlorurémie. — Les néphrites avec œdèmes et albuminurie abondante (hydropigènes), peuvent aboutir à la chlorurémie ou rétention chlorurée. Elle est mise en évidence par un chiffre de chlorure de sodium de l'urine inférieur à la normale, par la pesée quotidienne, par la comparaison des chlorures ingérés et des chlorures excrétés, par le régime achloruré qui augmente l'élimination des chlorures. Ce régime déchloruré améliore les œdèmes, les troubles digestifs, oculaires, bronchitiques, respiratoires (Cheyne-Stokes).

CHOLÉMIE FAMILIALE

Syn. Tempérament bilieux des anciens. **Déf.** Caractérisée par la coloration de la peau, la bénignité des symptômes d'insuffisance hépatique et par un excès de bilirubine-dans le sang (1/15.000° au lieu de la moyenne 1/36.000°.)

Et. path. S'observe surtout en clientèle, avec son caractère nettement familial ; très fréquente chez les orientaux et les israélites. C'est une infection biliaire **atténuée,** qu'il faut dépister et soigner pour prévenir des complications hépatiques plus sérieuses. D'après des acquisitions récentes relatives à l'ictère hémolytique, tout ictère congénital ou familial ne serait pas nécessairement d'origine biliaire. Comme pathogénie : inflammation biliaire des petites veines portes. **Sympt.** coloration jaune foncé de la peau des muqueuses ; mélanodermie, teint de créole, teint de *mulâtre* ; les yeux sont entourés d'un cercle noir (lunette pigmentaire), masque cholémique (Bouchard, Gilbert et Lereboullet) ; parfois transitoire, sous des influences mécaniques, physiques et chimiques. Prurit. Urticaire alimentaire ou médicamenteuse, Glycosurie accidentelle. La xanthodermie respecte les muqueuses. Insuffisance du foie et de la rate, légère ou variable; signes gastro-intestinaux, constipation, hémorroïdes ; bronchites, pleurésie, rhumatismes biliaires, hémorragies, migraine ; hyperexcitabilité nerveuse et musculaire; bradycardie ; neurasthénie. Réaction de Gmélin pour le sang ; ictère acholurique. La recherche de l'urobiline (*v. ex. des urines*), confirme le diagnostic. Réaction de Riva. **Diagn.** Basé sur la notion familiale et la présence d'urobiline dans les urines. Le *Diagnostic* avec l'ictère hémolytique exige l'examen du sang avec le réactif de Papenheim ; on doit rechercher la résistance globulaire. **Pron.** Symptôme peu grave mais indiquant une faiblesse hépatique dont il faut tenir grand compte pour l'hygiène des cholémiques. **Trait.** Régime : aliments hydrocarbonés, éviter la charcuterie, conserves, poissons de mer, fromages faits, épices. Benzoate et salicylate de soude. Boldo, urotropine, calomel, opothérapie biliaire réellement efficace (Biléyl. Sphéruline Montcourt.)

CHOLÉRA.

Déf. Maladie épidémique causée par le bacille virgule de Koch. Le choléra nostras a pour cause le colibacille **Anp.** Choléra asiatique, indien. Taches violettes et noires des cadavres ; grains riziformes et taches de l'intestin (psorentérie) ; lésion des reins, de la rate, du foie, amaigrissement extrême, membres repliés, peau sèche et fièvre après la mort. ***Bactériol.*** Bâtonnet mobile recourbé en virgule, avec un cil à chaque extrémité, se décolore par le Gram ; vibrion dans les selles cholériques et surtout dans les grains riziformes ; ensemencement dans liquide de Metchnikoff, sol. de sel alcoolique 5 gr., peptone 10 gr., gélatine 20 p. 1.000. Temp. : 37°, voile composé de spirilles au bout de 4 heures et colonies opalescentes bleuâtres, reproduisant sur agar des vibrions de Koch. Culture et réaction du *choléra roth* rosé par addition d'un cent. cube d'acide chlorhydrique (réaction de l'indol), agglutination par sérum des vaccinés ou des chlolériques ; phénomène de Pfeiffer : les cobayes neufs vaccinés avec un vibrion conservent une immunité de trois mois étendue à tous les vibrions cholérigènes. Vaccination antitoxique non curative ; sérum. ***Etiol.*** Grandes épidémies de 1832, 1849, 1853, 1866, 1879, 1884, 1892, (France) 1906 (Nord) de l'Europe ou foyers épidémiques dans l'Inde et l'Indo Chine. Origine hydrique (cas de Hambourg). La contagion suppose un milieu déjà infecté. Agents de propagations : *déjections* surtout, mouches, vêtements, linge, eau de boisson. Les infections cholériformes ou *choléra nostras* causées par le colibacille préparent la voie au choléra asiatique ; pour certains auteurs ce seraient des vibrions cholériques vrais, atténués. Le choléra provoque en somme une intoxication, une déshrydatation et de l'urémie par rétention toxique.

Sympt. Incubation de 40 heures environ. Quelquefois diarrhée intense ne durant pas : choléra avorté, sinon, diarrhée prémonitoire, gastro-entérite, *selles riziformes* séreuses, raclure de chair ; coliques, crampes musculaires, anurie, vomissements bilieux, après cette période qui dure un ou deux jours, pouls petit ; période d'algidité, abaissement de la température, cyanose et collapsus, choléra bleu des enfants ou blême des vieillards. *Réaction*

qui peut être favorable ou défavorable. Complications :
néphrites, artérites, etc., etc. **Pron**. Mortalité dépassant
60 %, par épuisement ou sidération. Formes légères
(cholérine), sèches c.-à-d. sans évacuations, foudroyantes.

Diag. Bacille : culture (Voir plus haut), diarrhée ; à
distinguer avec f. typhoïde et dysenterie. Le choléra
nostras peut susciter le choléra indien ; dans le choléra
herniaire, suppression des selles, vomissements fécaloïdes ; dans les intoxications, pas de selles riziformes et
vomissements précédant la diarrhée. Prophylaxie : cordon sanitaire, police, quarantaine, nouveau régime de
1896, isolement et surveillance des contaminés, etc.
Trait. *Grandes injections de sérum*, de colloïdaux ; frictions chloroformées ou alcoolisées, iode, acide lactique
10 gr., élixir parégorique, Champagne, cognac, rhum,
lait glacé, opium, bains ; surveiller la réaction (sinapismes et sudorifiques) et le régime dans la convalescence.
L'entourage doit éviter les purgatifs, exagérer les précautions hygiéniques d'usage, prendre de la limonade lactique laudanisée, etc. Désinfection des vases et objets sa-
lis par les déjections : sulfate de fer au 8ᵉ, acide sulfurique au 100ᵉ. Pour le choléra infantile : V. entérites et
diarrhées. Vaccination de Haffken (Virus atténué puis
exalté).

CHORÉE DE SYDENHAM

Syn. Danse de St-Guy. **Défin**. Affection du système
nerveux caractérisée par des mouvements désordonnés,
involontaires, de la face et des membres. **Anp**. mal connue. Lésions diverses d'origine cardiaque. Les corps
spéciaux de Jakowenko dans le noyau lenticulaire ne
sont pas caractéristiques. **Etiol. pathog**. Atteint surtout les enfants de 6, 12 ou 15 ans ; les filles deux fois
plus souvent ; hérédité similaire ou plutôt nerveuse ; arthritisme ; influence des émotions, de l'anémie, de l'irritation, surtout des maladies infectieuses, du rhumatisme

(très nette), de la grossesse. On n'admet plus la théorie
de l'embolie cardiaque ; pour Joffroy, c'était une maladie d'évolution ; névrose de croissance (Comby), théorie rhumatismale (Roger) ; la théorie infectieuse est mieux
admise — avec terrain arthritique.

Sympt. Début habituellement lent et progressif ;
douleurs vagues, douleurs choréiques des membres
(Weil), premières grimaces ; puis troubles *d'incoordination des mouvements volontaires*, mouvements
arythmiques, étendus, illogiques ; à la face : grimaces,
mobilité extrême des traits, projection de la langue avec
bruit de claquement ; mouvements des yeux, bégaiement,
parole saccadée, sommeil agité ; aux membres supérieurs,
commence par les doigts, ensuite gesticulation, maladresse ; aux membres inférieurs, moins pris, se traduit
par la marche du pantin ; *sautillements*, parfois véritable
folie musculaire diminuée. Excitation électrique conservée ; force musculaire diminuée ; reflexes diminués,
troubles de sensibilité exagérés ou diminués. Etat général peu atteint, sauf chez les dégénérés et dans les cas
très graves. Les troubles cardiaques sont fréquents : choc
du cœur, souffles extracardiaques de 10 à 15 ans : lésions
organiques, surtout mitrales vers 8 ans ; association avec
chlorose et idiotie à puberté. Pas de fièvre ; une maladie
fébrile peut « résoudre le spasme ». Complications :
arthropathies, endopéricardites, lymphangite, mort subite. Formes : quelques grimaces et un peu d'agitation
des doigts. La chorée congénitale est associée à des phénomènes spasmodiques des membres et à l'idiotie. La
chorée *molle* avec flaccidité des membres, est vite curable. L'état de mal ou même de la chorée grave aboutit,
avec de la fièvre, au coma. La *chorée électrique* de Dubin
est caractérisée par des conctractions brusques, rythmiques ; elle est très grave et ne dure que quelques mois.
La *chorée de Henoch-Bergeron* de l'enfant, moins grave,
secousses rythmiques, troubles gastriques et la chorée
fibrillaire de Morvan sont des myoclonies ; celle de

Hutington est chronique d'emblée chez l'adulte ; chez le vieillard elle atteint progressivement les facultés intellectuelles. La chorée *gravidique* ne présente rien de particulier ; il y a eu une première attaque en général dans l'enfance et la guérison se produit après l'accouchement. La chorée *variable des dégénérés*, de Brissaud, est caractérisée par des alternatives *brusques* d'augmentation et de diminution des symptômes. *P.* Assez bénin ; durée de 1 à 3 mois ; récidive dans un tiers des cas ; une première attaque au dessous de 10 ans en peut faire redouter une autre à la puberté ; des troubles mentaux annoncent des formes graves.

Diag. Tremblements toxiques et hystériques : réguliers, rythmés et à petites oscillations ; hémichorée et chorée athétosique, secondaires d'affections cérébrales à allure moins lente ; myoclonus multiplex : face respectée; maladie des tics : mouvements plus coordonnés: chorée hystérique, ressemble beaucoup à la chorée ordinaire ; ch. molle, peut faire penser à la paralysie infantile (fièvre et début brusque), Voir ci-dessus le diagnostic des formes. *Trait*. Salicylate, antipyrine 2 à 4 gr., arsenic ; hydrothérapie, suggestion, gymnastique rythmée ; alitement absolu très efficace, dans les cas graves, avec ou sans séjour dans l'obscurité. Eviter le froid et la mer. Penser à la chorée de la syphilis héréditaire. Arsenic, dans les cas graves, liqueur de Boudin 1 gr. et plus par année d'âge ; antipyrine dans les cas légers, salicylate de soude et surtout *aspirine* ; glace dans la région précordiale, contre les complications cardiaques ; quatre injections hebdomadaires de 0,20 de salvarsan (ou néosalvarsan), dans les cas graves.

CIRRHOSE DU FOIE

Déf. (étym. : roux) La cirrhose hépatique ou sclérose est l'envahissement du foie par le tissu conjonctif à l'état adulte avec altération des cellules nobles. Nombreuses classifications : depuis la description de la cir-

rhose de Laennec en 1819, cirrhoses partielles ou générales ; primitives ou secondaires, isolées ou associées
(Dieulafoy); cirrhoses simples avec prolifération conjonctive primitive : cirrhoses compliquées, l'altération
des glandes précédant la formation conjonctive (dans
ce dernier cas, cirrhose des maladies générales et du cancer). Arbitrairement, mais d'une manière pratique, on
peut distinguer deux grandes classes : cirrhoses hépatiques et cirrhoses biliaires, ou encore cirrhose atrophique,
type Laennec, et cirrhose hypertrophique, type Hanot.

Cirrhose atrophique de Laennec. — Cirrhose biveineuse (commence au niveau des veinules portes et
sus-hépatiques). *Anp*. Foie petit (moins de 1000) inégal,
roussâtre, à granulations quelquefois larges et aplaties
(foie clouté) formées par les éléments glandulaires en-
serrés par le tissu conjonctif. Au picrocarmin les cellules hépatiques sont jaunes et le tissu sclérosé est rose
A la coupe, le foie crie sous le couteau ; périhépatite,
péritoine à vascularisation secondaire, les veinules portes et veines sus-hépatiques sont lésées mais non les
canaux biliaires ; néphrite interstitielle, hypertrophie de
la rate. Le liquide ascitique est clair, citrin, albumineux
(15 gr. par litre environ), densité 1,012. *Et*. Alcoolisme
et auto infection intestinale, l'influence du vin sulfaté
(Lanceraux) est indéniable ; quelquefois bière. C'est la
lésion hépatique qui cause l'ascite (Chauffard) ; elle a
donc une origine plutôt mécanique et non inflammatoire. Peut avoir d'autres causes : syphilis, tuberculose,
cholémie, artério-sclérose.

Smp. parfois précirrhose, signes préascitiques :
anorexie, douleurs à l'hypocondre droit; *foie petit* dès le
début quoiqu'on en ait dit ; (*V. note.*) dès le début aussi
rate hypertrophiée ; troubles gastro-intestinaux, constipation habituelle, hémorroïdes, urines rares, denses,
hyperacidité urinaire, urobilinurie, hypo-azoturie,

Note. — Un petit foie peut donner le phénomène du glaçon épigastrique, perçu en lachant brusquement la paroi : sclérose et ascite libre.

glycosurie alimentaire, élimination intermittente du
bleu de méthylène, acholie pigmentaire, cholémie,
teint oriental ; xanthélasma ; météorisme précoce (les
vents précèdent la pluie) ; sérum à réaction de Gmélin ;
prurit, hémorragies, idées mélancoliques ; l'atrophie du
foie se produit par atrophie de la cellule hépatique :
matité 7 à 8 cent ; à la période d'état, en plus des signes
ci-dessus : *ascite* avec tympanisme abdominal, ventre de
batracien (le malade étant couché) ou ventre en besace
(le malade étant debout), circulation collatérale par
veines portes accessoires, dilatation veineuse. Liquide
10 à 15 litres, avec tension jusqu'à 30. Signes cardio-
vasculaires, pouls veineux, souffle systolique, insuffisance tricuspidienne et hypotension artérielle 10 à 12 ;
hémorragies diverses ; nœvi. Cachexie cirrhotique. Terminaison par anémie séreuse, urémie hépatique, ictère
grave, tuberculose, pneumococcies, péritonites, autres
complications possibles : abcès du foie, hépatotoxémie,
hémorragies graves (purpura, hématémèse), péritonite
souvent tuberculeuse, association fréquente avec cirrhose. Castaigne insiste sur la triade classique et sur les
urines urobilinuriques (leucine, tyrosine), sur le météorisme avec douleur hépatique et l'âge. La cirrhose est
apyrétique. Durée : 2 ans en moyenne. **Pron**. grave.

Diagn. Basé surtout sur l'atrophie du foie et l'hypertrophie de la rate : penser à la péritonite chronique, au
cancer du péritoine, au foie cardiaque, à la cirrhose
atrophique, paludéenne, etc., à la cirrhose hypertrophique (v. ce mot), à la pyléphlébite, à la maladie de Bant
(splénomégalie et anémie dès le début). C'est la péritonite
tuberculeuse, (empâtements, masses épiploïques) qu'on
confond le plus souvent avec la cirrhose de Laennec. (*V.
péritonite tuberculeuse*). **Trait**. Le lait « ou la mort » ; lait
cru, paracentèse ; ventouses, pointes de feu, vésicatoires,
iodure s'il n'y a pas d'amaigrissement et de tuberculose,
ce qui est rare. Toniques, purgatifs, diurétiques, autosé-

rothérapie. Héliothérapie très utile en raison de l'association fréquente de la tuberculose ; air de la campagne ;
opothérapie ; cure de lait et de raisin. Chirurgie : crée des
voies de dérivation. La laparotomie précoce a une valeur
curative et diagnostique ; on se propose de détourner par
le système cave le sang hépatique en attachant l'épiploon
à la paroi (omentofixation). La paracentèse abdominale
est souvent indiquée et ne présente pas la moindre difficulté ; le lieu d'élection de la ponction resté classique se
trouve à l'union du tiers externe et des 2/3 externes, de la
ligne qui va de l'ombilic à l'épine iliaque antéro-supérieure.
Castaigne conseille pour diminuer l'hypertension portale, les injections d'eau bouillie (45°), etc.

Cirrhose hyperthrophique. C. de Hanot. *Défin*.
Groupe assez disparate, caractérisé par un gros foie et
l'ictère ; lésions principales portant sur les canalicules
biliaires. Les classifications sont arbitraires, puisque
l'infection peut avoir une origine vasculaire ou biliaire
et déterminer des formes variables. D'après Gilbert, on
distingue, à l'heure actuelle, la cirrhose hypertrophique
de Hanot, la cirrhose biliaire hypersplénomégalique, la
cirrhose microsplénomégalique, la cirrhose par obstruction ; la cirrhose paludéenne, la cirrhose alcoolique biveineuse ; la cirrhose hypertrophique graisseuse pigmentaire, la cirrhose des diabétiques et de la dégénérescence amyloïde. ***Anp***. Le processus débute par la
cellule hépatique et les canaux biliaires (cirrhose vascu-
culaire et intralobulaire) ; foie 2 à 3 kilos et plus, peu
mamelonné et granuleux, gris verdâtre ; ne crie pas
sous le couteau ; périhépatite ; veines portes moins
épaisses que les canaux biliaires. L'angiocholite et la
périangiocholite fibreuse dominent ; dans la cirrhose
atrophique, c'est la lésion biveineuse. Hypertrophie de
la rate, plus de 500 gr. et des reins, péritoine épaissi.
Et. Hommes de 20 à 30 ans surtout. Alcoolisme, impaludisme, tuberculose, syphilis, infections biliaires diverses.

Sympt. Début insidieux, cholémie familiale, troubles digestifs suivis d'ictère catarrhal. *L'ictère* est le premier grand signe ; souvent il est seul ; matières non décolorées. Urines biliaires contenant moins d'urée, toxicité faible, ni albumine, ni sucre. Elimination normale du bleu de méthylène (hyperactivité hépatique) et opsiurie (urines abondantes loin des repas). *L'hypertrophie du foie* dépasse la ligne ombilicale est le second grand signe ; l'organe est dur, lisse, régulier ; *l'hypertrophie de la rate* qui peut descendre au-dessous de l'ombilic est le troisième grand signe, souffle splénique. Pas d'ascite, pas de dilatation des veines sous-cutanées superficielles. Inversion du rythme, colorant urinaire, opsiurie de Gilbert et Lereboullet, élimination tardive de l'urine. Boulimie. Dyspnée et toux ; souffles cardiaques systoliques, congestion des bases pulmonaires. Artères et coagulation du sang normales (Milian), sérum positif au Gmélin ; anémie intense, beaucoup de polynucléaires, adénomégalie ; crises fébriles variables ; rhumatisme biliaire ; ostéo-arthropathies, altération de la nutrition chez les enfants surtout (Gilbert et Fournier). Rechercher les signes d'insuffisance urinaire (v. cirrhose précédente). Les autres cirrhoses biliaires sont également caractérisées par l'ictère, la double hyperthrophie du foie et de la rate, l'absence d'ascite et de développement de la circulation collatérale. On distingue des formes hépatospléniques, hépatiques, spléniques, atrophiques, sans signes de C. de Hanot, sans ictère (Lereboullet), avec ascite (Debove). Chez l'enfant, foie peu volumineux, rate énorme, hypertrophie des phalanges et des épiphyses des os de la jambe. Chez les nouveau-nés, ictère progressif ; chez les adolescents, aspect hippocratique des doigts, saillie des poignées et cou-de-pied, genoux énormes. Chez les vieillards, forme hépatique. Evolution lente, aiguë, indéfinie (Gombault) 3 à 10 ans ; mort très souvent par ictère grave. Crises 1 à 2 semaines ; se terminant par une po- alyurie bondante. La cirrhose alcoolique, hypertrophi-

que est la plus curable des cirrhoses par hyperplasie compensatrice

Pronost. Basé sur les 3 grands signes décrits. **Diagnostic** avec cancer du foie, du pancréas, ictère prolongé,
colique hépatique, paludisme, abcès du foie, syphilis
hépatique, lithiase biliaire, cirrhose de Laennec (v.
plus haut), foie amyloïde, kystes hydatiques, diabète
bronzé. **Trait.** *Régime important* : lait, pâtes, purées,
etc., antisepsie biliaire et intestinale, *urotropine pure*.
Benzoate, calcium, calomel ; pointes de feu ; héliothérapie, vie en plein air. *Vichy et Pougues* ; Chatel-Guyon,
Carlsbad ; cirrhose lithiasique : chirurgie ; cirrhose
syphilitique et cirrhose paludéenne : traitements spécifiques. Traiter les hémorragies par les agents habituels, en se souvenant de la moindre tolérance d'un
foie insuffisant pour les médicaments même peu toxiques.

CŒUR ET DES VAISSEAUX (maladies du)

Pour l'étude des organes de la circulation on distingue
des méthodes : statiques, pour la forme, la grandeur et la
position des organes, percussion et radioscopie surtout
applicables aux anévrysmes de l'aorte et aux épanchements
péricardiques ; cinématiques, pour les mouvements des
mêmes organes avec procédés graphiques : sphygmographe,
électro-cardiographe, surtout applicable aux arythmies ;
dynamiques, pour connaître la grandeur des forces en présence.

Examen du cœur. — *Auscultation* : Nous résumons
ici les bruits normaux du cœur, dont les foyers d'auscultation sont les zones apexienne (pointe), basilaire, sternale et
xyphoïdienne. A la pointe, on entend un premier bruit systolique dû à la contraction du ventricule gauche et au claquement des mitrales ; le second dû au claquement diastolique des sigmoïdes de l'aorte : au niveau du 2e espace intercostal droit : premier bruit dû à la propagation du bruit du

ventricule et à la dilatation aortique ; second bruit dû au claquement des sigmoïdes et des valvules pulmonaires. **Au niveau du 2e espace intercostal gauche** : premier bruit dû à la propagation du bruit ventriculaire et au passage du sang dans l'artère pulmonaire brusquement dilatée ; second bruit dû aux sigmoïdes et aux valvules pulmonaires. A la région xyphoïdienne : premier bruit dû à la contraction des valvules tricuspides et à celle du ventricule droit ; second bruit dû aux valvules pulmonaires. Cet ordre auscultatif s'appelle *l'auscultation en croix.* Pour l'auscultation des bruits pathologiques rechercher chaque foyer d'auscultation et suivre chaque zone de propagation, région axillaire pour le foyer mitral, clavicule droite et sternum pour le foyer aortique, etc. Dans le rétrécissement *mitral,* souffle diastolique et roulement présystolique à la pointe, dédoublement diastolique, frémissement cataire. Dans le rétrécissement *aortique,* à la base souffle systolique propagé en haut et à droite; dans l'insuffisance aortique, souffle dans le 2e espace intercostal droit, diastolique, se propageant le long du sternum. Dans l'insuffisance *tricuspidienne,* souffle systolique à l'appendice typhoïde ; dans le rétrécissement de l'orifice *pulmonaire,* souffle systolique, à gauche du sternum. Donc, le foyer mitral est à la pointe, le foyer aortique dans le 2e espace·intercostal droit, le foyer pulmonaire dans le 2e espace gauche, le foyer tricuspidien est sternal (5e espace). Le bruit de galop mitral ou tricuspidien comprend deux brèves et une longue (hypertension, néphrite). Le bruit de caille ou de rappel du rétrécissement se compose d'une longue et de deux brèves. Les bruits de râpe, de cuir neuf, de frottement péricardique ne sont pas synchrones aux contractions cardiaques. Le bruit de rouet de diable, de moulin s'entend en auscultant les jugulaires au sthétoscope. Le souffle crural est dû au retour du sang vers l'orifice aortique insuffisant. Il importe, pour les souffles, de rechercher le siège maximum et de se rendre toujours compte du sens de la propagation de ces souffles. Les souffles cardio-pulmonaires extra-cardiaques, mésosystoliques sont produits par appel d'air dans une languette pulmonaire. Disons enfin que l'insuffisance mitrale avec rétrécissement se diagnostique par un souffle systolique et présystolique à la pointe, l'affaiblissement du second bruit aortique, l'accentuation du 2e bruit pulmonaire.

L'insuffisance aortique avec rétrécissement par les souffles systolique et diastolique au foyer aortique. L'asystolie, aboutissant des maladies du cœur, se caractérise par l'irrégularité, la faiblesse des contractions cardiaques et du pouls, par de la dyspnée allant jusqu'à l'asphyxie, par des œdèmes plus ou moins généralisés, par une congestion viscérale de la stase veineuse et par des urines rares et chargées de sels.

Palpation : Un point fixe : abouchement de la veine cave inférieure dans l'oreillette droite. La pointe du cœur bat normalement suivant l'âge dans le 4ᵉ (enfants) ou le 5ᵉ espace intercostal gauche. Dans la mensuration du cœur par le procédé de Constantin Paul, on repère le bord droit du cœur, le bord supérieur du foie, par percussion parallèle à l'axe du tronc et la pointe du cœur. La palpation permet d'étudier le choc de la pointe, les ondulations anormales, les vibrations, battements, expansion d'anévrysmes, frémissements cutanés, battements épigastriques, etc.

Percussion : matité absolue à la percussion pratiquée en partant du centre ; percussion forte pour les bords droit et supérieur ; percussion par dépression latérale de Rosenthal-Pic ; percussion palpatoire d'Orsi-Grocco. Matité de l'aorte 4 cent. au-dessus de la base. (Voir symphyse cardiaque et péricardite etc.) *Signes caractéristiques des principales maladies du cœur.* (*V. ex. des malades et v. table des matières pour développements et signes*). *Endocardites* : 1ᵉʳ bruit voilé, arythmie, quelquefois souffle, tachycardie : oppression, fièvre. œdèmes, albumine, embolies ; à rechercher dans le rhumatisme ; endocardites infectieuses, typhoïdes. *Péricardites* : sèche : frottements sans-isochronisme, frémissement, lenteur de retrait de la pointe ; frissons, dyspnée, palpitation, douleurs précordiales, ou irradiées, pâleur ou cyanose. Tachycardie, avec épanchement : voussure précordiale, matité en brioche : Atténuation ou disparition des bruits qui semblent profonds, frottements ; bruits réapparaissant si le malade se penche en avant. *Myocardites* : arythmie, bruits sourds faibles, oppression : diagnostic par exclusion des deux précédentes. Hypertrophie cardiaque. Pouls vibrant ; pointe déviée et abaissée vers la gauche ou la droite (battements épigastriques et matité plus étendue). 1ᵉʳ bruit éclatant, 2ᵉ bruit accentué, quelquefois bruit de galop. Dans la dilatation, le pouls est plus faible, plus irrégulier, mal frappé. La *tachycardie* essentielle *paroxystique* a un début brusque, plus de 200 pulsations. La *maladie de Basedow* présente en plus de sa tachycardie, des palpitations, une augmentation de volume du corps thyroïde et de l'exophtalmie. Les cardiopathies *val-vulaires compensées* se caractérisent, à l'auscultation, par les signes que nous venons de donner au début de ce chapitre. Rétrécissement mitral : chlorose, brightisme, épistaxis; insuffisance mitrale : congestions viscérales, teint coloré; affections aortiques : douleurs précordiales, pouls bondissant et défaillant, teint pâle, vertiges. En règle générale, dans le traitement préférer toujours les digitales et le strophantus de marque (Intrait Dausse, pandigitale Houdas, strophantus de Catillon.)

Examen des artères : A la vue : flexuosités anormales, danse des artères (avec signe de Musset et pouls amygdalien, de l'insuffisance aortique), pouls capillaire unguéal par pression.

A la palpation digitale : pouls du nouveau-né 130 ; à 5 ans 100, à 15 ans 74 à 75. Bradycardie pouls lent (40 p. ex.) ; tachycardie : pouls rapide ; intermittence vraie ou fausse (1 pulsation interrompue) ; pouls, bigéminé (1 pulsation interrompue après deux pulsations); pouls trigéminé, alternant; pouls paradoxal, plus faible à l'inspiration (symphyse, croup, etc). La palpation est simple (p. classique) ou unguéale.

Au syphymographe : le dicrotisme normal est caractérisé par une ondulation sur la ligne de descente ; ce rebondissement du pouls correspond au moment où les valvules sygmoïdes de l'aorte se ferment. Ce dicrotisme s'exagère dans la fièvre (typhoïde p. ex.). Le tracé du rétrécissement mitral est de faible amplitude ; celui de l'insuffisance aortique donne un crochet aigu au sommet de la ligne d'ascension.

A l'auscultation des artères on peut distinguer le ton artériel double, le double souffle crural, etc. On a voulu étudier le mode de réaction du système artériel à une excitation thermique (modifications de volume du membre de Romberg et Müller ; glace au pli du coude dans le procédé de Josué et Paillard, basé sur la loi de Marey.) On a utilisé aussi l'épreuve du nitrite d'amyle qui fait tomber les pressions artérielles chez les artério-scléreux. Toutes ces épreuves, ainsi que la recherche de l'hypertension elle-même, ne peuvent — ce qui est déjà bien — que nous faire prévoir l'avenir des artères ; leur réaction actuelle reste inséparable de la force du cœur, de l'état des artérioles et de la viscosité sanguine.

La tension artérielle a pris une importance considérable en médecine générale : elle est d'une application pratique capitale, (médecine thermale en particulier). L'hypertension peut être partielle et ne s'applique qu'à un territoire artériel ou temporaire, comme dans la colique de plomb, ou enfin per-

manente, comme dans l'artério-sclérose, la néphrite, l'hypertrophie du cœur, etc. Le rapport des tensions et de la diurèse, celui des tensions et de la viscosité sanguine commandent toute cure thermale des adultes de 40 ans environ et au
dessus de cet âge.

A Pougues, comme médecin consultant, cette question me
paraît capitale ; à un autre point de vue, elle n'est pas négligeable pour les eaux moins chargées en principes, comme
les eaux oligo-métalliques. Dans cette dernière cure d'eau, cure
de lavage, il est indiqué de diviser le volume de l'urine, évaluée
en litres, par la pression différentielle évaluée en centimètres de mercure. Quotient normal, 0.25 ou 1/4 de litre de rendement quotidien par centimètre de pression différentielle ; avec
0.20 et 0.15 il y a hypofonction par sclérose ou atrésie rénale.
La cure doit être également suspendue pour un temps variable, si la tension maxima Mx. coincide avec une élévation
marquée de la tension minima Mn.

La tension *maxima* est *systolique*. La tension *minima*
est *diastolique*. Cette dernière correspond à la fin de la
diastole ventriculaire.

Les sphygmomanomètres donnent la première pression.
Dans le *Potain*, l'artère est écrasée par une boule élastique
remplie d'air ; normale 16-18 ; hypertension : 20 à 30.

L'appareil de *Riva-Rocci*, plus précis, se compose essentiellement d'un brassard de 12 cent., d'une soufflerie pour
injecter de l'air jusqu'à suppression du pouls et d'un manomètre qui indique la pression artérielle. C'est le meilleur
appareil pour la pression maxima Mx. *Pachon* préfère à cette
méthode vibro-palpatoire la *méthode oscillatoire* qui indique
la pression diastolique Mn., comme la pression systolique et
par suite la *pression différentielle*. Pour utiliser l'oscillomètre de Pachon, le brassard étant en place, on arrive au chiffre 20 à l'aide de la pompe. La pression est abaissée de centim. en cent. par action sur une vis ; entre chaque chute,
et jamais pendant qu'on appuie sur la vis, il faut presser sur
le séparateur pour observer les oscillations. Dès que les
oscillations ne sont plus égales, on lit la 1re pulsation différentiée : c'est la pression maxima. Faire tomber la pression,
pendant qu'on étudie les grandes oscillations ; la première
oscillation plus faible correspond à la pression minima, il y

a lieu de se défier de la surestimation de la tension systolique qui peut dépasser 40 °/₀. L'hypertension diastolique, bien indiquée par le Pachon, peut être causée par la diminution de calibre des artères, leur dureté, les compressions, les œdèmes, la diminution de la perméabilité rénale ou l'augmentation de la viscosité sanguine.

Le Pachon donne surtout la pression diastolique ; la pression systolique, fournie par l'appareil est moins exacte que dans la méthode palpatoire. Grâce au procédé de Lian qui utilise le Pachon avec deux brassards distincts pour le bras et l'avant-bras, les deux méthodes oscillométrique et palpatoire sont réunies dans un même instrument. Le sphygmo-signal de Vaquez fonctionnant automatiquement, est enfin à citer.

La formule sphygmomanométrique est en moyenne de 11 à 13 1/2 pour Mx et 7 à 9 1/2 pour Mn. Au point de vue diagnostic, si Mx dépasse la normale en même temps que Mn, il s'agit le plus souvent d'artério-sclérose, d'hypertension sans lésions graves. Si Mn est abaissée, il y a insuffisance aortique. Plus la formule s'éloigne de la normale, plus le pronostic est sérieux. Chez un malade qui a eu Mx 21 et Mn 12 etc., si Mn monte à 14 ou 15, le pronostic est grave et fatal, si Mn monte à 18, car s'il se produit une diminution de Mx, cette diminution n'est pas concordante et s'écarte de la formule normale ci-dessus.

Examen des Veines. — A la vue : turgescences localisées : tête de méduse de la cirrhose, gonflement inspiratoire. Au palper : pouls veineux de la jugulaire causé par un courant rétrograde ; arrêt simple dans le pouls veineux physiologique, la phlébographie permet, par les tracés, l'étude des pulsations veineuses. Au palper on note aussi les cordons phlébitiques, le frémissement dans les veines du cou, chez les chlorotiques. Enfin, à l'auscultation, souffle et murmure veineux, bruit de galop veineux de la jugulaire (Josué, etc.). (*V. Ex. du Sang*).

CŒUR (Dilatation, hypertrophie, rupture du)

Dilatation et hypertrophie. — L'hypertrophie compensatrice commence la première, habituellement par surmenage du cœur ; la dilatation se produit ensuite

par diminution de la contractilité du ventricule. **La**
dilatation existe seule dans le cas de surmenage aigu
n'ayant pas permis le développement de l'hypertrophie
ou encore par gêne de la circulation en rapport avec
le ventricule droit. **Etiol.** Les maladies des reins, des
vaisseaux, des valvules, la grossesse, les causes toxiques, nerveuses ou autres de suractivité cardiaque
forment l'étiologie de l'hypertrophie du ventricule gauche. La dilatation et l'hypertrophie du ventricule
droit sont produites par des affections chroniques du
poumon, par le rétrécissement de l'orifice pulmonaire,
par les lésions du cœur gauche, par la dilatation
d'estomac, la lithiase biliaire, etc. **Anp.** Dans l'hypertrophie excentrique existe un élargissement des cavités : l'hyper. concentrique est secondaire. L'hypertrophie
généralisée ou *cœur de bœuf* diminue la fermeté de l'organe qui dépasse de beaucoup le volume du poing et le
poids moyen de 300 gr. (soit 4 à 700 gr.) ; la dilatation
du cœur droit est plutôt transversale. Il s'agit d'une hypertrophie et non d'une multiplication des fibres musculaires. Dans la *dilatation*, dégénérescence granulo-graisseuse.

Sympt. Dans l'*hypertrophie*, après un début insidieux
avec des palpitations, on note à l'inspection: une voussure
précordiale notable, la pointe bat dans le 6ᵉ, 8ᵉ espace
avec une certaine violence ; à la palpation choc en coup
de marteau ; à la percussion, matité plus étendue ; à
l'auscultation, bruits sourds, étouffés, cliquetis métallique du 1ᵉʳ bruit (Laennec), le second bruit retentissant.
Pouls vibrant, régulier. Le malade sent battre son cœur ;
il est congestionné, parfois avec yeux injectés, bourdonnements d'oreilles, mouches volantes (Signes de pléthore). Dans l'hypertrophie brightique, bruit de galop :
1ᵉʳ bruit précédé d'un bruit diastolique par afflux du
sang, soit le rythme à 3 temps (2 brèves et 1 longue) qui
rappelle le galop du cheval. Dans l'H. partielle du v.
droit, les bruits s'entendent surtout à droite du sternum.

S'il y a une forte participation du foie et de l'estomac, le bruit de galop est xyphoïdien avec s. de dilatation du cœur droit. Dans la dilatation, la matité est augmentée dans le sens vertical (ventricule gauche), horizontal (ventricule droit), la pointe est abaissée à droite (ventricule gauche) ou à gauche (ventricule droit) ; claquement des sigmoïdes pulmonaires, bruit de galop ou même de rappel ; pouls petits. **Diagn.** avec péricardite (épanchement), pleurésie (épanchement), palpitation, anév. de l'aorte. L'hypertrophie se distingue de la dilatation par la force du choc cardiaque, la fermeté du pouls et l'absence de stase pulmonaire ou hépatique. **P.** Bénin dans la grossesse, certaines affections valvulaires (hypert. providentielle), dans l'adolescence. S'il y a sclérose, (asystolie, urémie) le *P.* est grave. **Trait.** Hygiène. Repos physique et moral. Bromures, iodures, Cratægine, hypotenseurs dans la dilatation, régime, traitement de l'estomac, purgatif drastique, saignée etc.

Rupture du cœur : par altération des coronaires et thromboses, anévrysmes, dégénérescence graisseuse ; la rupture siège ordinairement dans la partie inférieure du ventricule gauche. Mort subite fréquente (anémie, compression pneumogastrique).

Cœur gras. — Dégénérescence graisseuse : cœur pâle, grisâtre ou feuille morte, troubles généraux de nutrition. Causes : lésions du cœur, des vaisseaux, maladies générales, obésité, arthritisme, intoxications (infiltration adipeuse du faisceau de His chez les malades atteints de la mal. de Stokes-Adam). Les bruits du cœur polysarcique par surcharge graisseuse sont obscurs ; troubles respiratoires, dyspnée ; asthénie cardiaque, faiblesse de contractions ; gêne douloureuse précordiale. Mort subite 34/83. **D.** avec asthme, myocardite, cardiopathie artérielle ; **T.** de l'obésité ; pas de sports violents ; méthode d'Œrtel (cure de terrain), gymnastique suédoise ; spartéine, alcalins. La stéatose du myocarde, forme graisseuse proprement dite, se caractérise par la dilatation du cœur, le rythme fœtal, la dyspnée d'effort, la respiration de Cheyne-Stokes et des douleurs d'angine de poitrine. Le *T.* est illusoire ; terminaison fatale ; régime polyfruitarien ou *régime sec* ; petits repas fréquents, massage, cure de terrain (Pougues).

COLIQUES HÉPATIQUES ET LITHIASE BILIAIRE

Déf. Maladie des plus intéressantes et des plus communes en clientèle ; la lithiase biliaire est la prédisposition à former du sable, ainsi que la formation du sable ou des calculs, dans les voies biliaires. La colique hépatique est le *syndrome douloureux produit par la migration des calculs.*

Lithiase. — ***Anp.*** Sable ou calculs pouvant atteindre le volume d'un œuf, jaunes ou noirâtres (cholestérine 9/19 se formant dans les centres nerveux, corps blanc et gras soluble dans *l'éther*), 1/10 de bilirubinate de chaux. Les calculs ne sont pas visibles aux rayons X ; pigments biliaires et sels calcaires ; formation par stagnation ou précipitation en milieu acide ; précipitation du pigment biliaire par diminution des sels de chaux, infiltration leucocytaire de la muqueuse, desquamation épithéliale, calcification de la muqueuse : catarrhe lithogène de Méckel : noyaux épithéliaux de Naunyn ; on observe, avec la lithiase, de la pancréatite chronique. *On trouve* les calculs surtout dans la vésicule, puis dans les canaux cystique, cholédoque, dans l'intestin ; plus rarement dans le foie et le canal hépatique. ***Etio. path*** Age de 17 à 40 ans ; fréquente dans la puerpéralité, pendant la grossesse et les suites de couches, due souvent à la sédentarité, au régime et à l'état nerveux. Survient dans les états infectieux, dans l'arthritisme ; 1/4 des femmes aurait de la lithiase par la cholestérinémie intense des périodes sexuelles. Cholémie, intoxications digestives. Pour l'auteur, la part du système nerveux n'est pas assez mise en relief ; le rôle de la cholestérine, l'étiologie par sur-

menage, émotion, fatigue et la prédisposition du sexe
féminin constituent pourtant des notions bien évidentes,
dont il serait regrettable de ne pas tenir compte dans la
thérapeutique de la lithiase ; il faut citer toutefois la
théorie humorale de Bouchard et la théorie microbienne
nouvelle qui ne nous satisfait pas.

Sympt. Lithiase, à manifestations continues portant
sur les voies biliaires principales par distension simple
(ictère par rétention lithiasique), par suppuration (angiocholite suppurée), par sclérose (cirrhose biliaire calculeuse). Les manifestations continues sont limitées aux
voies accessoires, à la forme catarrhale, hydropique,
scléro-atrophique, infectieuse. Migration par l'intestin ;
possibilité d'occlusion, ulcération, perforation avec péritonite consécutive ; ou possibilité d'arrêt avec obstruction
prolongée du canal cystique (sans ictère, sans acholie), du
canal cholédoque (acholie, ictère avec décoloration des
matières fécales, stéarrhées, troubles digestifs, distension
de la vésicule) ; dilatation progressive des canaux biliaires, infection par colibacille et angi ocholite ou périangiocholite de la veine porte (pyléphlébite). La migration,
enfin, a lieu parfois en dehors des voies naturelles par
rupture des voies biliaires et par fistule biliaire. *Trépied
lithiasique : douleur, fièvre, ictère.*

Sympt. Douleurs vives, à la pression, d'un point si-
tué dans l'hypocondre droit à égale distance de l'ombilic
et du cartilage de la IX⁰ côte ; c'est le signe de la IX⁰
côte, de Binet.

Le foie et la rate sont augmentés sans dilatation de
la vésicule (signe de Courvoisier-Terrier).

Coliques hépatiques. — Le plus fréquent des accidents de la lithiase biliaire. *Douleur atroce* à l'intersec-
tion de la 10ᵉ côte et du grand droit, pincement, déchi-
rement avec irradiations variables à l'épaule, etc.

Parmi les manifestations continues sans fièvre, les
signes de la cholécystite non suppurée peuvent tout au plus

faire penser à l'appendicite chronique ; la lithiase cholé-
docienne peut être confondue avec le cancer de la tête
du pancréas dont le début est moins brusque, l'ictère
plus intense, la vésicule plus grosse et qui s'accompagne assez souvent de glycosurie. Diagn. très délicat.

Parmi les manifestations continues avec fièvre, la
cholécystite calculeuse suppurée se distingue aisément de
l'appendicite, sans rapport avec le foie, et de la cholécystite aiguë qui peut accompagner les états infectieux. L'angiocholite suppurée de la lithiase biliaire s'affirme surtout par la fièvre *bilio-septique* intermittente qui peut
guérir ou évoluer vers l'ictère grave ou la septicémie.

Dans la colique hépatique non compliquée, rate
normale, vésicule distendue, foie légèrement augmenté,
fièvre hépatalgique (39 à 40°), de même durée que les
accès (Charcot) ou, plus souvent, point de température, vomissements, état nauséeux, vertiges, lipothymies ; urines successivement nerveuses et ictériques
(ajacou); *fèces* décolorées ressemblant au *mastic*; l'ictère
par rétention se produit au cas d'obstruction cholédoque
à la fin de la première journée, le lendemain ou le sur-
lendemain de la crise. Calculs *dans les selles* deux jours
après la crise. *Complications* nerveuses : vertiges, syncopes ; cardio-pulmonaires : congestion pulmonaire
droite, souffle mitral ou tricuspidien ; septiques (v. angiocholite, cholécystite), rupture des canaux et péritonite. Formes : fruste, intense, chronique, cystique, hépatique. **Pron.** La colique dure 6 à 12 heures au plus ;
le *pronostic* est lié à l'infection biliaire ; en clientèle, il
est assez bénin le plus souvent, mais il commande quelques réserves. Le nombre des crises est très variable :
une seule, souvent plusieurs. Formes : commune, à petits calculs capables de migration et justiciable des cholalogues ; vésiculaire, à gros calculs, sans ictère, très
douloureuse, justiciable surtout des calmants ; fébrile ou
compliquée, plus rare, mais il faut surveiller et prévenir
les complications (*voir plus haut*).

Diagn. Avec l'ictère catarrhal, l'obstruction des voies biliaires et la névralgie hépatique, s'il y a de l'ictère ; s'il n'y a pas d'ictère, avec l'appendicite (point de Mac Burney), avec la colique néphrétique, plus commune chez les hommes (irradiations descendantes, hématurie, etc.); avec un accès d'entéro-colite muco-membraneuse, avec un rein mobile (exploration), avec colique de plomb (profession), avec un ulcère du duodénum (melœna), avec les douleurs de grossesse (pas de dilatation du col, pas de contractions utérines), avec la névralgie intercostale, les crises diabétiques et la hernie étranglée. Il est important de ne pas oublier qu'un grand nombre de gastralgies ne sont que des coliques hépatiques frustes.Chez les vieillards, la douleur peut manquer ou se trouver très atténuée. Les calculs doivent être recherchés dans les selles.

Trait. : repos, eau de Vichy froide. Calmer la douleur par les bains, les applications chaudes, les liniments et, à l'intérieur, par l'eau chloroformée, l'héroïne trois milligr., la morphine (et spartéine) un demi centigr., (prudence si artério-sclérose et rein douteux). Suppositoire de belladone. Laisser au malade de l'antipyrine et du laudanum pour lavements (Gilbert). Traiter les vomissements, la congestion pulmonaire, faciliter l'expulsion du calcul par l'huile d'olive et un massage léger ; s'opposer à la formation des calculs et de la cholestérine d'origine alimentaire : huile de Haarlem, cure alcaline, benzoate de soude, glycérine, ni aliments gras, ni épices. Les cholalogues et les purgatifs sont nuisibles dans la forme vésiculaire. Grande Grille à la source ; à domicile, Hauterive. Débilité et atonie gastrique : Pougues. La morphine est permise dans la grossesse ; ne pas supprimer l'allaitement (allaitement mixte). Prophylaxie et traitement de la lithiase. (voir plus haut). Régime végétarien mitigé ; repas fréquents et peu abondants ; exercice, massages. Le régime est essentiel dans la lithiase. Sont défendus les aliments gras, épicés, les fritures, les crustacés, la cervelle, le riz de veau, les choux, les crudités, les jaunes d'œufs, les fromages fermentés : on préconise les eaux de Vichy et de Pougues, l'huile d'olive à doses progressives pendant une semaine. Glycérine, salicylate et benzoate de soude, sel de Seignette, boldo, huile de Haarlem, biléyl. Contre les cholécystites non suppurées, applications chaudes, lavements, épreuve de Kehr à l'huile de ricin ; si la douleur vésiculaire persiste et après 3 semaines environ, cholécystectomie. Contre la lithiase du cholédoque, traitement actif de la lithiase pendant deux ou trois mois ; s'il échoue cholédocotomie. Contre la cholécystite suppurée, urotropine française 1,50 ; lavements froids, applications de glace, cholécystectomie ou cholécystostomie. Contre l'angiocholécystite, urotropine, salicylate, régime pendant 15 à 20 jours et cholécystectomie avec drainage de l'hépatique (mortalité 1 sur 2). Préventivement, la cure à Vichy et non chez soi. Chez les enfants, peu de pain, peu de sucre, pas de graisses, de pâtisseries, d'oseille, de fromages faits. Enfants et adultes: benzoate, salicylate de soude, calomel, évonymine, urotropine, etc. La gymnastique abdominale, par son action sur le diaphragme et, par suite, sur la sécrétion biliaire, est à l'ordre du jour ; les exercices et les douches, par leur action sur le système nerveux, ont leur indication à titre prophylactique. Importance de l'hygiène nerveuse. (V. *cholémie, congestions du foie, signes, méthodes de diagnostic et traitement de l'insuffisance hépathique*, etc.).

COLIQUES INTESTINALES

Quand elles sont causées par refroidissement, diarrhée, constipation, entérite, alimentation, elles n'ont rien de caractéristique. La dysenterie s'accompagne souvent de ténesme et d'épreintes. Dans l'occlusion, en général douleur locale ou périombilicale, la cessation de la douleur faisant craindre une perforation. Les entéralgies névralgie intestinale), s'accompagnent de constipation, la douleur est périombilicale, les matières sont amincies, effilées. Les entéralgies, spasmes de l'intestin, sont des manifestations souvent d'origine neuro-arthritique. La lithiase rénale est souvent associée à l'entéro-colite muco-membraneuse. Applications locales chaudes, élixir parégorique, sonde rectale contre le météorisme, etc. *V. appendicite, coliques hépatiques, néphrétiques.*

COLIQUES NÉPHRÉTIQUES ET LITHIASE RÉNALE

Lithiase rénale. — *Déf*. La lithiase rénale est la formation de calculs dans le rein. Les coliques néphrétiques sont causées par la migration des calculs dans l'uretère; maladie de clientèle qu'il faut bien connaître. **Anp.** Sable fin, rosé (urate de soude), jaune (acide urique), graviers, calculs de volume variable ; infarctus et calculs surtout dans les bassinets. Le sable est de l'acide urique. Les calculs d'urate sont rouges, lisses et durs ; ceux d'acide oxalique sont bruns et mûriformes ; ceux de phosphates ammoniaco-magnésiens sont grisâtres et friables; les gros calculs peuvent être ramifiés en branche de corail ; il peut exister des calculs mixtes. Lésions de néphrite diffuse ou d'atrophie. ***Etiol.*** Rôle capital de la diathèse et de l'hérédité. Causes déterminantes : alimentation généreuse, azotée ou contenant trop de nucléines, sédentarité, puerpéralité. La lithiase secondaire à la pyélonéphrite donne des calculs de carbonate et phosphates ammoniaco-magnésiens; la forme primitive donne des calculs uriques. Théories : fermentation, acide ou alcaline (?), lésions des muqueuses ou catharre lithogène ; infection (en ce cas, secondaire à l'infection urinaire), lithiase rénale plus fréquente chez l'homme ; chez la femme, lithiase surtout hépatique. ***Sympt.*** Forme latente avec uricémie ou avec petits graviers, sans douleur, pollakiurie. Douleurs lombaires avec irradiations en demi-ceinture ; parfois hématurie; accidents : coliques néphrétiques, anurie (urémie), pyélonéphrite (avec **polyurie trouble. (V. *anuirie et pyélonéphrite*).**

Coliques néphrétiques. — Accident le plus fréquent de la lithiase rénale. Signes prémonitoires : pesanteur lombaire avec douleur variable (mobilité des calculs dans les calices), pollakiurie. A la période d'état la *douleur* est atroce, unilatérale, avec *irradiations* au rectum, au scrotum (testicule rétracté), à la verge et surtout le long de l'uretère. *Troubles urinaires* plus marqués ; *troubles réflexes :* sueurs, angoisse, pouls petit, nausées et vomissements. L'attaque peut durer de 1 à 2 heures, 4, 5 heures et exceptionnellement un jour. Elle est unilatérale, souvent à gauche, peut changer de côté, récidiver au bout de quelques jours avec douleur moins vive (sable dans les urines), se reproduire tous les ans, tous les deux ans ou ne plus revenir. Chaque crise se termine le plus souvent par un bien être complet, l'expulsion d'un gravier bien petit quelquefois et par l'émission d'urines claires. Alternance des coliques néphrétiques et des accès de goutte. Formes légères ou formes à gros calculs de Sydenham. (Radioscopie) : calculs phosphatiques. La puerpéralité favorise les coliques néphrétiques, mais la grossesse vient à terme malgré la douleur. Chez les enfants, possibilité de coliques néphrétiques, mais chez les nouveau-nés simples concrétions. Chez les vieillards, sable assez fréquent. Complications : hématurie, hydronéphrose, anurie, pyélite caractérisée par sa pyurie trouble, la douleur et la tumeur. **Pron.** Le pronostic de lithiase est assombri par ses complications, anurie, urémie succédant à une période d'oligurie, etc. Les crises de coliques néphrétiques peuvent être très rares malgré la persistance de la lithiase.

Diagn. Dans la gastralgie pas de pesanteur lombaire ; vomissements plus fréquents, tandis que dans les coliques néphrétiques, il s'agit plutôt de nausées. Coliques hépatiques : douleurs à irradiations remontant vers l'épaule droite, au lieu de longer l'uretère, etc. Crises rénales du tabès : signes concomitants de l'ataxie locomotrice; tuberculose rénale : analyse et inoculation ; tumeurs des reins ; névralgie lombo-abdominale ; pyélites (diagnostic avec tuberculose rénale) ; étranglement rénal, hydronéphrose intermittente. Le cathétérisme des uretères peut être nécessaire.

Trait. La néphrectomie n'est indiquée qu'aux cas d'infection, de calcul enclavé et de crises trop répétées. Régime mixte, sans oseille, asperges, tomates, truffes, gibier, vins généreux. Glycérine tous les jours. Dans les crises, repos, bains prolongés, calmants divers (*v. col. hép.*), lavements de chloral, morphine, tisanes diurétiques. Laver les reins en buvant, loin des repas, des eaux d'Evian, Vittel, Contrexéville, etc. Analyse d'urine mensuelle ; urates, urée, phosphates. Chez les enfants, interdire les pâtisseries, les sucreries, les graisses, crustacés, fromages faits. Bains, cataplasmes, chloroforme, morphine, etc. (*Voir anurie*). Avant d'opérer, lavements hypotoniques, sérum glucosé à 20 °/₀, cathétérisme de l'uretère avec injection d'eau distillée, enfin néphrotomie. *Voir pyélo-néphrites,* si urines troubles et fièvre uroseptique.

COLITES

Déf. Inflammations du gros intestin. *Anp.* Congestion de la muqueuse et exsudat fibrinoleucocytaire dans les colites profondes ; l'inflammation atteint les autres tuniques intestinales, les follicules clos sont tuméfiés ; siège: cœcum, côlon ascendant, sygmoïde, transverse, angles du côlon. Formes ulcéreuses, gangréneuses, péricolites, abcès. *Etiol.* Colibacille, streptocoque, b. de dysenterie, tuberculose, typhoïde, influence de la coprostase, des intoxications alimentaires, du refroidissement. *Pathog.* exaltation de la flore intestinale ou des microbes d'origine voisine (annexielle p. ex.) *Sympt.* Colites catarrhales durant une semaine, en forme aiguë avec diarrhée muqueuse, ténesme, douleur. Côlites ulcéreuses dysentériformes aqueuses, fétides, avec pus et sang, 10 selles ou plus avec épreintes, ténesme, tempé-

rature, pouls petit ; forme grave 50 0/0 de décès. **Diagn**.
Dans la sigmoïdite, matières ovillées alternant avec des
mucosités sanguinolentes, douleurs à l'S iliaque. (*V. typhlite*). Côlite des angles du côlon (Pal), angle droit.
Trait. Diète hydrique ; applications chaudes ; bouillon
de légumes ; purées, pâtes ; lavements ; benzo-naphtol,
opiacés, belladone ; nitrate d'argent, argyrol, khosam, 6
à 10 comprimés, vaccin (bactérium coli de Hale White);
lavement d'huile d'olive à garder toute la nuit. Chez l'enfant, traitement surtout diététique. Eau pure et tisane ;
pas de lait ; injections de sérum. *S'il le faut*, sulfate de
soude, 3 à 4 gr. ou calomel avec prudence ; applications
chaudes ; bouillon de légumes, et au bout de quelques
jours, farines, et retour à l'alimentation avec peu ou point
de viande, lait et œufs. Lavages intestinaux à la racine de guimauve, avec discrétion ; belladone, enveloppement humide de l'abdomen pendant 2 heures tous les
matins, contre la contracture ou l'atonie.

COMAS

Déf. Sommeil morbide, abolition de l'intelligence, de
la sensibilité et du mouvement volontaire. Le sommeil
en diffère en ce qu'une excitation l'interrompt aisément.
La syncope s'accompagne de troubles de la circulation,
l'asphyxie de troubles de la respiration. Le coma est léger (forte excitation provoquant un réflexe) ou profond
avec stertor ou respiration ronflante par action du voile
du palais et des mucosités. L'ancien coma vigil est constitué par une alternative d'excitation et de phases coma-
teuses. Précédé d'ictus, il indique une *lésion cérébrale* ;
il est alors brusque : apoplexie, ramollissement, hémorragie (déviation conjuguée de la tête et des yeux, paralysie faciale, hémiplégie flasque), embolie, hémorragie
méningée avec albuminurie massive, traumatismes, tumeurs, paralysie générale, sclérose. Avec des crises épileptiques ou épileptiformes, il fait penser à l'épilepsie,
aux tumeurs, etc. ; avec des convulsions à l'encéphalite ;

avec de l'excitation, du délire convulsif, de la fièvre, **dans
certaines conditions de fatigue, au soleil, à l'insolation. Le**
coma s'observe encore dans *la rage, les intoxications*
(opium : pupille contractée et belladone : pupille dilatée), *dans l'urémie* (signes concomitants, myosis, Cheynes-stokes, cathétérisme aseptique dénotant une pyélonéphrite ascendante), *dans les maladies infectieuses*, l'ictère grave, les maladies du foie et les méningites ; dans
le saturnisme (pâleur, etc), *dans l'alcoolisme, dans le dia-*
bète. Si le malade n'est pas connu comme diabétique, rechercher la gingivite, les diabétides de Lasègue, la dyspnée de Kussmaul (inspiration profonde et ample, inspiration courte), pouls et cœur rapides (Lépine), ammoniurie, ammoniémie et surtout odeur de l'haleine
(chloroforme, pomme de reinette), réaction de *Geh-*
rardt et de Legal (*V. Diabète*), déviation à gauche de
la lumière polarisée après fermentation de l'urine
(acide oxybutyrique). Chez les enfants, le coma diabétique est fort rare, on l'observe plus fréquemment dans
les intoxications par les opiacés (myosis), les solanées
(mydriase et par les champignons ; dans le paludisme,
le méningisme, les tumeurs, l'urémie. **Diagn**. Pour le
diagnostic, il faut bien examiner les facies, le crâne, les
yeux, les vomissements, penser à l'odeur de l'alcool
ou encore de l'acétone, etc. **Trait**. Commun à tous les
comas. Frictions, marteau de Mayor, courants électriques, sangsues aux mastoïdes, lavements d'émétique à
0,10 pour 1 litre, sérums selon les cas, éther, caféine,
huile camphrée. Dans le coma diabétique, peu de médicaments et bicarbonate de soude en injection et ingestion ;
dans les comas urémique et saturnin : saignée, eau-de-
vie allemande, ponction lombaire. Dans le coma alcoolique, repos, favoriser les vomissements, ammoniaque (quelques gouttes dans un peu d'eau sucrée), parfois injections d'éther, sangsues à la mastoïde. Dans
le coma épileptique, expectation. Dans le coma palustre,
en raison de l'urgence, injections de formiate de qui-

nine. Dans les méningites : ponction lombaire et injection de sérum spécifique s'il y a lieu. Le coma peut enfin être mixte par exemple chez une femme enceinte épileptique et éclamptique.

COMPLÉMENT (Déviation du)

Méth. *Bordet et Gengou, Pfeiffer*, etc. Sous l'influence d'antigènes, les globules blancs et les cellules de l'organisme élaborent des anticorps dits encore sensibilisatrice ou ambocepteur, substances spécifiques non détruites à 45° ; ces anticorps préparent à l'action de l'alexine ou complément normal du sérum et des globules ; cette dernière substance est détruite à 55° et n'est donc pas spécifique, mais bien commune à tous les sérums. Si l'on met en présence, pendant un temps variable avec chaque cas et à une température de 37°, soit un mélange de globules, de sérum (sensibilisatrice) et de sérum d'expérience, soit des microbes cultivés, du sérum de malade, inactivé (chauffé à 55° pendant une demi-heure) et du sérum d'animal (complément), l'absence d'hémolyse avec disparition ou déviation du complément, indique une réaction positive, et s'il y a hémolyse, si le sérum contient du complément, la réaction est négative. L'immunité suppose l'association de l'alexine préformée dans le sang normal et d'une sensibilisatrice qui fixe l'aléxine sur le microbe. La déviation du complément (hémolyse et bactériolyse négatives) est utilisée pour un grand nombre de maladies : tuberculose, fièvre typhoïde, kystes hydatiques, diphtérie ; dans la réaction de Wassermann on emploie comme antigène des extraits de foie de nouveau-nés hérédo-syphilitiques et comme anticorps le sérum du syphilitique.

CONGESTION HÉPATIQUE

La cholémie, certains ictères et la congestion hépatique indiquent une moindre résistance du foie. L'hôpital n'habitue pas le médecin à tenir compte de cette insuffisance hépatique à *son début* ; un régime approprié peut prévenir les grands accidents hépatiques. La congestion est ici, comme pour la plupart des organes, active, ou par fluxion, et passive, ou par stase. Un organe aussi vasculaire que le foie se congestionne facilement, Cette congestion est même physiologique pendant la digestion ; la maladie commence quand l'hypérémie se maintient dans l'intervalle des digestions. La variété *active* se produit par excès de pression dans les veines portes ou les veines afférentes : repas trop copieux, écarts de régime, purgatifs fréquents, goutte, tuberculose intestinale, dysenterie, etc. La variété *passive* est causée par l'excès de pression dans les veines efférentes, dilatation d'estomac, (23 o/°), la veine cave et les veines sushépatiques : affections cardiaques, foie cardiaque des maladies valvulaires, de la mitrale, surtout ; on peut observer depuis le simple foie muscade des cardiopathies secondaires jusqu'au foie cardiaque des cardiopathies primitives (asystolie du foie). Le lobe droit est tuméfié avec des foyers hémorragiques, blanc à l'extérieur, brun à l'intérieur, cirrhotique. Dans les formes légères on observe une congestion sensible avec difficulté de se coucher sur le côté droit, subictère, épistaxis, urobiline; dans les formes plus marquées : ictère, augmentation de volume de l'organe, battements hépatiques, dilatation de l'estomac fréquente, troubles digestifs, ascite ; pigmentation biliaire. Dans le foie cardiaque, barre, traces, d'œdème, urines rares. En décongestionnant l'organe on obtient, après traitement, le foie accordéon. La mort survient par asystolie et ictère grave ou par une complication. La congestion est passagère avant de devenir permanente. Son pronostic est donc subordonné au traitement et à l'état de la cellule hépatique. Dans le *diagnostic*, penser à : Cirrhose, kyste hydatique, cancer, lithiases ; lésions vasculaires d'origine hépatique. *Tt.* révulsion locale, calomel, théobromine, tonicardiaques : opothérapie hépatique ; boldo. Dans la congestion simple, régime diététique de l'insuffisance hépatique.

CONGESTION PULMONAIRE

Active (fluxion) ou passive (stase). ***Etio.*** : Congestion active : froid, gaz irritants, tuberculose, états infectieux, goutte, rhumatisme, lésions cérébrales, etc ; congestion passive : maladies du cœur, décubitus prolongé (C. hypostatique) ; splénisation ; aspiration trop rapide du liquide des épanchements. ***Anp.*** Poumon congestionné crépitant mal sous le doigt ; dans la congestion passive, induration brune et bases surtout prises. ***Sympt.*** Dyspnée, point de côté, expectoration *striée de sang,* muqueuse, gommeuse, adhérente au vase ; râles fins ou de bronchite ; mobilité des signes, épanchement pleural, etc.

Formes principales : *Dans la congestion active, variétés primitives : maladie* de Woilez (cong. essentielle) ; s'observe dans le second âge, et de 20 à 30 ans (froid, pneumocoque), ressemble à la pneumonie qui s'en distingue par sa durée plus longue, les râles crépitants, la matité, etc. L'expectoration dans cette forme est gommeuse ; petits râles, souffle, submatité ; côté malade ayant 3 à 4 cent. de plus que l'autre à la mensuration ; *maladie de Grancher* (spléno-pneumonie) discutée, grippale ou tuberculeuse, etc. ressemble à une pleurésie (*V. ce mot*), la ponction exploratrice ne ramène que du sang. Période aiguë de 2 semaines, dont la première accuse 39 à 40° de fièvre, la seconde 38 à 39 ; période de déclin durant fort longtemps. *La fluxion de poitrine de Dieulafoy,* avec pleurodynie, bronchite etc. frappe les bronches, le poumon, la plèvre et même la paroi thoracique. *Le coup de sang pulmonaire* qui s'observe dans la colère et chez les buveurs exposés au froid ou à la chaleur, est une congestion subite et massive. Congestion de *Weil,* paroxystique et récidivante ; congestion *pseudo-pleurétique* de Queyrat, etc.

Dans la congestion active ; variétés secondaires : ex vacuo (thoracenthèse) ; infectieuse (grippe, rougeole, typhoïde) ; arthritique ; d'origine pneumopathique (pneumonie, pleurésie, tuberculose) ; reflexe et nerveuse.

Dans les congestions passives, il s'agit habituellement de lésions mitrales (dyspnée d'effort, crachats sanglants, d'apoplexie pulmonaire dans quelques cas) ou de lésions aortiques (pseudo-asthme cardiaque.)

Pron. Assez bénin, surtout dans la congestion active qui évolue en quelques jours. **Diagn**. (*V. symptômes et pleurésie*).

Chez les enfants, la congestion idiopathique est fréquente au printemps à partir de 5 ans ; deutéropathique après la bronchite, etc, mais surtout secondaire. **Trait.** Antisepsie des voies aériennes : ventouses, cataplasmes ou bains sinapisés, ipéca, alcool, huile camphrée ; chez les enfants frictions alcoolisées, enveloppements froids ou chauds du thorax. Dans la congestion passive, toniques du cœur, émission sanguine locale, changement de position dans le lit.

CONGESTION RÉNALE

Active par fluxion ou passive par stase. *La congestion active essentielle* est à frigore ou infectieuse, avec urine albumineuse couleur bouillon de bœuf ; fièvre ; crise au bout de quelques jours ; convalescence pénible. La congestion active est aussi secondaire des états infectieux (scarlatine, grippe, diphtérie, etc), d'intoxication (médicamenteuse) ou d'auto-intoxication (goutte, diabète.) La congestion secondaire est souvent secondaire aux néphrites chroniques. La congestion chronique rénale s'observe dans la néphrite chronique hématurique (hypertension portale, hémorroïdes, etc).

La congestion passive peut se produire dans toutes les maladies du cœur se terminant par dilatation du cœur droit, et non compensées ; dans les maladies pleuro-pulmonaires chroniques, les tumeurs et la grossesse. Le rein cardiaque est très congestionné avec hémorragie glomérulaire, sclérose ou granulation graisseuse dans l'épithélium des tubuli contorti. L'organe est parsemé d'étoiles de Verheyen, dilatations veineuses rendues très apparentes par le décollement facile de la capsule. La sclérose débute par les tractus qui séparent les vaisseaux des tubes dans la phase dite d'induration cyanotique, ensuite elle forme des ilots corticaux ou médullaires, dans la période atrophique.

Trait. Celui de néphrite (*V. ce mot)* pour la congestion active : Repos, lait, émission sanguine locale.

Pour la congestion passive, traiter les maladies mitrales pour conjurer l'asystolie, ventouses scarifiées, digitale, caféine, théobromine.

CONSTIPATION

Déf. Expulsion difficile ou insuffisante des matières. On a coutume de dire que toute personne qui n'a pas une selle par jour est constipée ; avec cette dernière définition, presque toutes les femmes sont constipées. La constipation est, pour cette raison et plusieurs autres, d'une grosse importance journalière. Elle est bien mieux étudiée, depuis peu, grâce au repas bismuthé suivi de l'examen radioscopique. **Etio.** Influence du régime (toxémie du régime azoté), de l'abus des purgatifs dans des circonstances où ils n'étaient pas indiqués ; défaut d'exercice ; causes nerveuses par spasme ou atonie (division théoriquement discutée mais pratiquement utile) ; mauvaises habitudes, négligence, etc. S'il s'agit de spasme, les crises surviennent de préférence après des excès nerveux (surmenage, émotions, etc.) ; s'il s'agit d'atonie, le ventre est aplati et rétracté. Faiblesse musculaire, anémie, sénilité, hyperchlorhydrie, insuffisance hépatique, appendicite chronique, entéroptose, fissure anale, hémorroïdes, cancer de l'estomac, hernies, dilatation d'estomac, dyspepsies, grossesse etc. Kœhn distingue des causes mécaniques, organiques et fonctionnelles. **Sympt.** et **Diagn**. Après deux jours, légers malaises : maux de têtes, troubles congestifs, langue saburrale, bouche amère, tumeur illiaque gauche. Penser aux fausses diarrhées qu'il faut traiter comme de la constipation. Débacles ou scybales. Penser aux coudures intestinales, aux sténoses de l'angle gauche des côlons, à la dilatation d'estomac, à la dyspepsie nerveuse, aux occlusions à constipation progressivement croissante et à l'une des causes ci-dessus. La constipation habituelle dans la 1re enfance est causée par le lait de vache, l'usage prématuré des féculents et farines, les malformations congénitales que le toucher rectal permet de préciser. Au même âge, la *C.* peut-être symptomatique d'occlusion, de méningite, de maladies fébriles, etc. Ces dernières causes peuvent intervenir dans la seconde enfance et dans les mêmes conditions. La *C.* habituelle de la grande enfance est due à l'abus de la viande, au terrain nerveux. Ne pas oublier l'appendicite chronique et redouter l'entéro-colite dans les formes rebelles. La *C.* habituelle est plus fréquente chez les jeunes filles que chez les jeunes gens par défaut d'exercice, par nervosisme, par négligence des fonctions ; elle se réclame, dans ces cas, des règles d'hygiène générale ou scolaire. Grâce aux rayons X, on peut se rendre compte de l'endroit où les matières sont arrêtées : si c'est dans l'intestin grêle, purgatifs ordinaires ; si c'est dans le côlon, phénophtaléine, etc. Si l'arrêt est dans l'ampoule rectale, lavement.

Trait. Il faut, en principe, éviter l'abus des purgatifs, les espacer le plus possible et user avec moins de réserve des divers moyens physiques ou alimentaires dont nous disposons : régime, peu de viande ou viandes blanches, légumes verts et fruits, pain de son ou de seigle, habitudes régulières, exercice, gymnastique (flexion du tronc et des membres dans la position couchée, mouvements du diaphragme, mouvements rythmés de Fernet); la marche est très utile ; crénothérapie, hydrothérapie, massages. Lavements, suppositoires, laxatifs (huile de ricin à petites doses, poudre laxative), rééducation de l'intestin par les substances inertes telles que: graine de lin, psyllium, agar-agar ; listose ; purgatifs ordinaires : huile de ricin, sulfate de soude, de magnésie ; cholalogues, drastiques, belladone dans le spasme ; strychnine, massages, eaux minérales dans l'atonie ; l'opothérapie biliaire est très active dans l'insuffisance hépatique ; en cas de faiblesse musculaire, insister sur la gymnastique abdomino-rectale, aller à la selle dans la position accroupie à la turque, régularité extrême des selles ; compresses humides froides si atonie, compresses chaudes si spasmes.

Un verre d'eau froide le matin à jeun, lavements frais simples ; traiter les déviations utérines et les tumeurs chez la femme.

Chez les nouveau-nés, suppositoire, beurre, sirop de chicorée ; à partir de 6 mois, calomel, magnésie, massages ; à partir de un an huile de ricin, massages, compresses, bains émollients. (*v. coprologie.*)

Constante d'Ambard. — C'est le rapport constant qui existe entre l'azote sanguin et l'azote urinaire. La rétention azotée est plus exactement exprimée par cette contante que par le taux absolu de l'urée sanguine (v. urémie.)

CONVULSIONS.

Etym. de convellere, secouer. *Syn.* Eclampsie (étym.: faire explosion). *Et.* C'est le délire de l'adulte. Les C. éclatent chez les enfants nerveux ou dégénérés pour des causes occasionnelles insignifiantes. Causes générales : Hérédité, alcoolisme, syphilis, tuberculose, antécédents individuels gastro-intestinaux, hernies, piqûres, brûlures, traumatisme, émotions, terreurs, maladies cérébrales et infectieuses, médicaments, s. asphyxiques des bronchites, coqueluche, corps étrangers, néphrites. *Sympt.* Pâleur ou cyanose. Commencent par les mouvements convulsifs des yeux: la pupille se cache derrière la paupière supérieure ou fixité du regard. Puis apparaissent les mouvements de flexion et d'extension par saccades. Convulsions *toniques*, avec rigidité du membre; Convul-

sions *clowniques*, avec mouvements irréguliers et brusques, alternatives de relâchement. La fin de la crise est
annoncée par des urines abondantes et claires. Chez l'a-
dulte, la forme généralisée ou épileptiforme comprend
une chute ou un cri, des convulsions toniques, puis
clowniques, un coma stertoreux ; on la rencontre dans
l'épilepsie, l'urémie, l'absinthisme, les maladies du cœur.
Les convulsions éclatent en accès unique ou en série (état
de mal).

Voir convulsions des attaques d'épilepsie et d'hystérie
à chacun de ces mots.

Diagn. Antécédents. Température : otite, méningite,
maladies infectieuses, etc. ; pas de fièvre : rechercher
une piqûre par épingle du maillot, brûlure, hernie, douleurs de dentition, d'oreille ; intoxication, urémie de la
scarlatine, alcoolisme de la nourrice. ***Trait***. Eviter toute
médication intempestive ou excitante : quelques gouttes
d'éther, tilleul, chloral, bromure, compression des carotides, émissions sanguines dans l'urémie, lavements éva-
cuants suivis de lavements calmants et surtout bains,
bains de tilleul. Traitement de la maladie générale (syphilis, etc.), s'il y a lieu.

COPROLOGIE

Cet examen renseigne sur l'activité des glandes digestives
et sur l'état anatomique de l'appareil digestif.

Repas d'épreuve. Pour les uns, régime végétarien d'un
jour suivi d'une journée du régime suivant : 100 gr. de viande
de bœuf, pain, beurre, lait, pommes de terre. Au commencement, au milieu, à la fin des repas, 0,25 de poudre de
carmin. Pour d'autres, pas de carmin ; pendant 3 ou 4 jours
lait, farine d'avoine, bœuf ou mouton maigre peu cuit, pommes de terre cuites à l'eau, œufs, beurre, peu de sel. Il importe d'avoir des selles sans urines et d'ajouter, si possible,
un peu de glace pour prévenir les fermentations et les matières
alcalines indiquent de la putréfaction. Les matières acides
des fermentations hydrocarbonées et les pigments biliaires se
recherchent avec 10 ou 15 cc. d'eau, X gouttes de sublimé
acétique ; si la couleur obtenue est rouge : pigments ; rose :

stercobiline ; verte : bilirubine, pigments non transformés ;
pas de couleur : acholie. Les peptones, par la réaction
du biuret (bleu violet avec sulfate de cuivre et de potasse) ;
l'albumine (sublimé) décèle une lésion avec liquide séreux :
le sang par le procédé de Weber ; acide acétique glacial
(trituration), ajouter lentement quelques cc. d'éther, coloration
jaune par l'hématine : on décante, on mélange avec 2 parties de teinture de gaïac fraîche et une partie d'eau oxygénée ; réaction positive s'il y a du sang : anneau bleu ; le vert
pâle est douteux. Procédés de Meyer, d'Œttinger. La recherche du sang, de l'hémorragie occulte d'Œttinger, peut
être très utile pour le diagnostic des néoplasmes. (*Cancers
t appareil digestif*). L'insuffisance pancréatique s'affirme
par la persistance des noyaux cellulaires (Schmidt). Les microbes s'étudient par les procédés habituels (Gram. etc.) On
peut aussi trouver des fibres musculaires, des débris de tumeurs. Le mucus très divisé (parties hautes de l'intestin) —
ou fausses membranes — atteste que la muqueuse est irritée.
Avec des matières dures et décolorées, peu de bile ; liquides
ou vert-noir elles indiquent un excès de bile ; graisseuses,
l'insuffisance pancréatique. Cette insuffisance peut atteindre
90 o/o des graisses ingérées dans les troubles pancréatico-
biliaires associés. La couleur mastic est un bon signe d'obstruction du canal choléodoque. Pour savoir l'origine précise
d'une diarrhée, la présence de l'amylase dans les selles indique un passage trop rapide dans l'intestin grêle pour que
cette digestion ait pu se faire. Dans les diarrhées des constipés : membranes-matières dures, lenteur d'évacuation du
repas d'épreuve. Dans les maladies du foie : 20 à 40 o/o de
graisses non absorbées. La fonction pancréatique est aussi
mieux connue par recherche de la trypsine et de l'amylase.
Enfin les fèces sont rares (ou fausse diarrhée) dans l'hyperpepsie, Dans l'hypopepsie, fibres conjonctives et élastiques
par insuffisance gastrique (desmoïde-réaction de Sahli).
Enfin ce sont les selles de diarrhée ou les selles les plus
molles dans le cas constipation, qu'il faut préférer pour
un bon examen coprologique.

COQUELUCHE

Etym. Mot venant du mot coqueluchon ou capuchon
portés par les grippés vers le XVe siècle. ***Déf.*** Névrose

contagieuse, épidémique et infectieuse. **Etiol.** Surtout
fréquente de 2 à 5 ans ; contagieuse avant les quintes
(mucus des voies aériennes supérieures), incubation
de huit jours en moyenne ; récidive exceptionnelle. Bactériologie : Bacillus tussis convulsivæ d'Afanassief ; ou
mieux cocco-bacille de Bordet et Gengou.

Sympt. Au début **s.** de bronchite légère ; *toux* sèche opiniâtre, progressivement plus quinteuse que dans
la bronchite, avec parfois des vomissements caractéristiques ; les vomissements et la disproportion entre la
toux et les signes d'auscultation permettent en milieu
épidémique d'annoncer la coqueluche. La période suivante est celle des *quintes* ou période d'état. Ces quintes
sont constituées par des expirations saccadées « coups
de glotte », suivies d'une inspiration longue et sifflante ;
la reprise sifflante signe la coqueluche. On compte
en moyenne 4 à 6 reprises dans une quinte. A la fin de
la quinte, expectoration de mucosités filantes ou vomissements. Vingt accès par jour en moyenne. Au bout de
2 ou 3 semaines lorsque le nombre des quintes diminue, à la fin de la maladie, la toux est moins convulsive, plus grasse ; le sifflement s'atténue et des râles
s'entendent dans la poitrine. **P.** Formes bénignes avec
10 à 20 quintes par jour ; moyennes avec 20 à 30, graves avec 50. Heureusement rare chez les nouveau-nés
car souvent fatale. Evolution en deux mois environ :
minimum : 3 semaines. La broncho-pneumonie assombrit fortement le pronostic. *Complications :* éclampsie,
spasme glottique, fréquent chez les tout petits enfants ;
ulcération du frein de la langue 50 o/o, ovalaire, grisâtre
s'observe souvent dans la 2ᵉ enfance dès la 2ᵉ ou 3ᵉ semaine (incisives inférieures); hémorragies diverses (épistaxis, ecchymose sous-conjonctivale) ; emphysème, hernies ; et comme suites : tuberculose, rougeole, entérite
et surtout broncho-pneumonie dont le diagnostic se fait
par la fièvre, avec un pronostic à peu près fatal
dans le milieu hospitalier. L'adénopathie trachéo-bron-

chique et la tuberculose ont souvent la coqueluche pour point de départ. ***Diagn***. L'expectoration est pathognomique quand elle existe au-dessous de 3 ans avec des quintes suspectes. La réaction de Bordet et Gengou permet de reconnaître des coqueluches frustes à la 1re période ; il est très intéressant en pratique de savoir, dès la 1re période, s'il s'agit ou non de coqueluche : en milieu épidémique la toux quinteuse avec quelques vomissements accompagnant cette toux et une auscultation négative, permettent d'affirmer la coqueluche. Plus tard, chercher l'ulcération du frein de la langue ; essayer de provoquer la quinte par compression de la trachée ou titillation de la luette. ***Diagn***. différentiel : toux coqueluchoïde (urines rares et chargées, leucocytose à type lymphocytaire), adénopathie et tumeur du médiastin. ***Trait***. Au début traitement de la bronchite, calmants dans la période d'état ; Tr. de la convalescence au déclin (campagne, mer, etc.) ; on a conseillé de faire avorter les crises par des badigeonnages cocaïnés ; pratiquer l'anesthésie locale des muqueuses avec cubitus prolongé sur un lit dur. Chez les nouveau-nés, peu de médicaments, bains chauds à 37, 38°, oxygène. Café contre les vomissements, biberon après la quinte ; les classiques conseillent les vomitifs tous les 3 jours (?).

Enlever les mucosités, Antipyrine, etc., dans la 2e enfance antipyrine (bien tolérée), belladone, bromoforme, quinine, morphine par milligrammes, oxygène, ozone ; ceinture abdominale, massage abdominal ; campagne à la période de déclin seulement. Isolement scolaire, trois semaines après la fin des quintes. Le vaccin de Nicolle et Conor contient 400 millions de microbes par goutte d'émulsion. Injecter tous les 2 ou 3 jours de 2 à 5 gouttes d'émulsion.

Coryza. — Inflammation aiguë ou chronique de la muqueuse nasale par légère exaltation de la flore microbienne nasale, causée par le froid humide, la grippe, la rougeole, l'iodisme, etc. (Chronique d'emblée ou succédant à forme aiguë). S'accompagne de céphalée, éternuements, de troubles de l'odorat, du goût, de la respiration, de la déglutition même chez le nourrisson. Peut s'étendre à la muqueuse de la trompe et causer des bourdonnements ; au sinus frontal et causer de la douleur localisée ; à la conjonctive et causer du larmoiement. Peut aussi « tomber sur la poitrine » et faire de la trachéite. Dans la variété chronique ni fièvre ni éternuement ; mais voix nasonnée, troubles auditifs, muqueuse rouge : coryzas antérieur et postérieur. Variétés scrofuleuse, syphilitique, par végétations, etc. Le coryza syphilitique des nouveau-nés se reconnaît à l'aspect louche des sécrétions, au facies terreux, aux plaques muqueuses, etc. Le coryza hypertrophique frappe surtout les cornets inférieurs. Eliminer la fièvre des foins, la diphtérie et la morve. Traitement abortif avec atropine, adrénaline, vapeur d'eau oxygénée ; poudres légèrement antiseptiques et calmantes ; dans la forme chronique badigeonnages au nitrate, protargol, chlorure de zinc, glycérine iodo-iodurée. Eau salée et résorcine (v. ozène), ni tabac, ni alcool. Traiter les diathèses. Chez les enfants il faut penser à la syphilis, à la scrofule, à l'eczéma, à la mauvaise conformation des amygdales : huile de foie de morue, injection de sublimé à 1 p. 5.000, lavages, insufflations, huile camphrée résorcinée. Uriage, Mont-Dore, Saint-Honoré, Enghien, etc. Quinine et glycérine ou 1 gr. sulfate de zinc à 0,10 p. 15 ; calomel, frictions mercurielles dans la syphilis etc. Eviter le menthol au-dessous de trois ans. Traiter la diathèse dans la forme chronique; dans la variété hypertrophique réséquer l'éperon.

Crampes des écrivains. — Impotence fonctionnelle et professionnelle par abus de l'écriture chez les neuro-arthritiques. Hydrothérapie et régime de l'arthritisme. Courants continus, massage méthodique. Repos complet et reprise de l'écriture en écrivant peu, lentement, droit et gros (Meige).

CROISSANCE

Déf. La croissance est le développement progressif
du corps. Taille du nourrisson 0,50 environ ; croissance
de la 1ʳᵉ année 1/16ᵉ du développement total : à 1 an 0,69 ;
à 5 ans 1 m. L'augmentation moyenne annuelle est ensuite de 5 centimètres jusqu'à la puberté. Poids et taille
doublés à 5 ans, triplés à 14 ans ; le nouveau-né pèse 3 k.
250 en moyenne et 8 k. 950 au 12ᵉ mois. Le poids reste
stationnaire quand la taille augmente ou inversement :
c'est la dissociation de croissance pondérale et staturale.
Au printemps et en été la croissance est plus active,
« l'enfant pousse en hauteur comme les arbres » il prend
du poids en hiver. Troubles de croissance : faiblesse de
l'indice thoracique ; l'amplitude respiratoire peut tomber
à 1 cent. au lieu de 2 et 3 ; déviation du tronc avec asymétrie en forme d'entonnoir et de carène, scoliose ; membres trop grêles, céphalées, dyspepsies des collégiens,
myopie, fièvre de croissance, ostéalgie, ostéite épihy-
saire de Bouilly ; apophysaire de Lannelongue ; pied plat ;
exostoses de développement de Broca et Soulier (à l'extrémité des os longs), tarsalgie des adolescents, de Gos-
selin ; arthralgie de Brouardel ; inaptitude au travail.
Les accidents de la croissance ont d'autant plus de gravité que les enfants sont plus mal soignés et nourris,
l'influence de l'hygiène est ici capitale. Les maladies qui
ralentissent la croissance sont d'origine hépatique (cirrhose), splénique (paludisme), respiratoire (obstruction
nasale, végétations, ganglions), et surtout d'origine thyroïde, d'après Galli. Les maladies qui exagèrent la croissance sont certains états fébriles, fièvre typhoïde par ex.,
ils agissent par excitation médullaire. Le corps pituitaire
et l'hypophyse peuvent provoquer du gigantisme par accroissement des cartilages. Sans croire avec Springer
que cette période de la vie est normale et ne cause aucune maladie grave, il ne faut pas s'exagérer les troubles
de la croissance, dans les conditions moyennes d'existence, mais l'âge ingrat exige de l'attention et des soins

Hydrothérapie, bains salés, récalcification, tricalcine, etc. ; laisser manger l'enfant jusqu'au bout de l'appétit, exercice, gymnastique respiratoire bien faite, gymnastique rationnelle ; sommeil suffisant ; dans quelques cas, montagne ou mer et même, avec ou sans dyspepsie, cure récalcifiante d'été à Pougues. Alimentation réparatrice : purées, céréales, jus de viande, etc. L'alimentation à l'école est étudiée en détail pour l'école maternelle, l'école primaire et les lycées, dans les *Conférences d'hygiène pratique et scolaire du même auteur*. Contre les douleurs locales, compresses d'eaux-mères laudanisées ; dans l'infantilisme, corps thyroïde ; contre la céphalée, repos, examen de la vue et des amygdales.

Cryoscopie. — Détermination du degré de concentration moléculaire d'une solution par la connaissance de son point de congélation. Le sérum humain a comme point Δ — 0,56 ; abaissé dans le diabète, de même pour les néphrites, le rapport Δ augmente par diminution de δ . Méthode plus théorique que pratique.

CYSTITES

Déf. La cystite est l'inflammation de la vessie, de cause microbienne. **Anp.** Cyst. aiguë. Au cystoscope, les lésions siègent au trigone et au col. La muqueuse est congestionnée, vasculaire avec taches hémorragiques. Les lésions sont sous-épithéliales et assez superficielles. Cystite chronique : muqueuse grisâtre, ardoisée, taches hémorragiques et ulcérations ; on distingue anatomiquement des cystites végétante, villeuse, leucoplasique, membraneuse, ulcéreuse. Cystite tuberculeuse : pointillé hémorragique, arborisations vasculaires. Granulations grises et jaunes, tous ces signes constants, ulcérations 85 °/o. Le bacille peut être retrouvé dans 40 °/o des cas. *Étiol.* Plus de trentes microbes décrits ! Il existe donc plusieurs variétés de cystites non tuberculeuses. La suppuration est produite par le microbe si l'urine reste acide, ou par transformation ammoniacale si elle est alcaline. Les microbes prennent le plus souvent la voie circulatoire et transpariétale. Dans la forme chronique on peut distinguer la cystite blennorragique, cantharidienne, la cystite des rétrécis, des prostatiques, des calculeux, des cancéreux. Dans la cystite tuberculeuse, la voie urétrale est très rare ; la voie génitale ou ascendante était autrefois la plus admise ; la voie circulatoire et directe a été défendue par Clado et Guyon ; aujourd'hui c'est la voie rénale ou descendante qui semble la plus fréquente.

Sympt. Cystite non tuberculeuse : *fréquence* des mictions, *douleurs* surtout au début et à la fin de la miction avec irradiations ; *pyurie* avec leucocytes polynucléaires (par centrifugation), petite hémorragie possible. L'épreuve des 3 verres montre que les urines sont troubles dans les trois, mais surtout dans le dernier. Capacité vésicale diminuée. Les *Signes* sont les mêmes dans les Cystites aiguës ou chroniques. Dans la Cystite tuberculeuse la fréquence des mictions est telle que quelques malades urinent toutes les dix minutes. La pollakiurie est surtout nocturne ; hématuries ; quand les ulcérations sont formées (tuberculose ouverte), les crises sont très violentes, les urines sont troubles, acides (polyurie trouble), capacité vésicale très réduite. C'est une cystite *spontanée*.

Diagn. Triade symptomatique : fréquence, douleur, pyurie. Diagnostic différentiel. Troubles névropathiques, maladies génitales et prostatiques des reins ; néoplasmes vésicaux. La Cystite blennorragique est brusque et facile à rattacher à sa cause. De même pour la cystite des rétrécis, peu douloureuse. La cystite prostatique précoce et fréquente subit souvent la transformation ammoniacale. La femme a une fausse cystite puerpérale. La Cystite tuberculeuse est diagnostiquée par l'extrême fréquence et la douleur des mictions, par les hématuries précoces, par la tuberculose rénale ou génitale concomitante, par son caractère spontané. La cystoscopie, la recherche du bacille et l'inoculation au cobaye facilitent le diagnostic. **Pron.** Dépend de la cause, des soins reçus, de l'infection, et pour la Cystite tuberculeuse, de la première lésion causale extravésicale. **Trait.** Urotropine et lavages ou instillations. La Cystite tuberculeuse comporte le traitement général tonique et local : instillations d'huile goménolée ; chirurgical: (taille hypogastrique pour cautérisations ; néphrectomie). V. *Vademecum, et traitements nouveaux du même auteur.*

Cystoscopie. — C'est l'exploration directe de la vessie, l'éclairage étant assuré par l'appareil.

Cyto-diagnostic. — C'est le diagnostic de la nature d'un épanchement par la prédominance dans cet épanchement de certaines variétés cellulaires : lymphocytes dans la méningite tuberculeuse, la pleurésie, péritonite tuberculeuse (Widal et Renaut). Les lymphocytes sont des globules blancs à noyau énorme, etc. ; les polynucléaires sont des leucocytes plus grands avec noyau d'apparence multiple ; grands mononucléaires à noyau rond ou échancré. (*V. Epanchement*).

Damoiseau (Courbe de). — *V. Pleurésie.*

Darier (mal de). — Psorospermose folliculaire végétante : dermatose chronique à localisations rappelant celles de la séborrhée et caractérisée par des papulocroûtes souvent folliculaires.

DÉLIRES

Déf. Altération des actes psychiques avec excitation physique. A part la manie subaiguë, l'absence de fièvre éloigne l'idée de délire. **Signes** et **Diagn.** Avec fièvre, le délire est doux dans les états ataxo-adynamiques, plus violent dans certains états infectieux ; dans le coma vigil il y a alternative d'excitation et d'état comateux. La carphologie (efforts pour saisir des objets imaginaires) associée à un délire modéré est d'un pronostic sérieux. S'observe dans la fièvre typhoïde, la pneumonie, le rhumatisme cérébral avec disparition des manifestations articulaires, l'ictère grave, les méningites (paralysies, inégalité pupillaire, Kernig, nystagmus, etc.) Le délire aigu vésanique se diagnostique par élimination. Le délirium tremens est fébrile, nettement alcoolique, violent ou dépressif avec sitiophobie. Chez les enfants le délire peut apparaître dans les états fébriles les plus modérés. Quand il n'y a pas de fièvre, il s'agit souvent d'intoxication médicamenteuse (morphine, belladone, etc.) ou d'alcoolisme chronique, ou de puerpéralité, ou de cause post-opératoire, post-traumatique. Le délire urémique est d'observation courante. Dans l'hystérie, l'épilepsie, les tumeurs cérébrales, le délire éclate sans fièvre, sans infection, sans intoxication apparente. *Trait.* Surtout prophylactique. Il faut intervenir par les moyens appropriés chez les individus prédisposés soit par un terrain nerveux, soit par une des maladies occasionnelles. La balnéation, l'alitement, le laudanum dans la mélancolie, l'hyoscine exceptionnellement dans les états aigus, les hypnotiques sont indiqués suivant les cas.

Dent d'Hutchinson. — *V. syphilis.*

Dermographisme. — Trouble vaso-moteur caractérisé par la persistance d'une traînée congestive faite avec le doigt ou un crayon.

DIABÈTE

Etym. Διαϐαίνειν passer à travers. *Déf.* Syndrome plutôt qu'une entité morbide véritable ; essentiellement caractérisé par de la glycosurie, de la polyurie permanente et des troubles de nutrition générale, de gravité variable. *Anp.* Lésions peu significatives et légères du cerveau, du foie, du pancréas ; dégénérescence du myocarde ; néphrite : foie volumineux ou normal, cirrhotique ou non. Les globules rouges se colorent faiblement en vert par le bleu de méthylène. (réaction de Bremer). *Etiol.* Rare chez l'enfant, surtout fréquent à partir de 40 à 50

(1) Consulter les travaux du professeur Lépine de Lyon, du Dr Labbé, du Dr Rathery.

ans chez l'homme. Hérédité, arthritisme, sédentarité ; professions intellectuelles, traumatisme 5 % (Lépine), infections (Strauss, Achard) ; importance des causes morales, chagrins, émotions, surmenage ; diabète surrénal, de Lépine ; diabète conjugal (Debove et Marie). Relations avec les maladies du foie, du pancréas, du rein et du système nerveux. *Path*. théories : hépatique (Cl. Bernard), nerveuse ; par troubles de la glycolyse des tissus (ferment glycolitique de Lépine), par lésion des glandes vasculaires sanguines. Diabète par anhépatie et par hyperhépatie, de Gilbert et Lereboullet. Les explications du diabète ne se comptent plus ; en pratique, il suffit d'essayer de faire la part des troubles du foie, du rein, du s. nerveux et du pancréas, ce qui est déjà difficile. Le trouble peut porter sur la destruction du sucre par l'économie et sur les transformations du glycogène, véritable sucre en réserve. On trouve normalement du sucre dans le sang 0.80 0/00 et dans l'urine 0.50 à 1 0/00.

Symp. Les petits accidents du diabète n'ont pas en clientèle l'importance qu'on semble vouloir leur donner ; loin d'être des signes précoces, ce sont des symptômes surajoutés à ceux qui caractérisent la maladie : sécheresse de la bouche, stomatites, langue pileuse, langue de crocodile (fissures), angine diabétique, périostite alvéolo dentaire, gingivite expulsive et carie dentaire ; groupe dermatologique et génital, diabétides génitales de Fournier, eczéma, furonculose, anthrax, prurit; fausse blennorragie, balanite, phimosis aggravé par le traitement chirurgical en l'absence de la notion causale. Groupe nerveux : *asthénie*, faiblesse, narcolepsie, névralgies, névrites, pseudo-tabès ; groupe oculaire : *amblyopie*, scotomes centraux faisant disparaître un mot au milieu de plusieurs autres ; lignes incurvées au milieu de la lésion de la macula ; cataracte prématurée. Enfin et surtout *amaigrissement*. Signes cardinaux : *polyurie* 3 à 6 litres d'urine avec *densité accrue* jusqu'à 1.050 parfois au lieu de 1.018 ; *glycosurie* entre 10 et 1.000 gr. de su-

cre, moyenne 200 à 300 gr. par jour, chiffre variant d'un
jour à l'autre, ce qu'il faut que le malade sache. En dehors
de l'analyse par 24 heures, toujours la meilleure, il est
important, dans les cas légers surtout, d'examiner les
urines du matin avant le repas de midi, séparément les
urines de midi à 4 heures, de 4 heures à 8 heures, et de la
nuit, et cela pour apprécier l'influence des repas sur la glycosurie. *Polydypsie* : le malade boit de 4 à 5 litres et plus ;
polyphagie moins constante ; albuminurie 4.3 °/₀ (Bouchard), azoturie (Lecorché), sang parfois lactescent ; hématies diminuées avec moins d'affinité pour l'éosine ;
hydrémie, lipémie (le chiffre normal de graisse dans le
sang, 1 à 2 °/₀, peut être dix fois plus élevé), sérum toxique pour le système nerveux. Glycosurie rachidienne
1.50 à 2 gr., quotient respiratoire normal. Le Diabète
par anhépatie, de Gilbert et Lereboullet, donne une
moyenne de 50 gr. de sucre avec une glycosurie plus
forte 2 ou 3 heures après le repas ; par hyperhépatie,
glycosurie beaucoup plus importante, à maximum 5 à 6
heures après les repas. Cette distinction, même théorique, est d'un intérêt pratique digne d'être retenu. Tous
ces symptômes ont une évolution variable, depuis les
formes rapides du diabète maigre jusqu'aux variétés de
durée presque indéfinie. Cependant, avant d'aboutir à la
tuberculose, au coma, etc., qui terminent les cas de diabète grave, le malade marche sur le bord d'un précipice
« c'est un colis fragile » (Landouzy) ; des complications
nombreuses peuvent survenir.

Complications : cutanées : anthrax (nuque, dos, fesse),
guérit ou devient gangreneux ; de même le phlegmon ;
pulmonaires : pneumonie franche et curable ou sans
réaction et foudroyante, pouvant tuer en 2 jours (dyspnée intense) ; tuberculose, terminaison fréquente du
diabète maigre, elle est sèche, froide, sans réaction ;
gangrène pulmonaire ; c. nerveuses : névralgies diverses et rebelles, parésies, paralysies, hémiplégies, monoplégies, paraplégies ; **névrites : mal perforant à siège**

sous le gros orteil ; périonyxis ; état lisse de la peau ;
troubles des sens, changement de caractère, insomnie,
troubles vésaniques, pseudotabès sans le signe de Robertson ; narcolepsie et coma.

Le **coma**, fin ordinaire du diabète des jeunes sujets,
survient chez l'adulte à la suite de fatigues, grippe, régime trop sévère et s'annonce par l'acidose, la diminution de la glycosurie, l'odeur de l'haleine bien caractéristique, odeur de *chloroforme* ou de *pommes de reinettes*,
par l'urée urinaire, par l'ammoniaque (plus de 3 gr. par
jour), sensible à partir de 0. 20 par litre. Remplir moitié d'un tube à essai d'urine, ajouter 1 à 2 gr. de perchlorure
de fer, la couche inférieure est rouge vineux ou vin de
Porto: *Réaction de Gérhard*, (V. *Ex. des Urines*). L'acidose
est produite par un excès de corps dits acétoniques : acide B-oxybutyrique et acide diacétique et acétone, ses
dérivés. Le 2ᵉ se recherche par la réaction de Gérhard, le
1ᵉʳ par le polarimètre et le 3ᵉ par la réaction de Lieben.
La réaction de Légal de l'acétone ne permet pas d'affirmer le coma. Différence du sucre au polarimètre et à
la réaction de Fehling. *Respiration de Kussmaul* avec
type expiratoire court, inspiratoire long. Hypothermie.
Excitation ; délire, convulsions. C'est une intoxication
acide par acide B oxybutyrique et par l'acide diacétique,
et par des dérivés du métabolisme des matières protéi-
ques (peptides). Formes : atténuée, foudroyante, cardiaque, dyspnéique. Complications cardio-vasculaires : endocardites, dégénérescence du myocarde, hypertrophie,
dilatation, athérome ; gangrène sèche des membres inférieurs par artérite ou névrite périphérique. C. rénales:
albuminurie 2/3 des diabétiques ; néphrites, cystistes.
Formes : arthritique de Gras ; pléthorique (insidieux, de
longue durée, furoncles, gangrène) ; pancréatique : maigre (Lancereaux), brusque, vomissements, diarrhée, soif
inextinguible, selles beurre fondu, ictère ; marche rapide ; nerveux, avec tendance à l'apoplexie et au coma ;
bronzé de Hanot et Chauffard, avec mélanodermie, bal-

lonnement du ventre, foie ligneux, hypertrophie, ictère, urine couleur bière ; lymphangite réticulaire, rénale, la glycosurie produite par injection expérimentale de phloridzine, a souligné récemment le rôle intéressant du **rein**. Le Diabète est très rare *chez l'enfant* (1 p. 100 d'adultes) mais très grave ; influence de l'hérédo-syphilis ; polydypsie, polyurie, glycosurie 30 à 80 gr. ; urée, diabète maigre, fatal si l'amélioration ne suit pas immédiatement le régime ; cachexie ; broncho-pneumonie, tuberculose, intoxication acétonémique, coma fréquent et convulsions. Chez la *femme enceinte*, le sucre existe très souvent dans l'urine ; avec 4 ou 5 gr. par litre il n'y a pas à en tenir compte. Si le diabète, rare dans la puerpéralité, est confirmé, il cause l'avortement dans 4 sur 10 des cas ; hydropisie de l'amnios, hydrocéphalie. Le vieillard tolère de fortes doses de sucre. Le Diabète peut être associé à la fièvre typhoïde, à la goutte, à la syphilis, au cancer, au goître, au tabès, enfin très souvent à la tuberculose, association d'un pronostic toujours sérieux, etc. **Pron.** Les D. pancréatique, traumatique, infantile, avec gangrène, sont tous très graves ; le Diabète ordinaire peut avoir, avec des soins, une durée très longue de 10, 20, 30 ans et plus, s'il ne survient pas de complications. Nous devons mentionner quelques diabètes spéciaux. Diabète *azoturique*, par désassimilation ou dénutrition, etc. : excès, influence nerveuse, grossesse ; urée 50 à 100 gr. ; amaigrissement ; durée : quelques années. Généralement aboutit à : cachexie, tuberculose, grangrène. Diabète *phosphaturique* : (traumatisme, tuberculose). La glycosurie produirait de l'acide lactique qui solubiliserait lui-même les phosphates ; on trouve dans l'urine des phosphates ammoniaco-magnésiens. Diabète *oxalurique* : (v. oxalémie). Diabète *albumineux* : néphrite interstitielle. Diabète *inosurique* (sucre musculaire). *Polyurie simple* sans augmentation de densité urinaire, etc.

Diagn. C'est souvent un spécialiste (dentiste, oculiste) qui fait le diagnostic. Il faut se garder de prendre toute glysocurie simple, accidentelle, pour du diabète. On peut rencontrer une glysocurie nerveuse de 5 gr. en moyenne que le régime n'améliorerait pas du tout. Jusqu'à 10 gr. on a coutume d'admettre, sans autres signes concomitants bien entendu, qu'il peut ne pas y avoir diabète. Tout en pensant au diabète décipiens de Franck, il n'en est pas moins indiqué de surveiller tout malade suspect par des analyses et des pesées mensuelles. L'examen par la liqueur de Fehling est souvent entaché d'erreur (acide urique, aliments, médicaments). Il faut, toutes précautions chimiques d'usage étant bien prises, obtenir, non une simple décoloration mais un précipité *rouge* d'oxyde de cuivre. L'examen au polarimètre est parfois nécessaire. Le diabète est-il confirmé par l'analyse et la présence des grands signes, il faut s'assurer, par un régime d'épreuve sans féculents et sans pain, du degré de la maladie : s'il se produit une amélioration en quelques jours : diabète simple ; avec amélioration nécessitant la réduction de la ration d'albuminoïdes : diabète moyen ; si la glycosurie persiste malgré tout, c'est que le malade fabrique son sucre aux dépens de l'organisme, la forme est plus grave. Le diagnostic des complications n'est pas difficile en général. Chez tout enfant atteint de coma, il est bon de penser au diabète et d'analyser l'urine ; le diagnostic du coma s'impose avec les apoplectiques, urémiques alcooliques et par intoxication. Mais il est surtout essentiel de prévenir le coma en intervenant dès que l'odeur de pomme de reinette ou la réaction de Gérhard, etc.., font redouter l'acidose grave. **Trait.** Exposé en détails dans notre guide du jeune praticien, ce traitement comprend au premier plan le régime. Ni sucre, ni féculents, ni pain, *diminuer la ration alimentaire*, pas de médicaments dans le diabète léger, (sucre disparaissant après quelques jours de régime sévère); dans le diabète moyen (sucre disparaissant par diminution de la ration d'albuminoïdes), régime sévère de quelques semaines

alternant avec un régime plus doux. Dans ce régime sans
pain, sans féculents, etc. s'en tenir à la viande, aux légumes verts et aux corps gras, antipyrine, mais mieux
bicarbonate de soude ; dans le diagnostic grave, revenir
aux hydrocarbures, *ce qui est essentiel*, à l'alcool, etc.,
avec belladone, opium, manganèse, etc. Le bicarbonate
de soude et l'antipyrine sont de *bons médicaments* du
diabète ; l'opium est un modérateur de l'activité hépatique ; l'arsenic favorise la nutrition et la glycolyse tout en
diminuant la glycogénie, ne pas en abuser ; le bioxyde
de manganèse favorise la glycolyse ; la belladone diminue la polyurie et la polydypsie. Parmi les traumatismes
qui agissent défavorablement sur cette maladie, ne négliger aucune plaie, mais éviter avec soin les antiseptiques
et tous les corps irritants. La diminution de la ration alimentaire est d'ordinaire suffisante. L'augmentation de
poids (graisse par métabolisme) n'a pas de valeur pronostique. Cure de Guelpa avec prudence. Opothérapie hépatique dans l'anhépatie, pancréatique dans l'hyperhépatie. On se trouve bien d'une association médicamenteuse complexe comme dans celle qui existe dans une
spécialité, le diabétifuge. Saison à Vichy dans le diabète
gras seulement. Saison à Pougues dans le diabète avec
dépression ou anémie. Hauterive à domicile. Traitement
de l'insomnie, de l'adynamie (quinquina, strychnine,
glycéros); de la bronchite, de la tuberculose (soins de la
bouche : eau oxygénée), pilocarpine avec discrétion contre la sécheresse de la bouche. Contre les anthrax, phlegmons : cultures lactiques, levure de bière, pulvérisations
systématiquement prolongées et colloïdaux (Hyvert).
Dans le coma, oxygène, caféine, bicarbonate de soude
40 gr. par voie buccale ; nous employons même le phosphate de chaux à haute dose et injections lentes veineuses de 16 à 30 gr. par litre de bicarbonate de soude. Contre les gangrènes, air chaud, etc. Rappelons pour terminer que la ration moyenne du diabète est d'environ 25 calories par kil. de poids et par 24 heures, soit 200 gr. de

viande, 2 ou 3 œufs, 100 gr. de lait, 50 gr. de pain, 250
gr. de légumes verts, 150 gr. de pommes de terre (re-
commandées pour certains malades, défendues pour d'autres), beurre et fromage 120 gr. Surveiller la glycosurie,
sans exagération, lutter contre l'obsession de l'amaigrissement. Avec l'albuminurie phosphatique, régime habituel ; avec plus d'un gramme d'albumine donner un 1/2
litre à un litre de lait, supprimer l'alcool et le vin pur.
Au cas de goutte et de diabète associés, alternance du
régime. Les régimes absolus trop longtemps prolongés
méritent d'être sévèrement proscrits de toute thérapeutique avertie. Sachant enfin et surtout que chaque malade
a sa limite de tolérance et son coefficient d'assimilation, il
faut, par des essais multiples, donner au diabétique, sans
exclusivisme théorique, les aliments qui n'augmentent
pas sa glycosurie.

DIARRHÉES.

Etym. (du mot grec qui veut dire couler de toutes parts).
Syndrome caractérisé par la fréquence et le caractère liquide
des selles. Contrairement à l'usage, on ne doit pas les confondre avec les entérites qui supposent un trouble phlegma-
sique ; elles sont passagères et surtout causées par le froid
humide, la chaleur, les boissons trop fraîches, les viandes
altérées, par la suppression des sueurs, par une cause nerveuse (tabès, goître, émotion). D'origine gastrique, la diarrhée est caractérisée par la présence de tissu conjonctif dans
les selles après le régime d'épreuve. L'albumine trouvée
dans les selles provient de la paroi intestinale et non des ré-
sidus alimentaires mal digérés. Couleur ocre : dothiénenterie ; brune : rhumatisme ; jaune ou pâle : ictère; verte avec
grains : choléra ; bavures de chair, râclures de boyaux : dysenterie; fausse diarrhée des constipés ; diarrhées des vieillards (penser à l'urémie, aux urinaires); diarrhée des enfants:
choléra infantile, athrepsie, dyspepsie ; gastro-entérites (v.
ce mot et entérites).

Le traitement de la diarrhée ordinaire est simple et banal.
Bouillon lactique à la reprise alimentaire (Biolactyl).

Diazoréaction. (Ehrlich). Fixation de sulfodiazo-

benzol sur une substance inconnue dans l'urine des typhiques, 2 cc. d'urine + 2 cc. acide chlorhydrique à
5 %, acide sulfanilique à saturation, II gouttes de nitrite
de soude à 0.50 à 1 gr. % (solution de moins de 8 jours).
Ajouter A gouttes d'ammoniaque, il se forme un anneau
rouge au niveau de l'ammoniaque. S'observe vers le 6ᵉ jour
de la fièvre typhoïde, reste en rapport avec le pronostic,
s'observe aussi dans les tuberculoses graves, malgré leur
bénignité apparente (Michaelis).

DIGESTIF (EXAMEN DE L'APPAREIL)

On sait quelle est l'importance justifiée de l'étude du foie
et du système nerveux dans la médecine de ville ; les maladies de l'appareil digestif méritent une étude aussi appro-
fondie. Récemment (fin 1912), Raffray, Lynch, etc. ont insisté avec raison sur le péril alimentaire. Pour arriver à pro-
portionner la quantité et la qualité de la nourriture aux besoins de l'organisme et pour agir avec efficacité sur les fonctions digestives malmenées par des causes multiples moder-
nes (falsifications, agitation nerveuse, etc.), les procédés
d'examen et les maladies de l'appareil digestif ne sauraient
être trop connus (v. mal de la *bouche*). L'examen de *l'œsophage* porte sur les spasmes, les sensations de brûlure, d'arrêt des aliments, la rapidité des vomissements plutôt solides;
œsophagoscopie, exploration par la sonde ; l'introduction de
la sonde exige des précautions, de la douceur et la recherche préalable des anévrysmes de l'aorte; on peut diagnostiquer un diverticule, un rétrécissement, etc. (15 centim. des
incisives à orifice œsophagien. 25 centim. jusqu'à cardia).
On peut ramener des débris cancéreux. On peut ausculter au niveau du rétrécissement pendant la déglutition.
A l'examen de *l'estomac* et de l'abdomen on peut rencontrer les points épigastriques, xyphoïdiens, dorsaux et, selon
les progrès du mal, le ventre en tonneau, le ventre plat,
de batracien, en îlot (saillie ombilicale), en S couché, en bateau (de la méningite), en cuvette etc. Epreuve de la sangle :
en se plaçant derrière le malade et en soulevant la masse abdominale (sensation de soulagement, nécessité de ceinture).
Citons à côté de ce procédé de Glenard, la douleur-signal
de Leven (V. *Dyspepsies*). Il ne faut pas perdre de vue les rap-

ports par région. Régions : épigastrique : lobe gauche du foie: pylore, portion de l'estomac, partie du colon transverse, pancréas, duodénum ; hypocondre droit : lobe droit du foie et côlon ; hypocondre gauche : grande courbure, coude gauche du côlon ascendant; région ombilicale : côlon transverse, partie jejuno-idéale, aorte abdominale ; hypogastre : vessie, rectum, utérus, anses d'intestin grêle ; iliaque droite : cœcum, intestin grêle ; gauche : S iliaque, intestin grêle. L'évasement sus-ombilical indique le tympanisme des gros mangeurs; sous-ombilical, l'entéroptose ; saillie médiane, dilatation ; aplatissement épigastrique avec ballonnement de l'hypogastre: dilatation et ptose. La palpation permet de sentir une tumeur, la douleur superficielle de l'hyperesthésie, la douleur profonde de l'ulcère, de la lithiase, etc. ; le clapotage, signe de *stase ou d'atonie* n'a d'intérêt que s'il est observé à jeun, avec siège sous-ombilical (paroi relâchée, tronc un peu relevé (Bouveret) : commencer la manœuvre au dessous de l'ombilic (Bouchard). Percussion. La commencer au niveau de l'espace de Traube après distension artificielle et avec très peu de liquide. Provoquer un peu de distension avec 1 à 2 gr. d'acide tartrique et de bicarbonate de soude. La limite inférieure normale est à 3-5 centim. au dessus de l'ombilic ; la limite supérieure, au niveau de la ligne parasternale et de la 5e côte ; limites gauche, rate ; droite, foie : 11 à 14 cent., de hauteur, plus grande largeur 20 cent. Estomac en besace, prolabé, plat, creux, rétracté. Biopsie par cytologie gastrique. Gastroscopie à l'aide de lentilles et de prismes; mais l'endoscopie exige le doigté d'un spécialiste. La radioscopie avec lait bismuthé (1 p. 4), en suspension dans la gomme arabique 200 gr., ou tapioca facilite l'étude de la digestion. La radioscopie permet de mieux apprécier la sténose, la stase, l'atonie (contractions insuffisantes), la dilatation (estomac au-dessous de l'ombilic), les encoches des néoplasmes etc. La gastrodiaphonie avec le tube Eichorn est l'éclairage électrique de l'intérieur de l'estomac. L'auscultation permet d'entendre le retard du bruit de déglutition dans la sténose du cardia, les bruits de gargouillement de l'estomac en dislocation verticale de Bouveret (étranglement par le corset). La succussion utilise la palpation et l'auscultation. L'intestin à l'inspection peut être météorisé (entérite chronique), rétracté (méningite, saturnisme), dur, (sténose, intestin crayon) ou mou, (intestin chiffon) ; l'examen du rectum ne doit pas être négligé (rétrécissement, pus, sang), ni la coprologie (v. ce mot, v. foie). Rate entre 8ᵉ et 11ᵉ côte, hauteur 12 centim., rarement perceptible à l'état normal, augmentée dans cirrhoses, kystes, paludismes, leucocythémie. Pancréas disparaît derrière l'estomac, le colon, l'intestin , s'il est malade on peut le sentir dans la partie gauche du cœux épigastrique, entre l'ombilic et le xyphoïde.

Avant de noter l'examen du chimisme gastrique, rappelons l'action digestive de la salive (ptyaline) sur l'amidon, la dextrine, etc., favorisant l'action amylolitique du suc pancréatique. Le suc gastrique contient 2 gr. d'ac. chlorhydrique. 2 gr. de chlorures, 3 gr. de pepsines, peptones, le ferment lab du mucus ; (mécanisme de sécrétion chimique ou psychique) : il dédouble les graisses et prépare l'action pancréatique sur les amylacés ; mais, surtout, il transforme les matières albuminoïdes en syntonynes, favorise l'action des ferments et en particulier de la pepsine qui, en milieu acide, transforme les syntonynes en propeptones et peptones. L'abondance du suc gastrique varie avec la *vue* des aliments (suc d'appetit) ou leur action (suc d'action locale, de la viande, par exemple.) L'estomac est aussi organe moteur, il absorbe l'eau, les alcaloïdes, les sels, sucres, peptones, albumoses, mais il ne peut remplacer l'action intestinale. L'intestin grêle utilise les graisses et substances azotées, les absorbe au niveau des villosités grâce à l'action des sucs intestinaux, bile, pancréatique. *V. l'étude nouvelle des ferments intestinaux dans nos traitements nouveaux éd. 1913.* Le gros intestin n'absorbe que très peu d'eau, sels, sucres, peptones, graisses ; le mucus facilite le rôle de la valvule de Bauhin ; le réflexe de la défécation est anospinal. S'il reste des débris dans l'estomac 7 heures après le repas de midi, l'organe est dit insuffisant ; il y a excès de motricité si au bout d'une heure, il a évacué un petit repas de thé et de pain. Dans le procédé de Klemperer, on retire normalement 70 à 80 gr. d'huile sur 100 après 2 heures. Épreuve du salol ; 2 gr. au repas, coloration violette avec perchlorure au bout d'une heure ; motricité affaiblie si réaction après 3 ou 5 heures. Le mucus est précipité par l'acide acétique à froid. Le suc pancréatique rendu alcalin et maintenu à 37°, commence la

digestion d'un œuf, de même l'empois et la liqueur de Bar-
reswill. Pepsine ; réaction du biuret : 2 cc. de suc gastrique, 2 cc. de potasse à 10 %, 1 à II gouttes de sulfate de
cuivre : si peptones, coloration rose. La *desmoïde-réaction* de
Sahli indique l'activité du suc gastrique : Pilule ou sachet
de caoutchouc fermé par un fil de nature conjonctive soluble en solution chlorhydrique, très fin, renfermant du bleu
de méthylène ; si l'urine est bleue vers 5 à 7 heures, le sachet ayant été pris à midi, la desmoïde-réaction est positive
et le chimisme normal. Auscultation et étude de l'hyper ou
hypochlorhydrie par le bicarbonate (Fuld). Iodure de potassium 0.20 dans une capsule de gélatine (recherche dans la
salive). Repas d'épreuves d'Ewald, 35 à 70 gr. pain blanc,
tasse de thé sans sucre le matin à jeun et retiré au bout d'une
heure, repas de Klemperer : lait et pain blanc ; repas de Robin : moitié d'un œuf cuit avec jaune, 60 gr. pain, 200 cc.
d'eau à la température de la chambre. On retire en amor-
çant avec un peu d'eau distillée ou par expression (faire
tousser le malade, appliquer fortement la main sur l'épigastre, petits mouvements de va-et-vient de la sonde). L'analyse
se fait par la méthode des 3 capsules de Hayem et Winter.
L'acidité totale se recherche avec 10 cc. de liquide gastrique, II gouttes de phénophtaléine jusqu'à teinte rose avec
solution de soude à 4% (normale 1, 82 à 2, 32 %₀ de Hcl).
Acide chlorhydrique libre : réactif de Gunzbourg (2 gr. de
phloroglucine, 1 gr. de vanilline et 30 gr. d'alcool), VI gouttes + VI gouttes du suc gastrique, chauffer sans faire bouillir : coloration rouge intense. Réactif de Baos à la résorcine 5 % (rouge aussi), tropéoline (coloration brune, en
chauffant devient bleue). Le vert brillant devient jaune d'or.
Acide lactique : procédé d'Uffelmann, solution phéniquée à
4 % (volume d'eau) avec I goutte de perchlorure donne une
coloration bleue. Si acide lactique, coloration jaune citron.
Le labferment coagule le lait (V. pour la ration normale, alimentation et maladies de nutrition générale).

Diagnostic schématique : *rétrécissement de l'œsophage :*
difficulté du passage des aliments solides ; sensation d'arrêt,
régurgitation ; dysphagie et ganglions dans le cancer œsophagien. *Spasmes* : sensation de constriction à début brusque cédant sous la pression de la sonde ; *gastrite chronique* (dans le cancer achlorhydrie, vomissements, longue du-

rée, etc.). *Dyspepsies :* essentielles ou secondaires: anorexie, douleur épigastrique, gaz, pyrosis, ballonnement du ventre, clapotage, subictère, vomissements. Théoriquement on distingue les formes suivantes : *Hypochlorhydries* : peu d'appétit, teint jaune, langue blanche, poussées congestives, somnolence postprandiale, météorisme. Diminution d'acide chlorhydrique coïncidant avec acidité de fermentation L'*hyperchlorhydrie* peut être liée à l'ulcère ou au syndrome de Reichmann. Elle se présente par crises souvent nocturnes, ou 4 à 5 heures après les repas, avec vomissement d'un liquide hyperacide brûlant le gosier. Constipation. Estomac et foie sensibles ; amaigrissement. L'*apepsie* est un syndrome caractérisé par l'abolition de l'action physiologique du suc gastrique. L'analyse de Hayem Winter permet de constater que l'acide total et l'acide chlorhydrique libre = 0; il peut y avoir du chlore combiné aux matières organiques. Ce suc gastrique, même acidifié à 2 °/₀₀, n'agit pas sur l'albumine dans la méthode des digestions de Mett. On peut observer l'apepsie dans la gastrite chronique, dans le cancer, dans les états infectieux ou typhoïdes, dans le tabès par action médicamenteuse, dans les maladies nerveuses avec ou sans inhibition. L'opothérapie gastrique et l'acide chlorhydrique provoquent l'action du suc pancréatique.

Dilatation d'estomac : digestions pénibles et prolongées, vomissements, constipation, acides de fermentations ; voussure épigastrique, clapotement ; peut être le symptôme du cancer, de l'ulcère, d'une lésion pylorique. *Ulcère d'estomac*: douleur avec ses points d'élections xyphoïdien, sternal, etc. et vomissements 2 ou 4 heures après l'ingestion alimentaire (bile). *Cancer de l'estomac* : douleur moins vive, hypo et achlorhydrie, vomissements pituitaires, alimentaires et noirs, melœna, hématémèses, vomissements marc de café ; tumeur, adénite sus-claviculaire, teint jaune paille, phlegmatia. V. à ce mot les signes précoces. *Entérites :* diarrhée muqueuse, glaireuse, bilieuse, fièvre ou forme chronique (constipation et selles glaireuses). *Entéro-colite muco-membraneuse :* diarrhée et constipation, douleur longeant le côlon, glaires, membranes, survenant chez des nerveux ou des utérines. *Dysenterie* : selles fréquentes, mélangées de sang, de pus « raclures de boyaux » avec épreintes et ténesme. *Appendicite :* douleur brusque, hyperesthésie, défense de la paroi au point de Mac Burney ; vomissements, abcès, etc. *Cancer de l'intestin* : Constipation et débacle, matières noires. Il faut enfin penser aux masses stercorales (scybales formées par inertie intestinale).

DILATATION D'ESTOMAC

Défin. Syndrome caractérisé par l'état d'un estomac qui se vide mal. Associé à l'entéroptose, aux ulcérations pyloriques. etc. Existence contestée par Mathieu et en Allemagne. Pour Bouchard, entité morbide. Dans la sténose pylorique, il y a dilatation vraie ; la fausse dilatation est causée par l'atonie, par un défaut de motricité **Anp**. Dégénérescence des fibres musculaires et lésion gastrite chronique de la muqueuse. La bouillie bismuthée (v. *ap. digestif*) tombe rapidement au fond avec cul-de-sac pouvant descendre jusqu'au pubis ; organe piriforme ou en sablier ; l'adaptation des parois au contenu se fait mal. **Etiol**. Obstacles pylorique, (tumeurs, spasmes, etc.), duodénal (néoplasme), extrinsèque (brides de la vésicule, anévrysmes, tumeurs du pancréas), obst. par affaiblissement de motricité gastrique (gastrite, troubles nerveux, hyperalimentation, ptoses). **Sympt**. Un 1er degré de rétention est le type protopathique de Bouchard, existe quand le clapotage apparaît au-dessous de la ligne de Bouchard (ombilic à fausses côtes) avec ingestion d'un simple demi-verre d'eau. La dilatation vraie est caractérisée par la rétention avec résidu gastrique à jeun et par l'augmentation de capacité; *signes physiques*: voussure sous-ombilicale, ondulations gastriques, sonorité tympanique, bruits de succussion et de clapotage, le clapotage n'a de signification qu'à jeun et au-dessous de l'ombilic ; il dénonce l'atonie ; abaissement de la grande courbure, cathétérisme, asymétrie des hypocondres ; examen chimique. *Signes fonctionnels* : ballonnement après les repas et gaz, pyrosis, soif, vomissements. Diminution des urines, palpitations, constipation, phase concomitante avec phénomènes nerveux ; signes d'auto-intoxication **et dénutrition. Variétés neurasthénique, arthritique.**

Diagn. Est fait avec les s. ci-dessus ; parfois insufflation, évacuation à la sonde et radiothérapie qui montre
les ptoses et la rétention gastrique. Epreuve de l'huile,
du salol, etc. Penser à la dyspepsie atonique simple et à
l'entéroptose. Quand il y a sténose pylorique, les paroxysmes douloureux apparaissent 4 ou 5 heures après les repas
avec vomissements intenses. **Trait**. Les indications sont
celles de la sténose pylorique, de l'atonie. Il faut distendre l'estomac, le moins possible, le moins souvent possible et le moins longtemps possible ; traiter la paresse
digestive et les fermentations (strychnine, eau chloroformée, fluorure d'ammonium, ipéca, lavages d'estomac,
massages, ceinture hypogastrique, sangle de Glénard etc.)
Les fausses dilatations avec atonie gastrique, sont nettement améliorées par les eaux de Pougues prescrites à petites doses, comme il est d'usage à cette station. Se ba-
sant sur des observations radiographiques, Leven conseille de n'accorder aux dilatés que 50 grammes de boisson en mangeant ; on peut leur faire boire un verre de
liquide une heure environ avant les repas.

DIPHTÉRIE

Syn. Angine maligne, pestilentielle, ulcère gangreneux, croup, etc. **Défin**. Toxi-infection causée par le bacille de Lœffler. **Anp**. Epithélium en dégénérescence ra-
meuse, avec prolification vasculaire et infiltration de
leucocytes ; la membrane qui siège au-dessus est fibrineuse, ses fibrilles contiennent des bacilles et des leucocytes ; le sang est poisseux, sepia ; myocardite, lésion parenchymateuse, foyers pulmonaires, foie et rein congestionnés (glomérulonéphrite de Cornil), surrénalite, névrites. (Pitres, Vaillard, Vincent, etc.). **Etiol**. 2 à 7 ans
surtout. Endémo-épidémique, contagion directe et indirecte ; diphtérie secondaire (ex. : rougeole), associations
microbiennes : streptodiphtérie. La période contagieuse
s'étend depuis les premiers jours d'incubation jusqu'au
40e jour ; (sécrétions du nez, de la bouche, objets con-

taminés). *Bactériologie* : avec un fil de platine flambé et refroidi, on ensemence du sérum de sang de bœuf coagulé en plan oblique. Température 37° ; au bout de 18 heures, colonies nombreuses. Les bacilles sont courts, moyens, longs, en Y, X, en palissades (aiguilles qu'on aurait laissé tomber sur une table par petits tas). Après fixation on colore avec le bleu de Roux : 1/3 de violet dahlia et 2/3 de vert de méthyle, une minute. Laver. Une lamelle est trempée dans la solution iodo-iodurée, les bacilles restent colorés par le Gram. Le bacille *d'Hoffmann, le pseudo-bacille* serait un bacille atténué (décoloré par le Gram). Les associations microbiennes sont assez fréquentes p. ex. dans la *strepto-diphtérie*.

Sympt. Début insidieux, aboutissant à la *fausse membrane* pharyngée blanche, puis jaune, grise, plus sombre dans les formes associées et se reproduisant si on l'enlève. Les ganglions sont pris. Fièvre 38", albuminurie légère ; durée quelques jours. Une forme plus maligne septique, strepto-diphtérie) présente des membranes épaisses, grises, fétides, avec possibilité de myocardite, de paralysie bulbaire etc, avec coryza, jetage, engorgement ganglionnaire allant jusqu'au cou proconsulaire ; fièvre 39, 40°. La dysphagie n'est pas très marquée. Diphtérie nasale cutanée, de la conjonctive, de l'oreille moyenne. La mortalité depuis l'injection de sérum, est tombée de 60 °/₀ à 10 °/₀ ; durée moyenne une dizaine de jours, sauf complications, et dues en général aux associations microbiennes qui peuvent être l'une des suivantes, coryza, conjonctivite pseudo-membraneuse, bronchopneumonie à streptocoques, mortelle (ne pas confondre la bronchite pseudo-memb. diph. avec la br. pneum. de la diphtérie), otite suppurée par extension à la trompe (strepto) ; néphrite, complications articulaires, hémorragiques, myocardite. Enfin et surtout croup et paralysie diphtérique (v. ci-dessous). La mort rapide dans les formes septiques survient par asphyxie ou insuffisance cardiaque tardive, elle est plutôt provoquée par une complication telle que la broncho-pneumonie. etc.

Diagn. amygdalite : engorgement des ganglions moindre, dysphagie, petits amas pultacés ; angine de Vincent ; ulcération nette, angine blanche ; dissociation dans l'eau : bactériologie par le procédé des frottis ou par cultures.

Croup. — Le croup, laryngite diphtérique pseudo-membraneuse, succède à l'angine le plus souvent, celle-ci pouvant passer inaperçue. C'est une complication de diphtérie infantile (1 sur 5) qui peut être aussi secondaire à la rougeole (croup d'emblée) 1 0/0, à la scarlatine, à la fièvre typhoïde et à la coqueluche. Le croup est descendant (coryza) ou ascendant (bronchite) ; le siège de la membrane est épiglottique ou dans les replis aryteno-épiglottiques, ventriculaire, elle est mince ou stratifiée ; muqueuse non ulcérée. **Sympt.** Dans la période de *dysphonie*, voix, toux d'abord *rauque, puis* après 1 ou 2 jours, voilée jusqu'à l'aphonie ; période de *dyspnée* avec sifflement ou cornage, *tirage* sus-sternal, sus-claviculaire, caractéristique, épigastrique (commun aux dyspnées infantiles) avec paroxysmes de suffocation et respiration serratique, (dus au spasme de la glotte). Période *asphyxique* conduisant à la mort en quelques heures. Formes abortives ou foudroyantes, infectieuses etc. La broncho-pneumonie est une complication habituelle des croups secondaires. Fièvre 38, 39°, albuminurie ; *engorgement ganglionnaire*. **Diagn**. Faux croup : Début brusque, nocturne ; toux rauque, aboyante, voix normale, état général bon (*V. Laryngite striduleuse*) Laryngite œdémateuse ; bronchite capillaire, abcès rétro-pharyngien. Durée 5 jours, maximum 7 ; le pronostic est grave par l'obstacle mécanique, mais tout autant par l'infection.

Le sérum a fait baisser la mortalité par le croup proprement dit à 16 °/₀.

Paralysie diphtérique. Sans rapport avec la gravité

de la diphtérie bien qu'elle résulte de l'intoxication diphtérique, elle est rare avant 2 ans, plus fréquente chez les adultes (Landouzy) 1/6e à 1/10e des cas. Timbre nasillard de la voix ; déglutition difficile pour les liquides en particulier, le voile du palais est *paralysé*, pendant, ne se relevant pas (p. bilat.), impossibilité de souffler ; le p et b sont prononcés : me, fe ; lecture difficile, 50 °/₀ des cas. P.limitée. Parfois la paralysie gagne les membres inférieurs, (guérison en quelques mois). Complications cardio-pulmonaires. La mort est possible, 12 °/₀. accidents cardiaques ou bulbaires. La durée peut ne pas excéder quelques semaines (2 à 4). La cause de la paralysie est une névrite périphérique respectant le cylindraxe et produite par la toxine (exp. de Babonneix sur le n. sciatique du lapin). **Diagn**. avec la paralysie labio, glosso, pseudo bulbaire si elle est généralisée, avec polynévrite alcoolique, diabète, tabès, hystérie.

Trait. de la diphtérie. Local. Lavages (liq. de Labarraque), pulvérisations. Colloïdaux, sérothérapie, dont l'action (par phagocytose) est moins nette à partir du 3e jour. Sérum obtenu par injections au cheval de doses croissantes de toxines (débarrassées des bacilles par filtr. à la bougie). Cultivées pendant 3 semaines. 1/10e cc. tue un cobaye en 2 jours. Injecter des doses assez élevées ; chez l'enfant se baser sur les courbes de température du pouls et de l'albumine pour dépassere ncore les doses habituelles : 5 cc. chez les nourrissons, 10 cc. de 1 à 2 ans, 20 cc. au-dessus de 2 ans, 30, 40, 50 cc. dans les cas graves. Chez l'adulte, commencer par 30 cc. au moins. Les fortes doses préviennent aussi les paralysies diphtériques. Les accidents sériques sont bénins (urticaire, érythème, fugaces de la 1re injection ou d'injections rapprochées; plus sérieux, surtout chez les asthmatiques tuberculeux etc., après une injection tardive (plusieurs semaines d'intervalle). On peut les prévenir par des fortes doses, par des lavements de sérum ou par le chlorure de calcium. Injections préventives : 10 cc. Contre la fièvre, bain ; contre la constipation, calomel ; contre la broncho-pneumonie : balnéation, ventouses, oxygène, huile camphrée, sérum de Marmorek ; contre les engorgements ganglionnaires : pommade iodurée avec belladone ou jusquiame. Pastilles de sérum de Martin. *Dans le croup* donner 20 cc. de 1 à 2 ans, 40 au-dessus de deux ans et jusqu'à 60, s'il faut. Vaporisation, enveloppement chaud du cou, toniques. Le tirage permanent, la faiblesse du cœur ou l'accès de suffocation implique le tubage ou la trachéotomie. « On risque des accidents graves en tubant tardivement, on ne risque rien en tubant de bonne heure. » Tubes de Froin, de Collin, etc. Doigt entre les arcades pour l'arrière-bouche ; bien reconnaître les cartilages aryténoïdes séparés par l'échancrure interaryténoïdienne. S'assurer que le tube, du calibre voulu, est dans le larynx, avant de couper le fil ; bruit d'air caractéristique. Avec ce procédé, pas de suites opératoires, il suffit de rester une heure après le tubage, de pouvoir revenir dans l'heure du rejet du tube et de pouvoir faire environ trois visites par jour. La trachéotomie, surtout indiquée dans la rougeole et quand le tubage n'est pas possible est plus grave par ses complications possibles ; inciser sur la ligne médiane (5 cent.) sans s'occuper de l'hémorragie qui cesse avec l'introduction du tube ; repérer le cricoïde ; ponctionner avec le bistouri, élargir ensuite ; présenter la canule perpendiculairement, puis relever le pavillon ; bruit canulaire. *Dans la paralysie diphtérique* : strychnine, noix vomique, électricité, massage, bains sulfureux, sérum à haute dose (proph. et thér.) Lait, purées, œufs, lavements alimentaires ou à la sonde. Dans la diphtérie *cutanée* : bleu de méthylène. *Prophylaxie* : déclaration, isolement ; désinfection, injections préventives de l'entourage. En hygiène scolaire : injections préventives ; réadmission à l'école subordonnée à la production d'un certificat constatant la disparition du bacille diphtérique dans les mucosités naso-pharyngiennes.

DIPLÉGIES

Paralysies motrices des deux membres supérieurs, inférieurs ou des deux côtés de la face ; paraplégie : diplégie des membres inférieurs. Peuvent être causées par les atrophies, les névrites, le tabès ; mais les diplégies primordiales se distinguent en spasmodiques et flasques. La diplégie *spasmodique* infantile apparaît à la naissance, sans troubles sensitifs et sans atrophie musculaire, ou vers un an avec rigidité spasmodique complète. Les mouvements reviennent, les membres inférieurs restant pris ; sensibilité et sphincters intacts ; les scléroses, l'hydrocéphalie, le syndrome de Little peuvent ressembler à l'hémiplégie spasmodique (mais lésions bilatérales) ; chez les adolescents et adultes : tabès dorsal spasmodique (paralysie spasmodique d'Erb), sclérose en plaques ; chez les vieillards : signes pseudo-bulbaires du ramollissement et des tumeurs cérébrales. Dans le syndrome de Brown-Sequard, il y a une lésion unilatérale de moëlle et association d'hémianesthésie opposée. La paralysie *flasque* peut être causée par une section traumatique complète de la moëlle, par la paralysie ascendante de Landry, les 4 membres sont pris en quelques jours, mais avec point de départ des troubles moteurs de l'extrémité des membres (signe important permettant la distinction avec la compression médullaire). Les polynévrites se diagnostiquent par leurs s. sensitifs, les poliomyélites par leurs atrophies (*v. paraplégie*). Les diplégies d'origine cérébrale se distinguent des diplégies médullaires par l'absence des signes d'atrophie et de sensibilité.

Diplopie. — Vision double. L'un des yeux étant dévié, les deux images n'arrivent plus à se confondre, la perception est double ; paralysie oculaire, strabisme. Le maximum d'écartement qui se produit avec l'objet placé d'un côté, indique que les troubles oculaires siègent du même côté que l'objet.

Dipsomanie. — Impulsions paroxystiques à *boire et à s'enivrer*. S'observe au début de la manie et de la paralysie générale. Ce n'est pas une manifestation d'alcoolisme chronique ou d'alcoolisme héréditaire, mais plus **exactement un stigmate de dégénérescence mentale.**

Douleur. — *L'élément douleur est celui qui mérite toute la sollicitude du médecin à l'hôpital comme en clientèle, chez le pauvre comme chez le riche : c'est en le combattant de son mieux que le médecin se fait aimer. Cette question mériterait à elle seule le plus grand développement si la connaissance de tous les détails du diagnostic et du traitement n'étaient pas la meilleure préparation à toute action éclairée contre la souffrance. Le cœur et la conscience du médecin font le reste.*

Douve hépatique. — Trématode (bouche et tube digestif bifurqués, sans anus). Distoma hépaticum 15 à 30 millim., deux sexes; œufs et embryon; embryon dégluti par l'homme; pénètre, en s'enroulant, dans les voies biliaires. Ictère, douleur, vomissements. Quelquefois angiocholite, abcès, anémie, cachexie.

Duchenne. — (mal de). Atrophie musculaire progressive (*v. p. 103*).

Duroziez (mal de). Rétrécissement mitral pur.

Dysarthries. — Troubles de motricité des organes phonateurs, organes innervés par les VII, IX, XIe et XII[o] paires. Le langage intérieur n'est pas troublé. Paralysie labio-glosso-pharyngo-laryngée de Duchenne ; paralysie bulbo-nucléaire de ces nerfs ; disparition de la voyelle i, des consonnes r, l, s, g, k, d, t, puis des voyelles o, u ; la voyelle *a* disparaît la dernière; enfin les consonnes, m, f, v.

Les dysarthries peuvent se produire dans les névrites (rares), le tabès, la maladie de Friedreich, dans les paralysies bulbaires et pseudo-bulbaires et dans la paralysie générale.

DYSENTERIE.

Etym. Des mots grecs δύς difficilement et εντερον, intestin. **Syn.** Côlite ulcéreuse, hémorragique. **Déf.** Syndrome sporadique, épidémique, endémique paraissant lorsqu'il existe une lésion ulcérative de la muqueuse de d'intestin et surtout du gros intestin. On distingue : la dysenterie bacillaire des pays tempérés causée par le bacille de Shiga et la dysenterie amibienne des pays chauds causée par l'amœba-dysenteriœ de Lœsch, à protoplasma coloré en rose par l'éosine et à noyau coloré en violet par l'hématéine. Le bacille de la dysenterie bacillaire ne prend pas le Gram, se colore par l'aniline facilement, Types Flexner, Shiga, His (les 2 premiers font de l'indol). Autres microbes trouvés dans les D. : colibacille, b. de Roger, streptocoques, staphylocoques, infusoires. **Anp.** Dysenterie bacillaire : épaississement de la paroi intestinale, ulcération de la tun.-muqueuse (Letulle), gros intestin. Dysenterie amibienne : lésions plus profondes ; follicules clos, volumineux ; D. chronique : induration et épaississement. **Et.** En dehors des causes microbiennes et contagieuses : encombrement, refroidissement, eau contaminée, misère, saison, climat. La dysenterie nostras n'est ni contagieuse, ni épidémique. *Signes et Diagnostic : Dysenterie bacillaire.* Incubation de 2 à 3 jours, début brusque, douleur, vomissements, fièvre légère, diarrhée ; selles, muqueuses, puis lavures de chair ou râclures de boyaux. Coliques à maximum au niveau de l'S iliaque et du rectum avec sensation de cuisson, douleur irradiée, faux besoins ou *ténesme* ; efforts (ou épreintes), ventre sensible ; urines rares ; crampes, ténesme vésical, saillie de l'anus dans la dysenterie vraie, purpura, rhumatisme, etc. Durée 15 jours environ, convalescence longue. Chronicité rare. Mort pouvant survenir dans le collapsus 10 %. Formes : bénigne (enfant), bilieuse, gangréneuse ; complications : articulaires et parotidite, anasarque sans albuminurie, occlusion.

Dysenterie amibienne. Evolution plus torpide : selles muco-sanglantes ; ténesme par poussées, langue lisse, mort 80 %. Les complications sont les mêmes que dans la dysenterie bacillaire, mais les hépatites suppurées, les abcès du foie des européens sont très fréquen-

Dans la forme chronique la diarrhée alterne avec la
constipation. Variétés grave, rapide, etc., ataxo adynamique. Faire le diagnostic avec l'urémie, la tuberculose
recto-colique, mais dans la dysenterie le nombre des
selles est beaucoup plus élevé, de 5 à 50 avec retrécissement, le cancer, l'entéro-colite muco-membraneuse, les
intoxications. Chez l'enfant la colique dysentériforme
survient surtout de 2 à 5 ans en été à la suite de troubles
digestifs et d'abus de fruits. Dans la dysenterie pas de
bile en général mais du sang; penser à l'invagination.
Le diagnostic de la dysenterie bacillaire est rendu facile
par la recherche de l'agglutination comme pour la fièvre
typhoïde et par la recherche de la fixation du complément : sensibilisatrice dysentérique des formes moyennes et graves, 3 tubes avec XX gouttes du sérum malade
chauffé ; 2 tubes avec sérum sain, ajouter émulsion de
bacilles sur gélose, (24 heures), III à V gouttes du sérum
alexique de cobaye 5 heures : on mélange 1 partie de globules rouges avec 2 parties de sérum hémolytique
chauffé, ajouter III gouttes aux tubes. Réaction: positive
globules rouges, hémolyse nulle (*v. plus haut.*) **Pron.**
Bénin pour la forme des pays tempérés non épidémique;
30 à 50 °/o de décès dans les épidémies de Bretagne.
Trait. *Dys. bacillaire*. Lait, œufs, féculents, thé, calomel, sérum de Vaillard et Dopter 20 ou 40 cc. et plus,
le lendemain et les jours suivants ; s'il y a lieu, doses
décroissantes ; à titre préventif 10 cc. Biolactyl. Saison
à Plombières. *Amib.* : régime, lavages, ipéca à la brési-
lienne, décoction jusqu'à réduction de moitié pour enlever les propriétés émétiques ; chlorh. d'émétine en
injection hypodermique, 0.04. Régime avec farines, purées, etc.; eau oxygénée 50 °/oo. Hémorragies : nitrate
d'argent 0,50 °/oo ; épreintes, petits lavements chauds
fréquents, applications chaudes, alcool, boisson, glaces.
Prophylaxie : isolement, désinfection des selles, surveillance de l'eau.

DYSPEPSIES

Etym. de δύσ, difficilement et πεψις, digestion. **Défin.**
Syndrome variable avec sa cause et caractérisé par une
modification des fonctions physiologiques, sans lésion
organique. Elle peut être quoi qu'on en dise, essentielle
avec troubles de motilité gastrique (estomac non entièrement vidé 6 heures après les repas), ou de secrétion (hyperpepsie, hypopepsie, et apepsie). Les dyspepsies secondaires sont nombreuses (nervosisme, neurasthénie,
psychasthénie de Janet, ptoses, maladie du cœur, du
rein, troubles génito-urinaires, maladies de la nutrition.

Etiol. ; Pathog. — Aux causes ci-dessus des dyspepsies secondaires, il convient d'ajouter la sédentarité,
une hygiène alimentaire et morale défectueuse; il est évident que le surmenage moderne et les intoxications répétées causées par une alimentation fraudée, par l'alcool,
le tabac, etc., peuvent provoquer des troubles physiologiques cessant d'ordinaire avec les soins d'hygiène voulus ; cette catégorie de dyspeptiques plus nombreuse
qu'on ne l'enseigne, se rattache à la variété de dyspepsies
dites essentielles. Théoriquement on peut distinguer une
dyspepsie neuro-motrice et des dyspepsies par troubles de
secrétion, mais il semble que la clinique ne réalise guère
des formes aussi nettement tranchées.

Sympt. L'interrogatoire d'un dyspeptique doit comprendre tout l'appareil digestif en commençant par la
bouche ; il faut avant tout laisser parler le malade, ce qui
n'est jamais du temps perdu sur ce chapitre de pathologie ; il est bon de l'interroger sur toute une journée. Dans
l'examen on insiste sur l'estomac (points épigastrique et
xyphoïdien, clapotage etc.), sur le ventre (procédé de la
sangle de Glénard et recherche de la douleur signal de
Leven en partant du pubis (*Voir note*). Les autres organes
doivent être examinés, la dyspepsie étant le plus souvent secondaire.

Sympt. Les signes varient selon la prédominance

NOTE. — La main va en remontant vers l'estomac, à la recherche du point douloureux, marqué par deux doigts du malade ou d'un aide. Cette main cherche à relever
le contenu abdominal. Le malade avertit le médecin aussitôt que la douleur diminue
ou disparaît. A ce moment « on est assuré d'avoir relevé la limite inférieure de l'estomac ».

soit de la phase motrice ou vaso-motrice, soit de la phase sécrétoire ; les signes précoces 1/2 à une heure en moyenne après le repas, se traduisent par de la gêne digestive, des baillements, du ballonnnement, de la congestion du visage ; les signes tardifs par des brûlures, douleurs etc. ne survenant que quelques heures après le repas.

Les rapports de la dyspepsie avec l'état nerveux sont des plus nombreux ; ils sont au surplus très discutés, les uns faisant jouer leur rôle capital au système nerveux et les autres à la dyspepsie. L'observation en clientèle de ville et en clientèle thermale, montre simplement que les cas les plus variés existent ; loin de supprimer le mot dyspepsie du cadre nosologique, nous devons redire que le syndrome n'est jamais exactement le même. « Il y a autant de dyspepsies que de dyspeptiques. » Mais le système nerveux joue un rôle considérable dans l'étiologie, les signes du diagnostic et le traitement du dyspeptique.

Pour nous conformer à l'usage, nous devons résumer quelques types classiques. *L'atonie gastrique* est souvent en rapport avec un certain degré de dilatation. *La dyspepsie neuro-motrice* dépend du plexus solaire et se traduit par des signes causés par l'excitation du sympathique ou du pneumogastrique. Ce sont des troubles vaso-moteurs (vertiges, palpitations, bourdonnements, etc.) et une prédominance des troubles moteurs (tiraillement gastrique) ou secrétoires (sensation de brûlures).

Au point de vue secrétoire, il faut citer : 1° l'*apepsie* : l'action physiologique du suc gastrique est abolie. Ni acide chlorhydrique libre, ni acide total. Il peut y avoir du chlore combiné aux matières organiques. Ce suc gastrique, même acidifié à 2 °/₀₀ n'agit pas sur l'albumine dans la méthode des digestions de Mett. L'apepsie se rencontre dans la gastrite chronique, le cancer, les états infectieux ou typhoïde, dans le tabès (par action médicamenteuse), dans les maladies nerveuses avec ou sans

inhibition. 2° L'hyperchlorhydrie;la douleur survenant 4
à 5 heures après les repas ou pendant la nuit, avec pyrosis, vomissements acides, agaçant les dents, brûlants ;
digestions rapides, sensations de faim et de soif. La maladie de Reichmann est une hyperchlorhydrie très
forte, avec vomissements extrêmement acides, surtout
nocturnes, etc.

3° L'hypochlorydrie s'accompagne de digestions lentes et pénibles avec lourdeurs stomacales, sans douleur
proprement dite : poussées congestives ; régurgitations ;
mais même acides ces dernières n'agacent pas les dents
et sont dues non à l'acide chlorhydrique mais à des acides de fermentation lactique et butyrique. L'estomac est
atonique, dilaté, flatulent.

Diagn. La gastralgie est soulagée par l'alimentation,
mais non la dyspepsie nerveuse ou secondaire. L'examen du chimisme stomacal ne doit être pratiqué qu'en
dehors d'une période de traitement, celui-ci pouvant modifier celui-là. On fait la part de l'élément nerveux qui
ne peut être admis comme cause unique que par élimination des autres causes (ptoses, maladies du cœur, des
reins, de l'utérus, de la nutrition etc.), il faut quelquefois dépister l'ulcère et le cancer. Les dyspepsies banales
sont fréquentes en clientèle et cèdent presque toujours,
au début, à une thérapeutique éclairée. Le plus souvent
il s'agit de faute d'hygiène alimentaire, pour tous les
âges ; chez l'adulte l'élément psychique et les intoxications diverses jouent un rôle qu'il ne faut pas oublier.

Trait. Le traitement varie essentiellement avec la
forme de dyspepsie ; voici cependant quelques prescriptions diététiques négatives, communes aux diverses dyspepsies : ni tabac, ni vin pur, ni alcool (sauf les grogs légers, préférables à certains vins de commerce); ni aliments gras ou huileux, ni choux, ni pâtisserie feuilletée,
ni charcuterie travaillée, ni sauces, ni crudités, ni mets
faisandés. Chez la femme, surveillance du corset, de la

constipation, examen de l'appareil génital. Dyspepsie du
nourrisson : régler les tétées, surveiller le lait, eau de
Vals, citrate de soude, pegnine. Dans la seçonde enfance
surveiller les enfants gloutons : repas pris à l'heure, lentement, en mastiquant bien. Chez l'adulte, en plus des
prescriptions négatives ci-dessus : applications chaudes,
repos, postprandial, infusions chaudes de verveine, ca-
momille, etc., après les repas. Saison à Vichy, Pougues
etc. La dyspepsie neuro-motrice et les dyspepsies des
hyposthéniques constituent les meilleures cures de Pougues.

Dans l'hyperchlorhydrie, pas de sel, pas de vin, repas nombreux et légers, lait, féculents, pâtes, œufs, fromages faits, viandes longtemps après les accidents ; paquets de saturation, bismuth à haute dose, graisses discutées, alcalins sans l'excès classique; gouttes calmantes
de Gallard, etc. Dans la maladie de Reichmann, le régime
lacté, pas de viande, cathétérisme sans grands lavages.
Paquets de saturation à haute dose. Dans l'hypochlorhydrie, régime stimulant sans lait, avec bouillon de légumes, viande pulpée, poissons, un peu de condiments,
amers : noix vomique, quassia, etc., pepsine, peptone
Catillon, acides chlorhydrique et phosphorique, prome-
nade après le repas ; massages, hydrothérapie, opothérapie gastrique. L'hygiène physique et morale domine la
cause et la thérapeutique de la dyspepsie (*V. maladies de
l'app. digestif.*)

DYSPNÉES

Etym, de δύς, difficulté ; πνειν respirer. *Déf*. Difficulté
de la respiration. Orthopnée : Dyspnée avec angoisse
obligeant le malade à s'asseoir ; bradypnée ; Dyspnée
avec respiration ralentie ; apnée : Dyspnée avec respiration suspendue ; Dyspnée de Cheyne-Stokes : apnée suivie de polypnée ; Dyspnée expiratrice : asthme, emphysème, pseudo-asthme ; Dyspnée de type inverse :
respiration expiratrice de la broncho-pneumonie :
gêne aussi bien à l'inspiration qu'à l'expiration. Spa-

NOTE. — Voir aux spécialités poudre Génia.

nopnée : Dyspnée ralentie avec type de Küssmaul, inspiration profonde, pénible; suivie d'expiration brusque. **Etiol.** obstacles laryngés, insuffisance nasale, abcès rétro-pharygien, glossittes ; maladies du poumon, de la plèvre, du cœur, des vaisseaux, du rein, de la fièvre ; anémies, intoxications. Les dyspnées paroxystiques s'observent dans l'asthme, les phlegmasies du larynx, les sténoses, cicatrices, brûlures, dans les spasmes de la glotte, la laryngite striduleuse, le croup, la paralysie bilatérale des récurrents, etc. Dyspnée d'effort des cardiaques à gros cœur. Dyspnées ralenties de la méningite tuberculeuse, du diabète (type Kussmaul). Le diagnostic est en général facile ; s'il y a lieu, procéder dans l'ordre suivant (Hirtz) : rechercher la glossite, puis les *maladies du larynx* caractérisées par le sifflement *inspiratoire*, le tirage, la cyanose ; éliminer successivement l'abcès du pharynx, les corps étrangers, la laryngite striduleuse, les spasmes de la glotte, le croup, le cancer, la phtisie laryngée. Si la gêne n'est pas inspiratoire penser ensuite au poumon ; *pneumonie* : grand frisson, point de côté, rapport de la respiration et du pouls 2 1/2 (normalement 3 1/2) ; *pleurésie :* frissonnement, température peu élevée, etc. ; *pneumothorax :* Dyspnée subite, intense, point de côté violent, souffle amphorique, son exagéré ; espaces intercostaux creusés à l'inspiration ; *embolies* (phlébite, dilatation du cœur droit) râles sous-crépitants à la partie moyenne du poumon ; *œdème aigü :* expectoration mousseuse, séreuse couleur saumon ; *bronchite-capillaire, asthme, asystolie, urémie* et enfin, par élimination, dyspnée *nerveuse.* **Trait.** glossite : sangsues, bains de bouche émollients, glace, incision. Dyspnée *laryngée : Trait.* de la cause ; laryngite striduleuse : compresses chaudes avec imperméable ; vaporisations, sirop d'éther ; spasmes de la glotte, chloroforme, bromure et éther ; dyspnées *pulmonaires :* ventouses scarifiées ou sèches ; pneumothorax : bandage, morphine, oxygène. Œdème pulmonaire : saignée, huile camphrée ; broncho-pneumonies : bains, enveloppements froids. Dyspnée *gastrique ;* morphine, noix vomique, lait, eau de Vichy. Dyspnée d'artériosclérose : régime, repos ; dans la dyspnée des artério-scléreux, préférer à la digitaline le strophantus rigoureusement dosé, comme le strophantus Catillon. Asthme : antipyrine, datura, codéine, morphine, ventouses, sinapisation, inhalation d'éther, chloroforme (enfants), pyridine, cigarettes et poudres antiasthmatiques, manuluves chauds.

Eclampsie infantile. — Comprend tous les phénomènes convulsifs de l'enfance, et presque toutes les manifestations pathologiques sont susceptibles de s'accompagner de convulsions (Hirtz). Rare avant le 1er mois et après deux ans. Penser aux médicaments, corps étrangers, troubles gastro-intestinaux, vers intestinaux, fièvre, albuminurie, dents, examiner les fosses nasales et les oreilles (*v. convulsions*).

Embarras gastrique. — Syndrome bien imprécis ; anorexie, langue épaisse, enduit blanchâtre avec papilles rouges ; céphalée frontale ; nausées : gêne épigastrique, constipation et fièvre. Durée 8 jours à 2 ou 3 semaines. S'observe dans les états infectieux, les intoxications ; dans les chaleurs (hygiène défectueuse etc.) *Diagn.* avec typhoïde : le séro diagnostic peut être nécessaire ; paludisme, ictère. Penser, chez l'enfant à l'appendicite chronique, embarras gastrique à répétition ; surveiller la fosse iliaque. Les écarts de régime rendent l'embarras gastrique fréquent dans le second âge. Le diagnostic doit être fait assez souvent avec la grippe à forme gastrique, et c'est surtout la notion épidémique qui met sur la bonne voie. Purgatifs, antisepsie intestinale, amers, compresses humides ; régime des dyspeptiques. Enfants : ipéca, calomel, ricin, mêmes indications générales (*voir gastrite catarrhale*).

EMBOLIES PULMONAIRES

Défin. C'est l'oblitération brusque d'un vaisseau pul-

monaire par un caillot sanguin. On distingue les embolies des grosses, moyennes et petites bronches ou embolies lobaires, lobulaires et capillaires. Les embolies
sont plus fréquentes que les thromboses. **Anp.** Les
artères pulmonaires ont la disposition terminale, c.-
à-d. ne permettant pas une circulation collatérale :
lésions indépendantes par conséquent. Anémie au
début, par obstacle à la circulation et même atélectasie pour un gros tronc ; ensuite congestion œdémateuse par reflux du sang veineux. Les embolies moyennes produisent des infarctus dans les lobes ou des infarctus hémoptoïques des artères lobulaires : infarctus à coloration noire de consistance dure, absolument « farcis » de globules rouges produits par inflammation au-delà du point oblitéré, (la fluxion collatérale
est moins admise). Les embolies capillaires, que
des poudres sèches permettent de reproduire expérimentalement, peuvent, par leur nombre, prendre
quelque importance. **Etiol.** Phlébite, état puerpéral
(grosses embolies) ; opérations, cancer, tuberculose,
typhoïde ; athérome et affections cardiaques, rétrécissement mitral surtout produisant des embolies moyennes.
Avec infarctus hémoptoïque de Laennec ; embolies
mécaniques : (graisseuses, gazeuses) ; embolies spécifiques (Kystes, infections). **Sympt.** Dyspnée et point de côté
intenses ; râles sous-crépitants ordinairement du côté droit,
crachats hémoptoïques un peu plus tard. Dans l'embolie
des gros vaisseaux mort subite fréquente, ou syncope,
asphyxie progressive. Dans les embolies des bronches
moyennes : forme courante avec pneumonie, pleurésies
et tendance à l'asystolie en peu de temps. Les Emb.
capillaires, graisseuses, gazeuses, infectieuses, cancéreuses, et échinococciennes, provoquent des signes en
rapport avec leur nombre. **Diagn.** Facile quand au
cours d'une phlébite ou d'une maladie du cœur droit
surtout on note un point de côté violent, une dyspnée
intense, accompagnés le soir même ou le lendemain de

crachats sanguinolents. Chez les vieillards, un infarctus latent peut produire un épanchement brusque.
Diagnostic différentiel avec hémoptysie, pneumonie (éviter par l'examen attentif du système veineux, les pneumonies à répétition), angine de poitrine, asthme, urémie
dyspnéique. *T.* ventouses scarifiées, oxygène, révulsifs,
caféine, éther, toniques cardiaques.

Embryocardie. — Rhytme fœtal, égalisation des deux
silences. Le rythme pendulaire se produit quand la tachycardie est peu prononcée.

EMPHYSÈME PULMONAIRE

Déf. Dilatation exagérée et permanente des alvéoles
pulmonaires. Division : intra et interlobulaire. *Anp.* A
l'autopsie, le poumon ne s'affaisse pas ; il est blanc grisâtre, crépite mal sous le doigt (sensation de duvet) ;
siège : sommet et bords antérieurs ; le poumon distendu
recouvre le cœur ; au microscope, cloisons amincies,
vaisseaux de l'hématose obturés. Bronchite, ostéite raré-
fiante, hypertrophie cardiaque et congestions viscérales.
Etiol. Rôle capital de la dyspnée, causes trophiques ou
mécaniques par efforts d'expiration (toux, instruments à
vents, etc.) et surtout pendant l'inspiration forcée ; parfois tuberculose latente ; hérédité, arthritisme, froid,
etc. Chez les enfants : coqueluche et broncho-pneumonie.

Sympt. Thorax en tonneau, dilaté en haut, bombé
dans la région claviculaire, voussure, agrandissement
de la cage thoracique ; à la palpation, vibrations affai-
blies ; à la percussion, sonorité exagérée, *inspiration courte,
humée, expiration* sifflante, *prolongée,* murmure vésiculaire diminué ; râles ronflants, sibilants, etc. Mensuration
thoracique (expansion respiratoire diminuée). Spiromé-
rie : capacité pulmonaire réduite de moitié ; radioscopie : image pulmonaire plus grande, plus claire, à l'expiration ascension moindre du diaphragme. Parmi les *signes* fonctionnels : **Dyspnée** d'ascension et d'effort ; *si-*

gnes de Brun : point douloureux épigastrique et à gauche ; respiration bruyante ; toux violente plus ou moins paroxystique ; foie douloureux, urines rares, dilatation du cœur droit. Complications : hypertension veineuse ; insuffisance tricuspidienne, *asystolie*; pneumothorax par pénétration d'air (rupture d'alvéoles), emphysème interstitiel (l'air s'infiltrant entre les alvéoles). Variétés : atrophique des vieillards, réticulée des tuberculeux, interstitielle. **Diagn**. différentiel facile (s'attacher au *diagnostic* de la cause) pneumothorax, tuberculose, asthme etc., **Pron**. assombri par la dilatation du cœur droit et l'asystolie, les affections pulmonaires aiguës et maladies causales. **Trait**. Aérothérapie. Bains d'air comprimé. Pneumothérapie, inspiration dans l'air comprimé, expiration dans l'air raréfié. Rééducation respiratoire. Iodure et arsenic ; huile camphrée, iodure de codéine, éther, pyridine, poudre de Dover, ipéca (si bronchite). Traiter l'asthme, la bronchite, la coqueluche, l'asystolie. Lait. Altitude. Mont-Dore. Prophylaxie.

Enanthèmes. — Voir signe de Koplick, et varicelle, variole, scarlatine, etc.

Encéphalites aigües, peuvent être confondues avec la méningite (ni Kernig, ni contracture), avec un abcès, un état typhoïde.

E. Chroniques, elles sont dues à l'alcoolisme, à la syphilis, aux accidents obstétricaux ; elles présentent les lésions de la méningite, des scléroses, de l'hydrocéphalie, etc. Dès les premiers mois de la vie, troubles dyspeptiques, convulsions, hémiplégie, diplégie, hémiathétoses (mouvements de reptation lents et persistants des doigts, des orteils), hémichorée, troubles intellectuels ; il en résulte des malformations physiques par paralysies ou contractures, des signes de dégénérescence et de l'hydrocéphalie. On ne peut confondre avec la la poliomyélite (atrophie musculaire et rareté de l'hémiplégie).

ENDOCARDITES

Défin. Lésions inflammatoires de l'endocarde. *Aiguës* : simples, avec exsudations et prolifération légère sur la face interne du bord libre des valvules, surtout du cœur gauche ; infectieuses avec prolifération plus intense et végétations nécrosantes ulcéreuses, avec suppuration, perforation par ulcérations. *Chroniques* : granuleuses ou végétantes : néoformation conjonctivo-vasculaire, microbes multiples (Achalme et Thiroloix). ***Et. Aiguës*** : Rhumatisme 60 % chez les enfants, valvule mitrale gauche, action microbienne par maladie ou lésion antérieure, scarlatine puerpérale, pneumonie, infections, typhoïde, chorée, syphilis, cancer, goutte, plus rarement mal de Bright. Intoxications. *Chroniques* : sont surtout secondaires au rhumatisme et à la chorée. ***Path.*** Infection, microbes d'espèces banales.

Sympt. *Endocardites aiguës.* Palpitations, dyspnée, anxiété, tendance syncopale, céphalée, bourdonnements, le plus souvent lésion mitrale, souffle systolique de la pointe rude avec propagation à l'aisselle ; 2e bruit voilé à la base, plus tardif ; (précoces ils indiquent une lésion antérieure, Potain) ; ces signes sont très nets au bout de deux semaines ; éréthisme cardiaque. Fièvre, pouls variable, tachycardie, bruits de piaulement, embolie de siège variable dans les formes infectieuses, modification du timbre et de la sonorité cardiaques, albuminurie. Les endocardites infectieuses sont microbiennes et s'accompagnent d'un état général grave (méningite, pyohémie), angoisse, dyspnée, palpitations avec une forme typhoïde (un mois) ou pyohémique plus rapide et ressemblant à l'infection purulente. On décrit deux formes atténuées et des formes étiologiques : blennorragie, chorée, rhumatisme, tuberculose, grossesse, etc. ***Diagn.*** différentiel avec myocardite, péricardite, frottements pleurétiques et péricardiques, fièvre ou états typhoïdes (des vieillards urinaires par ex.), ictère grave, granulie et ostéomyélite. Rechercher les nodules de

Meynet (nodosités sous-cutanées chez les enfants) ; chorée, scarlatine ; au cours des états infectieux, ausculter
avec soin ; ne pas confondre le rhumatisme avec les
douleurs de croissance (torticolis rhumatismal). Les
souffles cardio-pulmonaires disparaissent par pression
du sthéthoscope (non le souffle de l'anémie, Weill).
Trait. Salicylate, colloïdaux, théobromine, sérum, vaccin antistreptococcique, quinine, digitale, glace, pointes
de feu, vésicatoires volants, ventouses scarifiées, iodures, bains carbo-gazeux et hygiène. Cures de terrain,
d'Œrtel ; promenades régulières, lentes, sur terrain de plus en plus incliné (marche réglée de Pougues).
Toniques dans les formes infectieuses.

Endocardite chronique. Elle succède aux endocardites aiguës ; mais on admet la variété d'emblée toxique
(alcoolisme, saturnisme) ou infectieuse (tuberculeuse,
etc.) *Signes :* Insuffisance par raccourcissement et rétraction cicatricielle des valvules, rétrécissement orificiel
par soudure des bords, induration des piliers, valvules,
tendons. On observe ainsi les variétés suivantes : Insuffisance àortique, mitrale ou tricuspidienne, rétrécissement aortique, mitral et tricuspidien, double lésion mitrale et aortique, insuffisance et rétrécissement pulmonaire, dont on trouvera l'étude au nom de chacune de ces
maladies.

ENTÉRITES AIGUES

Déf. Inflammation de la muqueuse intestinale. L'estomac peut participer à cette inflammation : gastro-entérite ; l'inflammation peut être totale (entéro-colite) ou
localisée (colite rectale). *Etiol*. Tous les âges. Intoxication et infection. Refroidissement. Fruits verts, eaux,
viandes avariées ; virulence accrue des bacilles intestinaux : bac. coli et lactis (action sur hydrates = alcool
et gaz), bact. aceti, amibes, etc. Toxiques ingérés ou
produits par l'organisme (urémie, bile, etc.). Entérites
de la fièvre typhoïde, de la tuberculose et du choléra ;
gastro-entérite. *V. Entérites infantiles. Anp.* Tuméfac-

tion et douleur. Follicules clos gonflés surtout vers la
fin de l'iléon (psorentérie) ; parfois ulcères folliculaires.

Sympt. Dans les formes légères : inflammation buccale, vomissements, diarrhée variable muqueuse, verte
ou bilieuse. Douleurs, borborygmes, pas de fièvre. Dans
la forme grave, les évacuations sont très abondantes,
sanguinolentes ou non, avec ténesme ; épreintes. La faiblesse est plus ou moins grande, l'état général varie avec
les degrés de l'intoxication ou de l'infection. Les fermentations déterminent de l'auto-intoxication par résorption des poisons, (Bouchard). Entérite tuberculeuse: diarrhée abondante et bacilles ; **Diagn.** Surtout étiologique :
influence nerveuse, froid, aliments, médicaments, dyspepsie, goutte, lithiases, cancer, tuberculose. **Trait.**
Purgatif salin (sulfate de soude de préférence). Diète
hydrique : Eau de riz, eau albumineuse ; eau de chaux,
opiacés, laudanum, élixir parégorique. Ensuite bismuth,
acide lactique et régime : panades, pâtes, etc. Dans l'entérite tuberculeuse, viande crue râpée, féculents, œufs,
poisson. Révulsion abdominale ; héliothérapie etc. Talc
chez l'enfant, 30 gr. dans du lait, davantage chez l'adulte,
bismuth 10 gr. ; acide lactique 2 %o, bleu de méthylène
0,20 avec lactose. Entérite dysentériforme : lavements
d'ipéca (3 gr.), nitrate d'argent, sulfate de soude.

ENTÉRITES CHRONIQUES

Etiol. Syphilis, tuberculose, etc. ou consécutive aux
entérites aiguës. Entérite des alcooliques, des urémiques,
cirrhotiques, rhumatisants ; entérites par abus de purgatifs, alimentation défectueuse : auto-intoxication. *Voir*
entérite muco-membraneuse. **Anp.** Epaississement de la
muqueuse ; entérite scléreuse, atrophique. **Sympt.** Diarrhée. Douleurs moins vives. Selles bilieuses avec mucosités. Lientérie (aliments mal digérés), pertes des forces. Cette diarrhée peut alterner avec des périodes de
8, 10 jours de constipation (selles marronées, rubanées,
sanglantes), surtout dans le neuroarthritisme. Recher-

cher la durée de la digestion intestinale (charbon, etc.),
peut parfois durer 4 jours. Variétés : rhumatismale, paludéenne, des pays chauds de Cochinchine avec langue rouge vif, diarrhée purée de maïs mal cuite ; causes : anguillule stercorale ou une amibe. **Diagn. diff.**
Dysenterie, tuberculose, urémie, cancer de l'intestin.
Trait. Régime : Lait bouilli ou stérilisé, viande crue,
ensuite pâtes, farine d'avoine, céréales, légumes, eau de
chaux, poudre de viande, œufs peu cuits ; infusions
chaudes. Décoction de myrtilles ou tisane de roses de
Provins. Ceinture de flanelle, purgatifs salins à petites
doses, talc, bismuth, tanin, dermatol, limonade lactique à 10 °/oo, acide chlorhydrique 1 gr. par 24 heures,
nitrate d'argent 0,01 à 0,10 centigr. en lavements suivis
de lavements laudanisés, ferments lactiques (biolactyl,
etc.) Enfants : nitrate en lavements 0,03 ou en potion
0,01. Eviter surtout les aliments gras.

ENTÉRITES INFANTILES

Gastro-entérites. — **Etiol.** *Les gastro-entérites*
infantiles sont graves en été chez les nourrissons
et les enfants sevrés, par multiplication des microbes
et par la présence de leurs toxines dans le lait. L'ébullition tardive est insuffisante. On a étudié les substances produites par fermentation de la caséine ou
par fermentation lactique (tyrotoxicon de Vaughan).
Chez les enfants nourris au sein, la dentition ou un refroidissement, le régime de la nourrice etc., peuvent déterminer des entérites légères. Les entérites sont autre-
ment graves avec l'allaitement artificiel, le biberon mal
employé ou une alimentation intempestive ; pendant les
chaleurs surtout, la virulence des bacilles vulgaires intestinaux est subitement accrue (ou bacille chromogène,
vert de Lesage, etc.) ; on ne les retrouve pas seulement
à la surface de la muqueuse de l'intestin, mais dans les
glandes elles-mêmes. Ils provoquent, même à distance,
des lésions importantes par infection et intoxication : on

NOTE. — Biolactyl dans l'entérite.

distingue une variété de bacilles endogènes, variété normale en pullullation, et une variété exogène provenant habituellement du lait. **Sympt.** Les selles sont plus ou moins nombreuses, jaunes ou vertes. La gastro-entérite fébrile peut être mortelle ou guérir et s'améliorer au bout de quelques jours. *Dans le choléra infantile*, vomissements persistants, selles fréquentes et incolores sans odeur, la température descend de 38 ou 39 à 35° et au-dessous, cyanose et signe de la fontanelle ; pouls petit, dyspnée, ventre creusé en bateau, émaciation rapide, convulsions, collapsus. La gastro-entérite a pu avoir aussi un début athrepsique. Dans la gastro-entérite *chronique* les selles sont rares, dures, blanches, plâtreuses (Marfan), il s'agit souvent du rachitisme, quelquefois de syphilis ou de tuberculose. Formes : légère, pyrétique, dysentériforme et cholériforme. La gravité du *Pron.* variable avec le degré de l'infection, l'hyper ou l'hypothermie, diminue avec l'âge. **Trait.** Hygiène alimentaire, cataplasmes chauds, grands bains chauds avec, dans le choléra infantile, 50 gr. de farine de moutarde, bains moins chauds dans les formes avec fièvre ; diète hydrique, thé léger pendant un jour, citrate de soude à 1 °/₀ ; eaux de Vals ou de Vichy ; oxygène, injection de sérum, dans les cas graves, 5 gr. par kilo de poids ; décoction de céréales ; ne pas avoir trop de foi au bouillon de légumes ; lait stérilisé plus ou moins coupé ; acide lactique ; cultures lactiques (biolactyl) seulement à la reprise alimentaire et dans les cas chroniques du 2ᵉ âge ; papaïne ; à partir de deux ans, laudanum, élixir parégorique, calomel dans la forme pyrétique. Lavages intestinaux. La formule de Lyon, pour les gastro-entérites graves du premier âge, mérite d'être retenue : une baignoire, une seringue, du sel et de l'eau. Dans le sevrage, lait stérilisé, crêmes, semoules, biscottes, pain grillé ; associer le bismuth, le benzo-naphtol et le phosphate de chaux. Plus tard, surveiller l'eau, les fruits crus, l'alimentation entière qui doit être très divisée, etc.

ENTÉRO-COLITE MUCO-MEMBRANEUSE

Déf. Syndrome caractérisé par l'inflammation intestinale avec participation prédominante du gros intestin et exfoliation muqueuse. **Etiol. Path.** « Follement fréquente». Dyspepsies, (hypersthénique), ptoses, insuffisance biliaire, neuro-arthritisme, déterminant de l'atonie intestinale et une irritation causée par la *coprostase ; entéro-névrose* (Lyon), entéroptose (Glénard), appendicite, affection utéro-annexielle, hémorroïdes, végétations. La lithiase intestinale semble être consécutive : manifestation goutteuse. **Anp.** Membranes formées non de fibrine mais de mucus (coagulation par la mucinose de Roger, solubilité dans les alcalis dilués et à chaud). L'intestin est légèrement enflammé. Variétés glaireuses, membraneuses, sableuses ; de type ascendant (cœcal, à ne pas confondre avec l'appendicite). **Sympt.** De constipation et de colite sèche avec muco-membrane ou sable. Douleurs et crises avec température : douleurs gastriques. Les *pseudo-membranes* sont *rubannées* et ressemblent — d'assez loin — au tœnia, s'éliminant en masse ou pendant plusieurs jours ; glaires analogues au blanc d'œuf. La sérosité peut être mélangée aux scybales, amaigrissement assez souvent. Colon descendant fait un cordon dur et douloureux. Troubles réflexes (palpitations), cardiaques, cérébraux ou utérins. En somme il s'agit d'une constipation chronique sur un terrain nerveux, qui persiste après guérison de la colite. **Diagn.** par les crises, par les fausses membranes, par l'entéroptose, par le neuro-arthritisme. Diagnostic différentiel avec les états typhiques, les coliques appendiculaires néphrétiques, les coliques hépatiques sans ictère : irradiations douloureuses, scapulaires et thoraciques (abdominales dans entérocolite). Examen coprologique complet. Examen de l'appareil sexuel de la femme. Les muco-membranes ne sont pas pathognomoniques : constipation ayant pour cause le gros intestin. Dans les formes à frigore, les muco-membranes sont un peu moins épaisses. **Trait.** Ne pas exagérer le spasme : belladone,

très peu d'huile de ricin, lin, psylium, calomel à doses filées,
éviter les grands lavages. Lavement à petites doses d'huile
tiède, massages doux. Dans les crises, compresses chaudes, codéine, belladone. Le régime est essentiel : engrais-
sement systématique, véritable gavage de féculents (ou
régime lacto-farineux), avec végétaux riches en cellulose,
agar, belladone; ni gibier, ni charcuterie, ni graisses, ni
crudités, ni alcool. Boire peu. Infusions et applications
chaudes. Ferments lactiques et extraits biliaires, méthode d'action bulbaire de Bonnier par piqûre du cornet
nasal inférieur (filets du trijumeau). Galvanisation, faradisation, courants de haute fréquence. *Hydrothérapie.*
Plombières ou Châtel-Guyon (atoniques nerveux, traiter
surtout la cause) (*v. colites*).

Enteroptose. — Mal. de Glénard associée le plus
souvent à la gastroptose.

Eosinophilie. — Le nombre normal des leucocytes
éosinophiles qui est de 2 à 4%, augmente dans la tuberculose, la syphilis, les kystes hydatiques et certaines affections cutanées. Les cellules éosinophiles ou granulations acidophiles d'Erlich ont un noyau polymorphe ou
deux ou trois noyaux protoplasmiques à grosses granulations, se colorant en rouge par l'éosine ou le triacide
d'Erlich.

EPANCHEMENTS

On distingue artificiellement les épanchements cons-
titués par des sérosités de cause inflammatoire : exsudat
(pleurésie, péritonite) ou de cause mécanique et par stase:
transsudat (ascite, hydrothorax). Il y a sérosité quand
on retrouve tous les éléments du plasma, sérum avec albumine, globuline et sérine ; les albumines sont plus
abondantes dans les exsudats que dans les transsudats.
L'albumine varie comme le résidu sec et la densité ;
dans l'hydrothorax la densité est inférieur à 1015, le rendu
à 50 gr., ce qui est le contraire dans la pleurésie. *Réaction
de Rivalta :* 50 cc. d'eau additionnée d'une goutte d'acide

acétique ; on dépose une goutte de sérosité, si l'é-
panchement est hydropique le liquide est limpide ;
il y a au contraire un précipité rappelant la fumée de cigarette si l'épanchement est inflammatoire. Vérifier sur
fond noir. Positive avec un épanchement inflammatoire,
une ascite cancéreuse ou cardiaque ; négative avec les
cirrhoses et l'hydrothorax. Réaction de Gungi : 2 à 3 cc.
de Hcl dans un verre, on fait couler 3 à 4 cc. de sérosité le
long des bords. Si exsudat, anneau avec flocons qui mon-
tent au dessus de la ligne de séparation et l'anneau s'étend;
si transsudat, disque mince. A cette question se rattache
le *cyto-diagnostic* : on centrifuge 5 à 10 cc. de sérosité ;
on colore les frottis, obtenus avec le culot, et préalablement fixés à l'aide de l'éosine ou du bleu de méthylène ;
lymphocytes mononucléaires, 1 à 2º/ₒ de polynucléaires;
dans les Ep. mécaniques, lymphocytes rares ; les leucocytes à granulations éosinophiles indiquent un pronostic
favorable de la pleurésie. Le diagnostic ne saurait être
établi pour la tuberculose de la plèvre, du péritoine, par
les procédés de laboratoire de cytologie lymphocytaire.

ÉPILEPSIE

Syn. Morbus sacer (origine divine), mal comitial
(suspension des comices), mal caduc (chute), haut mal,
petit mal. **Déf**. Névrose caractérisée par son aura, ses
attaques et un état mental qu'il faut bien connaître en
médecine légale. **Etiol**. Hérédité, vésanies, alcoolisme,
maladies générales, consanguinité, jeune âge ; causes
déterminantes : auto-intoxication et intoxication, frayeur,
émotion, alcoolisme, etc. **Path**. Hyperexcitabilité corticale (zones rolandiques etc.) plutôt que bulbaire ; à la
notion de méningo-encéphalite congénitale, il faut ajouter l'auto-intoxication intestinale (de Fleury). **Anp**. Atrophie et dureté de certaines circonvolutions avec sclérose
névralgique diffuse.

Sympt. *Prodromes*, insomnies, hébétude, céphalées, *aura* d'ordre sensitif, (souffle vapeur) de quel-

ques secondes,(air froid,fourmillement); *aura* d'ordre sensoriel (éblouissements, hallucinations, flammes, odeurs);
aura d'ordre moteur (crampes, impulsions, secousses,
tremblements) ; *aura* d'ordre psychique (émotion, idée
spéciale quelconque). La *grande attaque* débute par un
cri : le malade fait sa chute brusquement et sans la
moindre conscience (brûlures, contusions). Pâleur, puis
réaction congestive. Raideur tétaniforme, convulsions
toniques avec secousses convulsives, mâchonnement, etc.
pendant 20 à 30 secondes (corps rigide, *pupilles dilatées*,
avec anesthésie de la cornée) puis, pendant une ou plusieurs minutes, convulsions *clowniques*. Respiration ru-
gissante, écume sanguinolente à la bouche, *morsure de
la langue ; incontinence vésicale*, et enfin, pendant une
demi-heure ou quelques heures, état apoplectique avec
stertor terminal, respiration ronflante, résolution musculaire. Au bout de 10 à 30 minutes le malade revient
de cet état comateux ; lassitude profonde ; céphalée post-
épileptique. Amnésie complète pour tout ce qui vient de se
passer. La responsabilité des épileptiques est toujours
très atténuée en raison du caractère impulsif des actes
et de l'amnésie habituelle ; mais, en dehors des crises,
si les facultés restent bonnes, cette responsabilité est
plus grande. Le *petit mal* se caractérise par des *vertiges*,
étonnements, fixité du regard, *absences*, délire impulsif,
fugues, ictus apoplectiforme, migraines, ictus laryngé.
Surveiller l'incontinence nocturne des enfants. L'*état* de
mal, avec accès subintrants, s'applique à la succession
des attaques, en séries très rapprochées. La grossesse
atténue souvent l'épilepsie qui peut se développer à nouveau après l'accouchement. Les enfants sont atteints de
4 à 15 ans ; le début se fait par le *petit mal* ou par des
spasmes de la glotte, etc. **Pron.** grave par les actes délictueux possibles pour autrui, par les attaques pour
le malade lui-même, par l'aliénation fréquente (état de
mal intellectuel), démence chez l'enfant. A l'asile, les
épileptiques passent avec les persécutés, et à juste titre,

comme les malades les plus dangereux et les moins res-
ponsables de leurs actes malgré toutes apparences contraires. Il existe des formes frustes assez bénignes avec
responsabilité à peu près entière.

Diagn. Avec l'hystérie : avant la grande attaque, la
faim Valle de Féré qu'il ne faut pas confondre avec la
boulimie des épileptiques déments, permet de porter le
diagnostic comitial dans quelques cas. L'aura est plus
rare dans l'hystérie où il s'agit, en général, de boule avec
sensation d'étranglement. Les meilleurs signes distinctifs avec l'hystérie sont : la dilatation de la pupille, l'ins-
sensibilité de la cornée et l'absence de la période des
pleurs et attitudes passionnelles, phrases hâchées ; délire, syncope. Le réveil est moins pénible dans l'hystérie, l'amnésie beaucoup plus rare. L'inversion de la formule des phosphates après la crise d'hystérie (Gilles de
la Tourette), contestée par Féré, Voisin, etc., indique
la diminution des phosphates alcalins et l'augmentation
des phosphates terreux dont le rapport, dans l'épilepsie,
est au contraire de 1 à 3 ; le résidu fixe est augmenté
dans l'épilepsie. Enfin, dans l'hystérie, les stigmates
sont des signes utiles. *Diagnostic* avec ictus apoplectique
(dure plus longtemps), syncope (arrêt du cœur), vertige
ab aura læso (sifflement d'oreilles, les objets tournent) ;
chez l'enfant, le petit mal peut être pris pour de la chorée,
pour des tics ; importance de la surveillance nocturne
(morsure de la langue, incontinence); *Voir épilepsie jacksonienne à l'article suivant.* **Trait.** Avant la crise, cons-
trictions au-dessus de l'aura, vésicatoires en bracelet.
Pendant la crise, protéger le malade contre lui-même
(vêtements libres, mouchoir entre les dents, pince sur
la langue, etc.), décubitus gauche avec flexion forcée de
la tête (Crocq), bromure à haute dose, véritable ali-
ment de l'épileptique ; si la dose suffit, le réflexe épiglottique est aboli et la pupille est paresseuse ou
reste dilatée, (S. de Gilles de la Tourette); antisepsie intestinale pour favoriser l'accoutumance. Le régime dé-

chloruré permet de diminuer les doses. Laxatifs et purgatifs mensuels. Ni alcool, ni tabac. Régime végétal surveillé : interdire le lait et les œufs (Fleury), toutes les
albumines (Laumonier). Toniques. Comptabilité des
crises. Pendant 3 ans : 1re année doses fortes 4, 5 gr. et
plus ; 2e, doses moyennes ; ensuite débromuration. Accès subintrants : chloroforme, nitrite d'amyle, bains ;
grossesse : fortes doses de bromure, belladone, bromure
de camphre ; vertiges : codéine, borate de soude. Les
bromures sont un peu moins en vogue aujourd'hui et le
régime alimentaire végétarien, avec ou sans cure de
Guelpa, semble donner quelques résultats relatifs ; c'est
la théorie de désintoxication qui domine la thérapeutique actuelle de l'épilepsie.

EPILEPSIES PARTIELLES

L'épilepsie *secondaire* est syphilique, toxique (saturnisme, urémie) ou accompagne l'hémiplégie cérébrale
infantile, etc. L'épilepsie *partielle ou Bravais-Jackson-
nienne* (tumeurs, traumatismes etc), a une aura, c'est le
signal-symptôme des anglais. Accès débutant toujours
par la partie du corps correspondant à la région de l'é-
corce irritée (loi régulière ; prédominance unilatérale).
Le stertor final peut ne pas exister. Céphalée, vertiges,
amnésie des phénomènes paralytiques (hémianopsie, paralysies limitées). Cette variété est causée par des traumatismes ou bien est spontanée ou causée par des tumeurs,
soupçonner souvent les néoplasmes, exostoses, esquilles,
lésion méningée (méningite localisée de Charcot) et surtout
syphilitique (lésions osseuses, gommeuses, scléro-gommeuses). Malgré les attaques dont est l'objet la théorie des
localisations, l'ancienne division symptomatologique mérite d'être conservée : monoplégies, hémiplégies. Les monoplégies se distinguent elles-mêmes en M. de type facial,
avec convulsion du visage, du cou. etc. ; du type brachial, affectant le membre supérieur, type le plus fréquent, débutant le plus souvent par le pouce ; l'aphasie

est fréquente dans la première variété, et la seconde pour le t. brachial *droit ;* t. crural du membre inférieur. En résumé les lésions de corticalité de l'épilepsie partielle, déterminent des vertiges, perte de connaissance, avec paralysies *limitées* à prédominance unilatérale et conscience conservée. Les épilepsies d'origine réflexe (auriculaire etc.) ou toxique sont rarement du type Jacksonnien pur. Rappelons qu'actuellement on admet que la circonvolution frontale ascendante est seule motrice ; la cir. pariétale ascendante commande à la sensibilité. **Trait.** Bromure : trépanation (fractures, tumeurs compressives) ; traiter la syphilis, l'urémie, etc.

EPISTAXIS

Etym. (des mots grecs, εκ et σταζειν s'écouler sur). ***Déf.*** Hémorragie nasale. Sièges : partie antéro-inférieure ou centre de la cloison, cornet inférieur. ***Etiol.*** *Traumatiques,* postopératoire ou par *lésion organique* de la muqueuse (corps étrangers, ulcération, cancer, etc,) ; *mécaniques* : Epistaxis supplémentaire (règles, hémorroïdes, eczéma) ; ép. par travaux excessifs, coryza, congestion, insolation, hypertrophie du cœur, insuffisance aortique ; épistaxis par stase (mal. du cœur, insuffisance mitrale et tricuspide, maladies du poumon, du foie) ; *adynamiques* ou par altération du sang dans les maladies infectieuses, dans les dyscrasies et maladies du sang ou des artères (fièvres éruptives ; le mal de Bright et le diabète prédisposent aux grandes épistaxis, cirrhoses, artério-sclérose, urémie, etc,) ; *idiopathiques :* hémophilie et E. juvénile. ***Trait.*** Cas moyen : dilatation inspiratoire exagérée (Pech.). Cas moyens et graves : Vessie de baudruche pleine d'eau ; tamponnement antérieur au point d'élection ou tamponnement postérieur (tampon de 3 cent. sur un demi cent.) ; fixer le fil sur la joue, pas de double tamponnement, ni de perchlorure. Solution de Carnot à la gélatine 50 °/oo. Eau oxygénée, adrénaline, antipyrine, ergotine ; transfusion, touffe de Penghawar-Djambi à renouveler. Cautérisation : nitrate (vaseline contre les taches) ou très petite perle d'acide chromique. Respecter les épistaxis de l'artério-sclérose et

de l'urémie. Dans l'hémophilie, sérum frais de cheval
ou sérum humain (anaphylaxie moindre).

ÉRYSIPÈLE

Etym. (des mots grecsεϕυσὶνetπεγασs'étendre de proche
en proche). ***Défin***. Dermite œdémateuse, épidémique et
contagieuse causée par le streptocoque. ***Anp***. Dilatation
des vaisseaux, diapedèse abondante, exsudat de sérosité.
Streptocoque surtout au niveau des bourrelets et des
points qui vont être pris. ***Etiol***. Jamais spontané, petite
érosion et terrain nécessaire (froid, surmenage, etc.).
Siège surtout à la face, parfois aux membres, à l'ombilic
et sur les parties vaccinées. Rare avant la puberté et
chez le vieillard, femmes plus souvent atteintes. L'érysipèle de la face est contagieux. ***Bactér***. Cocci immobiles, en chaînettes. Coloration facile par le violet de gentiane, restent colorés par le Gram. Culture au bout de
36 à 48 heures ; on conseille le sérum de lapin de Roger
ou les bouillons de Marmorek. Temp. 37°; anaérobie fa-
cultatif de virulence variable. Par expérimentation, septicémie du streptocoque pyogène.

Sympt. Incubation : 3 à 7 jours. Invasion en quelques heures. Frisson de fièvre à 40°, engorgement sous-
maxillaire du même côté (*s. de Chômel*). Rougeur luis-
sante, douloureuse à la pression ; cette *douleur* et le *gonflement* ont leur *maximum à la périphérie des plaques*.
Plaques surélevées sans intervalle de peau saine, limitées
par un *bourrelet* visible et que le doigt sent bien ; le nez
(lunettes), les paupières sont les plus pris ; le menton est
indemne le plus souvent. Parfois phlyctènes. Chute des
cheveux (E. du cuir chevelu) et de la barbe. Squames
furfuracées à la guérison. Température soit en lysis, soit
en général avec une période d'état de 10 jours en
moyenne, soit avec grandes oscillations. Pouls parallèle. Urines rares, avec albumine passagère, syndrome
urinaire de Roger et Massat, agitation, délire. Dans le
sang : leucocytes augmentés, hématies diminuées, strep-

tocoques. La guérison se produit avec chute de la fièvre et crise de polyurie. *Variétés :* à répétition (cataménial de la menstruation), interne: fosses nasales, larynx, broncho-pneumonie, angine de Gubler ; ambulant, serpigineux (plaques successives), bilieux, erratique, disséminé, éléphantiasique. Complications locales : suppurations et gangrènes; générales: néphrites (très communes), péricardites, endocardites, septicémie ; gravité chez les hépatiques (Straus), accidents nerveux (érysipèle du cuir chevelu), cécité, broncho-pneumonie par névrite optique (14 cas d'erysipèle sur 220 cas de névrite optique, (Widal). En dehors de l'érysipéle à répétition, les rechutes et les récidives sont fréquentes. Chez les enfants, érysipèle blanc assez bénin ; érisypèle grave chez les nourrissons. L'érysipèle des nouveau-nés a un début hypogastrique, il s'étend ensuite au milieu ombilical avec signes inquiétants: agitation, vomissements, diarrhée et en 5 à 8 jours collapsus et mort. **Pron**. Durée 6 à 10 jours, sauf complications, il est subordonné à l'âge du malade et à son état général. Les abcès multiples sont favorables. L'érysipèle interne est sérieux. L'érysipèle qui rentre est plus grave que celui qui sort (Cornil) ; formule hémo-leucocytaire de Rey et Chantemesse : leucocytose et polynucléaires en grand nombre indiquent un état grave (12.000 leucocytes et 12 °/o polyn.)

Diagn. Lé gonflement et la douleur avec maximum au niveau du bourrelet et l'extension au pavillon de l'oreille distinguent l'érysipèle des oreillons, phlegmon, eczéma rubrum, érythème, urticaire, etc. **Trait**. sublimé, éther picrique, collodion, huile gaïacolée ou goménolée, ichtyol ; sulfate de magnésie en solution saturée; émollients, air chaud, purgatif, calmants ou toniques. Utilité du sérum de Tavel, du sérum Marmorek etmême et surtout s'il produit des abcès salutaires ; il faudrait un sérum avec des streptocoques du sujet même (Gourmont); on emploie maintenant un sérum polystrepto-coccique, sérum mélangé à lanoline (Chantemesse). Colloïdaux, staphylo-coccine, etc. Traiter l'état général, désinfection : Sérum antidiphtérique chez les nourrissons ; chez les enfants, sérothérapie peu efficace: antipyrine, émollients, bains, calomel, compresses avec salicylate de soude. Erysipèle des nouveau-nés : sublimé. Séparer les nouveau-nés des mères atteintes de fièvre puerpérale.

Erythrémie ou maladie de Vaquez. — Syndrome caractérisé par la coloration de la peau et des muqueuses (cyanose), les douleurs et la splénomègalie, nombre des globules rouges augmenté : 6 à 10 millions. Leucocytose inconstante, prédominance des polynucléaires neutrophiles, la valeur de l'hémoglobine et la résistance globulaire sont au moins normales ; la viscosité du sang est augmentée. Durée : 1 à 5 ans. C'est un syndrome de l'âge adulte survenant à la suite d'un choc nerveux. Lésions de la moëlle osseuse et de la rate. Inutilité de l'arsenic, de la radiothérapie et de l'opothérapie splénique ; antipyrine, aspirine et hypotenseurs.

Erythromélalgie. — Ou syndrome de Weir-Mitchell, âge moyen 35 ans ; congestion douloureuse, peau couleur rouge sombre, température augmentée pendant l'accès qui se produit sous l'influence de la chaleur ; parfois asymétrique. Ces signes distinguent ce syndrome de la maladie de Reynaud.

Farcin. — Variété chronique de la morve. Pas de jetage. Accidents cutanés (abcès, lymphangites) très intenses ; chronicité ; cachexie.

Fauchard (maladie de). — Chute des dents, spontanée et prématurée, sans cause appréciable.

FIÈVRES ÉRUPTIVES
et maladies infectieuses, (infections).

Diagn. rapide et indications thérapeutiques générales: *Rougeole* : catarrhe oculo-nasal et laryngé. Signes : de Koplik (taches rouges à centre bleu); de d'Espine (pointillé du palais), de Comby, stomatite érythémato-pultacée ; de Dillon, fièvre. Ces signes font défaut dans les éruptions médicamenteuses ou les érythèmes gastro-intestinaux. *Scarlatine* : début brutal, fièvre, frissons, angine d'un rouge écarlate; langue rouge vif au bout de quelques jours.-Les érythèmes médicamenteux, l'érythème scarlatiniforme récidivant ne présentent pas d'angine dans bien des cas ; le diagnostic est difficile ; dans la diphtérie p. ex. : érythème scarlatinoïde métadiphtérique de Marfan. *Variole : incub. 8 à 12 jours*, frisson, fièvre, rachialgie intense ; rash deux ou trois jours après ; macules, papules, s'ombiliquent, se troublent, deviennent opalescentes et suppurent. A distinguer de l'ecthyma, de l'herpès, de la varicelle. *Varicelle* : petites bulles de sérosité claire. diagnostic avec prurigo varicelliforme, (syphilis). Diagnostic rétrospectif, taches blanches avec zone périphérique d'hyperpigmentation. *Rubéole*, pas de catarrhe, quand l'adénopathie existe, elle est un bon signe. 4° maladie : *Rubéole* scarlatiforme, on ne sait s'il s'agit de rubéole ou de scarlatine. *Fièvre typhoïde* : courbe de la température, langue rôtie ; gargouillement iliaque droit, taches rosées, diarrhée ocre, état typhoïde. *Diphtérie* : fausse membrane (les pseudo-diphtéries sont rares) ne se dissociant pas dans l'eau etc. *Coqueluche*: quintes, ulcération du frein de la langue. *Oreillons* : élargissement de la face. *Méningite cérébro-spinale* : Début brusque : Kernig, herpès, ponction lombaire, (V. les détails et autres maladies dans le livre). *Ind. générales du traitement* : isolement. Alimentation au lait, au bouillon (sauf scarlatine), jus de viande et reprise alimentaire dès chute de la température. Dans certains cas, si l'éruption se fait mal, infusions chaudes et acétate d'ammoniaque, balnéation et infusions pour éliminer les toxines ; chlor. de calcium et ergotine contre les hémorragies ; caféine, éther contre adynamie, collapsus ; toniques, quinquina, iode, colloïdaux, radium, mercure un cent. de cyanure et 0.01 de stovaïne, par jour (pendant 7 jours), Souligoux, Utropine française en instillations rectales selon la méthode de Murphy. Lavage du sang, pulvérisations antiseptiques. Trait. de la convalescence; toniques, quinquina kola, arsénic. Déclaration obligatoire, désinfection : (Formolateurs Hélios, etc). *Isolement scolaire des contagieux* : Variole, scarlatine, méningite cérébro-spinale (certificat bactériologique) : 40 jours ; diphtérie, 30 jours (bactériologie) ; rougeolle, varicelle: 16 jours ; oreillons, 21 jours ; coqueluche, 30 jours, après la disparition des quintes ; typhoïde, dysenterie, poliomyélite, 30 jours. L'incubation est calculée pour l'isolement des frères et sœurs sur une moyenne de 15 jours au moins pour la plupart des maladies contagieuses sauf la méningite cérébro-spinale et la poliomyélite (28 jours).

Scarlatine : Incubation 6 jours ; invasion 12 à 24 heures ; éruption 2ᵉ jour de fièvre durant 5 à 6 jours ; desquamation 16ᵉ jour; contagion 4 à 6 semaines.

Rougeole: Incubation 10 à 15 jours; invasion 3 à 4 jours; éruption 4ᵉ jour de la fièvre en moyenne durant une semaine environ ; contagion 3 semaines, mais surtout avant l'éruption.

Roséole ; éruption, contagion un peu moins longues.

Variole : incubation 10 à 14 jours ; invasion 2 à 3 jours ; éruption 3ᵉ jour de la fièvre ; durée de l'éruption 2 à 3 semaines ; dessiccation du 15ᵉ au 25ᵉ jours; contagion 6 semaines.

Varicelle: Incubation 1 à 2 semaines; invasion 1 à 2 jours; éruption 2ᵉ jour de la fièvre, durant une semaine; contagion 21 jours.

Typhoïde : Incubation 14 jours ; éruption 7ᵉ jour, durant trois semaines ; contagion 6 semaines

Coqueluche : Incubation 10 jours. Durée six semaines à deux mois en moyenne ; contagion d'égale durée.

Oreillons : Incubation 3 semaines ; contagion quelques semaines.

Diphtérie : Incubation 4 à 5 jours ; contagion : examen bactériologique avant la reprise de la vie commune.

Erysipèle : Incubation 7 jours ; éruption 2ᵉ jour de la fièvre ; contagion jusqu'à la fin de l'exanthème.

Fièvre jaune. — Vomito négro. typhus amaril. Antilles, Brésil, Mexique, Sénégal, Guinée, Congo ; importée et observée en Espagne, en France (épidémie de St Nazaire 1900). Lésions stéagènes. Endémique ou épidémique, près de la mer et des grands fleuves surtout, se prend après le coucher du soleil et la nuit. Immunité de la race noire. Influence de l'été. Inoculable. Contagion directe et indirecte. Bacille ictéroïde de Sanarelli, bâtonnet à cils se colorant facilement, ne prenant pas le Gram (discuté). Propagation par le moustique stegomya fasciati (Culex); il n'est infectant que 10 à 15 jours après avoir absorbé le sang malade. Incubation 4 jours en moyenne, grand frisson, céphalée, forte rachialgie, coup de barre des membres inférieurs, anxiété épigastrique, fièvre 40°, pouls rapide, dyspnée ; masque amaril, ictère catarrhal ou d'hypercholie au moment de la rémission de la première période. Ictère à coloration progressive. Vomissements de sang, vomito negro. Rémission parfois trompeuse. Formes adynamique, ataxique, délirante, foudroyante. Anurie, urémie. Durée de 3 à 10 jours, mortalité plus de 50% en moyenne. **Diagn.** avec les fièvres bilieuses, palustres (hyp. splénique, hématozoaire, pigment mélanique). Prophylaxie: Moustiquaires, acide sulfureux, fumée de pyrètre ; pour les larves : pétrole dans les flaques d'eau. Désinfection des bâtiments, quarantaine d'une semaine environ. La fièvre jaune n'est pas contagieuse en France. Le traitement est celui des états infectieux et des divers symptômes.

FOIE (Examen des maladies du)

Les fonctions du foie connues sont multiples et nous ne les connaissons sûrement pas toutes. Parmi les principales citons la fonction biliaire, l'élaboration du glycogène et de l'urée, les fonctions antitoxiques et hématopoïétiques, etc. C'est dire l'importance considérable de cet organe. Inspection et percussion : la matité du lobe gauche se confond avec celle du cœur. Bord supérieur, à deux travers de doigts au dessous du mamelon ; ligne médiane du thorax, base de l'appendice xyphoïde, ligne mamillaire, 6e côte, axillaire, 5e côte, scapulaire, 10e ; bord inférieur : rebord des côtes, axillaire 10e cote ; scapulaire 11e cote. Palpation avec les 3 doigts du milieu en accrochant le bord du foie ou par le procédé du pouce ou de l'exploration bimanuelle de Glénard pour les foies plus volumineux : main gauche, dans la région lombaire, soulève le foie, le pouce placé en avant recherche le bord inférieur ; la main gauche palpe en avant par de légères pressions. Dans le procédé de Gilbert, les deux mains sont dirigées les extrémités des doigts se regardant ; dans le procédé de Mathieu la main en crochet procède aux palpations successives. La vésicule est à 5 cent. à droite de la ligne sternale, il est rare qu'elle fasse saillie (kyste du pancréas plutôt). *Hypertrophie* : cirrhose de Hanot, paludisme, cancer en amande; *atrophie* : congestion, foie cardiaque, syphilis cirrhose de Laennec, etc. *Chimisme hépatique et méthodes nouvelles. L'insuffisance hépatique* est d'origine biliaire, vasculaire ou conjonctive. elle est comparable, dans ses degrés les plus marqués, à l'urémie. Syndrome urinaire révélateur : abaissement du taux de l'urée qui tombe de 20 à 10 et au dessous, rapport azoturique 0.40 au lieu de 0.80 à 0.90, ammoniurie concomitante ; glycosurie alimentaire (150 gr. de sucre ; glucose ou sucre de canne pour action exclusive du foie) ; urobilinurie (bande entre bleu et vert) indique une cellule malade, mais n'a de valeur qu'associée aux autres signes ; élimination intermittente du bleu de méthylène (Chauffard) 0,05 en injection ; l'intermittence précoce indique une lésion plus grave. Normalement l'élimination commence au bout de 1/2 heure, maximum au bout de 3 à 5 heures, disparition en 2 jours, urines toutes les 2 heures ; hypertoxicité (Bouchard et Joffroy) indicanurie. Leucine et tyrosine indiquent plus un état de destruction cellulaire que l'insuffisance. Recherche du coefficient d'oxydation des soufres, de la lipémie alimentaire (hémoconies à l'ultra-microscope). Les pigments biliaires se recherchent par la réaction de Gmelin (vert et violet prédominant), par le procédé de la cocarde sur un linge de coton (1 goutte d'acide et 1 goutte d'urine). Acides biliaires : procédé de Hay, la fleur de soufre ne reste pas à la surface de l'urine. Recherche du Gmelin dans le sang. L'examen coprologique est souvent indiqué. Voir à ictère les réactions de Chauffard, Widal et Fiessinger. L'hypertension portale se traduit par des hémorragies digestives, des hémorroïdes, de l'ascite, de l'opsiurie (retard urinaire), de l'oligurie etc. Quand l'insuffisance hépatique, quoique marquée, rétrocède, l'amélioration est annoncée par une crise urinaire. Éosinophilie : une goutte de sang fixée par l'alcool, éther, colorée par hématéine, éosine (grandes granulations rouge vif), de 10 à 50°/₀. Réaction de Weinberg avec liquide hydatique comme antigène, sérum par saignée ou quelques ventouses ; spécifique du kyste. L'éosinophilie et le Weinberg sont les meilleurs signes des kystes. Le frémissement hydatique peut-être noté dans les kystes superficiels, ainsi que le flot transthoracique de Chauffard qui se recherche en position verticale, une main en arrière, percussion en avant vers la 5ᵉ ou 6ᵉ côte indiquant un kyste du lobe droit surtout. Radioscopie, étude des ictères par la recherche de la résistance globulaire (Chauffard) et des hématies granuleuses (Fiessinger). Les maladies de la fonction biliaire se distinguent en ictères choluriques (Gilbert) : ancien biliphéique de Gubler, généralisés, avec pigments dans les urines et acholuriques, ancien hémaphéique ou encore ictère atypique, plus localisé respectant les muqueuses donnant sur le linge la teinte saumonée, la coloration acajou avec l'acide nitrique (urobiline) ; diurèse variable (cholémie, ictères hémolytiques etc.) Les troubles fonctionnels communs aux affections hépatiques sont les suivants : prurit, érythème, urticaire, selles décolorées, hémorragie, albuminurie, état mélancolique, troubles oculaires, pouls lent. Le repos hépatique de Castaigne est indiqué dans la plupart des cas. Dans le foie cardiaque : pouls veineux hépatique, douleur, hypertrophie réflexe hépatojugulaire de Rondot (turgescence des jugulaires par pression hépatique). La congestion hépatique en dehors de ces signes : pesanteur, subictère, dyspepsie, étiologie, cède au repos de l'organe par la diète hydrique et le régime du lait écrémé (ventouses scarifiées.) *Cholémie* : se diagnostique par sa durée, son caractère familial, etc. Ictère catarrhal : coloration de la peau et des muqueuses, urine acajou, selles décolorées, pouls lent, démangeaisons, troubles dyspeptiques, glycosurie, dépression mentale. Ictère *hémolytique*, acholurique : matières foncées, forte ubilinorurie, hypertrophie splénique : anémie. Ictère infectieux à rechutes ou maladie de Weil. *Ictère grave* avec état typhoïde, vomissements, langue rôtie, symptômes ataxo-dynamiques, délire, coma. Insuffisance hépatorénale. Abcès du foie : douleurs irradiées, fièvre, ictère, gêne respiratoire, toux sèche. *Cholécystite* : douleur vésiculaire, sans ictère, avec tumeur parfois. *Angiocholite* : fièvre et symptômes généraux. *Cancer du foie* : secondaire (tumeurs multiples) ou massif. Cirrhose de Hanot : ictère, hypertrophie du foie et de la rate. Cirrhose de Laennec : atrophie, ascite, hémorragies, etc. *Kystes* : Urticaires, démangeaisons, palpation, ponctions, réaction de Weinberg. *Colique hépathique* : douleur, matières mastic, calculs dans les selles. Debove, Achard et Castaigne classent les maladies du foie en maladies du parenchyme (hépatite), du péritoine hépatique, de la circulation hépatique et des voies biliaires. Dans l'ascite, les cirrhoses, le cancer, il importe de noter souvent la quantité des urines et la courbe du poids, (*V. Cancer, cholémie, cirrhose, Kystes, Lithiases.*)

Foie amyloïde. — Hypertrophié, lardacé, avec hypertrophie de la rate ; la teinture d'iode le colore par places en brun ou violet. Infiltration amyloïde débute à la partie moyenne des lobules, étude avec le violet de méthyle (parties malalades en rouge, sang en bleu), substance ternaire pour Virchow, l'amyloïde est une subs. azotée (Friedreich), elle donne de la leucine et de la tyrosine comme les albuminoïdes ; prédilection pour vaisseaux et tissu conjonctif. *S. fonct.* : vomissements, diarrhée, ascite, albuminurie, spléno-mégalie, adynamie, cachexie ; ni urobilinurie ; ni insuf. hépatique. **Diagn..** par hypertrophies, suppurations prolongées et maladies infectieuses.

Foie cardiaque. — Congestion passive surtout des maladies mitrales, *foie muscade*, coloration rouge brun des ilôts contrastant avec la périphérie du lobule plus pâle. Pesanteur dans l'hypocondre, douleur épigastrique, troubles digestifs, foie abaissé, très gros, augmentant et diminuant par le traitement (foie en accordéon de Hanot). Les battements hépatiques sont des mouvements d'expansion systolique ; ascite par stase, par sclérose et par péritonite chronique ; teinte jaunâtre, urines rares, urobilinurie. Asystolie et intoxications. **Trait.** de la maladie du cœur, purgatifs et révulsion, diète hydrique.

Foie gras. — Avec infiltration et dégénérescence graisseuse. Cette stéatose, causée par des intoxications aiguës ou chroniques, se traduit par de l'azoturie, de la glycosurie, le foie est mou ; pesanteur, troubles digestifs, indican et urobiline. Urines rares. Hépatite latente des alcooliques.

Foie syphilitique. — Syphilis acquise, tertiaire (alcoolisme), gommeuse (nodosités jaunâtres et scléro-gommeuses), sclérose interstitielle et perihépatite du foie ficelé. Latente ou troubles digestifs, insuffisance hépatique et surtout ascite, hypertrophie de la rate. Durée ɔ

1 ou 2 ans, procède par poussées. **Diagn.** par stigmates, Wassermann. Recherche du tréponème et traitement spécifique. Syphilis héréditaire : gommes disséminées ou sclérose généralisée : foie silex (dur et crie sous le scalpel). Hypertrophie, ictère. Troubles digestifs ; anémie par lésion du foie et de la rate, amaigrissement, mort en quelques semaines. Traitement spécifique.

Foie tuberculeux. — Propagation par contiguité, par la veine porte et la veine ombilicale, par l'artère hépatique. **Etio.** Enfance et alcoolisme. Les toxiques seraient la cause de la sclérose du tissu conjonctif et de la stéatose cellulaire. Lésions spécifiques : tubercules miliaires et gras, tuberculeux, caséeux ; cirrhose tuberculeuse de Kelsch ; tub. des voies biliaires. Forme latente, foie plus gros, douloureux, insuffisant, purpura, hémorragies, teinte terreuse, tuberculose commune : le foie gras, tuberculeux s'observe dans les tub. chroniques ; les cirrhoses tuberculeuses sont latentes ou hypertrophiques ou, s'il y a ascite, simulent la péritonite chronique, la cirrhose de Laennec. Pronostic fatal. Lait, suppression de l'alcool, opiacés. Paracentèse de l'ascite.

Friedreich (maladie de). Scléroses des cordons antéro-latéraux (faisceaux antéro-latéraux cérébelleux directs et du faisceau de Gowers) et des cordons postérieurs ou des racines postérieures peu lésées. Lésion névralgique pure, gliose (Déjerine, Letulle) contestées par Marie. Familiale, hérédité névropathique : début avant 14 ans (2/3 des cas). Démarche tabéto-cérébelleuse festonnée (titubante), ataxie statique. Impossibilité de la station debout immobile ; mouvemements choréiformes, attitudes athétoïdes ; difficulté des mouvements surtout pour les membres supérieurs ; pas de troubles sensitifs ni du sens musculaire, ni des fonctions génito-urinaires. Scoliose et pied-bot. Absence des réflexes rotuliens ; nystagmus, embarras de la parole. Donc semble participer du tabès et **de la sclérose en plaques.** L'hérédoataxie cérébelleuse

de Marie est plus héréditaire, à début dépassant la 20ᵉ
année, elle a pour cause l'atrophie du cervelet tandis que
la m. de Friedreich commence plutôt par la moelle; ni
pied bot, ni scoliose, réflexes piutôt exagérés. Ces réflexes sont aussi exagérés dans la sclérose en plaques (parole plus scandée, démarche spasmodique.) Les membres supérieurs sont pris après les membres inférieurs,.
l'embarras de la parole et le nystagmus viennent plus
tard au bout de 3 à 5 ans. La rééducation, l'électrisation,.
la suspension, l'hydrothérapie et les toniques constituent
le traitement d'ailleurs peu actif. La paraplégie spasmodique familiale de Strümpell est une sclérose combinée
primitive.

Gangrène des bronches. — Accompagne souvent la
dilatation des bronches. Bronchites fétides (petites bronches) ou putrides. Dans l'expectoration, spirilles de
Curshmann, éléments cellulaires, etc., nombreux microbes. Toux, râles, broncho-pneumonie, diarrhée, état typhoïde, mort en asystolie. **D.** avec ozène, bronchectasie et gangrène pulmonaire (v. ces mots). **P.** moins grave
que celui de G. pulmonaire. Toniques, antiseptiques.
eucalyptol, goménol, térébenthine, etc.

GANGRÈNE PULMONAIRE

Défin. Mortification septique par bactéries saprogènes anaérobies. **Anp**. Formes diffuse et plus souvent circonscrite (escarre, ramollissement ou sphacèle déliques-
cent), évacuations ; lésions de pneumonie tout autour,.
parfois zones fibreuses périphériques, gangrène embolique de l'enfance. Au microscope, cellules avec granulations graisseuses, fibres élastiques, microbes vulgaires
et microbes spéciaux : leptothrix, pulmonalis, proteus.
vulgaris, micrococcus tétragènes et *les anaérobies* : bacillus, ramosus et serpens (reproduction expérimentale
de Zuber et Veillon). **Etiol**. Cause préparant le terrain :
maladies infectieuses et diathésiques, lésions pulmonaires, corps étrangers, les germes pathogènes pénètrent par

inhalation, par propagation de voisinage, par voie sanguine (embolies septiques).

Sympt. Débute par frisson, fièvre 39° et plus, dyspnée, point de côté, peu de signes physiques : légère matité localisée. La période d'état s'affirme brusquement par
la fétidité de l'haleine ; l'expectoration (100 à 200 gr. par
jour) de même odeur, n'est plus muco-purulente, mais *lie
de vin* et donne trois couches au repos : supérieure,
spumeuse ; moyenne, albumineuse incolore ; inférieure
contenant les bouchons de Dittrich, purulente et jaunâtre. A l'examen : *fibres*, débris anthracosés et *bouchons
de Dittrich* en petits grumeaux contenant des bactéries,
des débris cellulaires, des cristaux d'acides, des leucocytes. Odeur repoussante (par acides butyrique et valé-
rianique), rare chez les diabétiques. Parfois hémoptysies.
Durée 10 à 20 jours, mort habituelle. Variétés : pneumonique ; embolique des enfants (épanchement ou pyo-pneu-
mothorax ; pleurétique de Bucquoy (pas d'expectoration
mais signes de pleurésie avec épanchement lie de vin :
pneumothorax) ; prolongée (4 ou 5 mois) avec rémissions nettes mais trompeuses ; pulmonaire chez l'enfant
à la suite de la rougeole. La mort est fréquente dans la
gangrène pulmonaire (quelques semaines). **Diagnostic**
avec dilatation des bronches, cavernes pulmonaires,
ozène. C'est l'évolution rapide, l'examen microscopique
et l'état général qui permettent le diagnostic. Radioscopie.
T. Toniques, hyposulfite de soude, goménol, oxygène
barbotant dans du gaïacol (Richardière). Pneumotomie
dans le cas de foyer unique. Isolement.

Gangrène symétrique des extrémités ou maladie de
Raynaud, par spasmes toxiques, endartérites, etc. De cause
parfois héréditaire familiale, ou infectieuse, ou intoxication, maladie générale ou nerveuse etc. L'influence
du froid est évidente ; âge adulte. Toubles vaso-
moteurs et trophiques débutant par de violentes douleurs, par la syncope et l'asphyxie locale. Coloration
livide des extrémités avec phlyctènes et gangrène super-

ficielle. La gangrène profonde nécrosante prend une coloration noire etc. La gangrène spontanée ou foudroyante, bien décrite par Dieulafoy, frappe des sujets jeunes ; elle est non gazeuse et se termine rarement par la mort. L'analyse des urines permet de faire le *diagnostic* entre la gangrène diabètique et la gangrène urinaire ; gangr. sénile ; syringomyélie ; sclérodermie. **Trait.** Bains boriqués chauds, eau oxygénée, toniques, hypotenseurs, etc.

GASTRALGIE

Déf. Névralgie des nerfs de l'estomac (pneumo-gastrique et grand sympathique). Syndrome presque toujours secondaire (dyspepsie, ulcère, cancer, maladie des nerfs, du sang, de l'utérus, tuberculose, goutte, paludisme, etc.) **Sympt.** Douleur à siège plutôt à gauche de la région épigastrique, irradiée aux nerfs intercostaux, au plexus solaire, etc., procédant par accès de 5 à 20 minutes : crampes d'estomac avec ou sans vomissements, avec ou sans lypothymie. Boulimie ou anorexie. Picamalacia, perversion du goût des femmes nerveuses. Survenant peu après le repas, la gastralgie fait penser à l'ulcère (siège des douleurs et hématémèse) ; survenant 3 ou 4 heures après, au syndrome hyperchlorhydrique.

Diagn. Avec le cancer, les névralgies, les coliques hépatiques ; très souvent la gastralgie est une colique hépatique fruste (irradiation du coté droit, vésicule sensible, vomissement ne donnant pas de soulagement ; parfois urines ictériques, ictère). Dans le tabès et la goutte (gastralgie très pénible de la goutte remontée) il suffit de connaître la maladie causale. Gastralgie alimentaire et gastralgie réflexe (rein mobile, etc.). Par élimination, on arrive à la gastralgie nerveuse. Rare chez les enfants, sauf chez les jeunes filles. **Trait.** : *eau chloroformée*, morphine, antipyrine, eau de chaux cocaïnée, carbonate de bismuth, paquets de saturation. Régime lacté. Hydrothérapie. Suggestion dans les formes nerveuses. Chez les enfants : bains, compresses chaudes,

liniments calmants ; élixir parégorique, jusquiame, belladone, bromure. Poudres inertes ou de saturation.

GASTRITES INFECTIEUSES OU TOXIQUES

Déf. Inflammations des tuniques de l'estomac, mais
surtout de la muqueuse. Les *G. toxiques* sont causées par
l'ingestion de substances caustiques ou toxiques : catarrhe, ulcérations, eschare, perforation avec siège de prédilection au pylore et au cardia. Douleurs, vomissements
sanguinolents, anxiété, pouls rapide, albuminurie. *Arsenic* : diarrhée, crampes, algidité. *Acides* : lésions variables;
vomissements brunâtres, (avec points ecchymotiques,
surtout près du pyl. hématémèses) effervescents ; douleur atroce, etc. *Phosphore* : muqueuse congestionnée,
dégénérescence graisseuse, odeur alliacée, phosphores-
cence, vomissements blanchâtres. *Sulfate de cuivre* :
selles sanguinolentes, verdâtres. *Sublimé* : saveur métallique. Mort par péritonite, rétrécissement, etc. **Trait.** Magnésie, eau albumineuse, craie, sesquioxyde de fer (arsenic) lait et blancs d'œufs (sublimé) ; morphine etc. Les
gastrites infectieuses joignent, à quelques-uns de ces
symptômes, la fièvre et un état général très grave : glace,
sérum. La *Gastrique chronique* est caractérisée par l'atro-
trophie et l'hypofonctionnement des glandes gastriques.
Causes : alcoolisme, hygiène défectueuse, tuberculose,
goutte, affections du rein et du foie. Congestion diffuse,
taches et points, parfois ecchymoses et érosions; cellules
ayant subi la dégénérescence graisseuse, infiltration par
leucocytes ; artérites, fibres musculaires altérées, sclérose hypertrophique de la couche sous-muqueuse. Le
type parenchymateux est surtout glandulaire ; le type interstitiel est surtout conjonctif. Gêne ou pesanteur épigastrique, suivie de vomissements qui soulagent le malade.
Nausées et pituites matinales. Toux gastrique, anorexie,
langue chargée, migraines, vertiges, palpitations, oppression (dilatation du cœur droit), dilatation d'estomac. **Hypochlorhydrie, acides de fermentation, absence**

de ferment lab, motricité gastrique ralentie. L'ulcère et l'hypochlorhydrie sont plus douloureux ; l'état général est grave dans le cancer. Les symptômes de la gastrite chronique ne sont nullement caractéristiques. La *gastroxie* de Lépine survient chez les jeunes surmenés et se trouve très soulagée par les boissons tièdes. Crises gastriques du tabès, parfois sans douleurs ni vomissements (Fournier). *Gastrite phlegmoneuse* avec suppuration (ulcère, cancer, alcoolisme) : vomissements, douleurs, fièvre, dyspnée, abattement, complications de pleurésie, de péricardite purulente. Durée : 1 à 4 semaines. Régime : lait, alimentation tonique sous un petit volume, HCl, amers, lavages d'estomac, condurango, eau de chaux, élixir de Gendrin, papaïne, pepsine. *Classification de Hayem :* types hyperpeptiques, hypopeptiques, apeptiques.

Gastro-entéro hépatoptose (Paviot). — Troubles digestifs et nerveux, constipation, subictère, dysménorrhée. Causes : déplacements des organes, adhérences anormales souvent dues à des poussées de péritonite très légère (douleurs abdominales à la pression).

Gastrorrhée. Rejet de mucosités glaireuses et filantes dans les gastrites.

Gigantisme — Diffère de l'acromégalie en ce que, dans celle-ci, les mains et les pieds seuls sont très développés ; dans le premier, le développement des différentes parties du corps est plus général ; elles sont proportionnées. D'après Brissaud, Launois, etc., le gigantisme surviendrait pendant la croissance, par allongement diaphysaire surtout chez les acromégaliques.

Glotte (œdème de la) Infiltration ou sérosité (sus ou sous-glottique) du tissu cellulaire sous-muqueux. Primitif (froid, brûlures, etc.), secondaire (scarlatine, néphrite, moins souvent syphilis, tuberculose, abcès, érysipèle, angine). *Signes :* Orthopnée, sifflement *inspiratoire*, aphonie, suffocations, les replis aryténo-épiglottiques sont tuméfiés avec ou sans participation de la luette et des piliers. *Trait*. Glace ou compresses très chaudes, sinapismes, sangsues. Insufflation d'alun ou de tanin (Trousseau). Trachéotomie, tubage (*v. laryngite œdémateuse*). Traitement de la cause.

GLOTTE (spasmes de la)

Déf. Dus à la contraction tonique des muscles tenseurs et constricteurs des cordes vocales. *Pathog.* : auto-intoxication, asthme thymique (erreur), asthme de Kopp, névrose de la première année surtout ; convulsion interne de Rilliet et Barthez. Est plus fréquent avant 12 à 15 mois. Syndrome consistant en arrêt brusque de respiration avec cyanose et raidissement (quelques secondes à 1 minute), survenant en pleine santé, puis inspiration sifflante suivie de quelques inspirations et expirations courtes. Bouche ouverte, yeux saillants ; ni toux, ni fièvre, ni cornage ; parfois convulsions et contractures. Plusieurs accès peuvent survenir dans la même journée ou la même semaine, et en général pendant la nuit. Guérison ordinaire en 1 à 2 mois. Parfois mort subite ; la mort subite des nourrissons n'a guère d'autre cause. Mort 40 °/₀. Causes : polypes, *végétations* et dans le grand accès, dyspepsie, rachitisme, dentition, hérédité nerveuse, hypertrophie du thymus. Le spasme est aussi diaphragmatique que glottique (phrénoglottisme), c'est lui qui cause l'asphyxie. *Diagn.* avec les abcès, l'œdème, la laryngite striduleuse, le croup, l'asthme vrai, la coqueluche, l'adénopathie. Age. rapidité de l'accès, pas de toux ; dans les convulsions et la tétanie, mouvements des membres. *Trait*. Applications chaudes ; quelques gouttes de chloroforme au moment d'une inspiration, frictions, respiration artificielle, tente de vapeur (drap sur le berceau). Bains de tilleul. Bromure, chloral, belladone. Opérer les végétations, traiter la dyspepsie.

Glycosurie *(v. diabète)*. — La variété passagère est

assez fréquente chez les enfants dans la convalescence, les maladies nerveuses et la dyspepsie gastro-intestinale du nourrisson (par lactose). S'observe chez l'adulte dans la goutte, le nervosisme, la suralimentation, la puerpéralité, la maladie de Basedow. La glycosurie accidentelle peut n'avoir aucune signification importante ou bien, au contraire, elle révèle l'insuffisance hépatique due à l'obstruction du système porte ou l'altération de la cellule hépatique et elle peut annoncer le diabète (*v. ce mot*).

GOITRE EXOPHTALMIQUE

Déf.. Maladie de Basedow, de Graves ; caractérisée par le goître, l'exophtalmie, l'accélération du pouls et un tremblement. *Anp*. Atrophie épithéliale et sclérose; corps thyroïde hypertrophié, vasculaire, ne secrétant plus la thyro-colloïne, non toxique, mais la thyro-mucoïne. Lésions nerveuses 64 °/₀ surtout nerfs crâniens, bulbe, moelle et sympathique cervical. Thymus, rate, cœur augmentés de volume. *Etiol*. Rare dans l'enfance, frappe surtout la femme 60 °/₀ dans l'âge moyen. Causes morales, émotions, Intoxications diverses. *Pathog.* Théorie cardiaque de la névrose du cœur, théorie nerveuse, mais surtout théorie humorale ou thyroïdienne, Hyperthyroïdation de Mœbius agissant non mécaniquement sur le système nerveux, mais par sécrétion interne ; dysthyroïdation de Gauthier ; théorie parathyroïdienne (insuffisance des parathyroïdes) de Moussu. Rapport avec l'ovulation (Pinard).

Sympt. Débute par quelques légers troubles nerveux. Signes principaux: *Goître* avec troubles vasculaires, à cause du développement du goître, le malade fait élargir son col ; *exophtalmie*, saillie des yeux avec fixité étrange ; la paupière peut rester ouverte ; *le signe de Stelwag* est la rareté du clignement (m. élévateurs); *s. de Groëfe* : défaut de synergie de la paupière supérieure et du globe oculaire, l'œil reste ouvert ; *s. de Mœbius*, difficulté de convergence par l'insuffisance des droits internes ; strabisme, diplopie, larmoiement, kératite, nystagmus. *Tachycardie*, précoce, ne manque presque jamais ; cœur (120 à 130 et beaucoup plus) régulier ; palpitations ; hypertrophie cardiaque avec souffles par insuffisance fonctionnelle au bout d'un certain temps ; souffles anémiques, extra-cardiaques, d'éréthisme circulatoire ; thrill systolique. Crises de tachycardie de cause morale. *Tremblement*, petites oscillations, 10 à la seconde, régulières ; tremblement vibratoire que les mouvements volontaires n'augmentent pas, les oscillations ne frappent pas les doigts isolément, mais plutôt la main en totalité ; type choréiforme chez l'enfant. Symptômes secondaires ou inconstants : paralysie, monoplégies passagères ; crampes, névralgies, troubles congestifs, vaso-moteurs, cérébraux, digestifs, respiratoires. *Signe de Bryson* : difficulté des inspirations forcées ; troubles génito-urinaires, (aménorrhée ou excitation génitale, ou impuissance) ; dermiques : pigmentation ; pseudo-pelade. Résistance électrique au courant électrique diminuée pour cause inconnue et non à cause des sueurs (*Vigouroux*). L'état général peut être atteint au bout d'un certain temps; glycosurie assez fréquente. Grossesse, accouchement et allaitement bien supportés. Formes fruste, aiguë, chronique ; guérison chez l'enfant 50 o/o ; association avec l'épilepsie, la chorée et surtout le tabès. **Pron**. dépend de l'asystolie, de la tuberculose et de la cachexie. Durée variable : souvent très longue : guérison possible. **Diagn**. Exophtalmie des tumeurs : paralysie et œdème palpébral ; tachycardie de la tuberculose, de la chlorose essentielle, goître ; tremblement éthylique ; tabès, rechercher les autres signes ; hystérie : stigmates ; association possible. **Trait**. Salicylate, bromures, hydrothérapie, belladone, antipyrine, et aussi parfois strophantus et digitale, électricité, faradisation 10 à 12 minutes ou galvanisation, sérums d'animaux ethyroïdés XX g. ; sérum thyrotoxique ; thymus, 20 à 40 gr., hypophyse thyroïdienne seulement dans les formes myxœdémateuses, opothérapie : rayons X. Déchloruration. Bonne hygiène morale. *Trait.* chirurgical de moins en moins admis, Néris, Bourbonne, Mont-Dore.

GOUTTE

Déf. Appartient à la trilogie dystrophique : Diabète, obésité et goutte ; maladies de nutrition. Souvent articulaire avec uricémie. Le poison serait non l'acide urique, mais un produit de métabolisme des albumines (Linossier). La goutte normale est l'ancienne podagre ποδος et αγρα (proie) ; aiguë ou chronique, la goutte irrégulière est celle des viscères. *Anp.* Siège des dépôts uratés : surtout les cartilages et ligaments, bourses séreuses ; aspect crayeux au microscope ; cristaux d'acides urique, urates (ac. urique par acide acétique). Tophus : urate de soude, urate et phosphate de chaux. Lésions d'arthrites sèches : lésions viscérales, dégénératives et artérites, athérome, hyperthropie du cœur ; foie congestionné, petit rein rouge contracté de néphrite interstitielle ; urate dans la substance médullaire, acide urique (grains jaunâtres corticaux) dans les tubuli. L'uricémie se décèle par le procédé *du fil* de Garrod : sang ou sérosité de vésicatoire d'une articulation *non atteinte* ; ajouter au liquide, dans un verre de montre, V gouttes d'acide acétique ; au bout d'un ou deux jours cristaux d'acide urique. Procédé sensible à partir de deux milligr. et demi d'acide urique, pour 100 cc. *Expérience de Pfeiffer* : 0,50 d'acide urique sur un filtre, l'urine saine qu'on fait passer sur le filtre se charge d'acide urique ; l'urine goutteuse, au contraire, en dépose. *Etiol. pathog.* Influence prédominante de l'hérédité de *diathèse* et du sexe masculin 250 p. 1 ; âge : 30, 40 ans et plus ; maladie des riches (goutte saturnine exceptée). Régime trop substantiel, défaut d'exercice, préoccupations morales, traumatisme. L'acide urique n'explique rien, car on le trouve dans d'autres maladies aiguës ou chroniques (cirrhoses). Causes de sa rétention : sang alcalin, prédominance des acides organiques ou destruction trop lente de ces acides. Théorie de l'uricémie par insuffisance rénale de Garrod, par ralentissement de la nutrition de Bouchard ; par accélération des échanges et diminution de l'alcalinité du sang de Lecorché ; par insuffisance d'acide thyminique de Schnoll et Minkowsk, par alimentation trop riche en purines (Von Noorden), par collémie de Haig : obstruction des capillaires et hypertension due à l'acide urique en précipitation colloïdale (quadri-urate de Roberts, urate acide et acide urique), par hypo-acidité des humeurs (Joulie). Admettons que la goutte est due à des troubles d'assimilation des matières azotées, à l'uricolyse (par rétention) ou à l'uricopoièse (par excès) chez des nerveux héréditaires (avec antécédents d'asthme, hémorroïdes, eczémas, etc.), soumis à une hygiène défectueuse (de la peau, de l'exercice, du régime et de la vie morale). L'exercice, les soins de la peau et le régime sont donc les indications essentielles qui découlent logiquement de cette pathogénie.

Sympt. Goutte aiguë. Prodromes lombaires : migraines, eczémas, prurit anal, furoncles, constipation, asthme, hémorroïdes, calvitie, épistaxis, coliques hépatiques et néphrétiques. Ces dernières semblent préserver de la goutte et on a cité des intervalles de plus de 30 ans entre une colique néphrétique et le premier accès de goutte. Signes avant-coureurs : douleurs nerveuses, céphalée, douleur hépatique légère, grincement des dents, gonflement veineux des membres inférieurs. A la suite d'un écart de régime, traumatisme, surmenage, l'attaque se produit : Brusque, *nocturne* avec douleur violente paroxystique vers 2 heures du matin, au niveau de *l'articulation métatarso phalangienne* du *gros orteil*, à l'orteil gauche ou quelquefois aux deux orteils (sensation de morsure atroce, de tenailles, eau bouillante) ; inflammation locale (pelure d'oignon), ensuite œdème, démangeaison, desquamation ; urines chargées à la fin d'urates, d'albumine, etc. **La crise cesse au moment « où le**

coq chante » fièvre légère 38°. La crise peut durer 5 à 6
jours, surtout fréquente au printemps et fin d'automne
l'attaque de goutte est unique ou survient plusieurs fois
par an ou s'espace davantage. Autres localisations : che-
ville, genou, tendon d'Achille (épreuve du vésicatoire en
dehors de l'articulation malade).

G. chronique articulaire ou vertébrale. Douleurs peu
intenses, sans fièvre ; arthrites (ankylose, subluxation,
etc.), à durée indéfinie avec poussées variables et douleur
légère, persistance entre les poussées. Rein, estomac, foie,
fonctionnent mal ; asthénie, cachexie. *Le tophus*, signe important, siège dans le tissu conjonctif sous-cutané, les
bourses séreuses et surtout au pavillon de l'oreille. La
Goutte vertébrale donne une sensation de craquement en
tournant la tête. Goutte *viscérale* : Pharyngée (abcès pé-
riamygdalien), oculaire (rétinite, conjonctivite, etc.),
pulmonaire (asthme, congestion), digestive (vomissements
acétonémiques des enfants, dyspepsie, troubles hépatiques, intestinaux, etc.), nerveuse (artérites, thromboses
cérébrales, attaques épileptiformes), vasculaire, (phlébite,
goutte frappant les membres inférieurs avec poussées
nombreuses et tendance à s'étendre), cardiaque (douleur précordiale, angine de poitrine) ; le rétrécissement
des coronaires ou la dégénérescence graisseuse expliquent les accidents cardiaques de la Goutte *remontée* rénale et cystique (col. néphrétiques, néphrites, albuminurie goutteuse) qu'il faut dépister à l'aide des petits signes
et des analyses d'urine fréquentes. Enfin maladie de la
peau, otite sèche, etc., tétanies musculaires et Goutte
des glandes, dyspepsies, migraines, conjonctivites, otites
(orchite). On peut observer des formes larvées, ou associées au diabète, à la tuberculose, etc., ou graves par
complications viscérales, ou de goutte remontée. Rare.
Cette dernière peut revêtir les formes cardiaque, encé-
phalique, gastrique et intestinale. Elle coïncide, bien entendu, avec la disparition brusque de la fluxion articulaire. La gravelle urique mérite une mention spéciale

par son rôle préservatif de la goutte, mais aussi parce que, avec les tophi, elle signe souvent la goutte. Goutte *saturnine*, hérédité moins importante ; pas de migraine, sciatique, etc. ; pas toujours nocturne, ni localisée au gros orteil. Débute après une colique de plomb, dure des semaines avec rémissions relatives ; précocité des tophi ; importance des déformations ; anémie et cachexie saturnine. **Pron.** La goutte n'est pas toujours un brevet de longue vie à cause des accidents possibles : dégénérescence du cœur, myocardites, néphrites, urémie, etc. ; la forme chronique est souvent assez vite asthénique. Pour le pronostic comme pour le traitement, pour la goutte comme pour le diabète, on peut dire qu'il n'existe pas deux malades qui se ressemblent.

Diagn. avec rhumatisme : début nocturne, articulation de l'orteil ; le tophus est un bon signe ; le rhumatisme noueux affecte surtout les mains (pas de tophus, examens aux rayons X des dépôts uratiques). Cas mixtes difficiles, surtout chez les jeunes gens (important au point de vue cardiaque). En clientèle on est souvent consulté pour des dyspepsies, migraines, asthme, etc., qu'il faut rattacher au tabès, à la goutte et parfois aussi au mal de Bright ; ce sont des cas très intéressants où la sagacité du médecin peut rendre les plus grands services. Le *diagnostic* avec les arthrites, dermatites, gastrites et tabès ne demande aucun développement. **Trait.** Les indications du traitement, malgré les variations et l'incertitude de la pathogénie restent assez précises. Pendant l'attaque, éviter l'action locale trop vive ; compresses chaudes ou boratées, ou onctions très légèrement calmantes ; enveloppement ouaté, cerceau pour prévenir le contact des draps ; si le rein est sain, antipyrine, salicylate, colchique ; contre-indiqués à partir de 0,75 d'albumine environ et au cas de complications viscérales ; doses dégressives, XX gouttes de teint. 3 fois le 1er jour, 2 fois le 2e, 1 fois les jours suivants ; aspirine, antipyrine, eusémine, atophan, XX gttes de teint. prasoïde, salicylate

de soude 2gr. dans la forme subaiguë, et diète liquide ;
purgatif léger, air chaud et rééducation en dehors des
poussées dans la goutte subaiguë. Dans la goutte remontée traiter symptomatiquement la forme. Si gravelle,
urotropine ; si albumine, réduire l'alimentation carnée ;
si diabète (v. ce mot) ; si angine de poitrine : repos,
petits repas, gymnastique respiratoire, importance de la
diaphorèse ; si phlébite : immobilité. Contre la diathèse :
exercice sans excès et soins de la peau, régime à observer
pendant toute l'existence, 2/3 de légumes, fruits, eau
pure le plus souvent possible ; cures saisonnières de
traitement et de repos ; pas d'aliments riches en purines
ou corps gras (chocolat, viscères, extrait de viande). Pas
de vins généreux, sels de lithine, bicarbonate, etc. Goutt-
teux, dyspeptiques et atoniques (Pougues). Cure minérale
à domicile assez souvent par 1/2 verre entier les repas du
matin. Hépatiques et pléthoriques : Vichy. Rénaux :
Evian, Vittel ; Châtel-Guyon, avec dominante intestinale.

GRIPPE

Syn. Influenza. Connue depuis le XIIe siècle, bien
décrite dès 1676 par Sydenham. **Déf**. Mal. infectieuse
épidémique et contagieuse, causée par plusieurs microbes staphylocoques, streptocoques, pneumocoques surtout ; le streptocoque de Vincent et Vaillard, le cocco-bacille fin et court de Pfeiffer colorable par la fuchsine
phéniquée (ne prend pas le Gram), le diplocoque lan-
céolé de Teissier et Roux etc., ne sont nullement spécifiques. La grippe qui a des agents microbiens variés
est aussi essentiellement protéiforme : c'est une maladie de clientèle dont il importe de bien dégager le caractère épidémique chaque année pour en faire béné-
ficier le **Diagn**. des autres cas ; on abuse beaucoup du
mot ; la maladie, dans ces conditions, ne peut se prêter à
une description scientifique rigoureuse ; sous ces réserves nous résumons ici quelques notions classiques. **Anp**.
Congestion et inflammation viscérales surtout des or-

ganes respiratoires (Dopter). ***Etiol. path.*** Changement
de température, froid humide ; état de réceptivité par
surmenage et causes diverses. Mais surtout transmission
directe ou indirecte.

Sympt. Incubation : un à deux jours. Début brusque
par frissons, *courbature caractéristique* (reins, membres
brisés), névralgies sus-orbitaires (sinusites) et de la nuque, arthralgie, rachialgie ; catarrhe des muqueuses avec
toux quinteuse spéciale, coryza, laryngite, etc., embarras gastrique, langue opaline ou *porcelainée* de Faisans;
facies grippé ; courbe de la température en V de Teissier (se relève au 3ᵉ jour) ; pouls rapide ; urines uratiques ; urobilinurie, peptonurie ; albuminurie rare ; érythème scarlatiniforme trompeur ; durée 2 à 8 jours sauf
complications. Complications respiratoires : laryngite,
broncho-pneumonie moins fréquente chez l'enfant que
chez l'adulte, pneumonie 1 p. 20 (Netter) ; congestion
pulmonaire ; bronchite capillaire, pleurésies métapneumoniques ; c. gastro-intestinales avec péritonisme ; c.
nerveuses avec névrites, méningite grippale ; myélites ; enfin otite, mastoïdite, conjonctivite, artérite.
Rare chez les nourrissons, la grippe, dans la deuxième enfance, s'accompagne surtout d'angine, d'adénoïdite
et d'otite ; chez le vieillard elle est souvent grave
(asthénique et cardiaque). ***Pron.*** Durée 2 à 8 jours
mais convalescence souvent longue. Grave chez les
débilités et chez les malades antérieurs. Dépend des
formes, de l'état des organes et des complications : la f.
intestinale traîne souvent en longueur. F. cardiaque fort
grave. Chez le vieillard, la grippe, même sans gravité
apparente et de courte durée, comporte un pronostic sérieux ; la grippe peut enfin devenir le point de départ
de la neurasthénie, de la tuberculose, etc. ***Diagn.*** Basé
sur la rapidité d'évolution et la brusquerie des s. en période épidémique. ***Diagn.*** avec scarlatine, rougeole, variole, etc. au début ; ensuite méningite, fièvre typhoïde
(séro-diagnostic), rhumatisme, tuberculose aiguë, den-

gue dans les pays chauds. **Trait**. Sudorifiques, boissons
alcoolisées, vin sucré, toniques, colloïdaux ; antiphlo-
gistiques, calomel ; antisepsie des muqueuses ; traitement des complications et de la convalescence. F. pulmonaire : ipéca, ergotine, ventouses, etc.. F. cardiaque:
digitale, strychnine. F. nerveuse : sérums névrosthéni ·
ques ou marin, glycéros, kola, etc. Chez les enfants insister sur le séjour à la chambre. Chez les vieillards strychnine, huile camphrée, strophantus, digitale à dose car-
dio-tonique ; intervenir activement d'une manière systématique pour toute convalescence, surtout dans la sénilité et les états débiles : frictions alcoolisées plusieurs
fois par jour; toniques, sérums etc., par voie hypodermique.
La prophylaxie, illusoire (Dopter), exige la désinfection
méthodique, les soins du rhino-pharynx et l'hygiène générale et morale.

Hay fever (*voir asthme*).

HÉMATÉMÉSES

Etym. de αἷμα sang ; ἐμεω, vomir. **déf**. Vomissement
de sang. *Sympt* et *Diagn*. Prodromes : nausées, défaillances, tintements d'oreille ; sang rouge ou plus souvent
noir, débris alimentaires, quelquefois selles noirâtres,
les jours suivants melœna ; réaction de van Deen : col.
bleu avec 1 cc. de teinture de gaïac et 1 cc. de : 100 gr.
d'essence térébenthine, 100 gr. d'alcool, 1 cc. d'eau distillée et aci e acétique, 2 gr. ; réaction de Weber très
importante pour le diagnostic des hématémèses occultes.
(*Voir cancer et examen du sang*). Peut être confondue
avec hémoptysie abondante, mais dans celle-ci picotement et gêne laryngés, fièvre, sang rutilant ; et ensuite
crachats sanglants. Examiner gorge, nez, bronches,
poumons. *Diagnostic étiologique* : ulcère : sang
rouge abondant, anémie durant peu ; cancer : marc de
café (melœna), anémie durable ; lésions de l'estomac et
du duodénum, (varices, gastrites, ulcère peptique du
duodénum, mal. de Reichbmam). Hématémèses passives

NOTE — L'hypneural est un excellent médicament de la grippe
nerveuse.

ou par stase : cirrhose, ictère grave, ulcératio simplex, cardiopathies, mal. infectieuses. Hémorragie active ou par vaso-dilatation : supplémentaire, tabès, hystérie. Pour mémoire : vomito-négro, hémophilie. Hématémèses de la cholécystite calculeuse. Hystérie. **Trait**. Immobilité absolue, diète, lavements d'eau salée, nutritifs, très chauds (Tripier). Dans les petites H.: lait bismuthé ; dans les grandes : morphine, sérum, gélatine, huile camphrée, glace, ergot, calcium, etc. Syphilis : mercure, lavements d'iodure, etc.

Hématome de la dure mère. — Ictus ; signes de foyer et signes d'embolie.

Hématomyélie. — Hémorragie de la moëlle. **Anp.** centrale ou en H. (traumatique) ; de la substance grise (congestive ou par décompression atmosphérique brusque : scaphandriers). Il peut se produire de la syringomyélie par prolifération névroglique. **Etio.** Primitive : reproduction expérimentale par Lépine : trauma, compression, congestion, hémophilie ; secondaire (myélite). **Sympt**. Brusquement, paralysie des membres inférieurs avec anesthésie ; sphincters atteints ; réflexes abolis ; ni douleurs, ni fièvre ; guérison ou syringomyélie ou m..rt parfois en 15 jours (escarre ou extension de la paralysie). L'hématomyélie unilatérale réalise grossièrement le syndrome de Brown-Sequard. Hématomyélie du cône terminal : anesthésie localisée au bassin, troubles de la fonction génitale. Types cervical, dorso-lombaire etc. **Diagn**. myélite (fièvre et marche ascendante). Hystérie : sphincters respectés ; syringomyélie : début moins brusque, s'ajoute assez souvent à l'hématomyélie. Syphilis médullaire : gomme ou artérite. Repos complet, glace sur le point lésé. Surtout pas de révulsifs : escarre mortelle (Brissaud). Coussin d'eau. Chirurgie.

Hématopoïèse. — Le processus se localise dans la moelle osseuse pour l'adulte ; chez le nouveau-né, dans la moelle, le foie, la rate et les ganglions.

Hématurie

Déf. Pissement de sang *pendant la miction* ; ce qui la distingue de l'urétrorragie. L'urine est rose, rouge, noire avec caillots. Les H. essentielles sont rares et d'un diagnostic parfois impossible (Dieulafoy). Secondaires on les observe dans les maladies générales (scarlatine surtout) ; dans le rhumatisme par action microbienne ; dans les lésions rénales : tuberculose, calculs, néoplasme ; l'hématurie du cancer du rein est totale, faible, variable, indolore (sauf gros caillots de l'uretère). L'hématurie des calculs est plus passagère et en rapport avec des douleurs vives. L'hématurie du matin est une hématurie de tumeurs ; l'hématurie du soir est une hématurie de calculs. Dans les lésions de la prostate, de la vessie : néoplasmes et calculs ; dans la grossesse, dans les affections parasitaires (hém. chileuse formant un dépôt inférieur de sang, moyen d'urine et supérieur de, chyle ; éclaircie par l'éther). Des pigments d'urobiline et l'emploi de la rhubarbe, de sené, d'acide phénique, de salol peuvent prêter à confusion. Réaction de Heller : dépôt couleur rouille par lessive de potasse (3 vol. + 1 vol. d'urine). Réaction de Brucke avec la teinture de gaïac. Réaction de l'hémine (ou chl. d'hématine) : humecter le dépôt préalablement séché avec quelques gouttes d'une solution acétique au 10ᵉ: cristaux visibles au microscope. Le spectroscope révèle des traces légères. Epreuve des trois verres, 1ᵉʳ urètre prostatique, 2ᵉ origine rénale ; urine colorée du commencement à la fin de la miction c.-à-dire totale 3ᵉ; origine vésicale. L'examen cystoscopique avec 250 gr. d'eau permet de voir saigner la muqueuse vésicale ou suinter un orifice urétral. L'hématurie de Sydenham est causée par de gros calculs du rein qui n'ont pu s'engager et provoquer la colique néphrétique. La radioscopie est utile pour les calculs uratiques, phosphatiques carbonatés mais non pour ceux d'acide urique. Chez les enfants il s'agit le plus souvent de chute, de cystite tuberculeuse, de maladies générales, de lithiase on d'intoxication. Chez l'adulte penser surtout aux calculs néoplasiques et à la tuberculose. H. vésicale : dysurie, pyurie, douleurs ; calculaire : provoquée par les mouvements; abondante : cancéreuse, non calmée par le repos : palpation, varicocèle du même côté. Tub. rénale : inoculation au cobaye. *Trait*. Repos. Ergotine, térébenthine, calcium, adrénaline, sérum ; prostatisme : sonde à demeure.Calculs : morphine, calcium ; caillots : injection d'eau salée, huile goménolée et antipyrine, urotropine, etc.

Hémianesthésie. — Absence de sensibilité dans une moitié du corps. Les centres corticaux sont superposés aux centres moteurs (localisation de la capsule interne contestée). S'observe dans l'hémiplégie (hémianesthésie surtout tactile); dans les lésions bulbo-protubérantielles (hém. croisée de la face et des membres); dans l'hystérie (hémianesthésie segmentaire etc.)

Hémianopsie. — Absence de vision dans deux moitiés ou segments de moitié de chacun des champs visuels. Parfois hémianopsie en secteur, en quadrant; double ou cécité corticale. Hémianopsie homonyme : suppression de vision dans la moitié correspondante de chaque champ visuel. A rechercher. Pupille saine. Associée à l'aphasie sensorielle elle indique une lésion corticale ou sous-corticale. Hémianopsie homonyme droite dans la cécité verbale pure de Déjerine. Hémianopsie et œdème papillaire : tumeurs cérébrales. L'hémianopsie hétéronyme est bitemporale (chiasma, acromégalie, anévrysme carotidien) ou binasale (chiasma). Réaction de Vernicke : moitié pupillaire voyante et moitié aveugle ; une source lumineuse non vue provoque la contraction pupillaire ; signe de Munck : cécité psychique ; hémiachromatopsie (Cestan).

HÉMIATHÉTOSE

Mouvements hémichoréiques des doigts, localisation unilatérale à foyer dans la région postérieure des noyaux gris et de la capsule interne. Mouvements exagérés par l'attention et après le repos.

HÉMIPLÉGIE

Déf. Symptôme. Paralysie de la moitié du corps par lésion du faisceau pyramidal. **Anp**. Dépend du siège. Trajet des fibres du faisceau pyramidal : région motrice rolandique, centre ovale, capsule interne, pied du pédoncule cérébral, bulbe (décussation des pyramides), partie opposée de la moelle et enfin cornes antérieures et racines rachidiennes motrices. **Etiol**. Ramollissement, hémorragie, tumeurs, hystérie. etc. **Sympt**. et **Diagn**. L'hémiplégie est nette s'il y a déviation conjuguée de la tête et des yeux après une chute brusque, avec hémiparalysie faciale, état comateux, etc. ; nette aussi quand elle est flasque à la 2ᵉ période ; nette encore à la 3ᵉ période quand les contractures surviennent après leurs prodomes habituels (abolition des réflexes, trépidation épileptoïde, etc.) La contracture précoce indique l'H. capsulo-thalamique. Les contractures tardives après 2 ou 3 mois s'observent après les hémiplégies flasques. Démarche en fauchant, (par mouvement de circumduction en avant), l'hystérique marche en draguant. S'il s'agit de ramollissement, le début est en général moins brusque, le déficit intellectuel plus accentué, l'aphasie est plus marquée que la dysarthrie de l'hémorragie. La surdité et la cécité verbales s'observent dans les grands ramollissements ; il y a hémianesthésie persistante (plus de 8 jours) dans l'hémorragie. L'examen de l'œil est souvent utile (papille étranglée). L'H. du diabète est curable, l'aphasie diabétique aussi, sauf à la fin de la maladie. Hémiplégie de la pleurésie purulente, de la pneumonie, (mortelle chez le vieillard), du tabès (transitoire sans ictus et hémiplégie ordinaire). On a multiplié les signes distinctifs entre les H. organiques et anorganiques. *Signe du peaucier* de Babinski (contraction du côté sain dans l'essai de sifflement, flexion plus ou moins étendue, etc.) *Principaux signes :* Signe du *réflexe plantaire* de Babinski, extension des orteils par le chatouillement ; dans l'hystérie pas de signe de Babinski. *Signe de Marie : Réflexe contra-latéral des adducteurs* du côté opposé par pincement du tendon rotulien. *Trépidation épileptoïde* par redressement brusque du pied, jambe en flexion. *Syncinésies de Babinski* (mouvements associés manquant dans l'H. anorganique) ; la jambe paralysée se met en extension sur la cuisse quand le malade assis serre les objets avec les membres supérieurs. les réflexes abdominal et crémastérien sont diminués ou abolis. Troubles sensitifs (hémianesthésie tactile etc.), moteurs, (tremblement etc.), vaso-moteurs, (atrophie, escarres). Déficit mental le plus souvent. Autres signes : *S. de Grasset et Caussel* ne s'observent pas dans l'hystérie : les bras étant croisés, le membre inférieur paralysé retombe si on soulève la jambe saine pendant que la jambe paralysée est en l'air (mise en jeu des muscles de stabilisation). *S. de Hoesslin :* Les muscles antagonistes se contractent à la palpation à l'occasion d'un mouvement commandé. Pour leur mise en évidence tous ces signes exigent bien entendu des hémiplégies incomplètes. *S. de Hoover*, n'existe pas dans l'hystérie, la jambe paralysée se contracte si on la fait lever en s'opposant à l'élévation de la jambe saine (mouvement d'opposition associée). Signe du pouce *de Klippel et Weil* qui manque dans l'hémiplégie flasque, c'est la flexion du pouce quand on étend lentement les quatre derniers doigts fléchis. *S. de Néri :* dans la paralysie organique des membres inférieurs ; angle de 40° au lieu de 70 du côté sain par flexion de la cuisse (flex. du tronc). Hypert. des fléchisseurs de la jambe. *S. de la main de Raimiste :* indique une lésion organique et son côté par augmentation du tonus des fléchisseurs : la main paralysée tombe brusquement quand on fait glisser doucement, en détournant l'attention du malade, la main sous l'avant-bras, le membre préalablement appuyé par le coude relevé jusqu'à la verticale. Phénomène de l'adduction et de l'abduction associées au commandement, en maintenant la jambe saine. *S. de Souques :* dans l'hémiplégie, incomplète toujours, doigts en éventail par extension des deux premières phalanges, en faisant lever le bras paralysé. Enfin signe de *Strümpell* : la flexion de la cuisse paralysée produit une contracture du jambier antérieur avec flexion et torsion du pied en dedans. **Diagn**. de la variété : *Hémiplégie corticale* (ramollissement, embolie, thrombose surtout, tumeurs, fractures). Ictus apoplectique, déviation conjuguée, contractures (2 à 3 mois), aphasie et troubles sensitifs. A noter que l'hémiplégie porte sur les mécanismes musculaires de flexion, extension, etc., plus que sur des groupes. *Hémiplégie capsulaire*. (Hém. cérébrale). Croisée, avec hém. faciale, surtout visible dans le rire ou l'action de souffler ; langue déviée du côté paralysé (par action du génio-glosse sain). Paralysie flasque, puis contractures et marche en fauchant ou démarche hélicopode. *Hémiplégie par lésion des couches optiques : syndrome thalamique* de Déjerine et Roussy : troubles sensitifs (partie postérieure, couche optique) et troubles moteurs (segment de la capsule interne), hémiplégie sans ictus, sans contracture, sans exagération des réflexes, sans trépidation et sans le signe de Babinski, mais avec hémianesthésie persistante et douleurs paroxystiques rebelles. Hémiataxie, hémiathétose (mouvements lents et de reptation aux extrémités), hémichorée (mouvements, même au repos). S'il y a hémianesthésie, c'est la partie postérieure de la capsule interne qui est intéressée. Troubles vaso-moteurs et trophiques. *Hémiplégie pédonculaire*. (Tumeurs, anévrysmes, hémorragie). Syndrome de Weber ou hémiplégie alterne supérieure (l'H. collatérale ou du même côté ne s'observe presque jamais) ; paralysie des muscles du côté opposé à la lésion ; paralysie de la face et du moteur oculaire commun du même côté. Si l'hém. est remplacée par un hémi-tremblement, on a le signe de Bénédikt. Parfois aphasie, avec hémiplégie droite. *Hémiplégie protubérantielle* : 1/3 inf. par hém. alterne inférieure ou *syndrome de Millard-Gübler* ; paralysie des membres du côté opposé à la lésion ;

par. de la face du même côté (entre-croisement du faisceau géniculé, moteur de la face, avant celui du faisceau
pyramidal des membres); si le moteur oculaire externe (VIe
p.) est touché : paralysie du droit interne du côté opposé
par filet allant au mot. oc. commun (IIIe p.) pour la vision binoculaire. *Hémiplégie bulbaire :* rare. Par. des
membres d'un côté et de la langue du côté opposé (Par.
de l'hypoglosse), H. spinale (myélite, traumatisme, etc.).
Syndrome de Brown-Séquard : Par. des membres du côté
de la lésion, hémianesthésie opposée, face intacte. *H.
Hystérique.* Se distingue par les signes donnés plus haut
pour le diagnostic des hémiplégies anorganiques et organiques. La face est rarement prise ; on observe de l'hémianesthésie et pas de contractures. *H. puerpérale* guérit
en général. *H. infantile :* la face est peu touchée, convulsions et paralysies, contractures ; pas de troubles
sensitifs, troubles trophiques, intelligence diminuée ;
localisation (pied bot, scoliose, etc.) Rigidité spasmodique de l'Hém. double. Le diagnostic s'impose enfin et
moins souvent avec les convulsions, la maladie de Little,
la Par. obstétricale, etc. *Pron.* Le pronostic est variable
avec l'âge, l'étendue des lésions (formes bulbaires graves
de la syphilis). Les signes d'hyperkinésie réflexe (avec
réactions violentes des régions paralysées) seraient un élément de bon pronostic, (Claude). *Trait.* : comprend surtout
des massages légers et précoces pour prévenir aussi les
contractures ; rééducation précoce le plus tôt possible
(chaise roulante, béquille, petits bancs de hauteur croissante, appareils à traction) galvanisation plus tard. Hygiène rigoureuse. Révulsifs à la nuque, bromure. Nitrite d'amyle dans l'Hém. hystérique (Hirtz) et suggestion ou sommeil hypnotique. Traitement spécifique intensif dans la syphilis.

Hémodiagnostic. — Hémoculture (Courmont et Lesieur). (V.*Examen du Sang*).

HÉMOGLOBINURIE
Passage dans l'urine de la matière colorante avec peu

ou point d'hématies (Hématurie : passage des globules).
Dans sa forme essentielle, paroxystique, c'est un syndrome glandulaire (Gilbert) dont l'élément splénohépa-
tique explique la fragilité globulaire et le rapport entre
l'hémoglobinurie, et dont l'élément rénal vient ajouter
son action destructrice du globule et l'élimination de la
substance colorante. Secondaire dans l'ictère, la fièvre
typhoïde, le rhumatisme, etc. Primitive ou essentielle
dans l'H. paroxystique qui est causée par le froid, surtout, chez les paludéens ou syphilitiques. Début brusque
par frissons (39°), urine rouge clair, puis « Malaga ou
Porto.» L'expérience d'Erlich (doigts ou main dans l'eau
glacée) reproduit le symptôme, dans l'intervalle des
accès. Ces accès durent peu. Les urines redeviennent
abondantes, avec douleurs lombaires et élimination de
globules fragmentés. Urines contiennent un dépôt brunâtre : avec potasse donnent coloration dicroïque : par
transparence vert ; rouge par réflexion. Parfois anurie
par obstruction globulaire des tubes urinifères. Foie et
rate sensibles. *Path*. Congestion rénale (Hayem, Robin),
ou mieux hémoglobinhémie par altération préalable du
sang (analogue à l'expérience) et lésion rénale secondaire. Réaction de Brucke (gaïac); de Heller ; ex. spectroscopique : bande unique de l'hémoglobine réduite au
microscope, pas d'hématies. Albumine à la fin. Widal
et Rostaine ont obtenu un sérum antihémoglobinurique
par injections de sérum humain à doses massives à des
animaux. Traiter le paludisme, la syphilis, la néphrite,
l'uricémie, l'oxalurie.

Hémolyse. — Destruction globulaire par l'hémoly-
sine : paludisme, rhumatisme, intoxications, cancer,
états gastro-intestinaux, etc. (*Voir ictère*).

Hémophilie. — Il faut y penser en clientèle ; éviter
les interventions ou injecter préalablement du sérum
frais (ou chl. de calcium) ; fréquente surtout chez les garçons. C'est une prédisposition héréditaire ou congénitale
aux hémorragies tenaces, graves et même mortelles. D'o-

rigine cholémique pour Gilbert. Plus particulière aux
jeunes sujets, elle s'atténue souvent. C'est un retard de
coagulation du sang par défaut de fibrin ferment ou de
sécrétion interne ou par diminution de plasma, de substances calciques. En dehors du calcium, de l'ergotine,
de l'adrénaline, de l'antipyrine, de l'opothérapie, etc., le
sérum frais agit (pour une quinzaine de jours) à la dose
hypodermique de 30 à 40 cc. chez l'adulte, et de 10 à 20
chez l'enfant ; sérum de lapin, de cheval, antidiphtérique du mois. Le sérum d'animaux serait hétérogène
pour l'homme. On a conseillé récemment (fin 1912) du
sérum humain défibriné, peu anaphylactique, riche en
thrombokinase et en produits activants du processus de
coagulation. Cette méthode, l'iso-séro-hémothérapie, paraît active, surtout dans la grossesse et aussi chez les
nouveau-nés (12 cas de guérison ; pourcentage habituel
70 décès sur 80).

HÉMOPTYSIE

Etym. de αἷμα, sang ; πτύσις, crachement. **Déf**. Crachat de sang causé par une hémorragie de l'appareil respiratoire. *Étiol*. Traumatique, supplémentaire (mens-
trues, hémorroïdes), essentielle (toux, décompression).
Symptômatique des mal. des bronches, du poumon,
du cœur et des mal. infectieuses. **Sympt**. Prodromes : oppression, toux sèche, saveur métallique ; sang
rouge en général ; quelques signes pulmonaires ou
généraux (fièvre, etc.). On élimine l'épistaxis en faisant
pencher la tête en avant, l'hématémèse par la couleur
plus foncée, les débris alimentaires, le caractère des prodromes ; de plus, dans l'hémoptysie, crachats hémoptoïques jours suivants et dans l'hématémèse parfois selles
noires. Il est rare qu'il faille recourir aux procédés de
laboratoire que nous indiquons ailleurs. Très importante
dans la tuberculose, l'hémoptysie est précoce ou prémonitoire, peu grave d'ordinaire (se défier chez la femme
des hémoptysies cataméniales); tardive elle peut être foudroyante par rupture d'un anévrysme de Rasmussen.

L'hémoptysie qui s'observe entre ces deux variétés indique une poussée nouvelle de pneumonie congestive. Dans les maladies de cœur, le sang est plus foncé, parfois jus de réglisse et d'odeur aigrelette (rétrécissement mitral, asystolie). L'H. se produit aussi dans le cancer, les kystes, la gangrène pulmonaire, la syphilis, etc.; certaines hémoptysies sont dites hémoptysies vraies, car l'expectoration gelée de groseille du cancer du poumon p. ex. n'est pas une hémoptysie, bien qu'elle puisse exister concurremment. **Pron.** variable avec la cause. Dans la tuberculose l'hémoptysie est quelquefois unique. **Tt.** Position 1/2 assise, glace pendant 5 minutes, ventouses ; sirop thébaïque, morphine ; ipéca et tartre stibié, ergot, digitale, chlorure de calcium ; poudre de Dover ; nitrite d'amyle, adrénaline, extraits hépatiques, émétine 0,04 surtout dans quelques cas graves ; sérums. Traitement de la bacillose, de l'affection cardiaque, etc.

HÉMORRAGIE CÉRÉBRALE

Défin. Irruption du sang dans le parenchyme cérébral ou les ventricules par rupture d'artériole dilatée. **Anp. et path.** Lésions de périartérite au début, athérome, endartérite et surtout rupture d'artère moyenne dans la vieillesse et avant la sénilité, rupture d'*anévrysme miliaire* par atrophie de la tunique moyenne et dilatation prête pour la rupture ; lacunes de désintégration à l'autopsie ; grâce à un courant d'eau ou au durcissement par le formol, on voit les points rouges constants de l'anévrysme ; à la coupe, caillots rouges ; s'ils sont jaunes (hématoïdine), il s'agit d'Hém. ancienne ; la sclérose indique une variété encore plus ancienne. Siège au niveau des noyaux, entre la face externe du noyau lenticulaire et la capsule externe; noyau gris, noyau caudé; partie interne de couche optique. L'artère la plus atteinte est l'a. lenticulo-striée, branche de la sylvienne, du type terminal et à pression forte, c'est l'artère de l'Hém. cérébrale. Hémorragie parfois en dehors du noyau lenticulaire et même inondation ventriculaire. Les Hém. corticales ou sous-corticales en foyer sont exceptionnelles : les hémisphères sont intéressés 133/139, protubérance et cervelet ensuite. Hémorragie droite ou gauche. Volume : noisette, noix ou beaucoup plus grande. Parfois plusieurs foyers. Lésions de sclérose descendante. En résumé l'hémorragie est causée par l'altération des parois, par l'augmentation de pression (les artères corticales anastomosées subissent moins de pression), par la diminution de résistance du tissu nerveux pour cause variée. *Etiol.* Hérédité évidente ; tempérament prédisposé : habitus pléthorique ; maladies diathésiques d'intoxications, infection, syphilis, hypertension ; prédilection pour la vieillesse de 61 à 70 ans surtout. Causes occasionnelles : efforts, toux, etc.

Sympt. Les *symptômes* sont dus plutôt à des phénomènes inhibitoires qu'à une irritation cérébrale ou à la paralysie. Début brusque, presque toujours *par apoplexie*, avec déviation *conjugée de la tête et des yeux* ; le malade regarde sa lésion : siège pli courbe ou partie intérieure de circonvolution rolandique, face interne du lobe occipital (Grasset, Pitres, Roux, etc.). Paralysie faciale avec intégrité de l'orbiculaire des paupières (pris dans la paralysie périphérique) : commissure tirée, asymétrie, etc. S'il y a lésion irritative et contractures, le malade regarde ses membres ; s'il y a lésion protubérantielle c'est le contraire. Réflexes abolis, *Hémiplégie* croisée partielle ou totale frappant très rarement le thorax, l'abdomen et les yeux. Le malade marche en fauchant (mouvement de circumduction) (v. détails au mot hémiplégie ainsi que le syndrome de Weber ou de Millard Gübler.) *Convulsions et contractures précoces* par lésion de la capsule interne ; *hémianesthésie* persistant au-delà d'une semaine, caractéristique de l'hémorragie ; troubles vasculaires ou vaso-moteurs, trophiques (escarres, etc.). La contracture tardive est habituelle dans les hémiplégies à début flasque (6ᵉ semaine et 3ᵉ mois). Elle est an-

noncée après l'attaque par exagération des réflexes tendineux, trépidation épileptoïde (flexion brusque du pied
en avant) et clonus. Convulsions épileptiformes ; hémichorée, athétose, hémianesthésie dans les hémiplégies
légères souvent associées et produites par lésions des
corps opto-striés. Adipose. Hémiataxie. Déficit intellectuel moins marqué que dans le ramollissement. Dysarthrie pouvant simuler l'aphasie. Formes : hémorragie
d'un noyau (curable), ventriculaire (rapidement mortelle),
capsule interne (sclérose descendante) : incurable ; flasque, permanente. **Pron.** Hémorragie foudroyante ou rapide (quelques jours), période critique 8 à 10 jours, âge
favorable 45 à 50 ans, mortelle après 65 ans ; la température ascensionnelle après l'attaque (au-delà de 39), l'eschare fessière et 2 ou 3 attaques successives constituent
des éléments de pronostic très grave. Les contractures
signent une hémiplégie souvent incurable.

   Diagn. L'absence d'hémiplégie éloigne toute idée
d'urémie, de diabète, d'épilepsie, d'intoxication etc., souvent albumine, sucre dans les urines, etc. ; diagnostic
avec la congestion, hémorragie méningée, tumeurs, saturnisme, syphilis, hystérie (stigmates : démarche en
draguant), et voir hémiplégie. **Diagnostic** avec le ramollissement : l'aphasie est en général un signe de ramollissement ; la notion de l'âge, l'état du cœur et surtout des
vaisseaux, et la syphilis appartiennent aussi au ramollissement. Le début, brusque et en quelques minutes, est
plutôt le fait de l'hémorragie, cependant ramollissement
par embolie dans le rétrécissement mitral. L'hémiplégie
droite n'est pas caractéristique. La contracture et la déviation conjuguée de la tête et des yeux, la papille étranglée, appartiennent à l'hémorragie. Notion de température dans les attaques apoplectiformes de la paralysie
générale et du tabès. Ponction lombaire, liquide rutilant.
Trait. Les indications sont de lutter contre la pléthore,
l'hypertension et de faire de l'hygiène nerveuse. Le Trait.
de l'attaque comporte la saignée, la glace sur la moitié

de la tête siège de la lésion, les révulsifs, le cathétérisme
de la vessie et parfois le cathétérisme de l'estomac pour
faire boire le malade dans les intoxications p. ex. (Marie).
Propreté rigoureuse, massage dès la seconde semaine,
rééducation, électrisation par courants continus plutôt
que faradiques au bout de 7 à 8 semaines.

Hémorragies. — *de la moelle* (*V. hématomyélie*) ; *du
poumon* : par infarctus (voir embolie pulmonaire), par
rupture d'anévrysme, par déchirure (traumatisme, hypertension, dyscrasie sanguine, infections, troubles vaso-
moteurs. **Diagnostic** par l'hémoptysie et les signes concomitants : traitement de l'hémoptysie. *Hémorragie intestinale* : (Voir Cancer, fièvre typhoïde etc.)

Hémothorax. — Pas d'hématolyse ; caillots dans la
plèvre ; fièvre passagère sans infection pleuro-pulmonaire ; pleurésie secondaire ; complications : infections
de plèvre et pneumothorax. L'H. traumatique guérit sans
opération.

Hérédo-ataxie cérébelleuse. — Familiale et héréditaire pouvant frapper au même âge (20 à 50 ans) plusieurs membres d'une même famille, (alcoolisme des as-
cendants) ; progressive mais de très longue durée, elle se
traduit par des signes de fatigue nerveuse au début, puis
par de la titubation, du tremblement exagéré par le voisinage de l'objet que le malade veut saisir, des grimaces,
par des modifications de la parole. L'incoordination des
mouvements va en augmentant jusqu'à l'impotence ; à
signaler que les réflexes sont augmentés, les pupilles
sont normales, la papille est atrophiée, la III° et la VI°
paire peuvent être paralysées. **Diagn**. avec la sclérose en
plaque et la maladie de Friedrich qui débute plutôt et
ne serait qu'une forme de la même maladie (Marie).

Hirschprung. (m. de). — Mégacôlon congénital ou
malformation, dilatation côlique entraînant une constipation également congénitale.

Hogdson (m. de). — Variété d'aortite syphilitique, avec danse des artères bien nette.

Hutchinson (faciès). — Les globes oculaires sont immobilisés et comme figés dans la cire, dans l'ophtalmoplégie nucléaire (*v. Dent d'Hutchinson à syphilis*).

Hydronéphrose. — Tumeur rénale par distension urinaire (cancer, rein mobile, tumeur, calcul, caillot, etc). Intermittente (coudure de l'uretère) ou permanente (nécessité du cathétérisme de l'uretère pour le diagnostic et le traitement). Néphrotomie ou néphrectomie, s'il y a lieu.

Hydrothorax. — Hydropisie de la plèvre en dehors de toute inflammation de la séreuse, c'est-à-dire sans exsudat. Cardiaque (mitral ou vieil aortique) par gêne, par stase dans la veine cave supérieure et par altération du sang ou dyscrasie ; élimination insuffisante des chlorures (Widal). Epanchement modéré : 1 à 2 litres au plus sans déplacement d'organes. Début insidieux, syndrome caractérisé par matité basilaire, diminution des vibrations du murmure vésiculaire : mobilité du liquide.

Ordinairement, mais non toujours, bilatéral avec prédisposition à droite, avec peu ou point de déplacement des organes. Liquide de faible densité, moins de 1015 ; pas de réaction de la fibrine avec le procédé de Rivalta (V. épanchements) : nuage formé par addition d'acide acétique et disparaissant si l'on en ajoute d'autre. Dans l'hydrothorax rénal le bruit de galop disparaît. Le pronostic est grave. *Diagn*. avec congestion œdémateuse passive et pleurésie. *Trait.* Thoracentèse rarement nécessaire ; provoquer la diurèse critique ; digitale, strophantus, théobromine et régime déchloruré.

Hyperchlorhydrie. — (*V. dyspepsies*).

HYPERTENSION ARTÉRIELLE ET HYPOTENSION
(*V. arterio-sclérose et maladie des vaisseaux*). Tension artérielle normale : 16 ; prendre l'hypertension en dehors des digestions et, si possible, dans la position cou-

chée. Le doigt permet de sentir un pouls plein, hypertendu ; on utilise, soit surtout le sphygmomanomètre,
soit la méthode de Riva-Rocci (brassard de caoutchouc), soit l'oscillomètre sphygmomanométrique de
Pachon : 1° bruit aortique éclatant : bruit de galop,
etc. ; on distingue la tension maxima ou systolique et
la tension minima ou diastolique ; l'écart entre les deux
fournit la pression différentielle. Cette pression a con-
duit à une division d'un gros intérêt pratique : hypertrophie fonctionnelle sanguine, curable et, succédant à
celle-ci, hypertrophie lésionnelle rénale plus ou moins
incurable ; ainsi que le fait remarquer Martinet à qui
nous empruntons toutes ces notions inédites, attendre
le bruit du galop pour diagnostiquer l'hypertension,
c'est attendre la caverne pour reconnaître la tuberculose.
Martinet indique ces deux principes importants qui
exigent le caractère permanent des faits pour avoir toute
leur valeur pratique. 2° Le débit urinaire quotidien par
centimètre cube de pression différentielle est, chez un
individu indemne de lésion rénale, égal ou supérieur à
1/4 de litre ou 0.25 ; il est inférieur à 1/5 de litre et à
0.20 dans la sclérose rénale. Cette hypo-fonction est
indispensable à connaître dans les cures de diurèse soit
à la station thermale, soit à domicile. 3° Le rapport de
la pression différentielle à la viscosité du sang est inférieur à 2 chez un sujet indemne de lésion rénale et supérieur à 2, 5 dans la sclérose rénale. L'hypert. est passagère dans l'hémorragie cérébrale, le tabès ; durable dans
le mal de Bright, l'artério-sclérose et le diabète. Le signe
de la temporale est un signe typique d'artère superficielle
flexueuse, dilatée et hypertendue ; le signe de Hallion et
Laignel-Lavastine consiste dans la persistance d'une raie
blanche abdominale produite par l'ongle ; le syndrome
de Vaquez groupe l'amaurose, l'aphasie transitoire,
les bouffées de chaleur, les bourdonnements d'oreille,
l'engourdissement des membres. **Path**. spasme des vaisseaux périphériques et obstacles dans l'écoulement du

sang dans les capillaires ; on s'est demandé si c'était la
cause ou l'effet. Théorie surrénale de Vaquez. L'hypertension de la néphrite est caractérisée par la stabilité du
pouls (ne diminue pas de 6 à 8 pulsations en passant
de la position verticale à la position couchée). Hypertrophies partielles de la temporale, de la pédieuse. Chez le
vieillard, la carotide, la crurale sont plus hypertendues
que la radiale. *Trait*. Hygiène, pas d'intoxications, tabac, poisons alimentaires, plomb, etc. ; exercice modéré, vie calme ; iodure à petites doses, gui, hypotenseurs, bicarbonate, nitrites ; saignée de chloruration,
purgatifs, ponction lombaire, bains carbo-gazeux. *L'hypotension* s'observe dans les pyrexies, les convalescences, les endocartites, myocardites en général anciennes,
certains empoisonnements ; pouls stable (dans la tuberculose), instable (plus fréquent dans la position debout).
Epreuve de la glace pour examen de la radiale (Josué et
Paillard), Ergot, spartéine, caféine, digitaline à doses
cardiotoniques.

Hpertension portale. — Syndrome surtout fréquent
dans les cirrhoses biveineuses et caractérisé par l'ascite,
les hémorragies gastro-intestinales, les hémorroïdes,
l'hypertension artérielle, la splénomégalie, l'absence de
diurèse provoquée, l'opsiurie (retard d'élimination après
le repas). *Traitement* par la révulsion, le massage, le
régime, le repos au lit, les purgatifs, la théobromine,
etc.

Hypochlorhydrie. — (V. Dyspepsies).

HYSTÉRIE

Question actuellement très discutée comme tant d'autres maladies nerveuses. Nous résumons, avec les notions
classiques, les quelques notions pratiques qu'on peut
dégager des idées nouvelles, idées théoriques, souvent
trop personnelles et trop absolues. *Etym.* de ύστερα, utérus, étym. inexacte puisque l'homme peut être hystérique
et l'est très souvent en milieu hospitalier. *Déf.* Névrose

complète caractérisée par des stigmates, des attaques et un état mental spécial. Pour Babinski, psychose d'irritation se manifestant par des troubles primitifs d'origine suggestive et qu'on peut guérir par persuasion. Dans la suggestion, on provoque une idée ou un acte déraisonnable ; dans la persuasion l'idée émise est raisonnable. D'après cet auteur, l'ancienne hystérie doit être remplacée par le pithiatisme (de πείθω, persuasion ; ιατος, guérison). **Anp.** Pas de lésions apparentes, ce qui cadre bien avec la théorie purement psychique. **Etiol.** Terrain névropathique, causes occasionnelles ; émotion, contagion, urémie, intoxication, infection, puberté, traumatisme, etc. **Path.** Rétrécissement du champ de la conscience (Janet), troubles vaso-moteurs ; défaut de corrélation entre le physique et le moral, troubles du psychisme inférieur sensoriel et moteur (Grasset), etc. Hypnotisme passif pour les uns, pour d'autres, l'hystérie doit être distinguée de l'hypnotisme (Bernheim), etc. **Sympt.** La grande attaque hystérique, d'une durée de 15 à 20 minutes, comprend une *aura sensorielle*, sensation de *boule* remontant vers la gorge, ovarie, sensation de strangulation, etc. ; une première période épileptoïde mais le malade prépare sa chute : *convulsions toniques et clowniques* (courte durée); 2ᵉ p. : mouvements désordonnés ou de *clownisme* (grands mouvements, arc de cercle, salutations, etc.); 3ᵉ p. : *des attitudes passionnelles* gaies ou tristes; 4ᵉ p. : *des hallucinations et visions effrayantes.* Parfois état de mal de plusieurs semaines avec attaques répétées ; léthargie, catalepsie. Les petites attaques ou hystérie vulgaire ont les mêmes prodromes : mouvements clowniques, désordonnés, du bassin surtout ; tremblements ; larmes, émission d'urine, abattement après la crise. La compression des zones *hystéro-frénatrices* permet de provoquer ou d'arrêter les attaques. Pour Babinski, on obtient les mêmes résultats avec les moyens persuasifs. L'hystérie non convulsive se traduit par des manifestations multiples : paralysies (après trauma surtout) respectant la face; (voir hémipél gie flasque) avec démarche de Todd, (semble balayer le sol avec la jambe qui traîne); état d'imminence de contracture (Brissaut et Richet) et contractures cédant, au début, au chloroforme: extrémités ; torticolis, strabisme, rétention d'urine, spasme œsophagien, etc. ; tremblements (de 4 à 12 oscillations par seconde, à rythme variable) ; chorées rhythmiques, tics ; hémianesthésie exactement limitée à la ligne médiane, sensitive et sensorielle, modifiée par l'application sur la peau de métaux divers (transfert, métallothérapie) ; *clou hystérique : protubérance occipitale externe.* Dysesthésies (non douloureuses), névralgies ; acroparesthésie, engourdissement au réveil, aphalgésie, douleur par simple contact, algies ; hyperesthésies avec zones hystérogènes: bregma, xiphoïde, ovaire, sous les seins ; zones idéogènes de babillage de chaque côté du ventre et des apophyses mastoïdes ; aphonie, parole chuchotée ; mutisme avec lucidité ; dermographisme, anesthésie pharyngée, vomissements, météorisme, spasme, toux, aboiement, dysménorrhée, aménorrhée, vaginisme ; cécité hystérique soudaine avec intégrité de l'appareil oculaire, le plus souvent bénigne ; du côté des sens : rétrécissement du champ visuel avec pupille saine, vision en défaut à la périphérie du champ visuel ; strabisme ; dyschromatopsie (vision du rouge en dernier lieu au lieu du bleu), asthénopie accomodative, myopie, macro et microscopie; abolition de la sensibilité cornéenne, ptosis avec sourcil abaissé et plis verticaux plus accentués : surdimutité et anosmie rares ; tr. trophiques: œdème bleu des pieds et mains, seins, etc.; l'hystérie est, de plus, « la grande simulatrice » d'autres états morbides. Etat mental avec tendance à la simulation et à la dissimulation ; imagination trop vive, versatilité ; facilité de persuasion et de suggestion ; amnésie et aprosexie (défaut d'attention), parfois refus d'aliments et idées de suicide assombrissant le pronostic, ou folie hystérique. **Diag.** Ce diagnostic est fait, dans l'hystérie classique, par la recherche des Stigmates: anesthésie pharyngée, sensibilité de la cornée abolie, rétrécissement du champ visuel, dyschromatopsies, hyperesthésies ; zones hytérofrénatrices. Les stigmates, d'après Babinski, peuvent être suggérés, mais non les maladies plus ou moins organiques ; une psychothérapie habile les fait disparaître ; la persuasion serait sans effet sur la neurasthénie. La définition déjà donnée des états pithiathiques est un diagnostic. Les paralysies, atrophies, troubles vaso-moteurs n'appartiendraient pas à l'hystérie dans la théorie nouvelle. Malgré tout, la description ci-dessus permet de distinguer l'attaque d'hystérie de l'épilepsie ; dans la léthargie, la résolution est complète mais avec hyperexcitabilité musculaire ; dans la catalepsie, les yeux sont ouverts et les membres conservent la position qu'on leur donne. L'hémiplégique hystérique drague (signe de Todd) au lieu de faucher, etc. La grossesse atténue, pour un temps variable, les phénomènes hystériques et épileptiques. ***Trait.*** Chez les enfants, la séparation de la famille peut s'imposer ; surveiller les lectures, la puberté, etc. Hydrothérapie tiède, climat doux, etc. Les attaques peuvent être arrêtées par compression de zones hystérofrénatrices ou par occlusion des paupières ; les états pithiatiques guérissent par une psychothérapie méthodique, dans l'isolement : poser des questions surtout ; c'est la suggestion à l'état de veille ou la persuasion ; ne recourir à l'hypnose qu'en cas de nécessité absolue; la suggestion pendant le sommeil est difficile. Supprimer les excitants divers : valériane, etc. Des théories nouvelles, il suffit de retenir l'importance diagnostique et thérapeutique de la suggestion et surtout de la persuasion, avec rééducation de la volonté.

ICTÈRES

Défin. Ictère ou jaunisse ; syndrome caractérisé par la coloration jaune de la peau et par des troubles d'origine *biliaire* ou *hématique* ; cette dernière variété est une conception toute récente (1909 à 1912) ; au point de vue pra-

tique,on peut distinguer des ictéres choluriques avec passage des éléments biliaires dans l'urine, et ictères acholuriques, souvent secondaires d'infection et d'intoxication, atypiques,sans pigments biliaires dans l'urine ; dans
la cholémie, on retrouve des pigments dans le sang. *Anp.*
Dans les ictères par rétention, inflammation du canal
cholédoque. ***Etiol. Path***. On distinguait, avec Gübler,
des I.biliphéïques, par rétention, et hémaphéiques ou par
transformation des globules rouges en hémaphéine, puis
en pigments biliaires ; or, l'hémaphéine n'existe pas et
la cellule hépatique est le plus souvent en jeu ; ensuite
on a parlé de dyshépathie avec urines urobilinuriques ;
aujourd'hui, dans certains cas, on retrouve la *fragilité
globulaire* qui caractérise les ictères d'origine hématique
et dits hémolytiques. L'urine biliphéique donne, avec
l'acide nitrique, la coloration verte et l'urine hémaphéique
la coloration acajou. Les pigments peuvent se rechercher par la réaction de Grimbert (chlor. de baryum)
ou par la coloration bleu vert que donne, avec l'urine
examinée, la teinture d'iode au dixième. L'urobiline
(urine acajou, sur le linge tache saumon), dérivé de
l'hémoglobine sans fer, donne une bande sombre entre le vert et le bleu au spectroscope, c'est le pigment
du foie malade (Hayem) ; réactif de Denigès : Couleur
fluorescente obtenue en agitant 2 cc. d'alcool amylique
avec un peu d'urine : ajouter une solution ammoniacale
de chlorure de zinc. On utilise aussi la cholémimétrie,
en prenant pour base 1 de bilirubine pour 36000. Les
propriétés hémolysantes sont étudiées après épreuve de
Donath et Landsteiner dans l'hémoglobinurie paroxystique,(l'hémolyse normale par sérum ayant subi,pendant
une demi-heure, une température de 0º et pendant 2 heures une température de 37º). L'auto-agglutination des hématies se recherche avec une goutte d'hématie et
X gouttes de sérum. La fragilité globulaire (Chauf-.
fard, Widal, etc.) est étudiée avec 24 tubes numéro-
tés contenant l'un 68 gouttes de solution physiologi-

que à 7 °/₀₀ et II gouttes d'eau distillée, et les autres avec nombres décroissant de gouttes de sérum et croissant d'eau distillée ; l'hémolyse commence parfois dès le premier tube ; en moyenne il faut 42 gouttes (sérum) et 28 gouttes eau distillée (teinte jaune). L'hémolyse est à son minimum quand il n'y a plus de culot. On peut étudier aussi les hématies déplasmatisées ; les hématies granuleuses, visibles par le réactif de Pappenhein (p. égales de vert de méthyle et pyronine en solution aqueuse saturée) *Chauffard et Fiessinger*, ou encore par le bleu polychrome de Unna (globules pointillés de granulations bleues). Dans l'ictère congénital, les globules sont très fragiles et diminuent de nombre (3.500.000) ; dans l'I. acquis, nombre de globules moitié moins élevé, fragilité moindre, fièvre, sérum agglutinant ses propres hématies (v. cholémie). Les ictères dénotent enfin un certain degré d'infection d'origine externe ou interne (ptomaïnes, Chauffard, etc.) à part peut-être l'ictère émotif, voies sanguine ou hépatique (Kelch). On a aussi recherché les pigments biliaires dans les sueurs, la salive, le liquide céphalo-rachidien. On distingue étiologiquement les ictères par rétention (décoloration des matières, cholémie allant jusqu'à 1 p. °/₀₀ au lieu de 36000), les angiocholites, la cholémie familiale, les cirrhoses biliaires, les ictères hémolytiques, les ictères émotifs, infectieux, toxiques et enfin l'ictère grave. La maladie de Weil ou typhus bénin hépatique, est un ictère à répétition.

Sympt. Ictère catarrhal, jaunisse : coloration de conjonctive, sublinguale, tempes, plis de flexion ; cholurie un jour avant la coloration des téguments ; Gmelin positif ; matières décolorées couleur mastic. État gastro-intestinal, courbature, abattement, etc. Stéarrhée ; bradycardie 40 à 50 ; sphymographe : ascension lente, descente longue, discrotisme ou polycrotisme. Urines rares, myalgies, arthralgies, augmentation de résistance globulaire. Les ictères choluriques typiques se caractérisent par la coloration de la peau et des muqueuses, par la réaction

de Gmélin ou par celle de Hay (soufre, *voir mal. du foie*)
pour les urines; pour le sang, par le Gmélin, la cholémimétrie et la résistance normale des hématies; par la décoloration (ictère par rétention) ou l'hypercoloration des matières (ictère pleio-chronique); par la lenteur du pouls,
le prurit, le xanthélasma et enfin par là fatigue.

Les ictères acholuriques, atypiques, les anciens ictères
hémaphéiques de Gübler, se trouvent rajeunis par la théorie des ictères hémolytiques d'origine sanguine et non biliaire. D'après Hayem l'urobiline de cette forme doit être
considérée comme le pigment du foie malade. C'est le
type métapigmentaire. D'après Gilbert, cette variété
urobilinurique correspond à une cholémie légère, les ictère typiques indiquant une cholémie intense et le passage de la bilirubine non transformée et en excès. L'ictère
atypique est moins marqué, respecte les muqueuses; les
urines donnent la teinte jaune ou la réaction acajou de
l'ancienne hémaphéine.

Les ictères secondaires et hémolytiques appartiennent à ce second groupe.

L'ictère hémolytique peut être un ictère par fragilité
globulaire, sans hémolyse dans le sérum et avec hématies granuleuses, ou un ictère par agression globulaire,
hémolyse dans le sérum, peu de fragilité. Dans l'ictère métapigmentaire, coloration de la peau moins intense; urines foncées, selles rousses, prurit et signes d'insuffisance
hépatique; ictère hémolytique : acholurie, coloration à
peu près normale des selles; auto-agglutination, hématies granuleuses plus de 10 %; ni prurit, ni bradycardie,
forme congénitale ou acquise, fragilité globulaire caractéristique. Les ictères infectieux peuvent simuler la f. typhoïde. L'ictère catarrhal est bien connu, c'est le type de
l'ictère banal. L'ictère des nouveau-nés n'est pas grave
sauf si plaie ombilicale ou hérédo-syphilis, mort 70 %;
dans la 2e enfance, cholémie familiale; ictère catarrhal
vers 14 ans, d'origine intestinale, pouls parfois rapide au
lieu d'être ralenti. *Diagn.* Examiner l'ictérique à la lumière

du jour. Diagnostic avec chlorose, cancer, paludisme, diabète, Addison. C'est l'étude de l'hémolyse qui seule permet de faire un bon diagnostic des ictères hémolytiques. L'ictère par rétention se caractérise par la décoloration des matières. L'ictère peut être aigü ou chronique, catarrhal, infectieux. Le *P.* est très variable et par suite difficile à prévoir à cause des aggravations, des rechutes, sans parler de l'ictère grave ; complications toujours possibles. L'ictère hémolytique congénital est long et peut se transmettre héréditairement. L'ictère acquis varie avec la cause. *T.* Lait, légumes, fruits cuits, Boldo, purgatifs salins, calomel, lavements froids, benzoate de soude, opothérapie. Traiter la syphilis, le paludisme, etc. repos et oxalate de fer dans l'ictère hémolytique acquis (v. *maladies du foie*).

ICTÈRE GRAVE

Syn. : I. fatal, I. malin, I. typhoïde, fièvre jaune nostras. *Déf.* Syndrome s'accompagnant de troubles sérieux (ictère, hémorragies, état général, etc). par toxi-infection hépato-rénale. *Anp.* foie diminué de volume (1.000, 500) ; dans les cas types, atrophie jaune aiguë (Frerichs), atrophie rouge, acholie, cellules hépatiques déformées ou détruites ; parfois hépatite parenchymateuse (hyperthrophie conjonctive), voies biliaires obstruées par épithélium boursouflé et desquamé ; produits de désassimilation : tyrosine, leucine ; reins et rate hypertrophiés ; cœur feuille morte ; ecchymoses de la muqueuse digestive. *Etiol.* Rarement primitif (phosphore, etc.) habituellement secondaire d'états infectieux (fièvre typhoïde, pneumonie), de la grossesse, presque fatal dans les suites de couche ; terminaison assez fréquente des maladies graves du foie. *Path.* Infection microbienne : staphylocoque, streptocoque, colibacille, le bacille agit sur l'endothelium, la leucocytose, etc. ; les poisons bacillaires agissent sur les cellules du foie ou du rein qui arrivent au degré de complète déchéance fonctionnelle. L'ictère grave diffère des autres ictères en ce qu'il frappe des sujets dont le foie est déjà insufIsant ou très malade. *S*. Début insidieux ou brusque par frisson, état grippal et peu à peu typhoïde ; 3 grands signes : *ictère* : d'intensité variable avec ou sans réaction de Gmélin ; *hémorragies* constantes par absence de fibrinogène ou de kinase, purpura, hématémèse, épistaxis et moins souvent hématurie, hémoptysie ; s'expliquent par la destruction de la cellule ; *manifestations nerveuses* : dépression, torpeur, hoquet, soubresaut des tendons, délire, coma. Pouls et température variables ; colibacille (hypothermie), autres microbes (hyperthermie). Anurie, urines contenant de la tyrosine et de la leucine.***Pron***. Ictère foudroyant parfois ; guérison possible, quoique rare, par *crise* urinaire. Importance favorable de la diurèse et du chiffre de l'urée. ***Dlagn***. Avec endocardite, intoxication phosphorée, infection puerpérale. Ictère aggravé. ***Trait***. Régime hydrique, puis lacté. Injection de sérum, opothérapie, peu de médicaments ; lavements froids, urotropine française, traitement des symptômes.

Indican. — Se retrouve dans l'infection intestinale et, a-t-on voulu dire, dans le cancer. Rech. : parties égales d'urine et d'acide nitrique ou Hcl + chloroforme. Coloration bleue au bout de quelques heures.

Insuffisances, valvulaire, hépatique, etc. — (Voir lésions de l'aorte, lésions mitrales etc.)

INTOXICATIONS

Etlol. Crimes ou suicides : oxyde de carbone, gaz, arsenic, phosphore, laudanum, etc. Accidents : poisons, aliments, champignons, etc. ; enfin intoxications professionnelles.

Signes et Traitement. *Intoxications alimentaires* : vomissements, coliques, diarrhée, urines rares, mydriase pouls petit ; vomitifs dans les quatre premières heures, ensuite purgatif *ab ore* et en lavements, antiseptiques intestinaux, lait, eau de Vichy ; lutter contre le collapsus. Le botulisme (voir botulisme, de botulus, boudin) est dû à l'intoxication par la charcuterie et au bacillus botilinus d'Ermengem. Gastro-entérite, état typhoïde léger, mydriase énorme. A côté des toxines bactériennes, des ptomaïnes, des leucomaïnes, il faut faire entrer parfois en ligne de compte l'anaphylaxie alimentaire ou intolérance individuelle pour certains principes. L'empoisonnement par les moules (albumines hétérogènes) est dû à un alcaloïde la mytilotoxine. Le Canard au sang devient toxique par le bactérium coli de l'intestin et des ptomaïnes ; le gâteau Saint-Honoré par pullulation microbienne en milieu favorable, etc. *Arsenic :* 2/3 des empoisonnements ; ecchymose des muqueuses, dégénérescence graisseuse. Recherche : arsenic et charbon dans un tube à essai : anneau noir miroitant par chaleur ou sulfure jaune avec Hcl. étendu, précipité par acide sulfhydrique ; appareil de Marsh pour l'intoxication chronique : flamme livide et taches brunes sur une soucoupe. Syncope toujours possible, saveur âcre, vomissements, diarrhée riziforme ou en grumeaux, striée de sang, dyspnée, crampes, convulsions, paralysie surtout des petits muscles des mains et des pieds (chiropodale). Dans la forme chronique (fabrique de papiers peints, montagnards, etc.) pigmentation de la peau, ulcération plantaire et palmaire, coryza, angine, asthénie, cachexie. Administration larga manu d'hydrate de sesquioxyde de fer par c. à café toutes les 5 minutes, de magnésie calcinée, d'eau albumineuse. *Champignons :* indigestion violente ; douleur épigastrique, crampes, myosis, syncopes, collapsus, refroidissement. Formes moins graves, si l'intoxication se manifeste dans les quatre premières heures (syndrome muscarinien de la fausse oronge); mortelles après le 2e ou 3e jour si l'incubation est prolongée dix à trente heures (syndrome phallinien de l'amanite bulbeuse). Guérison fréquente dans le syndrome résinoïdien (bolets, lactaires). **Trait.** Favoriser les vomissements, lavage d'estomac, purgatif, **lavements de café, injections stimulantes, sérum artifi-**

ciel, belladone, atropine et surtout charbon à hautes
doses et noir animal. *Cocaïne* : angoisse précordiale, vomissements, battements cardiaques, défaillances, pouls
filiforme, convulsions, asphyxie, etc. Le cocaïnisme chronique, devenu plus fréquent depuis peu, se manifeste par
des troubles de sensibilité cutanée, des crampes, des
douleurs, des illusions, des hallucinations et des troubles de l'intelligence et de l'état général. Le sevrage avec
toniques est habituellement sans aucun danger. Nitrite
d'amyle, caféine, éther, décubitus horizontal. *Mercure* :
Intox. graves et nombreuses, ptyalisme, saveur métallique avec constriction de la gorge, stomatites, gencives rouges et tuméfiées, salivation abondante et haleine fétide ;
paralysies par névrites, tremblements, vomissements de
matières filantes et sanguinolentes ; la mort peut survenir en un à dix jours ; dans les cas heureux, élimination
complète en un mois ; forme chronique : (miroitiers,
chapeliers) tremblement disparaissant au repos, augmentant avec une émotion ; urines rares, hémorragies, etc.
Système osseux respecté : eau albumineuse, 10 blancs
d'œufs par litre, chlorate, KI ; acide phénique dilué, cocaïne contre la stomatite. *Opium*: (V. morphinisme), excitation puis dépression, tachycardie, langue rouge et sèche, myosis, constipation : *café*, caféine, atropine, ammoniaque, éther, lavage stomacal au tanin ; injections de
strychnine, 1 cc. par heure de permanganate 5 pour 1000,
permaganate en injection 0.20 p. 100 ; persévérer. *Oxyde
de carbone* : vertiges, battements dans les tempes, déro-
bement des jambes, impossibilité de marcher, sang
fluide rouge clair ; les 2 bandes d'absorption du spectre
ne peuvent se réunir en une seule par un réducteur ; le
globule a perdu le pouvoir de fixer l'oxygène, coma avec
stertor : ventilation, respiration artificielle, *oxygène*,
café chaud en lavement, caféine, éther ; chronique : anémie, glycosurie. *Phosphore*: Intox. assez fréquentes, il suffit de 0.15 à 0,30 pour tuer un adulte : sueurs froides,
vomissements odorants et lumineux dans l'obscurité,

odeur alliacée, douleur de gorge, ictère grave vers le 3ᵉ
et 4ᵉ jour; chronique : tremblement, angine de poitrine,
carie, digestions laborieuses, nécrose des maxillaires,(?)
œdème, albuminurie, etc. *Trait*. Ni lait ni graisse ;
essence de térébenthine 6 gr. en capsules ou sirop 60 gr.
Intox. *par le tabac* : dose toxique 30 gr., vomissements,
vertiges, sueurs froides, convulsions (v. alcoolisme, morphinisme, saturnisme). *Trait*. Vomitifs, eau-de-vie allemande, tanin, écorce quinquina, strychnine. Le traitement général des empoisonnements comprend en général un antidote, un purgatif ; les sinapismes, frictions,
injections hypodermiques contre le collapsus ; faciliter
les vomissements, lavages d'estomac ou d'intestin ; éviter les potions alcoolisées. Enfin opposer aux Emp. par
les acides : l'eau de chaux, la magnésie, le lait, l'eau albumineuse ; par les alcalins : l'eau vinaigrée, la limonade tartrique à 10 °/₀₀. Pour l'arsenic, les acides et les
alcalis, il suffit d'agir pendant un jour, dans les autres
cas, il est souvent indiqué de prolonger le traitement.
Dans la grossesse, les intoxications ne passent pas pour
avoir une action très nocive sur le fœtus ; même dans
les formes chroniques, il faut souvent penser à rechercher, à côté des facteurs étiologiques : tabac, plomb, etc.,
l'alcoolisme, la syphilis et l'albuminurie.

Intradermoréaction. — Peut servir dans le diagnostic
de la tuberculose. Il ne se produit rien à l'inoculation
cutanée de tuberculine chez le sujet entièrement sain.

Ischurie paradoxale. — Rétention d'urine suivie
d'incontinence par regorgement avec localisation anesthésique et paralysie du sphincter anal.

Jacksch-Luzet. — (maladie de Von.) Syndrome s'observant dans la première enfance et dans le rachitisme
(filles surtout), d'une durée de plusieurs mois à un an,
dont les signes et le traitement sont ceux d'une forte
anémie ou d'une leucémie atténuée.

KYSTES HYDATIQUES DU FOIE

Déf. Œufs dus au développement, chez l'homme, des

embryons hexacanthes (6 crochets), de la larve du tœnia echinococcus (adultes dans l'intestin du chien qui les prend en mangeant les viscères des herbivores etc.) *Anp.* Uniloculaire ou univésiculaire et multiloculaire ou multivésiculaire. Le premier s'observe surtout dans le lobe droit. Trois membranes : fibreuse, stratifiée, germinatrice. Liquide incolore comme l'eau de roche, densité 1005, contenant : acide succinique, vésicules filles et crochets, albumine seulement si les hydatides sont mortes. Aseptique : infection toujours secondaire (Chauffard et Vidal). Ce Kyste contient des vésicules proligères libres ou filles et même petites filles. Kyste alvéolaire ou multiloculaire à vésicules développées en dehors du kyste (en ogène). D'après Potterat, kystes à développement abdominal (postéro-supérieurs les plus fréquents) et à développement thoracique. *Et. Path.* Les œufs sont ramollis par le suc gastrique ; l'embryon hexacanthe (crochets) arrive au foie par la veine porte ou le duodénum et constitue la membrane hydatique qui prolifère par les vésicules filles endo ou exogènes. Maladie assez rare en France, fréquente en Algérie, Tunisie, Islande, Australie, Argentine, comme entre 20 et 30 ans ; plus fréquente chez les femmes que les hommes ; contrairement à l'opinion classique, très répandue chez les enfants (1/3 au-dessous de 21 ans, médecins argentins). Plus exceptionnelle chez le vieillard. Achard signale l'influence de la profession (contact avec chiens d'abattoirs) ; aliments souillés. Rôles du traumatisme (Schwartz), de la cholémie (Gilbert). *Sympt.* Kystes alvéolaires rares, sont aussi peu connus : Ictère, hypertrophie de la rate, ascite, œdème. Les kystes du foie proprement dits peuvent rester à l'état latent pendant une période variable. Les signes prémonitoires sont : l'*urticaire* qu'il ne faut pas confondre avec l'urticaire qui suit la ponction du kyste ; le *dégoût des matières grasses*, la *douleur de l'épaule droite*, la *pleurésie droite* ; on cite aussi les symptômes secondaires : vomissements, épistaxis, oppression, palpitation, toux, subictère. Si le

kyste siège vers la face convexe du foie : *voussure généralisée, matité, etc. ; s'il siège vers la face inférieure :
tuméfaction suivant les mouvements du diaphragme.
Donc à l'inspection : tumeur lisse ; palpation : rénitence ;
percussion : matité et exceptionnellement : frémissement
hydatique dans les kystes superficiels, qu'on retrouve dans
les kystes de l'ovaire (sensation d'écrasement d'une
boule de neige ; par coup sec). *Eosinophilie. Signe de
Santini* : l'auscultation et la percussion combinées donnent un bruit de corde de violon vibrant près de la joue
(Rollet). Dans les Kystes supérieurs, *signe du flot transthoracique*, (Chauffard) ; main gauche en travers de la pointe
de l'omoplate, tandis que la main droite percute au même
niveau en avant ; ondulation vibratoire au cas de signes
pleurétiques et de kyste supérieur. *Réaction de Weinberg*
avec le liquide du kyste comme antigène. *V. ce mot.* Evolution et complication, guérison spontanée par masse bou-
euse ou calcaire : suppuration, infection à la suite d'une
périkystite suppurative ; rupture du kyste non suppuré
ou suppuré : 1° dans l'abdomen : estomac, intestin, voies
biliaires, veine porte, veine cave inférieure ; 2° dans le
thorax ; 3° dans la plèvre (pl. purulente) ; 4° dans
le poumon (vomique, broncho-pneumonie) ; 5° dans le
péricarde, rare, mort rapide ; 6° phlegmon. Cachexie
hydatique donnant intoxication spécifique chronique
(Quénu et Duval). **Pron.** guérison spontanée : 1/3 des
cas. Période de 2 à 6 ans parfois sans accidents *Pron.*
sérieux par complications. La rupture est de gravité décroissante dans : plèvre, bronches, estomac, intestin.

Diag. Le diagn. est difficile. Dans quelques cas douteux en clientèle, se fait par la persistance des symptômes secondaires, douleurs hépatiques, urticaire, épistaxis, dégoût des aliments gras, contrastant avec un
bon état général. On trouve plus tard la tumeur lisse,
arrondie, rénitente, indolore, à évolution lente, sans ascite, sans ictère, sans hypertrophie de la rate, avec pigments biliaires dans les urines (Potherat). Le diagnostic dif-

férentiel du Kyste thoracique se fait avec la pleurésie
droite, la tuberculose pulmonaire, la pneumonie chronique, la gangrène pulmonaire, le Kyste primitif du poumon et de la plèvre ; celui du K. abdominal avec le cancer du foie, la leucocythémie, le paludisme, la syphilis,
la cirrhose, les abcès du foie. Le Diagn. est facile chez
l'enfant quand le Kyste siège à la face convexe du foie
(tumeur). Si le Kyste se porte vers le diaphragme ou la
colonne vertébrale, il est souvent méconnu. Ni fièvre, ni
ictère, ni ascite. L'eosinophilie est un bon signe de pré-
somption, non de certitude 6 à 8 °/o au lieu de 1/2 °/o.
La *réaction de fixation de Weinberg* est presque spécifique.
La réunion de l'éosinophilie et de la réaction de Weinberg
positive a une grosse valeur diagnostique dans les Kystes
antérieurs : frémissement hydatique et signe de d'An-
tini (percussion et sonorité de corde de basse) ; dans les
kystes inférieurs : tumeur sous-hépatique, ictère, etc.
Kystes supérieurs : signes de pleurésie. Abandonner la
ponction comme moyen de diagnostic : accidents
(Achard), accidents immédiats, toxiques (Debove), tardifs, spécifiques (Devé), radioscopie. *Trait.* médical illusoire. On ne doit préconiser que la ponction et le traitement chirurgical. Ponction de Baccelli : aspirer 20 gr.
de liquide, injecter 20 gr. de Van Swieten ; de Debove :
aspirer le liquide, injecter 100 gr. Van Swieten, (laisser
10 minutes) et retirer ; ponction de Hanot : laisser 20 gr.
de liqueur de Van Swieten. Chez l'enfant, la ponction
simple suffit parfois ou bien injecter 5 à 10 gr. de Van
Swieten. La chirurgie utilise la laparotomie, la marsu-
pialisation de Lindemann, le capitonnage du kyste de
Delbet, etc. Prophylaxie : Laver les salades avec de
l'eau soigneusement filtrée.

KYSTES HYDATIQUES DU POUMON

Et. (v. *K. du foie*). Siège ordinaire : base inférieure du
poumon, mais aussi au sommet. Volume variable (grosseur
d'orange etc). Origine embolique par les branches extra-
hépatiques du système **porte** ou les chylifères, cœur droit ;

pour d'autres, voies diaphragmatiques et même voies aériennes. **Sympt**.Période latente de G. Sée et Talamon; période d'état avec hémoptysie répétée, s'accompagnant de
poussées d'urticaire ; toux sèche puis muqueuse, muco-
purulente ; dyspnée, douleur variable, point de côté, signes de compression: nerf récurrent (aphonie), cœur (palpitations, lipothymies), veine cave et tronc brachio-cé-
phalique, œdème unilatéral du tronc, des bras, face, cou:
voussure circonscrite importante ; *matité*, silence respiratoire, râles sous-crépitants fins, frottements pleurétiques.
La radioscopie et *la réaction de fixation de Weinberg* pré-
cisent le diagnostic. Parfois ouverture brusque avec rejet
de liquide, *eau de roche*, crochets, puis hémoptysie (lambeaux de membranes nacrées et enroulées, échinocoques).
Infection possible; après évacuation, signes d'auscultation
d'une caverne : gargouillement, souffle amphorique, etc.
Ouverture possible dans la plèvre, l'estomac, intestin,
ombilic,etc. Complications : pneumonie, pleurésie, gangrène. Radioscopie : ombre arrondie assez bien limitée.
Pron. mort 75 °/° ou plus, cachexie, hémoptysie, etc. ;
guérison spontanée par évacuation du kyste ou vomique.
Diagn. Surtout basé sur : réaction de fixation, crochets
dans l'expectoration ou lambeaux de membrane, voussure circonscrite ; hémoptysie et urticaire. **Diagn**. avec
tuberculose, cancer, pleurésie interlobaire et K. de la
face supérieure du foie. **Tt**. médical peu conseillé :
pneumotomies 33 guérisons sur 58 cas (Tuffier).

K. du rein. Période latente longue ; suppuration ou
rupture kystique ; la rupture dans le bassinet simule
une colique néphrétique ; vomique au cas de rupture
pulmonaire ; phlegmon périnéphrétique au cas d'issue
directe vers l'extérieur.

Ladrerie. — Causée par le cysticerque du tœnia solium ou scolex. Rare chez l'homme. **Anp**. Petites vésicules, du volume d'une lentille à un pois, contenant un
liquide limpide (2 enveloppes adventice et anhiste du
scolex). Siège : tissu conjonctif, muscles intercostaux

langue, etc., œil, cerveau (c. rameux). *S.* Petites tumeurs, surtout visibles sur la langue. **Diagn.** On pense à la ladrerie chez les sujets qui ont du tœnia ; *D.* avec échinocoque (ou tœnia du chien). (V. Kystes). Biopsie. Le *Tt.* est surtout prophylactique.

LANGUE (mal. de la)

L'examen de la langue n'a pas l'importance diagnostique qu'on lui attribuait, et l'état saburral est plus en rapport avec le foie qu'avec l'estomac (Dufour). Il faut se rappeler, toutefois, quelques points intéressants : langue noire par hyperkératose (mal connue et peu grave), langue rouge vif des prostatiques et urinaires, langue porcelainée de la grippe, framboisée de la scarlatine ; la leucoplasie buccale, la langue des états typhoïdes « rôtie, grillée », la langue géographique de la glossite exfoliatrice ; la plaque des fumeurs (syphilis souvent), les plaques muqueuses, les gommes syphilitiques surtout du dos de la langue, les gommes et ulcérations tuberculeuses ; l'ulcération cancéreuse repose sur une base indurée, saigne facilement (épreuve de l'iodure de potassium) ; ulcération du frein de la langue chez 50 °/₀ des coquelucheux (2ᵉ enfance surtout) ; langue bourrée de noisettes et en dos de crapaud de la syphilis.

LARYNX (maladie du)

A l'examen laryngoscopique, on aperçoit normalement l'épiglotte, les cordes vocales, l'espace inter-aryténoïdien et même des anneaux de la trachée. Examen laryngoscopique dans les maladies chroniques du larynx : *paralysies d'un récurrent* ; corde vocale correspondante entièrement immobile pendant l'inspiration et l'expiration (position cadavérique) ; dans la *paralysie double*, les deux cordes sont immobiles (paral. des muscles constricteurs). Ces paralysies s'observent dans les tumeurs du médiastin, etc. ; voix fausse. bitonale et aphonie dans la paralysie double. *Polypes*, papillomes : excroissances pédiculées ou sessiles sur les cordes vocales, parfois en forme de chou-fleur. *Syphilis* : plaques ou ulcérations taillées à pic, sus-glottiques ou épiglottiques. *Tuberculose* : gonflement des cordes vocales ; ulcérations non taillées à pic de la muqueuse inter-aryténoïdienne, de l'épiglotte, etc. *Laryngite chronique* : épaississement et hypérémie des cordes, des replis et de la mu-

queue.La *laryngite aiguë*, de courte durée, est caractérisée
par l'enrouement, le picotement de la gorge et la toux rauque. La *laryngite diphtérique*, par le tirage et les accès de
suffocation, l'extinction de la voix et de la toux. La *laryngite
striduleuse* a un début nocturne et l'état général est bon :
spasme de la glotte du 1er âge : inspiration profonde, arrêt
de respiration, phénomènes asphyxiques et convulsifs ; *œ-
dème de la glotte*, tirage inspiratoire, dyspnée paroxystique, maladies concomitantes (Bright). Les maladies chroniques se diagnostiquent par le laryngoscope comme nous venons
de le voir, par l'enrouement, l'aphonie, la toux en *hem*, l'expectoration et la sensation d'irritation laryngée, les notions
d'étiologie, les autres signes concomitants et la marche de
la maladie. Nous résumons d'abord les laryngites non spécifiques.

LARYNGITES

Laryngite aiguë. — Primitive ou secondaire (rougeole, grippe, etc.) ne comporte aucune difficulté et, par
suite, aucun développement. Ses signes fonctionnels
s'expliquent par la loi de Stokes ou inflammation du thyroaryténoïdien interne, par la muqueuse qui le recouvre.
Traitement par le séjour à la chambre, les inhalations,
les boissons chaudes et la suppression de tous irritants;
calmants de la toux, enveloppements ouatés, pédiluves
sinapisés.

Laryngite striduleuse. — C'est la laryngite aiguë des
enfants. S'observe de 2 à 7 ans, est fréquente au début
de rougeole, grippe, etc. : terrain neuro-arthritique.
Après s'être couché en bonne santé l'enfant est pris brusquement, pendant la nuit, d'une dyspnée intense avec
une toux aboyante, une voix rauque, étouffée mais non
voilée comme dans le croup. Etat général satisfaisant.
C'est une laryngite épiglottique aiguë (2 bourrelets sous-
glottiques) dont le début nocturne s'explique par l'action
du froid sur le larynx par la respiration buccale. Le diagnostic avec le croup et l'asthme ne présente pas habituellement de grandes difficultés ; dans le spasme de la
glotte, apnée au lieu de sifflement. Le pronostic est très

favorable ; en médecine d'urgence, quand le médecin arrive, très souvent l'accès a déjà pris fin. Dans la crise on met une éponge d'eau chaude devant le cou ; faire respirer quelques gouttes d'éther, fumigations chaudes, ensuite bromure, antipyrine ; traiter les végétations.

Laryngite chronique. — En dehors de ses variétés spécifiques (syphilis, tuberculose), est causée par un exercice vocal excessif, par le tabac, l'alcool, des vapeurs irritantes, le froid et l'arthritisme etc. Dans la syphilis, voix enrouée sans toux, signes concomitants ; dans la tuberculose, la pâleur de l'isthme du gosier, l'examen laryngoscopique et l'état général habituellement très mauvais sont les éléments du diagnostic. Le traitement de la laryngite chronique appartient souvent au spécialiste. Ni tabac, ni alcool, ni poussières ; repos de la voix ; pulvérisations mentholées ou goménolées, alunées ; soins du rhino-pharynx. Dans les granulations, etc., applications iodo-iodurées 0.25 d'iode, 1 gr. de KI pour 15 de glycérine, nitrate au 20°, acide lactique. Insufflations de sucre et cocaïne, orthoforme. Injections trachéales, gargarismes laryngiens aux eaux sulfureuses. Eaux de St-Honoré, Cauterets, la Bourboule, etc.

Larynx (cancer du). — De 40 à 50 ans, surtout masculin. Extrinsèque (épiglotte ou base de la langue) et intrinsèque (cordes vocales), épithélioma, cancer en choufleur ou ulcéré (hémorragies). Retentissement ganglionnaire énorme et précoce. Dysphagie douloureuse, surtout à la fin, signe précoce toutefois dans le cancer extralaryngé, tandis que l'enrouement caractérise plutôt, au début, la forme intrinsèque. Les troubles de la voix et de la respiration ne sont pas constants, ils durent de 2 à 3 ans avant l'apparition des douleurs et des crachats de muco-pus sanguinolents. L'état général et l'examen laryngoscopique permettent d'affirmer le diagnostic ; dans la tuberculose : pas d'engorgement ganglionnaire, pâleur presque pathognomonique du voile du palais ; le lupus, la syphilis, épreuve du traitement de 10 jours, les tumeurs bénignes ne peuvent être confondus avec le cancer. Evolution très rapide ; mort par hémorragie, broncho-pneumonie ou cachexie, cachexie de cause toxique respiratoire ou provoquée par la dysphagie et l'inanition consécutive. *Trait.* Pulvérisations, insufflations, trachéotomie inférieure. La laryngectomie peut être tentée dans le cancer intrinsèque. Lavements alimentaires ; toniques, colloïdaux, selenium, etc. Contre les hémorragies, eaux oxygénée, adrénaline, etc.

Larynx (paralysies des muscles du). — S'observent dans les affections bulbo-médullaires, les intoxications, les tumeurs et anévrysmes. Intéressent : 1º les cricoaryténoïdiens postérieurs (m. dilatateurs) ; elles sont souvent d'origine bulbaire et tabétique ; la dyspnée existe s'il y a paralysie bilatérale.; 2ⁿ les muscles adducteurs (aryténoïdien transverse et cricoaryténoïdiens latéraux), fonctions vocales plus troublées que les fonctions respiratoires, la glotte reste béante (transverse) ou prend un aspect losangique (cric. aryt. latéral) ; 3º les muscles tenseurs (cricothyroïdien et thyroaryténoïdien interne); les cordes vocales sont flottantes ou excavées et la glotte reste béante, (thyroaryt. interne), il y a de la dysphonie sans dyspnée. Paralysie du nerf *laryngé supérieur* (cricothyr.) ; défaut de tension de la glotte, troubles de sensibilité et de déglutition. La paralysie du récurrent (laryngée inférieure) est partielle ou totale ; la paralysie des adducteurs est causée par l'hystérie, les intoxications, les compressions du nerf. La voix est altérée, aphonie complète par écartement des cordes vocales. La paralysie des abducteurs, fréquente, est causée par une lésion cérébrale ou les compressions du nerf ; voix normale mais dyspnée. Dans les deux cas, si la lésion est unilatérale, la corde vocale non malade tend à se rapprocher de la corde vocale paralysée. *Trait.* Parfois trachéotomie ou tubage ; traitement de la syphilis.

de l'hystérie et de la laryngite catarrhale (*V. Par. glosso-labio laryngée*).

Larynx (syphilis du). Chancre de l'épiglotte : rare ; période secondaire (érythème : syphilides érosives et ulcéreuses); raucité de la voix, aphonie, laryngoscopie; période tertiaire : gomme siégeant à l'épiglotte et au vestibule (syphilides en nappe, gommeuses, ulcéreuses), ulcérations,lésions concomitantes,nécrosantes du pharynx, du voile, antécédents, ni douleur, ni toux, voix altérée ; dyspnée variable. Wassermann. Diagnostic avec le cancer, avec la tuberculose (état plus grave), avec la laryngite chronique (toux, goutte, etc.) *Trait.*spécifique et cautérisation au nitrate au 50e, au chlorure de zinc 1/40,solution iodo-iodurée, pas de tabac.

Larynx (tuberculose du). — Secondaire chez le vieillard, grande fréquence vers 25 ans et chez l'homme. Granulations miliaires (Isambert), transparentes, puis opaques ; infiltrations de la partie postérieure du larynx (points jaunâtres, etc.), ulcérations de siège variable, épaississement de la muqueuse, myosite, péri-chondrite, adénites; lésions histologiques glandulaires.*Signes* : Dysphagie épiglottique et postaryténoïdienne, douleur irradiée dans les oreilles ; paleur de l'isthme du gosier, *examen laryngoscopique*. **Pronostic** grave; mort par asphyxie ou déchéance tuberculeuse. Les antécédents, la zone congestive périphérique des ulcérations, leur siège sur les parties supérieures sont des signes de syphilis ulcéreuse. Dans le cancer : ulcération unique à siège juxtalaryngé et engorgement ganglionnaire précoce. **Trait.** Orthoforme avant le repas, morphine et gomme arabique en insufflations, acide lactique au 1/10e, au 1/5e, naphtol camphré. Galvanocautère, injections de morphine, trachéotomie. En principe, les applications d'eau chaude, les inhalations de vapeurs seules ou avec antiseptiques légers (goménol), sont préférables aux médicaments énergiques. Au début, les injections trachéales goménolées (procédé de Mendel), ou mieux en s'aidant du miroir, constituent un traitement de choix.

Legal (Réaction de), modifiée par Bonnamour et Imbert : acide acétique glacial 10 gr., solution de nitroprussiate de soude au 10⁻, 10 c. c. Verser XX gouttes de ce réactif qui se conserve assez bien en flacon coloré dans 15 c. c. d'urine filtrée; faire glisser avec soin, le long des parois du tube à essai, XX gouttes d'ammoniaque. Avec des traces d'acétone, un disque bleu-violet se produit à la surface de séparation des liquides. L'acétone indique un trouble nutritif et l'acidose (avec 1 gramme par litre) Cette réaction ne doit pas être confondue avec la recherche de l'acide diacétique.

LÈPRE

Foyers : Perse, Inde, Chine, Brésil, Iles de la Sonde ; en France, petits foyers sur la Riviéra, en Bretagne, dans le Morvan. **Anp.** Lésions rappelant celles de la tuberculose ; cellule géante de Virchow ; tout autour d'elle, autres cellules dont l'ensemble forme les nodules élémentaires du léprome; la cellule de Virchow est caractéristique : protoplasma en écumoire, noyau gros et clair, bacilles placés en paquets de cigares dans l'intérieur des cellules. **Pat.** Pénétration par les fentes lymphatiques, les follicules pilo-sébacés, formation de néoplasies et altérations nerveuses. **Et.** Hérédité et contagion d'ailleurs faible. Bacille de Hansen, très mobile, rectiligne, se colorant par la méthode d'Erlich, acido-résistant. Essais d'inoculations et de cultures sans résultats (Spronck). **Sympt.** Incubation de 2 à 6 ans ; apathie, insomnie très forte, quelquefois tache isolée ; évolution en stade maculeux, taches allant du gris au rouge foncé, polycycliques, siégeant aux parties découvertes ou exposées aux pressions ; arthropathies des extrémités, troubles de sensibilité et trophiques variés ; stade nodulaire des muqueuses et de la peau (léprides de Besnier, léproïdes de Ba-

zin), nodules hypodermiques ou épidermiques,gros comme un petit pois, une noisette, etc., à siège à la face et aux
membres (tubercules lépreux). Les muqueuses sont prises et donnent les facies du lépreux (avec gonflement des
paupières, des lèvres, du visage, etc.), et la lèpre muti-
lante tue en 10 à 15 ans. A côté de cette variété *tuberculeuse*, léonine, on décrit une forme *anesthésique* avec
épaississement du *nerf cubital* ; rechercher cet épaississement du nerf de réaction de la lèpre dans la gouttière
olécranienne (nodosités ou épaississement régulier). On
retrouve, à côté de signes d'anesthésie marquée, des signes d'hyperesthésie très douloureux (dissociations des
sensibilités). **Diagn**. Difficile. Examen bactériologique,
nodosités du nerf cubital ; taches, vitiligo (sensibilité
conservée), morphée (liséré lilas), mycosis (autres lésions lichénoïdes), syphilis, tuberculose (antécédents,
etc.), maladie de Morvan (identique pour Lambaco) et
la syringomyélie (taches, nodosités et bactéries dans la
lèpre). Le *Diagnostic* est souvent impossible et nécessite
la recherche du bacille, le séro-diagnostic et la réaction
de fixation. **Trait**. Protéger les parties malades, application d'acide pyrogallique, ichtyol, gynocardate de soude,
etc., huile de Chaulmoogra de L à C gouttes. Essais de
sérothérapie de Carrosquilla et Laverde ; d'après Metchnikoff, les améliorations obtenues sont dues à des cy-
totoxines développées par injections de sang humain et
capables de produire une suractivité presque thérapeutique des éléments cellulaires correspondants. Cure thermale : St-Christau.

LEUCOCYTHÉMIE

Syn. Leucémie. **Défin**. La leucémie est caractérisée
par une modification dans le nombre (à partir de 70.000)
et les proportions normales des globules blancs du sang,
avec altération du tissu adénoïdien. On tend à ajouter
plus d'importance à la forme anormale des globules qu'à
leur quantité ; on distingue une leucémie aiguë et une leu-
acémie chronique, la 1re s'observant toujours avant 4

ans. ***Anp***. Leucocytes granuleux, poly et mononucléaires du tissu myéloïde (moelle des os), lymphocythes et mononucléaires non granuleux du tissu lymphoïde (rate, amygdales, ganglions). Dans la myélocythémie, le rapport peut être de 1 p. 1 à 1 p. 20 au lieu de 1 p. 600 globules rouges. Dans la lymphocytémie, les lymphocytes peuvent atteindre à 80 °/ᵤ des globules blancs et plus. Les cellules intermédiaires aux lymphocytes et myélocytes, appelées promyélocytes, facilitent le diagnostic précoce des leucémies aiguës. Le sang est décoloré et contient les cristaux d'étyrosine de Charcot-Leyden; la rate, les ganglions, les follicules de l'intestin, le foie sont hypertrophiés. ***Et***. Plus fréquente chez l'homme ; causes morales dépressives, traumatisme, certaines maladies, (typhoïde, syphilis), origine infectieuse (Stemberg). Etiologie en somme très discutée et incertaine. ***Path***. Théories cancéreuse et parasitaire : th. d'Erlich., hypergenèse de la moelle osseuse ou des ganglions ; théorie de Dominici : reviviscence du tissu lymphoïde.

Sympt. et ***Diagn***. L'examen du sang est la partie essentielle du diagnostic ; leucocytes ou lymphocytes en excès ; globules rouges moins nombreux. Leucocytes non granuleux dans la leucémie aiguë. Anémie, fièvre irrégulière, urines acides, parfois acide urique 5 gr. au lieu de 0,60 en moyenne ; corps xanthiques augmentés (0,10 ou 0,20). Hypertrophie des glanglions lymphatiques surtout du cou ; hyp. de la rate, (forme liénale), foie hypertrophié, hémorragies, taches pigmentaires, anémie, œdème, tachycardie, dyspnée, fièvre. Le diagnostic est basé sur l'examen du sang ; il doit être fait avec le purpura infectieux, la maladie de Barlow. La forme chronique doit être diagnostiquée avec les adénites chroniques, scrofuleuses, tuberculeuses, cancéreuses, syphilitiques, et le lymphadénome malin. Les pseudo-leucémies s'accompagnent d'hyperplasie lymphatique mais sans hyperleucocytose. La leucémie liénale appartient aux pseudo-leucé**mies lymphoïdes. Les altérations apparentes de la rate,**

des ganglions et des organes d'hématopoièse distinguent les pseudo-leucémies des leucémies variées : leucémie lymphatique aiguë, de Elesteim-Fraenkel avec gros mononucléaires. Leucémie lymphatique chronique avec hypertrophie des ganglions de la rate, prédominance des lymphocytes (norm¹. 20 à 25 °/₀ des blancs) à noyaux uniques, petits et moyens mononucléaires (hémiatoxyline-éosine), progressive jusqu'à 95 à 99 °/₀ des leucocytes. Les leucocytes, dans les infections aiguës, atteignent le chiffre de 3 à 4000. Leucémie myélogène chronique, grands mononucléaires et polynucléaires à granulations éosinophiles ou acidophiles (triade d'Erlich). **Trait.** L'opothérapie paraît indiquée avec la radiothérapie à séances répétées. Le régime tonique, l'arsenic à haute dose, le repos et la cure d'air complètent, avec un succès relatif, ce traitement, du moins dans les leucémies chroniques. Résultats plus mauvais dans la leucémie aiguë.

Leucocytose. — C'est une augmentation du nombre des globules blancs, moins élevée que dans la leucémie : à partir de 10 à 30.000 par millim. cube au lieu de 6 à 8.000, soit 1 p. 600 lymphocytes, petits, à noyau, se colorant par le bleu; mononucléaires, polynucléaires, granulations protoplasmiques : acidophiles ou éosinophiles (rouge vif par éonise), basophiles (bleu de méthylène), neutrophiles (triacide d'Erlich). Les neutrophiles diminuent, les éosinophiles sont normalement de 1 à 2 °/₀. Ces derniers éléments se rencontrent surtout dans les convalescences des infections, dans les kystes hydatiques, dans les injections de tuberculine, etc. Formule leucocytaire normale : 65 polynucléaires, 33 lymphocytes et mononucléaires, 1 à 2 éosinophiles. Cette étude a son utilité diagnostique dans le cancer, le paludisme, les suppurations ; l'éosinophile augmente dans la convalescence des typhoïdes, sert aussi pour le diagnostic des kystes, 7 °/₀, des affections parasitaires (jusqu'à 68 °/₀ des leucocytes dans la trichi-

ñose). La leucocytose moyenne dénote une défense active de l'organisme et constitue un bon élément de pronostic ; l'hyperleucocytose au cours d'états graves est
toutefois d'un mauvais pronostic. Il y a prédominance
de mononucléaires chez l'enfant (leucocytose physiologique) dans les oreillons, la variole, la coqueluche ; de
polynucléaires dans la pneumonie (20.000), l'érysipèle,
la rage 98 °/₀, la diphtérie, le rhumatisme, la scarlatine,
les suppurations. Le froid, l'émotivité, le jeûne diminuent la leucocytose physiologique; la digestion, la grossesse, etc. l'augmentent.

MALADIE DE LITTLE

Ancien tabès dorsal spasmodique, assez fréquent. Paraplégie spasmodique des enfants nés avant terme (6ᵉ, 7ᵉ
mois), par arrêt de développement du faisceau pyramidal.
Le syndrome se manifeste aux premiers essais de marche, flexion et entrecroisement des jambes, pieds en varus équin, rigidité plus ou moins complète. Causes : tuberculose, syphilis, érysipèle, choléra, oreillons, etc.
Hémorragie méningée de la convexité du cerveau, traumatisme par forceps, etc. Pas de paralysie vraie, mais
rigidité spasmodique des membres inférieurs, réflexes
exagérés ; pas de troubles de sensibilité et d'intelligence;
parfois raideur du cou, strabisme, contractures, trépidation et épilepsie spinale. Les membres supérieurs sont
rarement pris. On doit faire le diagnostic avec le mal de
Pott, la compression de la moelle, les scléroses, la tétanie
de l'hémiplégie cérébrale infantile. Comme pronostic :
tendance à l'atténuation des signes. Comme traitement :
rééducation, gymnastique suédoise, électricité, bains
salés, bromure, antipyrine, ténotomie.

MALADIES MENTALES

Déf. La *psychiatrie* étudie les troubles mentaux produits
par un arrêt de développement congénital ou par paralysie
psychique. *Vésanies* : formes de folie idiopathique par opposition à la folie secondaire, qui, elle, est secondaire d'altéra-
tions organiques. *Illusions* : perceptions qui modifient les

qualités de l'objet perçu. *Hallucination* : perception sans objet. *L'obsession* s'impose à l'esprit, malgré la volonté du malade, sans trouble marqué de la conscience et du jugement, mais avec un état *d'angoisse caractéristique*. **Et**. Influence prépondérante de l'hérédité et de la dégénérescence. Causes occasionnelles multiples. *Signes de dégénérescence* : Leur importance est considérable dans le diagnostic précoce de la folie, des psychopaties constitutionnelles de l'hystérie et de l'épilepsie. *Dans l'ordre physique*, citons toutes les malformations crâniennes ; microcéphalie, brachycéphalie, asymétrie, etc. ; le bec de lièvre, le palais *ogival*, les anomalies des dents, du pavillon et du lobule de l'oreille, les anomalies de pigmentation de l'iris, le strabisme, certaines malformations des organes génitaux et des membres, etc. Le tatouage est plutôt un signe de dégénérescence acquis. Chacun de ces signes est insuffisant pour avoir une valeur pronostique ou diagnostique certaine, mais leur groupement sur un même sujet est singulièrement plus important. *Dans l'ordre mental*, les stigmates de dégénérescence sont aussi nombreux, trop nombreux ; mais quelques-uns méritent d'être bien connus. Dans le tableau classique de Magnan, on retrouve : l'idiotie, la débilité mentale, la folie du doute, la crainte du toucher, l'onomatomanie, l'arithmomanie, l'écholalie, la croprolalie, la folie des antivivisectionnistes, la dipsomanie, la sitiomanie, la cleptomanie, la manie des achats (oniomanie), du jeu, du feu ; les perversions et aberrations sexuelles, l'agoraphobie, la crainte de rougir (érythénophobie et éreutophobie), la crainte d'être enterré vivant (aphéphobie), l'aboulie et divers délires. On conçoit qu'il serait facile d'allonger cette liste qu'on enseigne en médecine mentale. En pratique, il suffit de retenir que les principaux stigmates de la dégénérescence mentale sont : les obsessions, impulsions, inhibitions inconscientes (phobies). Et, plus schématiquement encore, les stigmates sont des images prenant dans le cerveau une place telle que les images antagonistes n'existent pour ainsi dire plus ; *l'angoisse* est un symptôme concomitant plus ou moins marqué, mais *constant* et de la plus haute valeur. *Symptômes* : Dans un examen d'aliénés, la question des antécédents héréditaires est capitale ; ensuite s'enquérir des antécédents personnels (changement de caractère, actes délictueux, maladies diverses, etc.). Rapprocher ces rensei-

gnements des signes de dégénérescence qu'on a pu noter au
cours de l'interrogatoire, et l'examen est complété par l'é-
tude de la conscience, de la perception, de l'attention, de
l'association des idées, de l'imagination, de la mémoire, de
l'affectivité, de l'instinct sexuel, des sens (*hallucinations et
illusions très importantes*), des idées délirantes, des réactions
volontaires automatiques du langage, des troubles nerveux,
des organes et de leurs fonctions. Les formes les moins nettes se caractérisent par les stigmates, l'angoisse, un changement profond de caractère ou d'habitude et enfin par les
hallucinations Les états d'excitation sont d'un diagnostic
plus facile, grâce à la mobilité de l'attention, à la fuite des
idées, à l'euphorie, à l'irritabilité morbide, à l'agitation motrice. Les aliénés agités ne sont pas les plus dangereux et
on ne doit pas les attacher ; mais l'internement nécessite
parfois l'injection — une heure ou deux avant le transfert —
d'un 1/2 milligr. d'hyoscine. A l'asile, l'alitement et la balnéation chaude constituent le meilleur traitement. On observe surtout l'agitation dans la manie, la paralysie générale,
la démence précoce, etc.

États maniaques : La manie est la forme la plus banale
de la folie. Il existe dans les états maniaques une suractivité
cérébrale débordante avec éréthisme cortical. Sa formule est
« tout au dehors » ; les principaux symptômes sont : loqua-
cité, désordre des idées et des actes, irritabilité, illusions
surtout, *hallucinations principalement de la vue*, tendances
érotiques, impossibilité de fixer l'attention ; caractère impulsif des actes. La courbe d'évolution est rapidement ascendante, horizontale, lentement descendante. Durée de quelques heures à quelques mois, à quelques années. Guérison
habituelle. Formes simple, délirante et avec stupeur. Il est
fort rare que la famille discute l'internement.

États mélancoliques ou dépressifs : La mélancolie est caractérisée par l'inertie motrice, la dépression intellectuelle et,
dans l'ordre affectif, l'humeur triste. Les principaux symptômes sont : hypocondrie, idées tristes, douleur morale avec
angoisse, idées de culpabilité, de ruine, illusion et *hallucinations principalement* de l'ouïe, troubles de sensibilité, gâtisme passager, troubles physiques. On distingue aussi une
variété simple, une variété délirante et la mélancolie avec

stupeur. Cette dernière forme constitue le plus haut degré de la mélancolie. Le refus d'aliments (sitio phobie), les idées de suicide et l'évolution de la mélancolie nécessitent le plus souvent l'internement; alitement, alimentation surveillée, artificielle, sérum marin, laudanum, etc. Les états maniaques et mélancoliques sont plutôt des syndromes que des entités morbides correspondant à des lésions anatomiques distinctes. On peut les rencontrer au cours de diverses maladies.

La folie intermittente comprend des périodes alternantes d'excitation et de dépression. Il n'existe pas de classification rigoureusement scientifique en aliénation mentale. Au point de vue pratique, nous pouvons distinguer quelques formes cliniques d'observations assez fréquentes.

Les états délirants, en dehors des délires infectieux avec fièvre éludiés dans les hôpitaux généraux, se présentent sous la forme d'idées erronées et du syndrome mélancolique et de persécution. Les aliénés persécutés sont avec les épileptiques, les malades de beaucoup les plus dangereux. Malgré les apparences de lucidité entière, en dehors de l'idée fixe —qu'il faut rechercher — l'internement du persécuté s'impose formellement surtout s'il est arrivé à la période d'hallucination auditive et de systématisation. Au moment où le délire devient systématisé, l'aliéné précise les dates, les causes, les formes de sa persécution. Le *délire chronique*, de Magnan, comprend une première période : irritabilité, pessimisme, hypocondrie, interprétations délirantes ; une 2e période d'hallucinations auditives verbales, phonèmes, sans hallucination de la vue, le plus souvent systématisation; 3e période des idées de grandeur ou d'accusation ; 4e période démentielle. Le *délire des persécutés-persécuteurs* ou *paranoïa* de Kræpelin se caractérise par une foi absolue du malade en son délire, par la précocité et l'intensité des réactions, par les illusions avec peu d'hallucinations, par l'absence d'affaiblissement intellectuel. *La folie avec conscience* survient chez les héréditaires ou chez les individus porteurs de stigmates de dégénérescence et se manifeste par l'obsession, l'impulsion avec angoisse, etc.

La confusion mentale, ou délire aigu, est une vésanie de jeunesse, mais d'épuisement, causée par le surmenage, les émotions, des affections somatiques graves ou par la puerpéralité. La pathogénie se résume en deux mots : dénutrition cé-

rébrale ou intoxication. Les principaux signes sont: *obnu-
bilation* de la conscience, affaiblissement de l'attention, modifications des perceptions et des associations d'idées ; dans
la forme simple, tout semble changé au malade qui se trouve
dans un état *d'étonnement perpétuel* ; la forme délirante est
surtout de l'incohérence avec troubles psycho-sensoriels; formes stupides et suraiguës. Guérison complète en quelques
mois. Suicide *rare*. *Traitement* par les toniques, sérums,
exercice modéré et travail intellectuel facile, etc. *Dans les
intoxications* alcooliques, etc., le terrain de dégénérescence
explique, comme toujours, les manifestations psychiques
anormales. *La psychose polynévritique* se reconnaît à la parésie, aux douleurs, à l'abolition réflexe, chez des alcooliques atteints d'amnésie antérograde et rétrograde. L'internement des intoxiqués par la morphine, l'éther, l'opium, etc.,
n'est indiqué que s'il existe des troubles mentaux concomitants (idées de suicide p. ex.). Les états délirants ci-dessus
ne s'accompagnent pas de fièvre. Dans les délires des maladies infectieuses, le symptôme fièvre est, au contraire, un
bon élément et de diagnostic et de pronostic. Si ces états
se prolongent un certain temps après disparition de la fièvre,
l'internement peut devenir nécessaire. A Paris, l'Hôtel-Dieu,
Lariboisière admettent cette catégorie de délirants dans des
services d'expectation. Les *états pithiatiques et l'hystérie* sont
étudiés ailleurs ainsi que l'épilepsie.

La responsabilité des épileptiques est une question médico-légale des plus difficiles de la pratique médicale : le caractère impulsif, aconscient des actes graves des grands épileptiques, et l'amnésie habituelle font considérer cette responsabilité comme nulle. En clientèle, on rencontre des cas
frustes, avec état mental, entre les attaques, assez bon pour
entraîner un certain degré de responsabilité. La *paralysie
générale* est étudiée ailleurs, à son rang alphabétique. On
distingue, au point de vue mental pur, les formes expansive,
mélancolique, démentielle, médullaire. En pratique, il est
intéressant de faire un diagnostic précoce avec : changement de caractère, actes absurdes (achats inconsidérés, etc.),
perte de mémoire; avec *paresse* ou *inégalité pupillaire, légère trémulation des lèvres*, étiologie. La place nous manque pour l'étude des malades de clientèle qui vivent sur les
frontières de la folie, des névroses traumatiques, de la neu-

rasthénie grave,et des psychopathes constitutionnels, au jugement défectueux, sans esprit de suite, sans caractère, formant la classe *des ratés* et des désiquilibrés. Leur débilité
mentale, associée à un certain nombre de stigmates, permet de classer ces demi-malades parmi les demi-res-
ponsables.

Psychiatrie infantile. *Idiotie*. L'idiot ne doit être confondu ni avec l'imbécile, ni avec l'arriéré, ni avec le débile.
Ceux-ci ne présentent que des lésions psychologiques et celui-là est atteint anatomiquement. **Et**. alcoolisme. L'épilepsie
et le croisement d'aliénés sont des facteurs étiologiques impor-
tants.Avant deux ans le diagnostic est délicat : retard de la parole, de la marche, faiblesse des sens, anomalies telles que
strabisme,bec-de-lièvre, syndactilie, athétose,nanisme, hypos-
padias, etc. Le *Traitement* spécifique, au cas de syphilis, ne
donne pas grands résultats. Opothérapie thyroïdienne efficace dans le myxœdème. Les méthodes de Séguin, Bourne-
ville, Boyer permettent un maximum de développement des
facultés et des sens. La pédagogie la plus habile est moins
efficace que chez l'arriéré ou le débile qui, eux, peuvent bé-
néficier de l'éducation scolaire des anormaux. Parmi les
manifestations cérébrales ou vésaniques chez l'enfant, on doit
mentionner ; l'aphonie transitoire à la suite de la fièvre typhoïde qui guérit en trois semaines, sans hémiplégie, les délires systématisés (rares), la manie, la mélancolie (suicide
possible), la stupeur avec mutisme, les fugues. Le pronostic
des états délirants de l'enfance est favorable ; de même les
accès aigus, les accidents mentaux des états infectieux sont
temporaires et guérissent bien. Cependant si l'hérédité est
lourde, ces affections peuvent passer à la chronicité. *Démence précoce* ou *hébéphrénie* des jeunes gens : indifférence,
absence d'affectivité, mutisme typique. *Folie puerpérale* :
Dans les 2/3 des cas, survient à la suite de l'accouchement.
Manie surtout, durée 3 à 8 mois. Mélancolie parfois grave ;
s'observe plutôt à la fin de la grossesse et l'accouchement
peut l'aggraver. *Démence*. Affaiblissement intellectuel dû à
des lésions cérébrales par athérome ou sénilité chez les
vieillards,ou comme forme terminale de la folie : amnésie de
fixation antérograde, amnésie de conscience rétrograde, gâtisme, déchéance générale. Bien se garder de désigner la

folie par le mot démence qui est la période terminale de la
folie.

INTERNEMENT DES ALIÉNÉS

La loi du 30 juin 1838 distingue le placement d'office par
l'autorité administrative et le placement volontaire. Les pièces exigées, dans ce dernier cas, sont une demande de placement signée par un ami ou parent, les pièces d'identité pour
le signataire et pour le malade ; et, dans les établissements
publics, un certificat de résidence (un an au moins pour Paris) et des quittances de loyer. Le certificat, établi sur timbre,
doit être légalisé et il n'est valable que pour quinze jours
après la date qu'il porte. C'est *la pièce essentielle de l'internement d'un aliéné* ; il doit contenir des signes aussi nombreux que possible : hallucinations, impulsions, idées de
persécution, habitude d'intoxication, attaques, antécédents ;
il faut insister sur la *nécessité* de faire traiter le malade dans un établissement spécial (refus d'aliments, idées
de suicide, dangereux pour autrui). A Paris, tous les
aliénés passent par Sainte-Anne. Pour ceux qui n'ont pas
leur domicile de secours dans la Seine, il est préférable de
les adresser à l'hôpital qui dirige sur Sainte-Anne. Les
aliénés peuvent être pourvus d'un conseil judiciaire, ce conseil judiciaire laisse le droit de mariage et de testament,
mais celui qui en est pourvu ne peut ni plaider, ni transiger,
ni recevoir capital mobilier, ni donner décharge, ni aliéner ou
grever ses biens d'hypothèques sans l'assistance du conseil.
Les biens des aliénés internés, dont l'état est passager, sont
gérés par des administrateurs provisoires.

MALADIE DU SOMMEIL

La trypanosomiase est surtout répandue sur la côte
occidentale d'Afrique . La trypanosoma gambiense est
un infusoire flagellé, mobile et ondulant, quatre fois
plus long qu'un globule rouge, se multipliant par division longitudinale. L'inoculation au singe aboutit à la
maladie du sommeil et à la mort. La transmission se fait
par la glossina palpalis ou mouche dont les ailes sont
repliées sur le dos comme les lames d'une paire de ci-
seaux, et qui fait, en volant, le bruit spécial qui lui a va-
lu le nom de mouche tsé-tsé. La piqûre est diurne. **Anp.**
lésion de méningo-encéphalo-myélite diffuse.

Sympt. 1re période, après une incubation de 1 à 15
jours : sanguine et fébrile, accès d'un à deux jours, intermittents ; la défervescence se fait la nuit, sans réaction ; la quinine est sans effet ; tachycardie, œdèmes,
érythème ; durée de quelques mois à plusieurs années.
2e période : nerveuse ou des phénomènes léthargiques :
tendance au sommeil, apathie et indifférence en dehors
du sommeil, œdème des paupières, ptosis, vertiges, hyperesthésie cutanée, tremblement constant de la langue
et des membres supérieurs , engorgement ganglionnaire,
coma hypothermique avec ou sans convulsions, durée
moyenne 2 à 3 mois ; c'est une méningo-encéphalite ;
trypanosomes dans le sang, le liquide céphalo-rachidien et les ganglions pris ; éosinophilie. La forme cérébrale est plus commune dans cette période et moins
grave si les signes cérébraux sont plus précoces : alternatives d'agitation et de sommeil ; la forme spinale rappelle la myélite; on observe aussi des formes frustes et bénignes. Il est important, au point de vue pronostique. d'agir
de bonne heure, les signes nerveux tardifs étant peu curables. ***Diagn.*** par la bactériologie, la tachycardie, l'adénopathie, l'érythème, la fièvre rebelle à la quinine. La
confusion avec le paludisme, la syphilis nerveuse, la paralysie générale et le tabès semble difficile. Le trypano-
some se recherche dans le sang à la 1re période ; 15 cc. eau
citratée, centrifuger 15 minutes, prendre la couche supérieure; à la 2me période recherche dans le liquide céphalo-
rachidien. ***Trait.*** atoxyl et salvarsan. L'analogie qui existe
entre les trypanosomes et le tréponème justifie ce *Trait.*
qu'il faut employer à doses élevées et suffisamment répétées : 0. 50 à 1 gr. d'atoxyl. Dans quelques cas, émétique.
Prophylaxie surtout pour la journée, la piqûre de la mouche tsé-tsé étant diurne.

MALADIE DE THOMSEN

Syn. Myotonie congénitale. ***Déf.*** Spasme musculaire
au début des mouvements volontaires et de la contraction lente des muscles. ***Et.*** Héréditaire ; familiale ; a un

début plus souvent tardif (adolescence) que congénital. **Anp**. Fibres musculaires hypertrophiées. Les muscles, raidis au début des mouvements volontaires, conservent cette raideur un certain temps ; les doigts semblent ne plus pouvoir lâcher un objet qu'ils viennent de serrer ; la marche est, au départ, hésitante et difficile; la maladie est augmentée par le froid, une peur, etc. La réaction myotonique d'Erb est la secousse électrique prolongée qui suit l'excitation; début vers 8 ans, marche progressive, bon état général. **Diagn**. avec les myélites : contractures ; avec le tabès dorsal : spasmes continus ; avec la paralysie pseudo-hypertrophique : pas de spasme, réaction électrique diminuée. **Trait**. Exercices, massage; hydrothérapie etc.

MALTE (fièvre de)

Déf.Maladie protéiforme observée surtout dans les pays de chèvres et de brebis et causée par le micrococus melitenses de Bruce. Le lait et les urines des animaux sont surtout dangereux. La pénétration dans l'organisme se fait par la voie digestive presque toujours, (lait, eau de puits, légumes crus souillés).L'infection par voie respiratoire ou génitale, ou par inoculation sous-cutanée est exceptionnelle. Essentiellement polymorphe ; dans la fièvre ondulante, type habituel avec ascension régulièrement graduelle, on peut observer un envahissement lent avec fièvre, sueurs, asthénie, algies, grosse rate; température en plateau pendant 15 à 20 jours, chute en lysis et ascension nouvelle alternant ainsi plusieurs fois. Les petits signes de la fièvre de Malte sont: l'arthralgie (15 $^0/^0$ des cas), la fétidité des sueurs, des débacles de diarrhée, de la desquamation des extrémités. Formes fébrile, pulmonaire, rhumatismale, forme avec hémorragie et orchite 1/10e des cas. Pour faire le diagnostic il faut y penser dans certains états fébriles vagues, dans les affections pulmonaires ou d'apparence rhumatismale, et, bien entendu, s'il est bu du lait de chèvre. Le séro-diagnostic

permet d'éliminer la fièvre typhoïde et paludéenne avec
un taux de séro-agglutination supérieur à 1 $_0/°$. Au dessous il faut avoir recours à la lactoculture ou à l'hémoculture. Durée 1 à 2 ans ; mortalité 10 °/₀. Maladie évi-
table par la prophylaxie bien facile.

MÉDIASTIN (tumeurs du)

Le médiastin est limité par le sternum en avant, laté-
ralement par les poumons, et par la colonne vertébrale
en arrière. **Anp. Etiol.** Adénopathie trachéo-bronchique ; adénopathie cancéreuse, tuberculeuse, syphilitique, hypertrophie du tymus, tumeurs bénignes, anévrysme de l'aorte, etc. Les tumeurs malignes occupent
plutôt le plan antérieur et les adénopathies le plan profond. **Sympt.** Syndrome médiastinal de Dieulafoy, commun à toutes les tumeurs ; déformation thoracique (voussure et rétraction), compression des vaisseaux et circulation collatérale avec œdème parfois ; compression de
la trachée et des bronches avec diminution du murmure
vésiculaire et sonorité conservée ; dans quelques cas,
cornage ; altération des nerfs, pneumo-gastrique, phrénique, récurrent et sympathique avec signes d'irritation
nerveuse ou de paralysie. *Signes fonctionnels* : douleur
rétrosternale, angoissante (angine de poitrine), dyspnée,
(négalité pupillaire ; compression de la veine cave supérieure : cyanose, *œdème en pèlerine*, circulation collatérale entre les deux veines caves par l'épigastrique, la
mammaire interne etc. ; compression des veines pulmonaires : hémoptysies, hydrothorax ; compression du
pneumogastrique : toux, dyspnée, tachycardie, ou bradycardie; compression du récurrent ; spasmes de la glotte
ou paralysie d'une corde vocale ; comp. du plexus cardiaque et du phrénique : angine de poitrine, hoquet ;
comp. du sympathique : inégalité pupillaire. *Signes physiques*: bronchophonie, matité localisée. *V. Adénopathies. S.
de Smith* : souffle stéthoscopique au niveau du manubrium
maximum, la tête étant renversée en arrière). La radios-

copie donne une ombre plus grande de médiastin, mais ne saurait remplacer l'examen clinique, surtout pour les petites adénopathies.

Diagn. parfois par un seul signe : pupille contractée, douleur rétro-sternale ; ce diagnostic est souvent très difficile. Dans le goître plongeant : hypertrophie thyroïdienne. Les tumeurs du plan postérieur profond ne se traduisent pas par des troubles d'origine vasculaire mais par des signes respiratoires, vocaux ou pupillaires, par compression des bronches, des récurrents etc. La matité et la toux coquelucho\u00efde sont souvent les seuls signes bien nets. **Pron**. grave. **Traitement** *des adénopathies* spécifiques. (*Voir ce mot*). Chirurgie du médiastin postérieur.

MÉNIÈRE (mal. de)

Déf. Syndrome observé dans les maladies de l'oreille: otite, sclérose, hypertension labyrinthique, corps étrangers. *Tt*. de la cause. Dans le vertige de Ménière à début apoplectiforme, diète lactée une semaine, sulfate de quinine quatre doses par jour de 0,25 cent. de quinine, causant une exaspération des symptômes pendant deux jours, puis atténuation (Gilles de la Tourette), ou faibles doses continuées pendant plusieurs mois, salicylate de soude. *Tt*. de l'artério-sclérose, etc.

MÉNINGITES AIGUES

On oppose cette classe aux méningites chroniques de la syphilis, de la paralysie générale, de la tuberculose et à l'hémorragie méningée (*V. plus loin méningites tuberculeuse et cérébro-spinale*). **Anp**. Le plus souvent localisation basilaire : congestion de la pie-mère, épanchement sous-arachnoïdien : possibilité de localisation à la convexité et de participation des méninges spinales. **Etiol**. **Pathog**. Infection microbienne ; causes occasionnelles : traumatismes, lésions de voisinage (oto-rhino-pharynx), maladies générales, compression par le liquide céphalo-rachidien, compressions nerveuses, etc.

Bactériologie ; surtout le pneumocoque, puis streptocoque, staphylocoque et bacilles divers.

Sympt. *Céphalée intense, vomissements sans effort,
constipation opiniâtre,* délire ; hypéresthésie cutanée ;
contractures : strabisme, trismus, grimaces, rire sardonique ; ventre en bateau : signe de Kernig (*voir Ménin.
cérébro-spinale*) ; convulsions ou soubresauts tendineux ;
myosis ou inégalité pupillaire, photophobie : raie méningitique, respiration et pouls accélérés, fièvre à 40⁰. Rémissions trompeuses ; puis période paralytique, avec hémiplégie, monoplégie ; dilatation pupillaire à cette seconde
période ; pouls parfois à 50 ; refroidissement des extrémités ; torpeur, coma. La mort est fort fréquente et
survient par délire, asphyxie, convulsions ; guérison possible. Formes primitives, secondaires ; méningite suite d'otite, pneumococcique, par coli-bacille ; chez
les nouveau-nés, strabisme intermittent ; chez les enfants, en général, photophobie ; délire chez l'adulte ; s.
atténués chez le vieillard au point de vue localisation ;
la méningite de la base est la plus grave et la plus fréquente. *Diagn.* chez le nouveau-né, avec : sclérose cérébrale, hémorragie méningée, rachitisme, dentition,
vers ; chez les enfants plus grands, diagnostic avec : céphalée, fièvres éruptives, pneumonie, hystérie ; chez
l'adulte : rhumatisme, grippe, typhoïde surtout. (Typhoïde avec signes cérébraux ; méningite à allure typhoïde) : séro-diagnostic, etc. Chez le vieillard, la pneumonie et la méningite sont d'un diagnostic souvent difficile. Ponction lombaire entre la 4ᵉ et 5ᵉ vertèbre lombaire, ligne biiliaque de Tuffier (enfoncer l'aiguille de 4
à 6 cent., adultes ; 1 à 3, enfants). Normal, le liquide
céphalo-rachidien ne contient pas de fibrine, traces d'albumine, peu d'éléments cellulaires. Ce liquide est très
abondant dans les méningites aiguës (plus de 100 gr.)
avec une poly-nucléose très nette; moins abondant, dans
les méningites tub. (30 gr.) ; clair dans la méningite
tub., il est troublé dans la cérébro-spinale et certaines

méningites aiguës ; plus de 1 gr. d'albumine dans la méningite tuberculeuse, davantage dans les méningites aiguës, 10 °/₀; dans la méningite tuberculeuse les méninges
sont perméables à l'iodure : injection hypodermique de
0.30 ; ensemencement sur sang gelosé (Besançon). La
cytologie donne des leucocytes dans la M. aiguë, des
lymphocytes dans la M. tub. *Trait*. Surtout prophylactique. Contre la maladie déclarée : révulsion du rachis ;
glace sur la tête, bains chauds à 39°, ponction lombaire,
injections colloïdales. Urotropine française en instillations
rectales (V. fièvre typhoïde) ; parfois traitement syphilitique, etc.

MÉNINGITE CÉRÉBRO-SPINALE ÉPIDÉMIQUE

Maladie épidémique et contagieuse compliquant une
rhino-pharyngite spéciale, qui est causée par le ménin-
gocoque ou diplocoque intracellulaire de Weichsel-
baum — frappe surtout les enfants au-dessus de 15 ans,
les soldats ; contagion par les sécrétions nasales ou les
objets souillés par elles. L'influence des porteurs de
germes est considérable. *Anp*. Exsudat fibrinopurulent
entre l'arachnoïde et la pie-mère, dans la moelle, face
postérieure des régions cervicale et lombaire. *Etiol*.
Épidémique, contagieuse. *Bact*. : les méningocoques sont
des diplocoques en grains de café, ne prenant pas le
Gram, trouvés le plus souvent dans les polynucléaires
Sympt. Après un léger coryza et des arthralgies, début brusque par céphalalgie occipito-frontale très vive,
fièvre 39 à 40° ; frappe surtout les jeunes gens (fumeurs
moins atteints) ; rachialgie lombaire, vomissements, *raideur de la nuque et du tronc, surtout de la nuque (signe
précoce)*, contractures, opisthotonos.

Le *s. de Kernig* est presque constant, et persiste assez
longtemps; on le recherche dans la position assise ou couchée ou même debout pour certaines formes ambulatoi-
res. Il consiste dans l'impossibilité de maintenir le malade
assis avec ses membres inférieurs *complètement* étendus,

et c'est, en somme, une contracture de flexion, signant
une participation des méninges spinales. Dans la position debout les jambes fléchissent quand le corps incliné
en avant arrive à l'horizontale. Si enfin, le malade étant
couché, on soulève le membre en extension, le genou
garde une tendance irrésistible à la flexion. *S. de Guil-
lain* : réflexe contra-latéral ou flexion de la cuisse opposée sur le bassin quand on fléchit la jambe sur la
cuisse et la cuisse sur le bassin. Signe de *Brudzinski* :
signe de la nuque, flexion des membres inférieurs en
tentant la flexion de la nuque, le malade étant couché
sur le dos. *Strabisme*: on observe encore dans la méningite cérébro-spinale du strabisme, de la photophobie, de
l'hyperesthésie, de l'incohérence ; raie méningitique.
L'Herpès, s'il existe, est un signe très important. Agitation, délire, pouls irrégulier ; fièvre variable. L'intelligence est conservée, ce qui n'existe pas dans la méningite
tuberculeuse, enfin stupeur, délire, coma. Durée 10 à 20
jours, mortalité 30 à 80 °/₀ diminuée par la sérothérapie ;
syndrome urinaire caractérisé par l'exagération des éli-
minations. Formes abortive, prolongée, foudroyante
(quelques heures), suraiguë (3 ou 4 jours), chronique,
fruste. Rechutes. Des complications sont possibles du
côté du poumon, du foie, des nerfs. Séquelles les plus
fréquentes : surdité, cécité, paralysies, tremblements,
idiotie, hydrocéphalie, névralgies, persistance du Kernig, troubles mentaux 25 °/c.

Diag. avec le tétanos (vomissements, céphalalgie,
ponction lombaire), avec les maladies aiguës, par l'absence de causes (traumatisme, érysipèle, etc., et ponction lombaire), avec la Méningite tuberculeuse par son
début brusque, par la raideur de la nuque, l'herpès labial et ponction lombaire. Le liquide de la ponction lombaire vient aisément dans l'aiguille, il est *trouble*, sauf
le 1ᵉʳ jour ; le culot est plus foncé, beaucoup de polynucléaires au début, lymphocytes à la fin de la maladie. Peroxydo-diagnostic positif, coloration brique ou orange,

en versant ce liquide céphalo-rachidien dans de l'eau
gaïacolée additionnée de III à IV gouttes d'eau oxygénée par c. c. du mélange, puis lymphocytose progressive. Il faut, par la recherche du bacille de Koch, par
culture sur sang gelosé ou par cyto-diagnostic de
Widal, ou par l'examen de la perméabilité à l'iodure,
s'assurer que la méningite cérébro-spinale n'est pas, en
même temps, tuberculeuse.

Trait. On a proposé les inhalations suivantes de
Vincent : iode et gaïacol 20, acide thymique 0,15, alcool
200, pour la prophylaxie ou la guérison des *porteurs de
germes*, pyocyanase. Contre la maladie déclarée : lait
glacé, vessie de glace, ventouses scarifiées, sangsues,
colloïdaux, gaïacol, collargol, iode colloïdal surtout.
Bains très chauds, bromures, antipyrine, morphine. Les
sérums de Flexner ou de Dopter s'obtiennent par im-
munisation des chevaux d'abord avec des bacilles morts,
puis avec des cultures de plus en plus virulentes. Injections rachidiennes de 20 à 40 cc. en diminuant les doses s'il y a lieu. La mortalité des nourrissons de 86 %
est tombée à 45 %. Les séquelles n'atteignent que 6 %
au lieu de 70 %. Le sérum en injections sous-cutanées
est complètement inefficace. Les accidents anaphylactiques commandent les précautions habituelles. Doses
pour l'enfant, même au-dessus d'un an, 15 à 20 ; il faut
injecter en quantité suffisante et à doses suffisamment
répétées (Dopter).

MÉNINGITE TUBERCULEUSE

Déf. Causée par le bacille de Koch. *Anp*. Granulations grises sur le trajet des artères superficielles ; exsudat séro-fibrineux en nappe, ramollissement, hydro-
céphalée ; bacilles dans les granulations. *Etiol*. Surtout
de 2 à 7 ans, terrain adénopathique, foyer tuberculeux
latent, traumatisme, etc.

Sympt. Prodromes : changement de caractère, amaigrissement, anorexie pendant une à plusieurs semaines,
puis *trépied méningitique : céphalée intense, vomissements*

sans efforts, constipation opiniâtre avec ventre en bateau ;
fièvre vespérale 39°, pouls plus de 100, changeant avec
la position ; décubitus en chien de fusil, raie méningitique, convulsions, grincement de dents et cri hydrencéphalique, rire sardonique, photophobie, myosis, trismus,
contractures, raideurs musculaires ; le *S. de Kernig*
n'existe qu'au cas de participation spinale : il n'a donc
ici aucune valeur diagnostique. A l'ophtalmoscope : *tubercules jaunâtres de la choroïde.* On peut observer une
période d'agitation et une période d'oscillations ou
d'accalmie, la fièvre dissociée avec pouls lent ; puis on
arrive à la période de dépression, de paralysies, d'abord
passagères puis permanentes, avec ascension thermique
et accélération du pouls, cri hydrencéphalique, mort
dans le coma et les convulsions. Chez les petits enfants,
signe de la fontanelle qui fait saillie et S. de Sicard :
gonflement des veines du front et de la tempe. Les ganglions sont souvent tuméfiés (Lesage) ou disparaissent
brusquement au contraire (Hyvert). Durée : quelques
jours chez les nourrissons, trois semaines dans la deuxième enfance et à l'âge adulte, pronostic fatal. **Diag**.
Lymphocytes au lieu des polynucléaires des M. aiguës,
bacille de Koch. Le taux des chlorures (normal à 7 gr.),
des cendres (8) est abaissé à 5 et 6 (chlorures) et à 7
(cendres). L'albumine ne dépasse pas 1 à 2 gr. (moy.
0,18), extrait sec normal (10 gr.), perméabilité, sucre
(Mestrezat). Cette étude de l'exode non figuré permettrait
le diagnostic de M. tub. aussi sûrement que la présence
des bacilles de Koch. Chromo-diagnostic. Inoscopie.
Inoculation au cobaye. Le séro-diagnostic seul permet
le diagnostic avec la typhoïde dans des cas où, cliniquement, ce diagnostic est impossible. **Pron**. fatal, durée
15 jours ou plus, souvent 3 semaines. **Trait**. Au début,
essayer le Traitement spécifique, les vermifuges, les colloïdaux, l'urotropine Shering en instillations rectales, la
glace ; la révulsion est au moins inutile. Bains chauds.
Injections de liquides antiseptiques dans les espaces
sous-arachnoïdiens (**Marfan et Sicard**).

MIGRAINES

Hémicranie, névralgies des branches méningées du nerf trijumeau. Forme ophtalmique avec scotome brillant, le malade voit de vraies raies de feu ; hémiopie (*v. céphalée*).

MITRALES (lésions)

(*V. mal. du cœur*)

Insuffisance mitrale. — Caractérisée par le ref... x du sang du ventricule dans l'oreillette gauche, la valvule ne produisant plus une obturation suffisante de l'orifice. *Anp.* Faire pénétrer, par pression, de l'eau dans le ventricule. Quand on comprime celui-ci, si les deux bords libres des deux valves épaissis s'adossent mal et sont insuffisants, l'eau reflue dans l'oreillette ; ces deux valves sclérosées ont, parfois, des végétations d'endocardite ; l'oreillette est dilatée, les ventricules sont hypertrophiés et les cordages raccourcis. Dans l'insuffisance fonctionnelle (discutée) : pas de lésions. *Etiol. pathog.* Endocardite rhumatismale (loi de Bouillaud) et aussi, moins souvent d'ailleurs : endocardite infectieuse, scarlatine, artério-sclérose, rupture valvulaire par effort ou traumatisme. *Sympt.* Début insidieux ; période de tolérance et d'hypertrophie compensatrice relativement courte, mais que de bonnes conditions d'hygiène prolongent singulièrement. *Signes fonctionnels* : dyspnée d'effort, puis accès plus ou moins marqués d'asthme cardiaque, dus à l'œdème, à la gêne de la circulation pulmonaire, à la congestion rénale, pleurale, etc. Apoplexie pulmonaire avec crachats striés de sang rouge, au début, et noirâtre ensuite ; parfois infarctus pulmonaires à l'autopsie : foyers comme noirs truffés. Œdème superficiel, profond, généralisé (anasarque). Facies mitral : pommettes, lèvres violacées, teint subictérique. Congestions diverses : foie muscade, foie, rein, cerveau cardiaques avec signes en rapport. *Signes physiques* : inspection et palpation :

pointe abaissée, déviée en dehors, voussure, ondulation ventriculaire, frémissement cataire systolique faible, choc bref, matité en carré par élargissement transversal. Le souffle caractéristique de l'insuffisance est *systolique à siège maximum à la pointe, en jet de vapeur,* en bruit de soufflet, parfois en bruit de râpe, de lime. Ce souffle se propage dans l'aisselle et jusque dans le dos ; ce signe le distingue de l'insuffisance tricuspide. Dû au reflux du sang du ventricule dans l'oreillette ; on le recherche à la pointe, (5ᵉ espace gauche) au-dessous et en dehors du mamelon. Intermittences vraies (pouls et cœur) ou fausses (pas de pulsation radiale par faux pas du cœur). Examen au sphymographe : pouls petit, inégal ; au cardiographe : sommet arrondi de systole au lieu du plateau avec oscillation. Facies mitral avec teint plus coloré que dans les lésions de l'aorte. Asystolie assez vite avec longue période agonique. Complications : insuffisance tricuspidienne. ***Diag.*** Les souffles anorganiques de l'anémie ou temporaires des fébricitants ne se propagent pas dans l'aisselle ; la propagation dans le dos du souffle d'insuffisance mitrale n'existe pas dans la lésion tricuspidienne ; les frottements du péricarde et de la plèvre, sans rapport avec le rythme cardiaque, ne peuvent être confondus avec les bruits de la lésion mitrale. Insuffisance fonctionnelle : souffle plus doux, non propagé, avec lésion légère du rein. ***Pron.*** Est subordonné à l'état du myocarde, à la fatigue, au rétrécissement concomitant. ***Trait.*** Au début, bromure, iodure, régime et bonne hygiène ; si le cœur fléchit, doses cardio-toniques de digitale (intrait Dausse, etc.), spartéine, strophantus Catillon (chez le vieillard surtout), opothérapie biliaire, puis traitement de l'asystolie (*V. ce mot*), etc. Dans la grossesse, accouchement prématuré, dilatation dans l'accouchement, forceps, injection de caféine et d'huile camphrée. On ne peut interdire systématiquement le mariage dans l'insuffisance mitrale.

Rétrécissement. — Orifice auriculo-ventriculaire

rétréci. **Anp.** Adhérences et soudure des valvules qui ne laissent plus passer le petit doigt, cordages amincis, oreillette hypertrophiée avec caillots, ventricule atrophié, poumon, rein, foie cardiaques, etc. Dans le rétrécissement pur de Duroziez, l'anneau serait intact (entonnoir fibreux ?) **Etiol.** fréquent chez la femme, en dehors du rhumatisme : 95 femmes pour 100 cas de rétrécissement mitral pur, infections, tuberculose ; syphilis héréditaire, maladie d'évolution, ou malformation congénitale. Le rétrécissement peut accompagner l'insuffisance suite d'endocardite et constituer la maladie mitrale. **Sympt.** *Signes fonctionnels* comme dans l'insuffisance mais avec tendance aux hémorragies, chloro-brightisme ; accès angineux dans le rétrécissement mitral des artério-scléroses. *Signes physiques* : choc faible de la pointe, dilatation transversale de la matité par hypertrophie de l'oreillette gauche ; *à la pointe* frémissement cataire avec renforcement *présystolique* (base : lésions aortiques et pulmonaires). Rythme mitral : roulement diastolique, bourdonnement par le passage lent du sang à travers l'orifice mitral ; *souffle présystolique* bref, avec éclat du premier bruit causé par le sang chassé par la contraction auriculaire ; à la base du cœur, dans le 2e espace intercostal, au milieu du sternum, dédoublement du 2e bruit ; on entend une longue et deux brèves, bruit de rappel par défaut de synchronisme des sigmoïdes, aortiques et pulmonaires; enfin retentissement du 2e bruit pulmonaire. D'après Duroziez le rythme mitral est ainsi figuré : souffle présystolique, dédoublement et roulement diastolique : *ffoût, tata, rroù.* Un souffle prolongé de la pointe ou signe de Bouillaud caractérise la maladie mitrale, le rétrécissement mitral, l'endocardite ; le bruit de rappel est rare dans l'artério-sclérose. Le pouls est en général petit, brusque, régulier ; arythmique dans le rétrécissement endocardique, parfois tachycardique dans la maladie de Duroziez et souvent tachycardique dans le rétrécissement des artério scléreux. **Diagn.** Il suffit d'un des 3

signes du rythme mitral pour caractériser le rétrécissement : pour l'examen, faire marcher le malade ou lui
donner la position d'Azoulay (cuisses fléchies, bras élevés). Dans la lésion tricuspidienne, absence de dédoublement du 2e bruit : foyer maximum à gauche de l'appendice xyphoïde ; diagnostic différentiel avec chlorose,
tuberculose, insuffisance aortique et avec le bruit de galop des néphrites. **Pron**. Relativement bénin, sauf dans
l'artério-sclérose. **Trait**. Hygiène, toniques, iodures, peu
de digitale, sauf dans l'asystolie. Dans le rétrécissement
spasmodique des hystériques, chlorotiques et névropathes, traiter les causes. La maladie mitrale, *rétrécissement et insuffisance*, est causée par le rhumatisme ou
la scarlatine. Facies mitral (*Voir insuffisance*), souffle
systolique et présystolique à la pointe ; 2ᵉ ton aortique
atténué ; accentuation du 2ᵉ ton pulmonaire. Rroû
ffoût, f (souffle systolique) ta-ta ; foyer à la pointe ;
dédoublement à la base. Pouls petit. Traitement de l'insuffisance.

MOELLE (m. de la)

. (*V. mal. du système nerveux*). *D*. rapide des maladies de
la moelle les plus fréquentes : *myélites aiguës* : troubles moteurs : paraplégie ; troubles sensitifs : douleurs avec sensibilité modifiée, exagération des réflexes; troubles vaso-moteurs
et trophiques : œdème, sudation exagérée. Sphincters intacts.
Myélites chroniques : mêmes signes mais avec rétention et
incontinence de l'urine et des matières. *Syringomyélie*: troubles moteurs : atrophie musculaire, contractures, ataxie, déviations rachidiennes; troubles sensitifs : anesthésie en manchette ou en gigot des membres supérieurs puis inférieurs,
mais dissociation de la sensibilité (sensibilité au tact conservée) ; troubles trophiques : œdèmes, eschares, etc. *Sclérose
en plaques* ; parésie des membres, démarche spasmodique,
cérébelleuse, trépidation épileptoïde, tremblement à l'occasion des mouvements voulus, exagération des réflexes, sensibilité intacte, pas de troubles urinaires ; parole scandée,
tremblement de la langue, nystgamus. *Paralysie ascendante*
ou aiguë de Landry, évolution en 2 semaines, douleurs, paraplégie, puis parésie des bras, du tronc, etc. ; phénomènes

NOTE. — Dans le retrécissement mitral, strophantus Catillon.

bulbaires. *Poliomyélite infantile* : début brusque, fébrile, avec paralysie étendue et bientôt localisée. *Polynévrites* aiguës : dans les maladies infectieuses et les intoxications généralisées ou limitées à des membres, à des groupes de nerfs, etc. : troubles de motricité, de sensibilité et trophiques. *Tabès* : *S.* de Wetphal, d'Argyll Robertson, de Romberg, paralysie oculaire, douleurs fulgurantes, abolition des réflexes, etc. *Tabès spasmodique* avec marche raide à petits pas sur la pointe des pieds qui semblent collés au sol. Mal. de Little : rigidité des membres inférieurs, genoux un peu fléchis, pieds en varus équin, pointe du pied en dedans. (*V. myélites, tabés et table des matières*).

MORPHINISME

Déf. Nous ne résumons ici que l'intoxication chronique par la morphine et accompagnée de l'état de besoin. Les doses, très variables — ration d'entretien ou de luxe — sont de 0,30 à 0,50, pouvant atteindre un ou plusieurs grammes. Le morphinomane, au bout de 5 à 8 mois, a un facies terreux, du pyrosis, le ventre ballonné, de l'albumine, il présente des troubles nerveux et nutritifs. La suppression brusque de l'injection de l'alcaloïde provoque de la diarrhée, des vomissements, du collapsus, etc. La suppression lente, sans danger, est, en pratique, inefficace. La suppression brusque n'est pas recommandable, pas plus que la substitution d'un autre toxique à la morphine. Le traitement de choix consiste dans la démorphinisation en 8 jours au moins, 2 ou 3 semaines au plus, avec injections de spartéine selon notre procédé décrit dans la 4ᵉ édition du *vade-mecum*. Respecter les vomissements et la diarrhée. Bains, sulfonal, bromidia, jus de viande, kola, champagne, glace et surtout repos au lit, surveillance du malade pour déjouer ses ruses.

Morvan (Maladie de). — C'est le panaris analgésique, rappelant la forme trophique de la syringomyélie. Pour beaucoup d'auteurs la maladie de Morvan ne serait même qu'une variété de syringomyélie ou de lèpre.

MORT (diagnostic de la)

Phlyctènes gazeuses (sèches), avec la flamme d'une bougie (Ott). Procédé d'Icard avec le papier au sous-acétate de plomb, instillations d'éther dans l'œil (Hallium); injection de fluorescéine (Icard); acidification de la pulpe du foie et de la rate (Brismoret et Ambard) ; oscillomètre de Pachon.

Morve. — Maladie que les solipèdes peuvent transmettre à l'homme. *Etiol.* Par plaie légère, par jetage nasal. *Bactér.* : bâtonnet arrondi à ses extrémités ; sa toxine est la malléine, utilisée dans le diagnostic en médecine vétérinaire. Cultures sur pommes de terre : ambrées puis marron. Réaction de Strauss : orchite morveuse du cobaye. *Anp.* Pustules dermiques, ulcérations et croûtes du nez, abcès du poumon. *Signe* : début par frissons, fièvre, arthropathies ou par inflammation lymphatique, ganglionnaire, etc., rougeur érysipélateuse de la face avec phlyctènes ; vers le 10ᵉ jour, pustules, jetage nasal fétide, dysphagie, ulcérations pharyngées, toux, fièvre ; jamais d'adénopathie chez l'homme. Mort dans l'adynamie. Diagnostic de la morve aiguë (rhumatisme, fièvre typhoïde, phlébite) ; de la morve chronique (syphilis, scrofule). Le diagnostic repose sur l'examen bactériologique, le jetage, la notion professionnelle et l'inoculation au cobaye. Injections de naphtol camphré ou d'iode. Prophylaxie vétérinaire après épreuve de la malléine.

Muguet. — *Etiol.* Surtout dans le 1ᵉʳ âge (athrepsie, entérite) ; dans les états cachectiques des vieillards, il est d'un très mauvais pronostic. Importance du terrain et de l'absence de salive dans un état donné. Le saccharomyces ou oïdium albicans en cultures liquides (bouillon) donne un mycelium et des corps ovalaires, se développe en milieu acide par sporulation (chlamydospose). Tantôt épithélial, tantôt intra-dermique. *Signes* : Langue vernissée, petits points blancs crémeux, formant des taches laiteuses (lait caillé). Quand le muguet atteint le pharynx, il respecte le pharynx nasal ; l'œsophage, il respecte le cardia ; l'intestin, il est surtout cœcal. **Diagnostic** par l'aspect des plaques, par l'étiologie, le microscope, la coagulation et la cofixation de Widal. **Trait.** Alcalins et, s'il y a lieu, eau oxygénée, sublimé, etc. Le muguet est contagieux sur un terrain favorable.

Mutisme. — Cette incapacité de parler, même à voix basse, s'observe dans la surdi-mutité et dans la surdité survenue avant l'adolescence. L'alalie idiopathique des entendants-muets suppose des troubles méningés ou cérébraux. Il faut citer aussi le mutisme des aliénés mélancoliques, des hystériques et des aphasiques moteurs.

Mycosis fongoïde. — C'est la lymphadémie cutanée. On distingue 3 types : type Albert Bazin passant par les phases eczématiforme, lichénoïde, néoplasique, ulcéreuse ; type de Kaposie ou lymphodermie pernicieuse avec nodules de la peau et type Vidal-Brocq avec développement des tumeurs d'emblée.

MYÉLITES

Déf. M. diffuses, lésions de la moelle intéressant, sans localisation précise, les substances grise ou blanche. Les poliomyélites (πολιός, gris) se localisent à la substance grise et les leucomyélites à la substance blanche. *Myélites diffuses*, transverse, disséminée, etc. **M. aiguës. Anp.** Congestion, ramollissement rouge, jaune, blanc (3ᵉ période). **Etiol.** Toxi-infection, le froid, la lésion hémorragique par propagation interviennent rarement. On a réalisé expérimentalement les myélites infectieuses (Pott, cancer) avec les microbes et leurs poisons divers ; des types différents de myélites peuvent s'observer, avec une même espèce microbienne, expérimentés sur des terrains différents. Propagation par voie sanguine ; et moins souvent, par voie lymphatique, staphylocoques, streptocoques et toxines diverses. **Sympt.** Début par fièvre et frissons, *douleurs en ceinture,* douleurs et fourmillements dans les jambes qui deviennent vite faibles et *paraplégiques* ; réflexes augmentés au début, abolis à la fin ; anesthésie au-dessous de la lésion ; incontinence d'urine et des matières fécales ; troubles trophiques et vaso-moteurs, eschares, œdèmes, élévation de la température locale, sueurs abondantes. Mort souvent entre la 2ᵉ et la 4ᵉ semaine par asphyxie. Formes cilio-spinale ; cervicale avec troubles pupillaires, dysphagie, etc., cette forme très grave, aboutissant à des accidents bulbaires ; cervico-dorsale, myélite ascendante : *Paralysie de Landry. Myélites chroniques.* Scoliose, ramollissement ; moelle grisâtre, localisation de M. transverse, unilatérale, annulaire, péri-épendymaire, ascendante ou descendante. *S.* Troubles de locomotion, jambes lourdes ; emploi de la canne, puis *paraplégie*; réflexes exagérés au début, rétention précédant l'incontinence d'urine, fonctions génésiques abolies ; parfois douleurs, contractures, atrophie ; ni fièvre, ni rachialgie. Durée 6 ans en moyenne. Formes : hémilatérale avec hémi-paraplégie d'un côté, anesthésie de l'autre côté par entrecroisement des faisceaux moteurs au niveau du bulbe ; centrale avec paralysies atrophiques et perte de la contractivité électrique (syringomyélie). *Diag.* par la paraplégie et la paralysie des sphincters. *Trait.* Spécifique souvent : colloïdaux ; révulsifs, huile de croton, cautères. Electrisation galvanique, 10 milliampères, pôle négatif à la moelle (après période aiguë) ; gymnastique méthodique ; toniques ou calmants suivant les cas. Eschares : poudre de Lucas-Championnière, air chaud. Dans la rétention d'urine, lavages vésicaux, etc. Eaux de Balaruc et Lamalou.

MYOCARDITES

Myocardite aiguë. — *Défin.* C'est l'inflammation du myocarde, des fibres musculaires et cardiaques. Myocardite diffuse et suppurée (celle-ci très rare). *Anp.* Cœur mou, décoloré, jaunâtre, feuille morte ; fibres musculaires atrophiées; lésions interstitielles avec espaces élargis et corps fusiformes, myoplasiques, cellules embryonnaires, endartérite oblitérante. Abcès du volume d'une tête d'épingle dans la forme suppurée (embolies). **Etiol. pathog**. Infections. hyperthermie et intoxications. La fièvre typhoïde et la diphtérie, ensuite la scarlatine, le rhumatisme etc. sont les causes déterminantes les plus fréquentes. *S*. Début insidieux au cours des états infectieux ; 8ᵉ jour (pneumonie, scarlatine), 15ᵉ jour (typhoïde, etc.). **Sympt**. Signes d'excitation d'abord avec dyspnée, palpitations, gêne du cœur ; puis d'asthénie avec cœur douloureux, à choc et *bruits sourds* ; l'un des bruits peut disparaître ; galop diastolique, pouls couplé de Barié, rythme fœtal par égalisation des deux silences ; embryocardie de Huchard (deux silences égalisés et tachycardie). Formes : syncopale (mort subite), douloureuse (angine de poitrine). Dans la myocardite suppurée, fièvre à grandes oscillations, embolies etc. **P**. très grave, un peu moins chez l'enfant, guérison dans la typhoïde, diphtérie (50 °/₀ des cas), mais l'organe est amoindri. **Diagn**. Avec le collapsus de l'adynamie, des perforations intestinales et de l'endocardite ; diagnostic par exclusion, en dehors de la péricardite et de l'endocardite, avec cœur sourd, pouls petit et irrégulier ; l'arythmie n'est pas un signe sûr. Penser à l'insuffisance surrénale aiguë.

Myocardite chronique. — Sclérose dystrophique. Cœur augmenté (500 à 1.000 gr.), ferme, gris pâle ou jaune brun ; athérome des coronaires. Lésions parenchymateuses (vieillards, syphilis), lésions interstitielles ; lésions d'artério-sclérose (sclérose dure, molle, réticulaire, avec dégénérescence granulo-pigmentaire de la cellule musculaire). **Etiol**. Maladies infectieuses, intoxications, cardiopathies, tuberculose, diabète, suralimentation, traumatisme. **Pathog**. Les altérations vasculaires ont aussi une grande importance, mais la sclérose proviendrait de la congestion passive du myocarde et non de l'ischémie (Pasquier) ou dystrophie, ou oblitération artérielle. **Sympt.** Hypertension artérielle, 2e bruit aortique éclatant, clangoreux ou en coup de marteau (Huchard), dyspnée du réveil et de la position horizontale. Pouls affaibli, instable, arythmique, contrastant avec l'éréthisme cardiaque. Syndrôme de Stokes-Adam (blocage du cœur) ; œdème congestif du poumon, douleur rétrosternale, polyurie, albumine quelquefois, urines rares, foncées. Formes ; sténo-cardiaque, arythmique, asystolique, etc. Forme grave : durée moyenne un ou deux ans, mort lente ou subite (embolie, angine de poitrine, œdème du poumon). **Diagn.** avec pouls irrégulier, cœur sourd sans endocardite, ni péricardite. **Tt.** Iodure, hypotenseurs, bromures, théobromine, strychnine, spartéine, caféine, digitale (rarement chez les mitraux). Le strophantus est le meilleur médicament et son usage peut être prolongé car il ne s'accumule pas. Bonne hygiène, vie calme, éviter le froid humide. Ni tabac, ni alcool. Régime contre les symptômes toxi-alimentaires. Vittel, Evian, etc.

Myoclonies.. — Variétés cliniques assez disparates mais caractérisées par des secousses musculaires sans déplacement de membres « et sans caractère expressif ou fonctionnel ». Citons la chorée électrique de Henoch-Bergeron, curable (*voir chorée*) ; la chorée fibrillaire de Morvan, à début dans les mollets, à généralisation possible, face respectée ; le paramyoclonus multiplex des émotifs adultes et de pronostic variable, enfin le tic non douloureux de la face, de Trousseau.

Myopathies. — Atrophies sans lésions nerveuses. **Anp.** Parfois atrophie des fibres et développement du tissu interstitiel. Lésions centrales ou troubles dynamiques. **Et.** familiales, infantiles. Signes communs. Pas de contractions fibrillaires, pas de réaction de dégénérescence. Affaiblissement indolore ; démarche du canard ou de roi de comédie, cyphose, taille de guêpe, etc. Atrophie des cuisses, des lombes, extrémités respectées.

Hypertrophie musculaire par surcharge graisseuse. **V.** les atrophies type Leyden Mœbius, type juvénile d'Erb, Landouzy-Déjerine, etc. **D.** par l'âge, par la notion familiale ; par la topographie de l'atrophie sans contractions fibrillaires, sans réaction de dégénérescence. **Tt.** Electricité, massage, gymnastique, hydrothérapie.

Myotonique (Réaction). — La contraction au pôle positif égale ou surpasse la contraction du pôle négatif.

Myxœdème. — Maladie causée par l'absence du corps thyroïde ou par ses lésions fonctionnelles. L'idiothie myxœdémateuse est caractérisée par l'idiotie (l'atrophie génitale, l'absence de corps thyroïde, l'œdème, des troubles nerveux et généraux). On l'observe surtout à l'époque du sevrage. Myxœdème spontané de l'adulte, plus fréquent chez les femmes (9/10ᵉ des cas), œdème résistant, face en pleine lune, doigts capitonnés, cheveux et peau secs, mains en bêche, muqueuses épaissies, torpeur, irritabilité nerveuse ; sensation de froid. Le myxœdème postopératoire ne s'observe que si l'ablation de la glande est totale. L'opothérapie thyroïdienne (les cornets des bouchers) est efficace dans le myxœdème, si l'on utilise des produits de marque (de Montcour, Fournier, Catillon, etc.). L'opothérapie réussit également dans le rachitisme, l'infantilisme, beaucoup moins dans le myxœdème congénital avec idiotie.

NÉPHRITES

Néphrites aiguës. — **Déf.** Inflammation rénale, d'origine toxique ou infectieuse, rarement à frigore. **Anp.** Les lésions, dépendent plus de la durée d'action des microbes que de leur nature; elles ne sont pas électives, (anciennes classifications en néphrites catarrhale, parenchymateuse, interstitielle, etc.); tous les éléments peuvent être atteints : cellules épithéliales, tubes secréteurs ou excréteurs, tissu conjonctif, vaisseaux ; au milieu de ces lésions inflammatoires diffuses, les glomérules contiennent des globules blancs, rouges, un exsudat albumineux ; blocs hyalins secrétés par les tubes contournés, cylindres comprenant ces blocs hyalins, du sérum coagulé et des globules, parfois exsudats colloïdes ; le tissu interstitiel toutefois est peu atteint en pleine période aiguë, on donne comme caractéristiques les cylindres colloïdes et granuleux. Gros reins (300 au lieu de 140 gr.), capsule se décortiquant bien. **Etiol.** Fréquence augmente avec l'âge. Les causes déterminantes sont les infections, les intoxications et les auto-intoxications. Néphrites cantharidiennes, type toxique ; expérimentales, infectieuses, par toxines (Claude, etc.), scarlatine et diphtérie surtout, puis autres pyrexies. Néphrite de la grossesse, etc. On a distingué d'après la voie suivie par les microbes : les néphrites ascendantes, néphrites descendantes, néphrites mixtes. **Sympt.** Formes latentes fréquentes. Si néphrite intense, début par frissons, fièvre, douleurs lombaires, maux de tête, langue rouge sur les bords, saburrale au centre, nausées, vomissements, diarrhée, troubles oculaires (amblyopie), auditifs (surdité), respiratoires (dyspnée), urines foncées, rares, hématuriques, *albumineuses*, jusqu'à 15 et 20 gr. quelquefois ; urée très diminuée, rétention chlorurée également ; *œdème*, mou, blanc, précoce, débutant par les paupières, malléoles ; vive tendance *à l'anasarque*, cette généralisation peut gagner les viscères et causer de l'œdème du poumon, de l'épanchement pleural, etc. ; à l'examen microscopique : hématies, leucocytes, cylindres, microbes. **Pronostic.** Souvent guérison, mais résistance moindre, chronicité ou mort par urémie. Bons éléments de pronostic : perméabilité rénale normale, pas de polyurie, pas d'hypertension, pas de bruit de galop ; la néphrite scarlatineuse s'observe dans la convalescence, la néphrite typhique dans la 3e semaine de la maladie. Les œdèmes et l'albuminurie sont caractéristiques. **Diagn.** avec : bronchite, pleurésie, œdèmes cardiaques et hépatiques. *La néphrite subaiguë* ou **parenchymateuse de Bard** ne

diffère de la précédente que par l'atténuation des symptômes. **Trait**. Prophylaxie des lésions urinaires, des infections, etc. Ventouses scarifiées lombaires, saignées à
la moindre menace d'urémie (dyspnée, etc.), bains
chauds ; eau-de-vie allemande, calcium, tannin, sudoraux. Régime lacté. Dans les néphrites subaiguës provoquer la diurèse ; pesée chaque matin, permission de
0.5o cent. de sel par 10) grammes d'urines ou régime
chloruré plus rigoureux à la moindre augmentation de
poids pouvant annoncer l'œdème. Théobromine, spartéine, strophantus, opothérapie rénale ; régime ovo-lacto-végétarien *avec périodes* sans sel de 3 semaines environ.

Néphrites chroniques. — Nous renvoyons le lecteur
aux deux articles : *albuminurie et mal de Bright*. Les
néphrites, dont la durée va de quelques mois à plusieurs
années, ont été classées de manière assez différente par
les auteurs actuels. En général, on distingue anatomiquement des variétés à prédominance épithéliale et des
variétés à prédominance interstitielle ; au point de vue
clinique, on décrit : une néphrite chronique *albumineuse simple*, caractérisée par une albuminurie permanente, assez bénigne mais à surveiller ; une néphrite
chronique *hydropigène* (ancienne n. subaiguë) caractérisée par l'albumine, les œdèmes et les épanchements séreux. Pas de signes cardio-artériels, urines
diminuées, denses avec nombreux cylindres. Perméabilité
rénale normale, mais rétention chlorurée sans rétention
azotée ; une néphrite chronique *hypertensive* de Widal,
à prédominance des signes cardio-vasculaires, cœur
gros, bruit de galop, 2ᵉ bruit aortique claqué. Signe de la
temporale, hypertension 23, 25 et plus ; peu d'albumine,
perméabilité rénale conservée. Pas de rétention chlorurée
et azotée ; hémorragies, grande épistaxis, œdème du
poumon ; accidents cardiaques ; une néphrite chronique
hydrurique, qui est l'ancienne néphrite urémigène. Syn-

drôme urinaire : urines augmentées, peu albumineuses
et peu denses, perméabilité diminuée, rétention azotée
constante, chlorurémie, signes cardio-artériels de l'hypertension ; évolution vers l'urémie et l'azotémie, parfois
hémorragie cérébrale et dilatation du cœur.

L'étude des fonctions rénales domine cette question
des néphrites chroniques. La perméabilité rénale se recherche avec le bleu de méthylène ; ce procédé est préférable au dosage de l'urée urinaire, à ce point de vue.
Achard et Paisseau ont aussi conseillé l'épreuve de l'a-
zoturie alimentaire ; on donne 20 gr. d'urée dont l'élimination est plus lente au cas d'imperméabilité. Le dosage de l'urée du sang est d'un grand intérêt s'il y a rétention azotée, la moyenne de 0.20 d'urée par litre de
sérum peut atteindre 2, 3, 4 gr. Il suffit de prélever, 10 cc.
de sang avec des ventouses scarifiées pour faire cet examen. Le dosage de l'urée dans le liquide céphalo-rachidien est plus rare. Mais la quantité d'urée du sang doit
être comparée à la quantité d'albuminoïdes absorbés :
c'est l'indice de rétention uréique de Widal.

La constante urémique d'Ambard est l'état d'équilibre de l'urée dans le sang et dans les urines. Pour cet
examen il faut fournir le poids approximatif du malade,
faire uriner le malade et rejeter cette urine, prélever 30
cc. de sang environ et faire uriner à nouveau une demi-
heure après.

Avec 1.50 d'urée, l'indice uréique et la constante
d'Ambard ne sont pas indispensables ; mais avec 0.50
par exemple ces deux procédés peuvent devenir nécessaires. Le pronostic est lié à l'azotémie; le Pr Widal prétend qu'avec 2 gr. d'urée les malades ne vivent guère
plus d'un an et moins encore avec une quantité supérieure à 2 gr. Cette conclusion est discutée.

La rétention chlorurée se recherche par le dosage du
sel dans l'urine, par la pesée quotidienne qui révèle
l'hydratation des tissus (Chauffard et Widal), par l'étude

du bilan des chlorures sachant qu'un litre de lait ingéré contient 1.60 de chlorure de sodium (analyse urinaire). Le traitement des néphrites chroniques varie avec chacune des variétés. Dans la *néphrite albumineuse* simple la guérison totale est possible par l'hygiène alimentaire, sans régime sévère, avec l'eau cependant comme unique boisson. Dans la *néphrite hydropigène* on traite : l'oligurie par les diurétiques, théobromine ou santhéose et, si le cœur faiblit, par les cardiaques ; les œdèmes, par le régime déchloruré, pendant un mois, avec aliments variés. Gelée de viande, citron, thym, estragon pour remplacer le sel. L'albuminurie est justiciable de Saint-Nectaire, du chlorure de calcium à faible dose, du tanin-etc. Dans les *néphrites chroniques hypertensives* : hypo, tenseurs, purgatifs, diurétiques, régime lacto-végétarien et même diète hydrique ; ni alcool, ni café, ni tabac. Dans les néphrites hydruriques, régime hypo-azoté sans viande, poisson, œufs, légumes secs ; régime déchloruré. Traitement de l'urémie : saignée, diète hydrique, ponction lombaire, diurétiques, tonicardiaques, éther. Dans plusieurs néphrites le régime exige 50 calories par kilo de poids au lieu de 30. Menu de Castaigne, sans sel : lait 500, pommes de terre 500, 2 œufs, viande 400 ; farine 100, riz 100, sucre 50, beurre 40, légumes verts et fruits. Teissier, de Lyon, préconise le sérum normal de chèvre aux doses de 10 à 20 gr. *V. traitements nouveaux.*

NERVEUX (maladies du système)

L'examen porte sur les troubles moteurs : mouvements, tics, convulsions, tremblements, monoplégie, paraplégie, diplégie, hémiplégie ; sur les troubles réflexes (*Voir hémiplégie et table des matières*), plantaire, cutané, crémastérien, anal, du tendon rotulien (phénomène du genou), contra-latéral des adducteurs, réflexe du pied (phénomène du p.) réflexe du tendon d'Achille ou de Schaffer. Signes de Babinski des orteils, de Kernig, troubles de sensibilité générale et spéciale, de sensibilité sensorielle : anesthésie, hyperesthésie, paresthésie (retard des sensations), allochirie (erreur de côté), dysesthésie (engourdissements, fourmillements), névralgie paresthésique de Roth : troubles subjectifs sans douleur à la pression du nerf fémoro-cutané externe. Acroparesthésie des extrémités de Schultze : névralgies, réflexes etc. ; Par. oculaires : nystagmus, inégalité pupillaire (anisocorie). Rétrécissement du champ visuel, amblyopie, diplopie, hémianopsie (v. ces mots) ; troubles vaso-moteurs (v. m. de Raynaud), érythromélalgie ; tr. trophiques : zona, arthropathies, eschares, ongles secs, dermographisme. Exploration de l'excitation mécanique électrique, faradique, galvanique ; unité : milliampère. Réaction de dégénérescence : absence d'incitation faradique et galvanique du nerf et de l'excitation faradique du muscle, utile au pronostic et aussi bon signe distinctif des névrites périphériques et des paralysies radiculaires.

Diagnostic rapide de quelques maladies nerveuses fréquentes (*V. m. de la moëlle*). *Bulbe* : paralysie glossolabiée. Insidieuse, progressive, atrophie musculaire, participation des 5e et Xe paires (masticat. tachych.) ; ni hémiplégie, ni troubles intellectuels. Syndrome d'Erb : ptosis ; paral. des muscles de la nuque. Syndrome de Weber: paral. du moteur oculaire commun du côté de la lésion; paralysie opposée. Le signe de Bénédikt est un tremblement s'observant dans les lésions pédonculaires. *Protubérance* : hémiplégie alterne. Syndrome de Millard-Gubler (faisceau pyramidal non encore entre-croisé ; nerf facial entre-croisé : moitié de la face). *Cervelet* : Convulsions, opisthotonos ; ataxie, vertige cérébelleux. *Cerveau* : Maladies mentales. Importance des stigmates et de l'hérédité. Localisations discutées depuis la théorie de l'aphasie de Marie qui localise ce trouble dans la zone dite lenticulaire et la zone de Vernicke. Mais par les coupes en série, les lésions sous-jacentes prouvent qu'il s'agit bien de lésions intéressant ou ayant intéressé les neurones en rapport avec la circonvolution de Broca. La théorie des neurones elle-même, dont le schéma simplifie à merveille l'étude du système nerveux, est battue en brèche. Les acquisitions scientifiques récentes en neurologie, dont la précision semblait se confirmer par les traumatismes, tumeurs, épilepsie jacksonienne etc. sont contestées sans grand profit pour ces études et sans preuves bien convainquantes. Les fibres commissurales et tous les divers traits d'union qui relient les groupes de neurones permettent de comprendre les processus de régénération et les voies de suppléance dans plusieurs manifestations cérébrales. Sans vouloir admettre des localisations trop précises ou trop spéciales, il n'en reste pas moins vrai que certaines régions sont incontestablement en rapport avec des fonctions plus spéciales ; de même que la moëlle, le bulbe et l'axe cérébro-spinal, n'ont pas le rôle fonctionnel du cervelet ou de la capsule interne ; et d'ailleurs, dans le cerveau proprement dit, on peut énumérer quelques centres distincts : Membre supérieur : centres moteurs 2/4 moyens des F^a et P^a ; m. inférieur : 1/4 supérieur F^a P^a et lobule paracentral. Facial inférieur et hypoglosse: 1/4 inf. F^a P^2 et opercule rolandique. Centre des mouvements de la face pied de P^a. Centre de la déviation conjuguée de la tête et des yeux : 2e Frontale ou lobule pariétal ou pli courbe. Centre visuel : face interne des lobes occipitaux. Le centre coordinateur qui agit sur les centres moteurs de la langue siège dans le pied de la 3e F. gauche. Centre de l'écriture pied de 2e fr. gauche. Centre auditif verbal 1re temp. gauche (surdité verbale). Centre de la lecture : pli courbe (cécité verbale). Les noyaux d'origine des nerfs crâniens sont aussi des localisations précises et indéniables. *Hémorragie cérébrale* : Déviation conjuguée de la tête et des yeux ; hémiplégie. *Ramollissement* : âge, (thrombose) affection cardiaque (embolie), aphasie. *Syphilis cérébrale* : Par. des n. crâniens, convulsions épileptiformes. *Paralysie générale* : troubles psychiques (idées de grandeur, mémoire défectueuse), trémulation des lèvres, tremblement fibrillaire de la langue, inégalité pupillaire, etc. *Epilepsie* : Stigmates de dégénérescence : morsure de la langue, ecchymose sousconjonctivale ; pâleur de la face, cri, écume, amnésie, etc. *Hystérie*: stigmates ou signes du pithiatisme susceptibles d'être provoqués par suggestion, et guéris par persuasion. *Paralysie agitante*: tremblement et rigidité. *Neurasthénie*: fatigue au réveil, asthénie physique et intellectuelle, céphalée en casque, aboulies, phobies, etc. *Méningites* : Nous croyons utile de donner ici la composition du liquide céphalo-rachidien normal, son étude dominant le diagnostic rapide des méningites : ce liquide se forme par sécrétion ou dialyse au niveau des plexus choroïdes. Densité à 15°, 1007. Δ. 0,576, **albumine 0.18, urée 0.06, fibrine 0, sucre 0,53, chlorures**

7.32, extrait sec 10,90, matières organiques 2.20, cendres
8.80, carbonates 1.25, cholestérine 0.007 à 0.001. L'étude du
liquide céphalo-rachidien (urée, etc.), devient des plus importantes. Méningite *tuberculeuse* : liquide clair, lymphocytes,
chlorures 5 et 6, cendres moins de 8, albumine 1 et 2 gr.,
extrait normal, perméabilité aux nitrates plus grande. Méningite *cérébro-spinale* : liquide trouble avec polynucléose (polynucléose s'observe dans toutes les M. aiguës), chlorures
entre 6 et 7, chiffre des cendres non abaissé. D'après Mestrezat, le taux des chlorures, des cendres, de l'albumine, de
l'extrait sont aussi caractéristiques de M. bacillaire que la présence du bacille dans le culot du liquide centrifugé. Autres
signes des méningites. *Méningites aiguës* : évolution rapide,
trépied classique ; céphalée intense, vomissements sans
efforts, constipation opiniâtre, kernig, strabisme, convulsions, délire, etc. *Cérébro-spinale* : début brusque, raideur
de la nuque ; kernig constant. *Tuberculeuse* : évolution plus
lente, trépied méningitique, kernig rare (participation spinale), ventre en bateau, position en chien de fusil.

NEURASTHÉNIE

Symp. Maladie de Beard ; irritation spinale ; névralgie générale. **Déf.** Névrose, essentiellement variable
avec chaque cas mais cependant caractérisée par certains stigmates et surtout par *l'asthénie* physique, psychique et morale. **Etiol.** C'est la maladie des *surmenés*,
des épuisés, insuffisants ou inhibés. Elle dépend plutôt
d'un état émotionnel et de l'angoisse qui accompagne le
surmenage. Professions libérales, hommes surtout, excès
divers intellectuels, physiques, génitaux, secousse morale ; infections (grippe, syphilis, typhoïde), intoxications, auto-intoxications (cholémie). Traumatisme. Hérédité et terrain arthritique. **Pathog.** : fatigue nerveuse
diminuant la tonicité musculaire, la sécrétion glandulaire avec conscience pénible de cet état physique (Fleury). Névrose gastrique, gastro-entéroptose, péritonite
adhésive avec rachialgie, auto-intoxication digestive,
hépatique, glandulaire. **Sympt.** Fatigue au réveil ; *céphalée en casque*, vertiges, douleurs variées, émotivité ;

asthénie ou dépression caractéristique ; tics, topoalgies, rachialgie cervicale, lombaire, sacrée (plaque sacrée) ; épuisement rapide par asthénie musculaire ; disparition du reflexe crémastérien ; insomnie fort pénible ; spermatorrhée ; entéroptose de Glénard ; hypertension, rarement hypotension ; troubles vaso-moteurs : palpitations ; atonie gastro-intestinale fréquente, aprosexie (difficulté de fixer l'attention) ; aboulie, phobie, amnésie, troubles génitaux, psychopathie urinaire etc. Peut exister à la puberté, de 13 à 18 ans par croissance, surmenage, convalescence d'état grave, troubles de menstruation. Formes cébrasténique et myélasthénique. Formes de Pitres : cérébrale, spinale, névralgique, cardialgique, gastro-intestinale, générale. **Diagn.** Principaux stigmates : asthénie, céphalée, rachialgie, insomnie, atonie gastro-intestinale. **Diagn.** différentiel avec paralysie générale au début, (embarras de la parole), l'hypocondrie, le tabès, la syphilis (céphalée), vertige de Ménière. **Trait.** Repos, retour à la vie simple, douches, massage thérapeutique méthodique, électricité statique. Régime et traitement de l'entéroptose, des maladies annexielles de la femme, anti-dyspeptique sans alcool, vin rouge, tabac ; prescrire selon les cas : glycéros, kola, strychnine, sérum artificiel ou marin ; quelquefois réminéralisation après analyses d'urines ; dans les cas graves, alitement continu de Weir-Nitchell pendant 2 à 3 semaines. L'isolement et une cure de repos peuvent être nécessaires. Après ce repos de durée variable, rééducation de la raison, petits travaux progressifs : pédagogie psychologique qui, d'après Déjerine, suffit le plus souvent.

D'après cet auteur, le raisonnement ne suffit pas, il faut faire intervenir un élément émotif qui se retrouve très souvent dans l'étiologie (*Voir les traitements nouveaux de l'auteur, Edit. 1914 et dans ce livre le mot psychothérapie*).

Dans le traitement de la neurasthénie, les divergences de traitement se ressentent des divergences théoriques. Pour les uns la neurasthénie est un état organique et physique justiciable des moyens physiques ; pour d'autres c'est un état psychique ne relevant que de la psychothérapie. On concilie les deux thèses en les combinant. Certains neurasthéniques sont curables par la psychothérapie, d'autres par les moyens physiques, le plus grand nombre par l'ensemble de ces moyens ; et quelques autres enfin restent incurables par faiblesse ou défectuosité organique. (Hyvert).

Traiter les symptômes avec toute la discrétion thérapeutique possible.

NÉVRALGIES.

Déf. Syndrome douloureux pouvant s'accompagner de troubles moteurs, vaso-moteurs, sécrétoires ou trophiques. **Etiol**. Anémie, chlorose, diabète, rhumatisme, goutte, syphilis, tabès, traumatisme, compression, froid, surtout le froid humide. Hérédité neuro-arthritique.

Névralgie faciale. — Ou plus exactement du trijumeau ; une des plus communes ; aux causes ci-dessus, il faut ajouter la carie dentaire, importante en pratique ; il ne faut jamais négliger sa recherche attentive (stypage, examen direct). Points de Valleix (plan osseux, bifurcation nerveuse, arborisation terminale, pénétration dans l'aponévrose) à l'émergence du tronc, au niveau du bouquet terminal sous-orbitaire ; pour la branche *ophtalmique*, qui est le plus souvent intéressée, point sus-orbitaire, point palpébral, point nasal ; pour le *maxillaire supérieur*: points sous-orbitaire, malaire et dentaire ; *pour le maxillaire* infér. points mentonnier, temporal, pariétal, dentaire, lingual. Quelques troubles sensoriels, vaso-moteurs et trophiques : glaucome auriculaire, surdité névralgique, œil injecté et larmoyant (opht.), sécrétion nasale abondante (max. supér.), salivation (max. infér.), zona. Les douleurs peuvent survenir en accès d'1/4 d'heure à 1 heure. Il peut n'exister qu'un accès où, au contraire, les accès moins bénins se multiplient et vont jusqu'à la névralgie épileptiforme, jusqu'au tic douloureux de la face conduisant au suicide, **Diagn**. avec la migraine (points de Valleix) et l'arthrite temporo-maxillaire. Diagnostic de la cause, essentiel : grippe, goutte, syphilis, diabète, lésions de l'œil, de l'oreille du nez et des dents. Parfois lésions cérébrales (hémiplégie et paralysie concomitantes). **Trait**. Dans la névralgie essentielle (après 40 ans), Sicard conseille des injections locales neurolytiques au point d'élection avec glycérine phéniquée à 30 °/₀ pour les trous larges,et l'alcool mentho-novococaïné (20 cc., 0,40, 0,02) pour les canaux et trous étroits. Antipyrine, morphine, extrait thébaïque à dose croissante et décroissante (Charcot), bromhydrate de quinine, aconit ; électricité ; injections locales, révulsion. Traitement de la syphilis ou de la cause. *Syn :* mal de Fothergill.

Névralgie intercostale. — Causes des névralgies ; puis lésions de la plèvre, des côtes, du rachis, anévrysmes de l'aorte; névralgies réflexes (utérus, estomac). S'observe chez la femme (anémie, nervosisme etc.) **Sympt**. nerfs atteints surtout de la 5ᵉ à la 8ᵉ paire. Douleur continue unilatérale et à gauche le plus souvent ; 3 points d'élection: sternal (perforant antér.), vertébral (apophysaire) et moyen (perforant latéral). Les 2 premiers sont les plus fréquents ; calmés par une forte pression ; irradiations diverses. Bilatérale, intense ; continue, elle fait penser au cancer ou au mal de Pott. **Diagn**. avec fracture, périostite, pleurodynie (douleurs diffuses), névr. du diaphragme ; le diagnostic de la cause est important. Récidives fréquentes. **Trait**. Ventouses scarifiées, vésicatoires volants, baumes analgésiques, compression, pulvérisations, électrisation.

Névralgie phrénique. *Etiol.* spéciale : pleurésie diaphragmatique,affections hépatiques, lésions de l'aorte, péricardites et autres pleurésies. Points caractéristiques: au cou (scalène antérieur),à la partie interne des espaces in-

tercostaux, au bouton diaphragmatique de G. de Mussy,
au niveau des insertions du diaphragme sur les côtes
(10°) ; douleurs d'épaule, fourmillement de la main. *Névralgie des plexus* : variétés : cervico-occipitale (point occipital), cervico-brachiale, points épitrochléen, cubito-
carpien ; autres variétés : lombaire, lombo-abdominale
(points iliaque, inguinal, testiculaire) ; fémorocutanée (p.
épine iliaque supérieure) ; crurale (p. inguinal).

Névralgie Sciatique. — Syndrome douloureux atteignant les membres inférieurs suivant le trajet du nerf sciatique. C'est la névralgie la plus commune. **Anp.** Troubles dynamiques sans lésions organiques, ou névrites. **Etiol.**
Prédisposition diathésique (goutte), diabète, rhumatisme.
Infection (syphilis, paludisme, auto-infection). Parfois causes centrales (méninges, moelle) ou réflexes (affection gé-
nito-urinaire). Causes locales : froid humide, compression, traumatismes, tumeurs, etc. **Sympt.** La névralgie
sciatique, en général unilatérale, se traduit par des douleurs localisées et des douleurs irradiées.

Les *points douloureux de Valleix* (on en a décrit 21)
suivent le trajet du nerf. Le point sacro-iliaque, derrière
le trochanter, est constant. Points lombaire, trochanté-
rien, fessier, fémoral, poplité, rotulien, péronier, malléol-
laire externe. Irradiations aux lombes et aux organes génitaux. *Signe de Lasègue :* douleur sciatique en soulevant
en masse et en essayant de le fléchir vers le bassin le
membre bien étendu. Douleur à peu près nulle avec la
jambe fléchie sur la cuisse et la cuisse fléchie sur le bassin. *Signe de Bonnet* : la jambe étant fléchie, l'adduction
est douloureuse et non l'abduction. *S. de Bondet :* abaissement du pli fessier. Dans les sciatiques graves, atrophie musculaire, parfois précoce, peau lustrée des Anglais, troubles trophiques, (éruptions, érythèmes), troubles vaso-moteurs ; contractilité faradique diminuée.
Parfois scoliose croisée ou homologue (cont. des muscles du côté malade). Marche sur le talon, pied en équerre;
souvent le malade se penche du côté sain (Charcot). Le

malade s'assied sur la fesse non atteinte. Sciatique permanente (sciatique très ancienne). Formes : sciatique spasmodique de Brissaud avec exagération des réflexes ; sciatique hystérique ; sciatique névritique. *Diagn.* avec coxalgie
(point de Valleix de la Sciatique), arthrite, rhumatisme.
La Sciatique double doit faire penser au diabète, à la tuberculose, à une compression pelvienne. Durée moyenne:
un à deux mois. Rechutes fréquentes. Paralysies amyotro-
phiques possibles. S'il y a névrite, durée indéterminée,
scoliose etc. *Trait*. Repos dans une gouttière ; jambes
en flexion légère. Révulsion. Stypage, frictions étendues,
eau très chaude, injections locales diverses ; injections
épidurales ou sacro-coccygiennes, anesthésiques. Comme
moyens héroïques : morphine, aspirine, pyramidon, bleu
de méthylène. Bains sulfureux, air chaud. Aix.

NÉVRITES

Déf. Inflammations primitives et spontanées des nerfs
périphériques. *Anp.* Altérations des cylindres axes, seg-
mentation de leur gaine de myéline, multiplication du
noyau. Ces lésions microscopiques s'étudient avec l'acide
osmique à 1 % (coloration noire de la myéline).

Elles rappellent la dégénérescence Wallerienne et
s'accompagnent de troubles trophiques, musculaires
(atrophie), etc.

Les névrites ont quelques caractères communs et relèvent d'une même étiologie. Elles causent des paralysies surtout des muscles, des extrémités des membres
(surtout des membres inférieurs) ; elles peuvent être limitées (névrites radiculaires) ou atteindre un groupe
musculaire tout entier (muscles extérieurs très souvent) ;
elles sont bilatérales, symétriques. Elles s'accompagnent de troubles de sensibilité, de motricité et trophiques et parfois de troubles organiques ; les causes des
névrites sont locales ou générales.; elles peuvent être
secondaires aux maladies des centres nerveux. Leur pathogénie est discutée : toxi-infection.

NOTE. — Hypneural en injections hypodermiques dans les névrites
et névralgies.

Névrite ou Polynévrite alcoolique. — Débute par des douleurs nocturnes et la paralysie de l'extenseur propre du gros orteil, de l'extenseur commun et des péroniers; l'atrophie musculaire s'installe en un mois, mais la réaction de dégénérescence n'est pas complète. Steppage par paralysie, le pied frappant le sol la pointe la première ; parfois pseudo-tabès alcoolique. Hyperesthésie suivie ultérieurement d'anesthésie ; rétraction tendineuse ; troubles oculaires. Hallucinations et troubles psychiques. La guérison exige plusieurs années et la suppression absolue des boissons.

Dans les névrites arsenicales on note de la paralysie chiropodale des petits muscles des mains et des pieds.

Les névrites ou polynévrites des cancéreux sont fort nombreuses à l'autopsie mais présentent peu de signes cliniques.

Les névrites diabétiques s'accompagnent souvent d'abolition des réflexes : sciatique, paralysie et ataxie.

Les névrites ou polynévrites infectieuses s'observent surtout dans la fièvre typhoïde et la grippe, dans la diphtérie, la variole, le paludisme, la puerpéralité ; il existe des formes limitées avec paraplégie rappelant la polynévrite alcoolique, des formes généralisées frappant tous les membres mais dont la guérison est assez fréquente, au bout de 4 à 5 mois.

La paralysie suraiguë est une forme rapide se terminant en moins d'une semaine, la mort survenant par accidents bulbaires.

Les névrites mercurielles portent sur les fléchisseurs, et les extenseurs.

La névrite optique s'accompagne d'amblyopie pour le vert ; due à un scotome central.

La névrite ou polynévrite saturnine. Atteint en premier lieu l'extenseur commun des doigts, le médius et l'annulaire sont fléchis, l'index et le petit doigt *font les cornes.* La paralysie frappe ensuite les autres extenseurs et la main tombe, les doigts sont à demi fléchis. Le long supinateur est toujours indemme, le pouce conserve quelques mouvements. On a distingué les types supérieurs brachial, le type Aran-Duchenne et le type inférieur ou péronier. On observe des formes limitées et une forme aiguë diffuse un peu moins souvent mortelle que la forme aiguë.

Diagn. — Les polynévrites peuvent être confondues avec des névralgies, des paralysies spinales (exagération des réflexes), avec les poliomyélites (sensibilité conservée, réactions électriques nulles, arrêt de développement des membres), avec les myélites (escarres, troubles du côté du sphincter, anesthésie).

Trait. — Suppression de l'intoxication ou traitement de la cause ; traitement des douleurs et troubles divers. Repos en bonne position ; anesthésiques, bains chauds ; au retour de la mobilité, mouvements passifs, massages, douches-massages, électricité. Eaux d'Aix, de Néris, etc. (*Voir poliomyélite*).

Nodosités de Bouchard. — En rapport avec la cholémie, le rhumatisme biliaire ou la dilatation d'estomac, à siège sur les articulations des phalanges et des phalangines.

Noma. — Gangrène buccale (*Voir stomatites*).

OBÉSITÉ

Syn. Polysarcie, adipose. Appartient au groupe de la trilogie dystrophique. **Déf.** L'obésité est l'excès de réserves nutritives, par exagération pathologique d'un processus normal et du développement du tissu adipeux (Carnot). **Anp.** Plus de 15 °/₀ de graisse; accumulation dans le tissu sous-cutané, surtout du ventre, de la région lombaire, et dans le mésentère, l'épiploon. etc. Le foie est très gras, la graisse fixe se dépose dans les tissus et dans le foie ; graisse circulante du sang 4 °/₀ environ au lieu de 2 °/₀ (lipémie physiologique). **Etiol.** Hérédité 50 °/₀, *arthritisme,* vie sédentaire, fautes alimentaires, dyspepsies, altération des glandes endocrines, des glandes génitales (ménopause, eunuques), thyroïdiennes ; tuberculose, diabète, goutte, alcoolisme, professions prédisposantes ; plus fréquente chez la femme que chez l'homme. **Pathog.** Surnutrition (Maurel), ralentissement de la nutrition (Bouchard), théorie trophonévrotique, insuffisance glandulo-vasculaire sanguine (Enriquez). Lipases à l'étude (ferment saponifiant du sang) ; origine exogène (alimentaire), endogène (troubles de nutrition). Le métabolisme des graisses est admis ainsi que la transformation réciproque des hydrocarbones et des albuminoïdes. **Symp.** L'O. arthritique ordinaire s'affirme dès le jeune âge par l'aspect et par un poids anormal ; dyspnée au moindre effort, tension artérielle abaissée, teint pâle ou coloré, urines rares, glycosurie, hypoazoturie, dermatoses, anthrax, migraines, stérilité. L'hémoglobine du sang est augmentée, les hématies sont moins nombreuses. Si l'obésité est associée à la goutte, au diabète, etc., l'albuminurie est fréquente ; l'obésité de la tuberculose floride s'accompagne souvent d'hémoptysies et de pneumonies congestives. On distingue une variété pléthorique ou floride et une variété atonique plus grave et encore de nombreuses variétés étiologiques. Les complications les plus communes sont: cardiaques (dégénérescence graisseuse), pulmonaires, rénales, etc. Chez l'enfant, la véritable obésité se manifeste dès le sevrage (Comby), mais on l'observe surtout vers 6 ou 7 ans. **Diagn.** Adiposes partielles ; adipose douloureuse ou maladie de Dercum (face et extrémités non lipomateuses), myxœdème; anasarque. Il y aurait obésité *théoriquement*, quand le poids du corps excède de 1/10 le poids normal. **Pron.** L'O., bien nette, aboutit à la mort vers la 40ᵉ année. Le **Pronostic** dépend de la dégénérescence plus que de la surcharge graisseuse. **Trait.** Chez l'enfant, l'opothérapie thyroïdienne, les régimes de réduction des recettes et d'accroissement des dépenses peuvent donner de bons résultats. Chez l'adulte, il faut « du courage soit pour se préserver, soit pour se guérir de l'obésité ». L'éducation alimentaire, secondée par quelques agents physiques, constitue le fond de la thérapeutique de l'obésité. Pour l'alimentation, suppression plus ou moins complète des féculents, sucre, corps gras, pâtes alimentaires ; les formules de calorimétrie de Boas et Labbé (1.200 à 1.400 calories) sont théoriques ainsi que les 3 degrés de Noorden allant de 1000 à 2000 calories ; le régime des repas multipliés de Robin, pour diminuer l'appétit, ne traite pas la cause de l'obésité et n'en prévient point le retour. Aucun régime n'est applicable à tous les obèses. Il est admis de ne pas trop réduire les liquides (coliques néphrétiques par régime sec) et dans le diabète de ne pas les réduire du tout ; dans les cardiopathies, avec beaucoup de doigté, régime d'Œrtel ; dans la goutte, régime mixte, sans excès d'azotes ou d'hydrates ; avec n'importe quel régime, et par crainte de tuberculose, une perte de 1 kilog. par semaine semble suffire. Opothérapie surveillée ; thyroïde, hypophyse, glandes génitales mais pas de surrénales. Mécanothérapie, exercice, massages, bains de vapeur, de lumière (Dowsing), Brides, Châtel-Guyon Vichy, Pougues s'il y a plutôt un peu d'affaiblissement. Cure de Guelpa de 3 jours ; autres médicaments discutables, iodures, alcalins, etc. Médication thyroïdienne dans quelques cas seulement et non sans prudence. Enfin, exercice électriquement provoqué (Bergonié) et hydrothérapie.

OCCLUSION INTESTINALE ET OBSTRUCTION

Symp. Colique de miserere, étranglement interne, iléus. *Déf.* Arrêt des matières dans l'intestin et de causes multiples. *Etiol.* Adhérences et brides péritonéales, étranglement herniaire, volvulus (torsion des anses), invagination (par pénétration de deux portions intestinales), rétrécissement cicatriciel ou néoplasique, paralysie, spasme, obstruction intestinale par calculs, scybales, etc. *S. Douleur vive, hoquet, vomissements* alimentaires bilieux, fécaloïdes ; le second jour ventre ballonné ; *suppression des selles et des gaz ;* mouvements péristaltiques intestinaux. Le signe de Wahl est le développement d'une anse étranglée ou tordue, appréciable par la vue, la percussion et la palpation. Température plutôt basse, mort dans le collapsus en 2 ou 3 jours. L'invagination s'observe surtout chez les enfants en bas âge. Douleur, vomissements et 2 heures après sang dans les selles, parfois tumeur gauche. L'occlusion chronique est caractérisée par des selles rares, hebdomadaires par exemple, ovillées ou sanguinolentes, ou diarrhéiques, elle peut se transformer en occlusion aiguë. L'occlusion chronique est causée par des néoplasmes ou des sténoses cicatricielles. *Diagnostic différentiel* avec la péritonite : vomissements porracés, fièvre; avec la hernie étranglée, invagination ; sang, pus, etc. ; le volvulus (début subit) ; une tumeur (alternatives de diarrhée et de constipation) ; avec obstruction stercorale (constipation habituelle ; masse pâteuse, non douloureuse, dans la fosse iliaque droite) ; l'appendicite. Si le gros intestin est pris, les signes sont moins précoces et moins accusés ; il ne peut contenir 2 litres de liquide. Si c'est l'intestin grêle : indican et phénol en quantité dans les urines, ballonnement souvent ombilical avec dépression, coliques. Rechercher les lithiases hépatiques et néphrétiques, les affections pelviennes, les empoisonnements. Forme chronique avec phénomènes intermittents. Syndromes de Kœnig (péristaltisme, borborygmes). Syndromes de Mathieu (sensation de flot, matité mobilisable). **Diagn**. d'après le siège de Laugier : localisation du méléorisme. Le volvulus siège souvent à l'*S* iliaque et donne le signe de Wahl. Une sonde ne pénètre pas et un lavement d'un litre ne peut être conservé par le malade. Le météorisme à siège ombilical révèle une obstruction de l'iléon. Examiner le rectum (tumeurs etc.) **Trait.** Pendant 12 heures essayer : lavements d'huile dans la position de Trendelenburg, lavements d'eau de Seltz ; dans l'occlusion chronique belladone, ricin ; lavement électrique de Boudet 10 à 30 milliampères, eau salée et 1 électrode dans le rectum, l'autre sur l'abdomen ; 1/4 d'heure, essayer une seconde séance 6 à 8 heures après ; laparotomie le second jour ; belladone ? glace. *T.* chirurgical sans attendre les vomissements fécaloïdes. Laparotomie médiane ; parfois entérostomie.

ŒDÈMES

Les œdèmes d'origine cardiaque ou rénale sont justiciables du repos, de la réduction des liquides, du régime déchloruré, des cardiotoniques, diurétiques, purgatifs et, dans quelques cas, de l'action locale (massage, mouchetures). L'*Étiologie* et la *Pathogénie* sont décrites au cours de ce livre. L'Œdème nous apparaît comme un moyen de défense contre l'auto-intoxication chlorurée ou autre, les éléments nuisibles restant immobilisés dans les tissus jusqu'à ce que le rein soit en état de les éliminer (Debove) (*V. aussi œdème de la glotte.*) On admet actuellement la théorie de la rétention des chlorures, du bicarbonate de soude, etc.

Œdème aigu du poumon. *Déf.* Syndrome caractérisé par un trouble de l'innervation vaso-motrice du poumon avec exsudation séreuse ou sérosanguinolente abondante, à début très rapide, à marche envahissante, à caractère asphyxiant (Grasset). *Anp.* Le poumon crépite sous le doigt, ne descend pas au fond d'un verre d'eau ; à l'examen histologique : hydropisie alvéolaire avec albumine et leucocytes, mais peu d'hématies. *Etiol.* Aortiques, albuminuriques surtout ; parfois intoxications, infections ou accidents gravido-cardiaques ; œdème de cause mécanique et à vacuo plus rare. *Pathog.* Dans les cardiopathies artérielles, défaut d'équilibre entre les ventricules (Welsch) ; on a aussi invoqué des troubles d'innervation, d'auto-intoxication, d'hypersécrétion surrénale etc. *Sympt.* Début subit, cas de médecine d'urgence chez une femme enceinte, un aortique, un brightique ou peu après une ponction aspiratrice. Dyspnée, orthopnée avec

toux impérieuse, expectoration saumon, rosée, extrêmement abondante ; pas de fièvre, de point de côté ; angoisse, asphyxie. Râles fins mais avec sonorité normale
ou exagérée, surtout par emphysème des parties supérieures du thorax. Pouls fort, mais l'asystolie peut se
produire si on n'intervient à temps. L'accès dure de
quelques minutes à quelques heures ; mort par asphyxie
en une demi-heure dans la forme foudroyante. L'œdème
aigu est souvent brightique ou consécutif à la thoracentèse; il est moins grave. Dans l'œdème broncho-plégique,
asystolie aiguë sans expectoration par insuffisance des
bronches et avec hypotension. **Diagn**. par la violence de la
dyspnée et par l'expectoration albumineuse ; diagnostic
avec pneumonie, pleurésie, maladies cardio-aortiques
(point de côté ou fièvre). Avec pseudo-asthme, urémie, pas
d'expectoration rosée ; penser cependant à la possibilité
d'une pneumonie chez les brightiques, cardiaques, etc.
Dans l'embolie pulmonaire : phlébite, lésions du cœur
droit et pas d'expectoration. *T*. Pour diminuer le travail
du ventricule droit, saignée de 300 gr. ; injections
d'éther, caféine, huile camphrée, ensuite ventouses scarifiées, acétate d'ammoniaque. Todd, strychnine, spartéine, strophantus Catillon, éviter l'iodure ; pas de
morphine, déconseillée par les classiques, ou doses in-
finitésimales. Analyse d'urines.

ŒSOPHAGE (maladies de l')

athétérisme avec sondes munies à l'extrémité d'une
boule d'ivoire de 18 millim. au maximum. L'introduction
en est facile après repérage de l'épiglotte ; on compte 0,15
centim. de l'arcade dentaire à l'extrémité supérieure de
l'œsophage. celui-ci ayant 25 centim. : 5 cm. pour la partie
cervicale, 17 pour la partie thoracique et 3 pour la partie
abdominale ; soit 0,40 c. jusqu'au siège du cardia. Procéder
avec douceur et changer d'olive. La radioscopie au bismuth
complète cet examen. L'œsophagoscopie n'est pas un procédé d'examen courant dans la pratique médicale ordinaire.
D. rapide : *œsophagites* : dysphagie, douleur, commémo-

ratifs ; spasme : dysphagie subite cédant à la pression douce de la sonde pendant une ou deux minutes ; *cancer* : dysphagie progressive, âge, raucité de la voix, adénopathie possible, salive sanieuse, amaigrissement. *Ulcère* : diagnostic par œsophagoscopie. *Rétrécissement* : D. par le cathérisme et diagnostic différentiel par l'absence des signes du spasme, de l'œsophagite et du cancer (*V. cancer*).

Rétrécissement et sténoses de l'œsophage. Le plus souvent cicatriciel, de cause interne par œsophagites, ou externe par caustiques, plaies, etc. **Anp.** formes épithéliale et calleuse (couche musc. atteinte) ; variétés : tubulaires, annulaires, totales. Dilatation œsophagienne au-dessus du rétrécissement (dilatation ampullaire), calibre diminué au-dessous. Le rétrécissement causé par les caustiques a son siège dans le tiers supérieur de l'œsophage, il est de cause tuberculeuse et il a plutôt son siège près du cardia. **Sympt.** dysphagie, pseudo-vomissements, rejet immédiat d'aliments non digérés, par petites quantités ; signes progressifs jusqu'à émaciation complète et mort. Cathétérisme prudent (olive de 10 mill. de diamètre) (*voir plus haut*), radioscopie au bismuth, percussion, auscultation : 2ᵉ bruit du bol alimentaire retardé, œsophagoscopie. **Diag.** *différentiel* : syphilis, ulcère (hématémèses), traumatisme, caustiques, cancer, spasme œsophagien. **Traitement** par la dilatation, le tubage œsophagien après injections de thiosamine, traitement chirurgical.

Spasmes de l'œsophage ; œsophagisme. — Déf. constriction plus ou moins complète et durable de l'œsophage. **Anp.** hypertrophie de la muqueuse, diverticules. **Sympt.** dysphagie brusque, parfois élective, douleur plus ou moins intense accompagnée de spasme respiratoire; sensation de boule avec ou sans vomissements. L'œsophagisme essentiel, rare chez l'enfant, s'observe vers la vingtième année à la suite d'une cause nerveuse ; les variétés réflexes et symptomatiques sont causées par la tuberculose, le cancer, l'ulcère, les troubles utérins,

les intoxications, les infections, ptoses, vers intestinaux
etc. Le *Pron.*, sauf dans certains spasmes symptomatiques, est bénin ; les cas de spasmes permanents sont rares. *Diagnostic* par le caractère subit de la dysphagie
cédant à la pression de la sonde passée sans violence
pendant 1 ou 2 minutes. Ne pas oublier que le spasme
œsophagien peut exister dans tous les cancers de l'estomac et non pas seulement dans le cancer juxta-cardiaque.
Traitement. Cathétérisme méthodique; psychothérapie ;
hydrothérapie, eau chloroformée, stovaïne, bromures,
valériane etc.

Oligurie. — S'observe dans les maladies fébriles, la
péritonite, l'occlusion intestinale, la néphrite aiguë; après
l'application d'un vésicatoire. Elle peut aller jusqu'à
l'anurie par tumeur ou par calcul rénal (*Voir Anurie*).

Oosporoses ou **Nocardoses cutanées**. — Mycoses
dues aux parasites du genre oospora (Roger). Ces parasites sont, en cultures, filamenteux et sporulés.

Ophtalmoplégie nucléaire. — Ces paralysies parcellaires se diagnostiquent par la bilatéralité des lésions,
l'intégrité de la musculature de l'œil, mais surtout par
l'étiologie, les commémoratifs, le mode de début et
la marche de la maladie. L'ophtalmoplégie nucléaire
est un signe de polio-encéphalite supérieure. On peut
l'observer dans les maladies infectieuses, les intoxications etc.

Openheim (maladie d') Myatonie congénitale caractérisée par une atonie symétrique généralisée ou limitée
avec prédominance aux jambes et avec intégrité des nerfs
crâniens.

Opsonines (de οψονεω, je prépare). D'après Wright,
substances bactéricides solubles contenues dans le sérum normal ou dans un sérum immunisé. Elles *prépa-
reraient* les microbes à l'action des phagocytes ou acti-
veraient l'intervention des phagocytes. Le pouvoir opsonique, l'indice opsonique se recherchent avec un mé-

lange à parties égales de sérum (variable), d'émulsion
microbienne, et de leucocytes (constants). Si 100 leucocytes ont phagocyté 300 microbes, le pouvoir opsonique
est égal à 1 ; avec un chiffre double ou moitié moindre,
on aurait un indice opsonique de 2 ou de 0,50.

Orchites. — *Voir Blennorragie et oreillons.*

OREILLONS

Déf. Inflammation parotidienne, épidémique et très
contagieuse. *Anp.* Congestion des glandes parotides, inflammation interstitielle et parenchymateuse du testicule, etc. *Etio. bact.* Diplocoque remontant de la bouche vers la parotide par le canal de Sténon (Laveran,
Catrin, Claisse), se colorant par les procédés habituels,
ne prenant pas le Gram. Inoculation aux animaux négative, contagion surtout directe, par poussées depuis la
période d'incubation jusqu'à la fin de la convalescence ;
immunité, maladie scolaire. Très rare après 40 ans.
Sympt. Incubation 2 à 3 semaines environ ; invasion :
2 à 3 jours ; parfois prodromes : fièvre, céphalée, douleurs vives de l'oreille, irradiées, exagérées par les mouvements de mastication, embarras gastrique ; tuméfaction : d'abord unilatérale, puis l'autre parotide se prend;
aspect de poire ou de pleine lune si elle est bilatérale
(9/10), fièvre, quelquefois participation de la glande
sous-maxillaire ; durée une semaine environ. Stomatite,
angine ourlienne ; la fièvre tombe au bout de 5 jours environ. Très fréquemment : orchite ourlienne sans participation du cordon, vers le 7ᵉ ou 8ᵉ jour, presque toujours unilatérale. Si elle est double : atrophie testiculaire habituelle. Rare chez l'enfant, l'orchite ourlienne
est notée dans un dixième des cas environ. L'ovarite,
chez la femme, est exceptionnelle. La pancréatite peut
faire penser à une péritonite. Les autres localisations
prostatiques, urétrales, etc., sont beaucoup plus rares.
Complications: albuminurie (Bright), polynévrites, endocardites, dacryocystites, surdité persistante, méningite

ourlienne curable. **Diag**. avec les parotidites, adénites, etc.. par la bilatéralité et la notion épidémique, par l'orchite, etc. Au cas d'adénites (dures localisées), rechercher les lésions buccales ou pharyngées. Cytologie parotidienne (Sicard, Dopter) surtout au cas de symptômes méningés : les éléments cellulaires (polynucléaires au début) caractérisant la variété ourlienne du liquide de la parotide. Si la glande sous-maxillaire est prise, la résolution rapide précise le *diagnostic*. L'orchite d'emblée se diagnostique par la notion épidémique. **Trait**. Lavages de bouche, liniments calmants, médicaments de la douleur et de la fièvre. Orchite : bains, cataplasmes, pommade avec salicylate de méthyle, gaïacol ; pilocarpine ; sangsues ; morphine. Contre l'atrophie testiculaire : courants continus. Désinfection obligatoire, mais assez illusoire ; bains. Isolement scolaire de 3 semaines environ.

Ostéo-arthropathie hypertrophiante pneumique. — Variété de rhumatisme chronique, à début par les phalangettes, à caractère progressif. Phalangettes déformées, doigts en baguettes de tambour, pouces en battants de cloche, ongles bombés en verre de montre ; déformations du poignet et du coup-de-pied. Arthralgies et névralgies diverses (*V. Rhumatisme*).

Othématome. — Petite tumeur sanguine du pavillon de l'oreille, s'observe en aliénation mentale et surtout chez les paralytiques généraux.

OSTÉOMALACIE

Etym. — de ὁςτεον, os ; μαλαχος, mou. **Déf**. Ramollissement osseux par décalcification. **Anp**. L'os se laisse couper au couteau ; au microscope, peu de sels calcaires ; les déformations, par flexibilité des os, portent surtout sur les membres inférieurs, le bassin prend la forme du trèfle ; les courbures vertébrales sont exagérées, les fractures nombreuses. **Pathog**.. C'est un acide lactique ou de fermentation qui produirait la décalcification. A citer aussi les théories par troubles trophiques ou par troubles de sécrétion glandulaire. ***Etiol.*** Age adulte, femmes après grossesses répétées, misère physiologique. Sénilité. ***Sympt.*** Douleurs ischiatiques du rachis, des membres, exagérées par les mouvements et la pression; déformations, démarche spéciale par parésie du psoas iliaque, thorax déformé. Secousses fibrillaires, exagérations des réflexes ; hyperesthésie ; palpitations ; dyspnée ; troubles de menstruation ; fractures spontanées fréquentes ; urines riches en phosphates et albumose. L'ostéomalacie sénile provoque aussi des déformations : cyphose, scoliose etc., on note des points douloureux sur les côtes, le sternum, les apophyses épineuses ; l'espace costo-iliaque est diminué ; signe de Latsko : contraction de défense des adducteurs, en écartant brusquement les cuisses. Durée 2 ans en moyenne, sauf chez les vieillards, dure quelquefois 5 à 10 ans, mort par cachexie ou complications. Complications: bronchopneumonie, néphrite interstitielle. ***Diagn.*** Rachitisme; les épiphyses sont grosses, pas de fractures, déformations différentes. Le Diagnostic avec la syphilis est difficile (pas de déformations). La myélite et le mal de Pott sont faciles à distinguer. ***Trait.*** Prophylaxie ; éviter les grossesses multiples, accouchement prématuré ; phosphore et phosphates ; alimentation phosphatée, régime de Ferrier ; tricalcine ; adrénaline. Castration ovarienne. Hygiène.

OXALURIE

L'acide oxalique existe, dans l'urine, à l'état de combinaison à la dose normale de 0,02 ; il y a oxalurie avec 0,70 si l'alimentation n'est pas trop riche en oseille, tomate, sucre et si l'hématose n'est pas troublée. L'oxalémie est la présence d'acide oxalique dans le sang. ***Etiol.*** aliments riches en nucléine, abus des épices, des vins généreux. Les opiacés, belladonés, les citrates, la théobromine l'augmentent ; les alcalins la diminuent. Constante dans le diabète, fréquente dans la goutte, l'obésité, le rhumatisme, la tuberculose. Intoxication aiguë avec 2 gr. de sel d'oseille. L'oxalurie se recherche au microscope, cristaux en formes d'enveloppe de lettre, tétragonales ou diverses. Dosage : ébullition avec 10 °/₀ de HCl, filtrer, traiter par 10 °/₀ de phosphotungstate de soude (précipitation complète), filtrer. Neutralisation à l'ammoniaque : ajouter du chlorure de calcium, quelques gouttes d'acide acétique. Repos d'une journée environ, dosage par la réduction du permanganate. L'oxalémie se recherche par la même méthode ou avec le molybdate d'ammoniaque. Action neuro-musculaire. Hypotension artérielle ; il s'agirait sans doute d'une décalcification favorisée par l'acide oxalique. **Sympt**. Vomissements,. diarrhée, phénomènes nerveux, asthénie musculaire ou contractures, hyperesthésie, fourmillements, paralysies, collapsus, hypotension, oligurie. La maladie de Bird est l'oxalémie chronique avec hypotension, diminution d'acide urique et du rapport azoturique, augmentation de la chaux urinaire, névralgies, migraines, dyspepsies, cœlialgies, constipation, calculs ; douleurs digitales, scapulaires, vertébrales, dyspnée légère. On peut observer l'oxalémie dans l'asthme, l'eczéma, le psoriasis, etc. **Trait**. Suppression de : oseille, épinards, épices, cacao,. rhubarbe et aliments riches en nucléines (abats, etc.). Prescrire les alcalins ; urotropine, chlorure de calcium,. citrate de magnésie, acide phosphorique et phosphates, purgatifs.

Ozène. — (de ὄξειν; sentir mauvais). *Rhinite atrophique*, d'odeur repoussante ; atrophie des glandes, de la muqueuse et des cornets. Prédisposition du sexe féminin, caractère héréditaire et familial, contagion possible; terrain syphilitique ou scrofuleux. Début vers la 10ᵉ année. La muqueuse est décolorée, sèche, recouverte de croûtes verdâtres, les cavités nasales se trouvent élargies par l'atrophie des cornets. Cet élargissement permet de voir le pharynx. On n'admet pas la transformation de la **rhinite hypertrophique en ozène. Fétidité du nez..**

Anosmie. Ozène laryngo-trachéal avec voix rauque. **Diagn.** avec la syphilis (pas d'atrophie, rétrécissement des fosses nasales), avec écoulement de pus de l'empyème du sinus (pas de croûtes). **Trait.** Nombreux et variés. Lavages fréquents. Injections sous-muqueuses de paraffine sous la muqueuse des cornets inférieurs, etc. Soins de propreté, agents locaux modificateurs et traitement général.

Pachyméningite : *cérébrale hémorragique*, avec céphalée intense et troubles vésaniques ; provoque souvent un ictus apoplectique par hématome.

P. cervicale hypertrophique : syndrome de Charcot-Joffroy considéré actuellement comme un début de syringomyélie ; les formes syphilitiques ou tuberculeuses sont plus douloureuses que la syringomélie et ne présentent pas, comme cette dernière, les signes de dissociation de sensibilité.

PALPITATIONS

Déf. Battements du cœur accélérés, perçus par le malade ; survenant par excès, pénibles et douloureux ; à distinguer des tachycardies. **Etiol. Patho.** Produites par excitations du grand sympathique. On les explique par des extra-systoles ou contractions prématurées empêchant la contraction complète qui suit. Trop artificiellement distinguées actuellement en palpitations sympathiques : vers intestinaux, onanisme, ménopause, émotion, colère, tuberculose au début, dyspepsie; et en palpitations symptomatiques des maladies du cœur, des épanchements ou tumeurs ; autres causes : intoxications (tabac), artério-sclérose, chlorose, anémie, palpitations de croissance, des névroses, entéroptose, etc. **Signes et Diagnostic.** Pouls rapide, plus de 120, sensation douloureuse plus ou moins aiguë perçue par le malade, n'ayant pas, par elle-même, une grande valeur diagnostique à cause du système nerveux et des interprétations du malade. Le diagnostic étiologique présente surtout de l'intérêt : la dyspepsie et les névroses revendiquent la plupart des cas de palpitations. On recherchera si elles sont physiologiques (digestives, après effort, excès génitaux, arthritiques, etc.), d'origine toxique (tabac, café, thé, Basedow) ou réflexe (affections de l'intestin et de l'utérus), ou si elles ont pour cause la convalescence de la tuberculose, de l'anémie, des lésions cardiaques ou artérielles. En pratique, si le cœur est normal et que l'émotivité ou une intoxication ne les expliquent pas, les palpitations ont presque toujours une origine digestive. Chez l'enfant, en dehors de la dilatation d'estomac et des névroses, le rachitisme, l'onanisme et la croissance peuvent provoquer des palpitations. *Trait.* Chez l'enfant, à la croissance, repos physique et cérébral ; gymnastique méthodique de la respiration et des membres supérieurs pour prévenir l'hypertrophie apparente du cœur par développement trop lent du thorax ; régime: chez l'adulte, traitement des dyspepsies, du nervosisme ou des autres causes moins fréquentes ; glace localement, bromhydrate de quinine et digitale si le cœur est en jeu ; strophantus dans les palpitations persistantes (Barié), bromures et sédatifs : valériane, aconit, cratœgine, veratrum viride (XX gouttes). Régime, hygiène, hydrothérapie tiède. Pas de tabac, de café, pas d'alcool.

PALUDISME

Syn. Malaria. *Déf.* Maladie causée par l'hématozoaire de Laveran. *Anp.* Le nombre des globules est très diminué, l'action de l'hématozoaire se portant sur eux ; l'hémoglobine altérée forme deux pigments qui sont des déchets d'hématies, le pigment ocre coloré en bleu par le ferro-cyanure de potassium (commun aux cirrhoses, dispositions en amas intra-cellulaires) ; le pigment mélanique, spécifique de la mélanémie (mélanémie intermittente, par accès). Ce pigment, qui ne donne pas comme le 1er la réaction des sels de fer, **est intra-vasculaire ; il produit la mélanose par** encombrement des capillaires. La présence du pigment mélanique dans le sang est caractéristique du paludisme. Le sang ne contient qu'un million d'hématies plus ou moins modifiées. On observe aussi des congestions et hypérémies phlegmasiques des organes, rate, foie, méninges, pouvant aller jusqu'aux lésions parapaludéennes de Catrin. Dans le Paludisme chronique, hypersplénie ; hépatite. **Etiol.Patho. Bactério**. L'hématozoaire est d'abord un corps amiboïde, simple gouttelette hyaline ne dépassant guère le volume d'un globule rouge, se fixant sur les hématies dans le 1er stade endocellulaire, pénétrant ensuite par ses pseudopodes dans le globule ; entièrement développé, l'hématozoaire est un corps sphérique qui va se segmenter en framboise ou marguerite (sporocystes) pour donner de nouveaux corps amiboïdes par ses flagella ou éléments mâles de Laveran. Variétés: au microscope on ne voit que le corps sphérique dans les hématies mais les corps flagellés apparaissent au bout de 20 à 30 minutes, en croissant, en rosace, etc. ; sur 700 cas, on observe environ 400 fois des corps sphériques, 107 fois en croissant, 100 fois avec flagella. D'après Laveran, il n'existe qu'une espèce d'hématozoaire : l'hémamœba malariæ non transmissible par contagion, mais par inoculation à l'homme. D'après Galle il existerait plusieurs variétés d'hématozoaires en rapport avec les divers types cliniques : psalmodium malariæ pour la fièvre quarte, le psalmodium vivax pour la fièvre tierce et le psalmodium falciparum pour la fièvre quotidienne. La chaleur, l'humidité, le sol, l'eau, l'air, l'oxyde de carbone entrent pour une part dans l'étiologie, mais ce sont les moustiques anophèles qui transmettent le paludisme, surtout au printemps et à l'automne, le matin ou le soir. Pas d'acclimatation, pas d'immunité. L'anophèle (bifurcatus, maculipennis, claviger) se tient la tête en bas, pour piquer perpendiculairement à la peau. Il cause le paludisme par sa piqûre ou par ses œufs dans l'eau de boisson. La schizogonie (division) est le cycle évolutif

asexué chez l'homme. Avec production de mézoïtes, la
sporogonie est l'évolution dans l'estomac de l'anophèle ;
ce cycle est sexué, avec production de macrogamète et
de microgamète, fécondation par pénétration du second
dans le premier ; les cocystes par leur rupture donnent
les sporozoïtes qui passeront dans les glandes salivaires
de l'anophèle et dans le sang de l'homme par la piqûre
du moustique. L'hématozoaire enfin n'est pathogène
que pour l'homme. Comme pathogénie des variétés, Golgi
soutient que le type de fièvre est déterminé par la durée
d'évolution des corps, en rosace. Les principaux foyers
en France sont dans le midi, les Landes, la Camargue;
dans le centre, la Sologne, à l'Ouest les Charentes. En
Europe l'Espagne, l'Italie, la Grèce ; en Amérique, la
Colombie, le Mexique, le Brésil etc. Asie, Cochinchine,
Indes, Perse.

Sympt. *Signes principaux* et communs aux variétés
paludiques : anémie, hypersplénie et fièvre précédée et
accompagnée de malaises variables. Incubation de six
jours minimum à quelques semaines. On distingue des
fièvres intermittentes, rémittentes, pernicieuses et larvées, pouvant aboutir à la cachexie palustre. *Fièvre intermittente* : accès avec progression croissante et décroissante de la *fièvre, frissons*, malaises divers ; stade
de froid (chair de poule) pendant une ou deux heures ;
stade de *chaleur*, une ou deux heures ; stade de *sueurs*,
de deux à quatre heures. L'intervalle des accès est caractéristique : types quotidiens, *tierce, quarte* et plus rarement fièvre quintane, sextane, etc. Les Fièvres re-
doublées avec fièvre double tierce sont plus rares; les accès, quoique quotidiens, se ressemblent tous les 3 jours
ou fièvre double quarte (2 jours de fièvre, 1 jour d'apyrexie, 4ᵉ jour semblable au premier ; fièvres doubles
moins fréquentes, 2 accès par jour). Les fièvres quotidienne et tierce sont les plus fréquentes : il existe des variétés dites anticipante ou retardante, guérison habituelle après quelques semaines ou après récidives. Quel-

quefois accès pernicieux. *Fièvres rémittentes continues :* aiguës, coupées par des périodes sans fièvres endémiques (pays chauds et midi), épidémiques ; variété solitaire, non accompagnée ; formes pernicieuses, gastro-bilieuses, typho-palustres, hémoglobinurique de Madagascar (on l'observe aussi ailleurs), avec destruction des globules, massive et brusque : *algide, cholériforme, diaphorétique.* Les formes pernicieuses ne sont que l'aggravation des formes ordinaires. La *cachexie* aiguë s'accompagne d'hydropisie, hémorragies, gangrènes suppurées ; la cachexie chronique, d'anémie et d'hypersplénie, de lésions pulmonaires, d'hémorragies rétiniennes. Les formes frustes se manifestent par de la diarrhée, des dermatoses, des névalgies guéries par la quinine. Chez le nourrisson, ni frissons, ni sueurs; fièvre, vomissements, convulsions, teint terreux, épreuves de quinine pendant 5 jours. Complications : hépatites, néphrites, hémoglobinurie, pneumonie et broncho-pneumonie, névrites (Dopter), maladie de Raynaud, paralysies, aortite pulmonaire de Lancereaux; syndrome dysentériforme, cérébelleux, rupture de la rate ; accès algides, etc. Associations microbiennes : typhoïde et malarienne ; antagonisme de la tuberculose et du paludisme (fin 1912). La tuberculose réapparaît dans les régions où le paludisme a disparu. **Pron.** Les accès comateux sont moins graves que les accès algides ; le pronostic dépend du germe, de la résistance, du milieu du traitement.

Trait. de choix, chlorhydrate de quinine et en injection sous-cutanée (0,50), formiate de quinine. Dose double par la bouche, quadruple en lavement. Au-dessous de deux ans aristochine 0,10 cent. par année d'âge, ensuite doses de l'adulte 1 à 3 gr. Dans la variété intermittente, la quinine sept heures avant l'accès. Le *Traitement* discontinu de Laveran, ou méthode des traitements successifs, comprend des doses moindres de 0,70 cent. environ pendant 3 jours avec 3 jours de repos. Extrait de quinquina, noix vomique, hydrothérapie, repos etc. Cachexie :

fer, arsenic, Bourboule. Hygiène alimentaire, pas d'hydrothérapie. Les opérations chirurgicales réveillent le paludisme. Dans le paludisme chronique, traitement discontinu, salvarsan, fer, etc. Prophylaxie : assainissement des marais, protection contre les piqûres de moustiques, etc. L'emploi préventif de la quinine est devenu très discutable. Il est bon de se rappeler quelques signes d'intoxication quinique : gastralgie, vomissements, érythèmes, délire, vertige auriculaire et amblyopie. La quinine, dans la grossesse avec paludisme, ne provoquerait pas l'avortement.

PANCRÉAS (m. du)

Anomalies : agénésie, hypergénésie, aplasie des adolescents avec syndrome pancréatique évoluant en 3 ans ; hernies du pancréas : *Traumatismes.* Plaies et ruptures : *hémorragies* primitives ou secondaires, à début brusque, à l'angle droit des colons, douleurs violentes ; le malade se roule sur son lit (Thiroloix), vomissements et météorisme simulant l'occlusion, signe de Guinard : induration profonde faisant croire à une tumeur, cachexie très précoce. En dehors de quelques cas, trop rares pour être de médecine courante, on peut résumer cet article en : maladies inflammatoires ou lithiasiques, cancer et insuffisance pancréatique. *Cancer* : le diagnostic par le syndrome hépatique de Tripier-Bar-Pic avec vésicule dilatée et surtout par l'ictère progressif foncé, noir même, aboutissant sans aucune rémission, à la cachexie. *Pancréatites.* Les *Pancréatites aigües* sont diagnostiquées surtout par le chirurgien car le drame pancréatique de Dieulafoy des P. traumatiques avec douleur intense, faciès terreux, mort rapide, et douleurs, hoquets, vomissements des pancréatites des états infectieux, font rarement penser au pancréas. *Les pancréatites chroniques* sont au contraire très intéressantes ; on commence à les mieux connaître. L'insuffisance pancréatique, le diabète pancréatique, le rôle du pancréas dans certaines dyspepsies méritent notre attention. Le suc pancréatique par la trypsine, l'amylase et la lipase, etc., concourt à la digestion des albuminoïdes, des amylacés et des graisses ; on prétend que les glandes duodénales produisent une secrétine et de l'entérokinase excitant la sécré

tion ou l'action du suc pancréatique. La suppression de ce
dernier entraîne l'anorexie, le dégoût des corps gras, des
douleurs au niveau de l'épigastre et un peu à droite, des digestions insuffisantes et trop rapides avec diarrhée 4 heures après le repas, avec graisses dans l'urine (lignucrie) ou
dans les selles (stéarrhée). Les selles graisseuses sont couleur ardoise ou mastic ; un fragment graisseux examiné fond
par la chaleur, se dissout dans l'éther, tache le papier bu-
vard. Avec la rétention biliaire associée, 90 °/° des graisses
de l'alimentation d'inutilisées, 2/3 des graisses non digérées,
cette stéarrhée perd sa valeur avec l'ictère. Glycosurie,
cachexie et symptome d'emprunt par les organes voisins.
L'insuffisance pancréatique se recherche par des procédés
qui seraient théoriquement très scientifiques, mais l'action
du suc gastrique et des glandes de Brünner en réduit singulièrement l'intérêt pratique au point de vue du pancréas
seul. *Epreuve au glutoïd de Sahli :* capsules de gélatine
rendues inattaquables par le formol ou suc gastrique,
mais pouvant être digérées par le suc pancréatique : on
emploie l'iodoforme (iode dans la salive) ; le bleu de
méthylène (urines colorées) ; le salol (acide salicylique
donne avec le perchlorure de fer, dans l'urine, une coloration violette.) *Epreuve des noyaux de Schmidt :* viande crue
dans des petits sacs de gaze de soie, en cachets non digérés
avec une digestion de 6 heures au moins, prouveraient la
suppression de l'action pancréatique. *Réaction de Camidge :*
recherche d'une ozazone cristallisée en traitant l'urine par HCl,
carbonate de plomb et phénylhydrazine en solution acétique. Théoriquement toujours, on distingue l'action isolée
de la bile et du suc pancréatique par l'épreuve des 3 cachets
de carmin et l'absence du suc pancréatique par la rapidité
de la digestion, par la réaction neutre des selles, leur teneur
en eau, en graisses (2/3) et en azote. Les signes d'insuffisance
et procédés d'examen permettent l'étude des *pancréatites
chroniques* qu'on observe dans la tuberculose, la syphilis
et la lithiase biliaire, avec obstruction des canaux. Il s'agit
de sclérose, de lithiase, de stéatose, d'atrophie. Le syndrome
pancréatique avec stéarrhée, glycosurie et amaigrissement caractéristique, se retrouve dans la pancréatite chronique
comme dans toutes les maladies du pancréas (syndrome de
Déjardin de la zone pancréatico-cholédoque). *Signe* du *diabète*

pancréatique (*v. diabète*) : polyurie, soif et appétit exagérés ;
élimination considérable d'urée et de sucre , amaigrissement,
cachexie en quelques mois. *Kystes du pancréas : s.* de compression et névralgie cœliaque de Friedreich. **Trait.** Les
premiers signes d'insuffisance pancréatique légitiment l'opothérapie dont on trouvera tous les progrès annuels dans le
livre du même auteur : *Traitements nouveaux en clientèle.*

PARALYSIES

On décrit dans les paralysies *l'hémiplégie, la paraplégie*, habituellement des membres inférieurs, mais on
admet une paraplégie brachiale et les monoplégies corticales ou périphériques limitées à un groupe musculaire. Les lois générales et principales qui dominent la
fonction motrice et par suite l'étude des paralysies sont
les suivantes d'après Grasset : 1re loi : double entre-croisement des voies sensitivo-motrices, d'un côté à l'autre. 2e
Les nerfs moteurs sont articulo-moteurs et correspondent
à des centres articulo-moteurs supranucléaires. 3° Toute
action de contraction musculaire (raccourcissement)
s'accompagne d'une action de relâchement des muscles
antagonistes. Enfin, 4e une action motrice automatique
vient s'ajouter à l'action motrice volontaire et peut dans
le repos se produire seule, ce qui constitue le tonus musculaire.

PARALYSIE AGITANTE

Syn. Maladie de Parkinson. **Défin.** Syndrome caractérisé surtout par du tremblement et de la raideur
des muscles. Névrose ou plutôt affection organique par
irritation de voisinage du faisceau pyramidal. *Etiol.*
Hérédité et causes occasionnelles nerveuses ou traumatiques ; s'observe, en général, après quarante ans.

Sympt. Rigidité musculaire ; le malade a l'air *soudé,*
se tourne tout d'une pièce ; visage impassible ; démarche saccadée, impulsive ; parfois le malade semble cou-
rir après son centre de gravité, rétropulsion (signe de Pierret), latéropulsion, chute facile ; *tremblement* (2 à 5 oscillations par seconde) **exagéré avant les mouvements vo-**

lontaires, arrêté pendant ces mouvements et reprenant pendant le repos ; ce tremblement est plus fort aux extrémités, les doigts semblent vouloir faire une cigarette ou émietter du pain, le tremblement cesse dans le sommeil et même par la trépidation d'un véhicule (chemin de fer etc.) Signe de Babinski ; réflexes exagérés, faciès Parkinsonnien. Troubles sensoriels, impatience musculaire, sensation de chaleur, ecchymoses spontanées, déformations, etc. Etat mental mélancolique. ***Pron***. Durée 8 à 10 ans ; mort par cachexie ou affection intercurrente.

Diagn. avec la sclérose en plaques (nystagmus, parole scandée, tremblement plus ample) ; avec le tremblement mercuriel, hystérique, alcoolique, sénile (ni rigidité, ni masque impassible), enfin avec l'hémi-paralysie agitante post-hémiplégique qui ne débute pas par un ictus et peut dépendre d'une tumeur de la région pédonculaire ou sous-thalamique, siège également des lésions inconnues de la maladie de Parkinson (d'après Brissaud). ***Trait***. Bromures, arsenic, bromhydrate de scopolamine, gelsemium, opothérapie parathyroïdienne, fauteuil trépidant, psychothérapie, rééducation musculaire.

Paralysies alternes.— Hémiplégie croisée avec paralysie des nerfs crâniens relevant d'une lésion bulbo protubérantielle. A citer le syndrome Millard-Gübler (*Voir ce mot*), le syndrome de Raymond et Cestan avec paralysie des mouvements de latéralité, à prédominance d'un côté ; la paralysie du moteur oculaire externe avec hémiplégie croisée.

PARALYSIE ASCENDANTE AIGUE

Déf. La paralysie ascendante aigüe ou *maladie* de *Landry* est une myélite aigüe à marche rapide et ascendante. ***Etiol***. maladie infectieuse, variole, grippe etc. ; syphilis. ***Sympt***. Brusquement, à la fin d'un état infectieux ou après quelques prodromes, (*malaises, algies, fièvre*) s'installe la paralysie flasque. Elle a pour caractère pathognomonique de partir des extrémités pour s'étendre aux parties supérieures du corps. En deux jours la paralysie est complète aux membres inférieurs ; elle s'accompagne de céphalée, rachialgie, crampes, fièvre 39 à 40, les réflexes sont abolis. La paralysie en 5, 8, 10 jours gagne les membres supérieurs, le cou, la nuque (la tête tombante) ; puis se manifestent les troubles bulbaires (troubles de respiration, déglutition, troubles cardiaques), mort par asphyxie en 10 jours en moyenne. Paralysie bulbaire asthénique. Réaction myasthénique ; pas de tétanisation faradique ; signe d'Erb. Les noyaux médullaires sont pris de bas en haut jusqu'au bulbe. L'étiologie et le mode ascendant, à point de départ périphérique, distinguent la paralysie de Landry des accidents de compression médullaire. Les troubles sphinctériens n'ont pas de valeur diagnostique. On observe enfin la constipation par paralysie des muscles de l'abdomen.

PARALYSIE FACIALE

Déf. La paralysie faciale se distingue en paralysie du type cérébral et en paralysie périphérique. La première est supra-nucléaire; dans la seconde la lésion siège au dessous du noyau de la 7e paire. **Etiol.** Causes générales : maladies infectieuses, surtout syphilis et diphtérie; causes locales : traumatismes, tumeurs, maladies de l'oreille, de la parotide, refroidissement sur terrain nerveux. **Patho.** C'est une névrite dégénérative plutôt qu'un étranglement du nerf dans l'aqueduc de Fallope.

Sympt. Les signes communs à toute paralysie faciale sont les suivants : asymétrie de la face qu'exagère la parole et mieux encore le rire ; bouche déviée du côté sain : difficulté de prononcer les labiales, de siffler, joues flasques, une aile du nez est paralysée, les plis ou rides sont effacés du côté paralysé. D'autres signes permettent de déterminer la hauteur de la lésion du nerf. Dans la paralysie de *type cérébral*, la paralysie porte sur le facial inférieur et très peu sur le facial supérieur. La participation de ce dernier noyau, quoique faible, est indiquée par le *signe de Revilliod* : un hémiplégique peut fermer les deux yeux ou l'œil sain mais ne peut fermer isolément l'œil malade. C'est un signe du début, car plus tard la paralysie faciale de cette origine se localise au facial inférieur.

Dans la paralysie *du type périphérique,* le facial supérieur et le facial inférieur sont pris tous les deux, le malade se trouve dans l'impossibilité de fermer l'œil (ouvert par action du muscle releveur de la paupière). *Le signe de Bell* caractérise la réaction de dégénérescence de l'orbiculaire : c'est la rotation en haut et en dehors du globe oculaire quand on commande au malade de fermer les yeux. On note de l'épiphora (larmes sur la joue) par paralysie du muscle de Horner ; clignement impossible et signes habituels ci-dessus de toute paralysie faciale.

La paralysie faciale d'origine pédonculaire frappe tout le facial. Le syndrome de Weber est caractérisé par une hémiplégie avec paralysie faciale du même côté et paralysie du moteur oculaire commun du côté opposé. Dans le syndrome de Millard-Gübler s'ajoute une paralysie des membres du côté opposé.

Si la lésion siège sur le côté du bulbe ou sur le trajet du nerf facial où il est accolé au nerf auditif et à l'intermédiaire de Wrisberg, il existe du vertige et des troubles auditifs.

Trajet intra-pétreux. La paralysie des muscles du pavillon de l'oreille indique que la lésion existe au dessus du trou stylo-mastoïdien. La suppression du goût, la sécheresse de la bouche indiquent qu'elle siège entre la corde du tympan et le ganglion géniculé. La déviation de la luette et la perception pénible des sons forts révèlent une lésion du ganglion géniculé. La *paralysie* faciale *double,* rare, s'observe dans les polynévrites infectieuses et la fracture double du rocher.

Les formes de paralysie faciale varient aussi avec les

degrés de contractilité électrique et la réaction de dégénérescence ; les contractures secondaires sont possibles
dans le type périphérique.

Pron. La paralysie faciale des nouveau-nés guérit
très vite. La forme a frigore légère, avec réactions électriques normales, guérit en 2 ou 3 semaines ; la forme
moyenne a une durée double ; l'excitabilité électrique
du nerf est diminuée et la réaction de la dégénérescence
s'observe dans le muscle après la seconde semaine. La
forme grave correspond à une lésion irrémédiable du
nerf.

Trait. Révulsion, liniments excitants, vésicatoire ;
strychnine , électrothérapie.

PARALYSIE GÉNÉRALE

Déf. C'est une méningo-encéphalite diffuse, chronique et progressive. ***Anp***. Adhérences de la pie-mère,
épaississement des méninges, traînées opalescentes sur
l'arachnoïde et la pie-mère, altérations des vaisseaux et
des éléments nerveux : cellules et névroglie; atrophie des
cellules pyramidales et des fibres à myéline. ***Etiol***. Age
moyen mais aussi forme juvénile, hérédité, surmenage
intellectuel, alcool et, très souvent, plusieurs de ces causes associées mais ces causes toxiques ou infectieuses
ne causent la paralysie générale que chez les syphilitiques.

Sympt. Changement de caractère ; amnésie, actes
délictueux ou absurdes, alternatives de dépression et de
gaieté puérile, états délirants divers, idées optimistes,
etc. ; troubles somatiques : incoordination, démarche titubante, *inégalité pupillaire*, pupilles paresseuses à la lumière, parfois réaction pupillaire paradoxale : dilatation
au moment où s'ouvrent les yeux (Piltz); tremblement
(de 6 à 8 oscillations) disparaissant au repos ; *tremblement fibrillaire* ou vermiculaire de la langue ou mouvement de trombone de Magnan, *parole* traînante, *embar-
rassée* avec trémulation des lèvres, achoppement des syl-

tabes de Kussmaül (mots classiques : *artilleur de l'artil-
lerie, constitutionnellement, incompatibilité, Nabuchodo-
nosor*). Ecriture irrégulière, tremblante, avec oubli des
mots (agraphologie de Dupré) ; sensibilité diminuée ; *signe* de Biernacki : cubital insensible ; réflexes exagérés ; othématomes (ecchymose traumatique ou trouble
trophique), sens pervertis ; mâchonnement, attaques apoplectiformes, épileptiformes, escarres ; déchéance complète, gâtisme.

La paralysie générale évolue en 3 périodes. La première est dite préparalytique ou médico-légale à cause
des actes inconsidérés, délictueux commis par ces malades ; dans la période d'état s'affirment les troubles
moteurs, incoordination, tremblement, trouble de la
parole, de la sensibilité (agueusie, absorption de substances dégoûtantes et non comestibles, réflexes exagérés).
Délire expressif avec folie des grandeurs ou dépressif
avec mélancolie ; délires toujours incohérents et des plus
variables.

La période terminale cachectique se termine par le
gâtisme, le marasme avec escarres, attaques apoplectiformes, parfois méningo-encéphalite.

Débutant en moyenne 15 à 20 ans après le chancre,
la paralysie générale dure environ 3 à 4 ans, quelquefois
plus, quelquefois moins. La variété dite expansive **est**
sujette à des temps d'arrêts.

Diagn. Avec le tabès, la neurasthénie (au début de
P. G.), la syphilis cérébrale, la sclérose en plaques (parole
scandée, nystagmus) etc. Utilité de l'examen du liquide
céphalo-rachidien.

L'albumo-diagnostic de Widal, Ravaud et Sicard est
souvent nécessaire : albumine ; lymphocytose, quelquefois polynucléaires. Noguchi a retrouvé le tréponème
dans le cerveau des paralytiques généraux.

Trait. Régime, surveillance, bains chauds etc. Traitement antisyphilitique très discuté.

Paralysie glosso-labio-pharyngo-laryngée. *Déf.* Syndrome provoqué par l'atrophie des noyaux bulbaires du

facial, du pneumogastrique et de l'hypoglosse. **Anp.**
Lésions des cellules et des nerfs, granulations pigmentaires des cellules qui perdent leur prolongement et leur
forme ; atrophies musculaires. **Etiol.** froid, surmenage
professionnel : complique la sclérose latérale amyotrophique, le goître ; âge adulte, plus commune chez
l'homme etc. **Sympt.** prodomiques : difficulté de la parole, du sifflement. Paralysie de la langue, trouble de
phonation, *dysarthrie* (troubles portant sur la motilité
des organes phonateurs et non sur le langage intérieur)
commençant par voyelle i et consonnes l, d, t, g ; plus
tard avec paralysie des lèvres, altération des voyelles
o, u, des consonnes, m, f, v, voyelle à la dernière.
Premier temps de la déglutition paralysé ; avec la paralysie du voile du palais, le second temps de déglutition
l'est également; la méthode de Hartmann permet de mesurer avec le manomètre la résistance du palais ; la voix
est nasonnée ; paralysie des muscles carré, triangulaire
et houppe du menton ; paralysie des ptérygoïdiens ;
abolition des mouvements de diduction, perte du réflexe
laryngo-pharyngien ; aphonie par paralysie du larynx,
accès de suffocation ; troubles sensoriels, tendance aux
syncopes ; marche progressive en 18 mois à 3 ans environ. Mort, par coma, broncho-pneumonie, asphyxie.
Forme associée à la sclérose latérale amyotrophique ; la
forme infantile est une polyencéphalite totale. **Diagn.**
avec les lésions du bulbe, avec les tumeurs, la paralysie pseudo-bulbaire. **Trait.** Picrotoxine. Électricité.
Alimentation artificielle à l'aide de la sonde.

Paralysie de Landry, (*Voir paralysie ascendante
aiguë*).

Paralysie des nerfs moteurs de l'œil. Par ordre de
fréquence : moteur oculaire commun, moteur oculaire
externe et pathétique. **Etiol.** Polynévrites toxiques ou
infectieuses ; diabète, diphtérie (ocul. ext.), syphilis
(ocul. commun); affections cérébrales; fractures, anévrys-

mes, tumeurs, méningite etc. **Sympt**. *Paralysie du moteur oculaire commun*. La 3ᵉ paire commande les muscles suivants : le droit interne (qui porte la pupille en dedans) ; le droit supérieur (qui porte la pupille en haut et légèrement en dedans); le droit inférieur (action opposée) ; le petit oblique (qui porte la pupille en haut et en dehors avec mouvement léger de rotation); le releveur de la paupière. Dans la paralysie du moteur oculaire commun, tous ces muscles se trouvent atteints ; le droit externe (VIᵉ paire) et le grand oblique (IVᵉ paire) sont respectés. On note donc du ptosis, de la mydriase (diplopie et immobilité pupillaire) et du strabisme.

Paralysie du moteur oculaire externe (6ᵉ paire). La 6ᵉ paire innerve le droit externe qui porte la pupille en dehors. On note donc du strabisme interne et de la diplopie.

Paralysie du pathétique (4ᵉ paire). La 4ᵉ paire innerve le grand oblique qui porte la pupille en bas et en dehors et qui est, en outre, légèrement rotateur. On note donc du strabisme convergent et vertical et de la diplopie.

Les ophtalmoplégies nucléaires (*Voir ce mot*) sont produites par les lésions des noyaux bulbaires.

Les paralysies associées sont en rapport avec des lésions des centres de coordination.

La recherche du strabisme est simple. Le malade doit regarder droit devant lui ; sa pupille se dévie du côté opposé à la lésion du muscle.

La diplopie ou perception de deux images s'explique par la formation de l'image dans l'œil malade, soit au-dessus, soit au-dessous de la macula, l'image de l'œil sain se formant au niveau de la macula. La diplopie homonyme ou paralysie d'un abducteur, du droit externe, donne une image qui reste du côté de l'œil dévié en dedans ; la diplopie hétéronyme ou croisée, ou paralysie d'un adducteur, du moteur oculaire commun, donne une image qui, pour l'œil dévié en dehors, est perçue du côté opposé.

L'examen se fait dans une chambre sombre avec une lumière placée à environ trois mètres. On place un verre de couleur devant l'un des yeux, le gauche par exemple, dans la diplopie homonyme l'image est vue en rouge à gauche de l'autre image ; elle est vue en rouge, à droite, dans la diplopie croisée.

Pron. La pronostic des paralysies des nerfs moteurs de l'œil est variable. Celles qui sont causées par une intoxication curable ou par la syphilis sont évidemment moins graves que celles qui sont causées par une tumeur. **Diagn.** en général sans difficulté.

L'Hystérie et le strabisme congénital sont aisément éliminés. Le diagnostic du siège des lésions est plus délicat ainsi que le diagnostic étiologique. La syphilis est le plus souvent en cause ; viennent ensuite les polynévrites.

Il ne faut pas oublier que l'écartement des images augmente dans la diplopie homonyme du côté de l'œil malade ; le contraire se produit pour la diplopie croisée. C'est un détail pratiquement utile.

Trait. Verres correcteurs ; électricité ; traiter la cause.

Paralysies de quelques nerfs périphériques. Nous ne résumerons que les plus fréquentes : la paralysie du nerf crural, du nerf cubital, du nerf médian, du plexus brachial et du nerf radial.

Le nerf *crural* est le nerf extenseur de la jambe ; cette fonction est abolie par paralysie des muscles suivants : quadriceps fémoral, muscles cutanés, couturier et adducteur moyen.

Dans les paralysies du nerf *cubital*, les muscles de l'éminence hypothénar sont paralysés et les mouvements du petit doigt abolis : paralysie de l'adducteur du pouce ; **griffe des interosseux et des deux derniers lombricaux : extension des premières phalanges et flexion des deux**

dernières, médius et index respectés. Le pouce n'est plus
commandé par l'adducteur (extens.).

Pour les paralysies du nerf *médian* il faut bien se
souvenir de l'action des muscles soumis à son action. Il
innerve tous les muscles fléchisseurs et pronateurs à
l'exception du cubital antérieur, des deux faisceaux internes du fléchisseur profond des doigts, de l'adducteur du
pouce et d'une partie du court fléchisseur. Dans la paralysie se trouvent donc frappés, à la main, les
muscles de l'éminence thénar (adducteur du pouce et
partie du court fléchisseur excepté) et les palmaires, le
rond pronateur, le fléchisseur commun superficiel, la
partie externe du fléchisseur profond, le carré pronateur
et, pour le pouce, le court fléchisseur, le fléchisseur propre et le court abducteur. Griffe médiane : 2ᵉ et 3ᵉ phalanges de l'index et du médius étendues, premières fléchies par action des interosseux, 2ᵉˢ phalanges étendues,
1ʳᵉ et 3ᵉ demi-fléchies. *Main de singe*, le pouce regarde
en avant sans opposition et se rapproche de l'index par
action de l'adducteur. Le diagnostic peut être difficile
dans la paralysie des fléchisseurs surtout, car l'attitude
de la main est peu changée.

Il est inutile d'insister sur les causes de ces paralysies qui sont fréquemment des compressions ou des polynévrites toxi-infectieuses.

Les Paralysies du plexus brachial sont causées par
les traumastismes, les luxations, fractures, tractions
exagérées etc. On tend à faire jouer un rôle moins important à la compression qu'à la rupture ou l'élongation
des racines. Les névrites infectieuses, les tumeurs etc.
sont des notions étiologiques, moins fréquentes que pour
les paralysies décrites ci-dessus. Les origines du plexus
brachial sont les Vᵉ VIᵉ, VIIᵉ, VIIIᵉ racines cervicales
et la 1ʳᵉ dorsale. L'excitation du point d'Erb à la région
sus-claviculaire correspond à la naissance des 5ᵉ et 6ᵉ cervicales, entre les scalènes, au niveau de la 6ᵉ vertèbre
cervicale; il commande les muscles suivants: deltoïde, bi-

ceps, brachial antérieur et long supinateur. Des mêmes racines dépendent encore le grand pectoral, le grand rond, le grand dentelé, le grand dorsal, le sous-épineux et le rhomboïde. A la VIIe racine cervicale répondent les muscles du membre supérieur innervés par le radial et une partie du grand pectoral et du grand dorsal. Aux deux dernières racines du plexus, VIIe cervicale et 1re dorsale, répondent les muscles innervés par le cubital et le médian.

Dans toutes les paralysies du plexus brachial, la contractilité est diminuée dans les formes légères et la réaction de dégénérescence existe dans les formes graves. L'atrophie musculaire et les troubles trophiques sont variables. Il est assez rare que la paralysie frappe toutes les racines du plexus ; si elle est totale elle se traduit par l'impotence absolue du membre supérieur et par des phénomènes oculo-pupillaires : myosis, rétraction du globe oculaire, ptosis etc.

Dans la paralysie du plexus proprement dit, tous les muscles du membre supérieur et tous ceux qui sont innervés par les collatérales du plexus sont frappés. Les paralysies incomplètes intéressent plus ou moins les X supérieur ou inférieur et l'Y moyen.

On distingue les paralysies radiculaires partielles en: paralysie radiculaire supérieure et en paralysie radiculaire inférieure. La première, type *Duchenne-Erb*, répond à la lésion des Ve et VIe racines cervicales (Voir le point d'Erb, même article.) Dans cette forme, les mouvements d'élévation et d'abduction du bras sont abolis, les mouvements de supination de l'avant-bras sont supprimés ; le bras pend, inerte, accolé au tronc, en rotation en dedans ; c'est ce qui s'observe dans la paralysie obstétricale ; bandes anesthésiques, douleurs inconstantes. La paralysie radiculaire inférieure, type *Déjerine-Klumpke* répond à la lésion des VIIe, VIIIe cervicales et à la 1er dorsale et frappe les muscles innervés par le radial (sauf le long supinateur), le cubital et le médian. Les mouvements du pouce et du petit doigt sont impossibles ; pour les autres doigts, la 1re phalange seule est mobile par action de l'extenseur commun. Parfois main de prédicateur. Le syndrome oculo-pupillaire est constant: myosis, rétrécissement de l'orifice palpébral, rétraction du globe oculaire. **Pron**. Variable. **Diagn**. Paralysies bilatérales : avec les névrites infectieuses (celles-ci atteignent surtout les extenseurs de l'avant-bras) ; les atrophies musculaires et la syringomyélie s'en distinguent par leur début moins brusque et l'absence de paralysie vraie. Le syndrome oculaire précise le type inférieur. **Trait**. Électricité.

La paralysie radiale est le plus souvent provoquée par une compression du coude. Les injections d'éther ont pu déterminer cette paralysie. Elle frappe le muscle triceps et les extenseurs : extenseur commun, extenseurs de l'index, du pouce, du petit doigt, cubital postérieur, supinateur. La main tombe à angle droit sur l'avant-bras, les doigts sont demi-fléchis. L'extension est impossible. La saillie du long supinateur n'existe pas si l'avant-bras, étant en demi-flexion et en demi-pronation, l'on commande au malade d'augmenter la flexion, tandis qu'on retient son avant-bras. Ce signe fait défaut dans la paralysie saturnine. Les dernières phalanges sont paralysées (extenseurs), le pouce ne peut être ni écarté, ni étendu. Le bras étant en extension sur un plan rigide pour supprimer l'action du biceps, la supination est impossible.

La " griffe radiale " peut aboutir à la tumeur dorsale du carpe, trouble trophique. *La paralysie des béquilles* est due à une compression à siège très élevé sur le trajet du nerf radial. La paralysie radiale qui se produit, pendant le sommeil, tête appuyée sur le bras, ne dure que 15 à 20 jours, de durée courte aussi est la paralysie des béquilles.

Les formes plus sérieuses durent huit à dix semaines. **Trait**. Électricité. (*Voir saturnisme*).

Le syndrome de paralysie *pseudo-bulbaire* s'observe
dans quelques cas d'hémiplégie double et frappe les muscles du larynx, de la langue, des lèvres. On note des accès de suffocation, des troubles de phonation, de déglutition, de langage.

Pour la paralysie spinale infantile (*Voir poliomyélite*).

Paramyoclonus multiplex. Maladie de l'âge adulte,
caractérisée par de véritables secousses électriques, 10 à
50 par minute ; elles sont bilatérales, se produisent dans
des points limités ou dans la totalité des membres. L'é-
motion les augmente. Motricité et sensibilité normales.
Cette affection, en général bénigne, est produite par un
choc moral chez un émotif.

Paraphasie. L'articulation des mots est possible mais
le malade les détourne de leurs sens ; il en invente même
et c'est la *jargonaphasie* ; ces deux variétés de troubles
du langage s'associent à l'aphasie sensorielle.

PARAPLÉGIES

Déf. Diplégies des membres inférieurs. *Et*. Compression (Pott, cancer), hématomyélie (décompression
brusque, maladie des caissons). P. fonctionnelles, syphilitiques (spinale spasmodique d'Erb, chronique ou brusque). P. par traumatisme, tumeurs, etc.

Parasites intestinaux. Rappelons que les nématodes comprennent les lombricoïdes et les oxyures.
(*Voir ces mots*). L'ankylostome représente la classe des
strongylides, on doit le rechercher chez les mineurs atteints d'anémie grave par examen microscopique des
œufs. L'ankylostome habite le duodénum et les deux premiers tiers du jéjunum. Le mâle a 8 à 10 millim., la femelle est plus grande.

Le trichocéphale dispar est un entozoaire à forme
de fouet capillaire, ayant 6 cent. en moyenne de longueur totale. Les hémorragies occultes de l'intestin commandent la recherche des œufs. *Voir Tœnias*.

Parasites du sang. Hématozoaires du paludisme (Voir

ce mot). Le spirochète d'Obermeir de la fièvre récurrente se présente sous la forme de spirilles de 20 à 40 μ mobiles et se colorant par la fuchsine. Voir à *maladie du sommeil* le tripanosoma gambiense. Enfin les embryons de filaire vivant au milieu des globules rouges produisent l'éléphantiasis des Arabes.

Les microbes ne se montrent dans le sang qu'à la période tardive des maladies infectieuses.

Parasyphilis. Les accidents para-syphilitiques ou quaternaires supposent une syphilis antérieure. Les nouveaux procédés de recherche du tréponème permettent de retrouver l'agent spécifique dans un grand nombre de maladies considérées jusqu'ici comme para-syphilitiques. De ce nombre sont : le tabès, la paralysie générale, l'anévrysme de l'aorte, etc.

Paresthésies. Les paresthésies sont des anomalies objectives de la sensibilité par opposition aux dysesthésies qui sont subjectives. Ce sont des retards (tabès, névrites), erreurs d'interprétation ou de localisation des perceptions. L'erreur de localisation peut aller jusqu'à une région importante. L'allochirie est une erreur de côté.

Parkinson (maladie de). Voir *paralysie agitante.*

Parotidites. Penser aux parotidites toxiques (saturnisme, hydrargyrisme), à la parotidite gangréneuse du diabète, aux bubons scarlatineux ; l'adénite préauriculaire est plus superficielle et présente un aspect extérieur tout différent. Les oreillons sont d'un diagnostic facile quand les glandes sont prises de chaque côté et qu'on a, en outre, la notion épidémiologique.

PEAU (Maladies de la)

Willan distingue des lésions primitives : macules ou taches, squames, vésicules, bulles, pustules, papules, tubercules ou tubérosités, tumeurs, hypertrophies et atrophies des lésions secondaires: excoriations, ulcérations, fissures, croûtes et cicatrices. ***Etiol.*** Gaucher décrit 6 classes: 1° les agents traumatiques non parasitaires (substances irritantes, froid,

rayons solaires, etc.) ; 2° les parasites ; 3° les aliments, les
médicaments ; 4° les auto-intoxications, les diathèses, l'arthritisme ; 5° les maladies ou les troubles du système nerveux ; 6° les vices de conformation ou dermatoses congénitales. D'après Milian, beaucoup de dermatoses d'origine obscure appartiennent à la tuberculose. En pratique, il faut admettre une prédisposition diathésique et des causes toxiques
(toxidermies alimentaires, etc.) ou nerveuses (prurigos,
strophulus, etc.). C'est dire l'importance du traitement du
neuro-arthritisme et du régime.

Voici quelques indications générales communes aux dermatoses : Laxatifs et diurétiques ; lait, levûre de bière, anti-
staphylococcine, bouillons lactiques (biolactyl), antiseptiques
intestinaux ; eau de Vichy pour modifier la nutrition. Viandes permises : toutes les viandes blanches et même rouges
si elles sont bien cuites et fraîches ; viandes défendues : gibier, canard, charcuterie, bouillon gras, sa ces et mets épicés. Légumes permis : tous sauf l'oseille, le chou, la tomate
et la salade. Pas de poissons de mer, pas de coquillages, pas
de fromages faits, pas de fraises, ni vin pur, ni alcool, ni
thé, ni café. Les fruits sont habituellement autorisés. Manger lentement, bien mastiquer. Surveiller certains médicaments : balsamiques, antipyrine, quinine, etc. Parmi les médicaments les plus utilisés, citons l'oxyde de zinc, l'ichtyol,
le soufre dont l'action inexpliquée est souvent très nette,
l'huile de cade, la teinture d'iode, etc.

Parmi les idées relativement nouvelles sur les maladies de
la peau, citons : le groupement de l'érythème induré de Bazin
et du lichen scrofulosorum dans les tuberculides, dont l'importance s'étend de plus en plus (à ce sujet, les érythèmes et les
chéloïdes sont plus discutés); Le xanthélasma serait dû à une
augmentation de cholestérine dans le sérum sanguin, comparé
au tophus des goutteux. L'herpès de la grossesse est amélioré
par le sérum de femme enceinte normale. Importance du
séro-diagnostic des mycoses ; expériences de Stengel avec
le contenu de dents cariées. Le grattage méthodique Jacquet est un nouvel élément de diagnostic ; la curette
d'exploration doit être maniée sans violence ; il ne faut
ni écorcher, ni faire saigner ; la biopsie est ainsi pratiquée
suivant des plans parallèles à la surface cutanée. On utilise
de plus en plus l'acide carbonique neigeux ; angiomes, ver-

rues, lupus ; les vaccins avec contrôle de l'index opsonique (?)
dans l'acné, le furoncle, etc. ; l'air chaud dans les gangrènes,
la photothérapie de Finsen ; la lampe de Kromayer à vapeur
de mercure et quartz, riche en rayons violets : acné, eczéma
rebelle et psoriasis. Enfin Jacquet recommande le massage
plastique. mais un massage vrai, non pseudo-magnétique,
avec pression à coups serrés de tous les tissus, pétrissage
graduel, « après entraînement ; et, en 15 jours, aller jusqu'au
bout de sa force ».

Diagnostic rapide de quelques maladies : *Acné*. Papules
développées au niveau des follicules sébacées ou pilaires,
rouges, du volume d'une tête d'épingle à une lentille, ou taches rosées plus ou moins larges. Les syphilides papuleuses
ou pustuleuses sont cuivrées, non prurigineuses et ne suppurent jamais ; leur marche est plus aiguë que celle de l'acné
inflammatoire. Les préparations soufrées, bien maniées, sont
parmi les meilleures. *Alopécie* : Chute des cheveux due à
une maladie générale ou du cuir chevelu, ou à une cause mécanique. *Angiomes* : nævi sanguins, télangectiasies cutanées:
Dermatoses vasculaires dont les dernières portent sur les
capillaires. *Dermatoneuroses* : Affection dépendant d'une
modification du système nerveux : prurits, prurigos, etc.
Ecthyma : Pustules isolées reposant sur base enflammée
avec tendance à s'étendre excentriquement par inoculation
intradermique : en même temps, se développe, au centre,
une croûte brunâtre ; 1er jour, rougeur ; 2e jour, papule ; 3e
jour, vésicule trouble : pustule du volume d'une tête d'épingle, aréole rouge ; 11e jour, croûte centrale entourée d'un liseré blanc. Sièges : fesses et membres surtout. Isolement ;
survient chez les débilités et cachectiques. *Eczéma* : Caractérisé par une rougeur sur laquelle apparaissent des vésicules acuminées qui donneront lieu à la formation de croûtes
ou de squames. Les vésicules d'herpès sont plus grosses
et ne desquament pas ; la gale se diagnostique par ses sillons et son siège. L'eau bouillie convient aux formes aiguës,
l'huile de cade aux formes chroniques (ox. de zinc, calomel,
etc.). *Eléphantiasis* : Maladie de la peau et du tissu sous-
cutané avec hypertrophie considérable. *Epithélioma* : Prolifération cancéreuse, survenant à un âge plutôt avancé, avec
tendance à l'ulcération, signes qui font défaut dans les verrues, l'acné, etc. *Erythèmes* : Taches congestives s'effaçant

par la pression des doigts. Principales variétés : *Erythèmes*
scarlatiniforme, polymorphe, papulo-vésiculo-bulleux ; *Ery-*
thème noueux avec douleurs, arthralgies, etc. : *Erythème*
pernio ou engelures, etc. *Gale* : Sillons caractéristiques ;
éruption polymorphe, surtout dans les espaces interdigi-
taux, au niveau des sens et de la région inguinale ; intégrité
de la face ; chez l'enfant, pustulettes disséminées, plus nombreuses aux mains et aux pieds et accompagnées des lésions
de grattage. *Herpès* : Vésicules volumineuses et arrondies.
Impétigo : Croûtes jaunâtres, melliformes qui s'étendent par
auto-inoculation ; guérison sans cicatrice ; origine microbienne ; au cas de diagnostic douteux après plusieurs semaines, penser à l'eczéma et au lupus. *Lentigo* : Petites taches
bien limitées ; les éphélides et le chloasma ont, avec le lentigo, bien des points communs et le même traitement. *Lichen* :
Papules solides, brillantes à leur extrémité et prurigineuses.
Lupus : Caractérisé par de petits tubercules superficiels,
spécifiques, situés au-dessous de l'épiderme et visibles par
transparence. *Pelade* : Plaques glabres, lisses, cheveux en
massue, en point d'exclamation, décolorés à la base. Non
contagieuse : c'est une mue pilaire provoquée par des excitations parties d'un point quelconque de l'organisme : lésion
dentaire, excitation provenant du nez, de l'intestin ; les cheveux ne sont pas décolorés et repoussent plus vite dans les
fièvres éruptives ; l'alopécie en aire traumatique ne dure que
5 à 6 semaines. Dans les teignes, les cheveux sont ras, en
îlots (grosses spores) ou ressemblent à une barbe mal rasée
(teigne tondante à petites spores) ; la faveuse se reconnaît à
ses godets. *Pemphigus* : Caractérisé par l'éruption de bulles
volumineuses ou grosses au moins comme des lentilles et
remplies d'un liquide opalin ou louche. Le *pemphigus syphi-*
litique existe au moment de la naissance, siège aux régions
palmaire et plantaire et s'accompagne le plus souvent de coryza. Le *pemphigus contagiosus*, causé par divers microbes,
se comporte comme un impétigo ordinaire ; il disparaît en
3 ou 4 semaines, sans cicatrices ; mais il peut aboutir à l'ulcère et au sphacèle dans les maladies qu'il complique. *Pity-*
riasis : Caractérisé par une desquamation furfuracée, sans
papules, par sa coloration, par le signe du coup d'ongle ; se
distingue du psoriasis et de l'eczéma séborrhéïque en ce que
le premier a des squames épaisses, nacrées et reposant sur

fond rouge et le second a des squames grosses et arrondies.
Le *pityriasis rosé de Gilbert* débute par le thorax et gagne
les membres en respectant d'ordinaire les poignets, les jambes et la tête. Le *pityriasis rubra de Hébra*, plus grave, est
caractérisé par des placards squameux secs, de couleur rouge
vif, aboutissant à des symptômes de cachexie. Le *pityriasis
rubra-pilaire* accompagne souvent le pityriasis gras du cuir
chevelu et la rougeur desquamative de la face ; il affecte
surtout le dos des phalanges ; il est centré par les poils et
les faces plantaire et palmaire symétriques présentent des lésions exfoliantes. Oxyde de zinc, acide salicylique, mercure,
etc. *Poux* : Ne pas confondre les lentes adhérant fortement
au cheveu par un anneau chitineux avec les grains moins
adhérents de l'eczéma séborrhéïque. Penser aux pédiculoses
chez les lymphatiques impétigineux avec adénite du cou.
Prurigo : Dermatoneurose caractérisée par des papules isolées (plutôt agglomérées dans le lichen) et par un prurit variable. Bénin s'il est parasitaire, grave chez les débilités
(diabétiques, hépatiques et rénaux), chez les alcooliques et
vieillards. *Psoriasis* : Caractérisé par des squames sèches et
blanchâtres assez adhérentes et reposant sur de petites papules rouges. *Purpura* : Névrose de coagulation du sang caractérisée par les hémorragies de la peau ; pétéchies ou ecchymoses spontanées, rouges au début, puis violacées, bleuâtres, verdâtres, jaunâtres, ne disparaissant pas à la pression;
sur les muqueuses : vésicules hémorragiques et hémorragies
diverses. Importance du foie : très souvent secondaire des
maladies infectieuses et des affections cachectisantes. *Purpura* primitif ou idiopathique chez les fillettes ; rhumatoïde
(péliose rhum.) *Purpura hémorragique apyrétique ou mal.
de Werthof* : Ecchymoses étendues, épistaxis et hémorragies
des muqueuses gingivales, intestinales. Durée, environ 15
jours. *Séborrhées* : Anomalies de sécrétion des glandes sébacées ou sudoripares. *Strophulus* : Papules rouges ou blanches, arrondies, prurigineuses. *Sycosis* : Folliculites du visage,
de la barbe, etc. *Teignes* : *T. faveuses* : Décoloration des
cheveux sur 1 centim. ; godets jaunes soufre, odeur de souris ou d'urine de chat. Examen microscopique à la solution
de potasse à 40°/₀ : on reconnait l'achorion dans le cheveu transparent. Teigne *tondante* : à petites spores (micros-
poron Audouini), aspect de barbe mal rasée, poussières grisâ-

tres, grandes plaques, disparait vers 15 ans. *Teigne à grosses spsores* : (trichophyton) · Petites plaques, petits ilôts de cheveux malades, au milieu de cheveux sains, signes concomitants d'herpès circiné et de pityriasis. *Urticaire* : Toxidermie caractérisée par de larges papules, aplaties, blanches au milieu et roses autour, apparaissant avec une grande rapidité et disparaissant de même. *Verrues* : Papillomes contagieux et parasitaires. *Vitiligo* : Taches blanches, nettement circonscrites et entourées d'une zone hyperchromique. *Xanthôme* : Tache jaunâtre des paupières succèdant à une tache congestive qui passe souvent inaperçue. *Zona* : Eruption herpétique ayant une disposition métamérique (théorie nouvelle) ou en rapport avec la topographie d'un nerf (conception classique). *V. ce mot.*

Pellagre. — Causée par le maïs sain ou parasité, mais aussi par l'alcoolisme et les aliments avariés. C'est une maladie de misère (Nicolas et Montot) qu'on rencontre surtout dans les Landes, les Pyrénées etc. **Bact.** : Shizomycéte bacillaire, verdet du maïs. **Sympt.** Erythème de la face dorsale des mains ; les deux dernières phalanges sont respectées. Peut avoir d'autres localisations ; au bout de 10 à 20 jours, desquamation, laissant à la peau un aspect luisant, pelure d'oignon. Les manchettes pellagreuses sont d'un gris sale. Cet érythème s'accompagne de symptòmes digestifs et d'asthénie.

Les mains restent sèches, ridées, brunâtres, comparables aux pattes d'oies : ce sont les mains *ansérines*. Ce syndrome apparaît au printemps pendant plusieurs années et fait place après 3 ou 4 ans aux troubles digestifs et nerveux. Ces derniers aboutissent parfois à la paraplégie spasmodique. La pellagre dure de quelques mois à 10, 15 ans et plus. Elle se termine soit par de la cachexie démentielle, soit par une sorte de typhus pallagreux. **Diagn.** avec l'érythème solaire : celui-ci ne présente pas de troubles généraux ; avec l'eczéma, mais l'érythème de la pellagre n'est jamais suintant. A l'autopsie des pellagreux on trouve une sclérose des cordons antéro-latéraux et postérieurs ; les racines postérieures et la zone de Lissauer sont respectées. **Trait.** alimentation saine, hygiène, toniques.

Peliose rhumatismale. — Le purpura rhumatoïde est causé par un état infectieux antérieur (angine) ou par surmenage ou choc nerveux, caractérisé par des arthralgies, surtout des articulations du genou et du cou-de-pied, par un exanthème plus marqué à la cuisse et à la jambe et par quelques troubles digestifs. Evolue plutôt au printemps ; durée : d'une à plusieurs semaines. Le traitement comprend les salicylés, les infusions chaudes et le repos.

Peptonurie. — S'observe dans les suppurations osseuses, la phtisie, la pneumonie, le rhumatisme ; dans le diabète peptonurique de Quinquaud.

Le coagulum obtenu avec l'urine chauffée éloigne toute idée d'albumosurie ou de peptonurie. Celle-ci se reconnaît à la coloration bleue violacée de la réaction du biuret ; parties égales d'urine (filtrée *après ébullition,* pour éliminer l'albumine) et de lessive caustique de soude à 30 °/o ; ajouter quelques gouttes d'une solution de sulfate de cuivre à 1o/°.

PÉRICARDITES.

Péricardites aiguës. — **Déf.** Inflammation de la séreuse qui enveloppe le cœur, avec ou sans épanchement. **Anp.** Fausse membrane épaisse, séreuse surtout ; le feuillet viscéral devient : papillaire, mamelonné (langue de chat, tartines de beurre brusquement séparées). Dans la péricardite à épanchement, le liquide atteint en moyenne 3 à 400 gr., il est séro-fibrineux (rhumatisme), hémorragique (tuberculose), purulent (infections, érysipèle, etc). La péricardite tuberculeuse revêt la forme granulique ou la forme avec épanchement hémorragique très abondant, elle aboutit souvent à la symphyse. Dans la P. sèche, mêmes fausses membranes, très peu de liquide citrin. **Etiol.** Rarement primitive (froid, contusion), secondaire causée par le *rhumatisme* (dans les deux premières semaines), la tuberculose, les affections pleuro-pulmonaires, la pneumonie, l'érysipèle, les fièvres infectieuses, les intoxications, le mal de Brigth, etc. **Pathog**. Les microbes, dans la péricardite à frigore ou d'origine infectieuse pénètrent par plaie, vaisseaux sanguins ou lymphatiques (tuberc.) ; dans le brightisme : théorie microbienne, localisation de l'œdème ou par toxines (péric. urémique). **Sympt**. *Signes fonctionnels* : Début brusque (par frissons, fièvre, douleur, angoisse) ou insidieux (rhumatisme, douleur précordiale avec irradiations épigastriques, scapulaires, augmentant par pression épigastrique ou phrénique (1/3) interne, claviculaire), dyspnée surtout au cas d'épanchement, soulagée par la position assise ; battements du cœur diminués, syncope, dysphagie, (par gêne de l'œsophage) ; phénomènes nerveux. *Symptômes physiques*. La voussure n'existe qu'avec un épanchement de 400 gr. au moins. Percussion : *matité en brioche*, abaissée, élargie ou, avec 400 gr. au moins, encoche de Sibson par superposition du poumon gauche, sur la ligne gauche, dont le sommet va jusqu'aux vaisseaux. A la palpation, *Signe de Raynaud :* diminution et ascension lente du choc de la pointe. *Signe de Traube ;* la matité descend au dessous du choc de la pointe. *Signe d'Ebstein :* matité déborde le bord droit du sternum. Dyspnée. *Signe de Pins :* disparition des symptomes pleuropleurétiques en position génu-pectorale. Avant l'épanchement et au-dessus de lui, bruit de frottement. Auscultation : le *frottement péricardique* qui caractérise la péricardite sèche est rythmé, mésosystolique, ne se propage pas à l'aisselle, peut simuler le bruit de galop ; son maximum est dans le 3ᵉ espace ; c'est un bruit de froissement, de frou-frou, de râpe, de cuir neuf, exagéré dansla position assise et par pression du stéthoscope (le rechercher pendant une inspiration forcée) (Reynaud), sans rapport exact ni avec le bruit systolique, ni avec le bruit diastolique ; cet asynchronisme est caractéristique. *Signe de Kussmaül :* pouls paradoxal, suppression

des quelques pulsations radiales pendant *l'inspiration*;
faux pouls veineux par distension jugulaire ; la stase
veineuse s'explique par le surmenage des oreillettes qui
subissent un excès de pression en raison de la distension
insuffisante du péricarde enflammé. Variétés : purulente
(enfants surtout, infections) avec signes généraux très
graves ; hémorragique : (tuberculose) grave également,
les deux pouvant tuer par syncope ou asphyxie ; brightique : sèche ou insidieuse. Dans la tuberculose on observe aussi les variétés sèches, adhésives. **Pron.** Le
pronostic de la péricardite séro-fibrineuse est bénin ;
durée 2 à 3 semaines, mort possible en quelques jours.

Diag. *Péricardite sèche : Le bruit de frottement,*
signe capital, doit être distingué du bruit de galop, du
frottement de la pleurésie sèche (rythmé par la respiration), des lésions valvulaires (inspiration forcée les atté-
nuant, position penchée ne les modifiant pas). *Péricardite avec épanchement* : matité en brioche, radioscopie,
signe de Traube (hypert., dilat.). **Diagn.** avec l'hy-
dropéricarde (pas de frottement), l'hémopéricarde (signe
d'hémorragie interne), le pneumo-péricarde (bruit de
moulin ou de roue hydraulique), enfin avec l'épanchement pleurétique. La péricardite est fréquente dans le
rhumatisme, avec ou sans épanchement ; elle s'améliore
en général au bout d'une semaine, mais un épanchement
purulent assombrit le pronostic. Retenir enfin, pour le
diagnostic, la manœuvre de Pins: les signes pseudo-pleu-
rétiques disparaissent par la position génu-pectorale, au
bout de 2 à 3 minutes environ. **Trait.** Révulsifs, toniques, colloïdaux, strophantus Catillon, digitale de marque
à petites doses, intrait Dausse, etc. ; diurétiques; chez l'enfant glace en permanence, ventouses scarifiées, huile camphrée, éther, théobromine, régime déchloruré. La paracentèse, moins utile que la thoracentèse, est indiquée
avec un pouls filiforme irrégulier et des menaces de suffocation au moindre mouvement. Lieu d'élection pour
l'adulte: **5ᵉ espace intercostal, à 6 cent. du bord gauche du**

ternum : enfoncer l'aiguille d'un centimètre et la faire
basculer pour éviter le cœur ; lieu d'élection chez l'enfant, 4ᵉ espace à 4 cent. du sternum. Ponction exploratrice, un centimètre au-dessus de la limite inférieure
de la matité.

éricardites chroniques. — *Syn.* symphyse du péricarde. **Déf.** ; adhérence généralisée de deux feuillets du
péricarde. **Anp.** L'adhérence est telle qu'il est impossible
de séparer les feuillets ; cœur ankylosé par réduction
de la cavité péricardique ; parfois calcification : os du
cœur ; participation du médiastin : médiastinite calleuse. Histologiquement, tissu fibreux, dégénérescence
myocardique. Foie cardiaque ou foie cardio-tubercu-
leux. **Etiol.** Surtout péricardite rhumatismale et tuberculeuse ; péricardite cancéreuse ; artério-sclérose ; causes de voisinage (maladies de l'aorte et du médiastin).

Sympt. Nombreux, infidèles, peu caractéristiques et
plus médiastinaux que péricardiques proprement dits ;
S. de Broadbent : rétraction systolique de la région de la
pointe. *S. de Jaccoud* : roulis de la région précordiale.
Signe de Wenckebach : immobilité de la partie inférieure du sternum pendant l'inspiration. *Signe de Weil* :
fixité de la figure de matité ; c'est un meilleur signe que la fixité de la pointe du cœur à la percussion ;
la fixité de la figure de matité serait le meilleur signe ;
pour Cassaët : cette fixité et le choc de la pointe dans
l'angle inférieur gauche de matité seraient bien caractéristiques. Auscultation : bruits diminués ou retentissement métallique de ces bruits par adhérence, insuffisances fonctionnelles aortiques et mitrales fréquentes,
surtout chez les enfants. Réseau veineux précordial. *S.
de Friedreich :* collapsus veineux, diastolique ; gonflement inspiratoire et affaissement brusque des jugulaires
avec inspiration du sang veineux et pâleur du visage au
moment de la diastole. *S. de Kussmaül :* pouls filiforme et paradoxal des péricardites. Radioscopie : fixité

de l'ombre du cœur. Autres signes : s. *de William* : diminution de la saillie inspiratoire ; *s. de Hein-Kreysig* : dépression systolique des espaces intercostaux ; les signes fonctionnels sont : la dyspnée, les palpitations, les congestions diverses, l'asystolie. Chez l'enfant, la symphyse peut simuler une tuberculose pleuro-péritonéale ou une cirrhose. Evolution lente vers la mort par asystolie, thrombose, angine de poitrine et tuberculose. **Pron.** Grave ; on observe aussi la symphyse un peu avant la mort par endocardite chronique infantile. **Diagn.** difficile ; surveiller les péricardites : rechercher les meilleurs signes, fixité de la pointe du cœur à la percussion et surtout fixité de la figure de matité ; rétraction systolique de la région de la pointe. **Trait.** prophylactique par repos, révulsion, iodure de sodium ; dans la symphyse déclarée, médication de l'asystolie.

Périgastrites. — Les diagnostics des périgastrites cancéreuses et des périgastrites adhésives non suppurées de l'ulcère sont très difficiles. Par la palpation on reconnaît un plastron épisgastrique dans la périgastrite antérieure mais cette variété est moins fréquente que les périgastrites postérieures gastro-pancréatiques ou gastro-hépatiques.

Périnéphrite. *Déf.* Inflammation de la capsule cellulo-graisseuse du rein. Le tissu cellulo-adipeux périrénal s'épaissit de plusieurs centimètres autour du bassinet. **Anp.** Scléro-adipomateuse, la périnéphrite est plus commune à droite. Le pus est de nature très variable et contient des microbes (anaérobies, etc.) *Etiol.* Froid. Lésions du rein, infections et suppurations voisines ou infections générales de préférence chez un adulte encore jeune mais affaibli. *Sympt.* Début brusque avec frissons, fièvre, douleur lombaire, troubles digestifs ; voussure lombaire ; tumeur très douloureuse au palper au bout de quelques semaines seulement, souvent terminaison par abcès en bouton de chemise, réductible à la pression, pouvant venir fuser vers le triangle de J. L. Petit. Durée : un à plusieurs mois. **Pron**. Sérieux dans la tuberculose et chez les urinaires, moins grave dans la périnéphrite primitive des jeunes. **Diagn** : Très difficile: Eliminer le lumbago, la coxalgie, les abcès vertébraux, pelviens, péri-cœcaux, les hernies. Dans la pyonéphrose la tumeur est mobile et plus limitée. **Trait**. chirurgical.

PÉRITONITES

Péritonites aiguës. **Déf**. Inflammations aiguës de la séreuse péritonéale. **Anp**. Dépôt fibrineux et, si la forme n'est pas trop aiguë, adhérences ; pus, dilatation des anses intestinales. **Etiol**. traumatismes, froid, propagation d'infection des organes voisins, perforation et infections microbiennes, surtout du streptocoque, du pneumocoque, du colibacille et des anaérobies. **Pathog**. Les bactéries pathogènes arrivent à la séreuse par voie sanguine, lymphatique ou par pénétration directe (plaie, perforation). **Sympt**. Début solennel, douleur intense, spontanée, douleur provoquée, (au doigt ou par pression des draps et des couvertures du lit) tout l'abdomen est sensible ; il est ballonné par paralysie intestinale ; vomissements *porracés*, constipation, hoquet du début et de la fin ; dysurie, fièvre 40 °/₀ (sauf perforation). *Pouls petit* 130 ; facies péritonitique, langue rouge, intelligence intacte. La péritonite asthénique, plus insidieuse, à symptômes moins graves, se montre chez les sujets déjà fatigués. Evolue en quelques jours vers le délire, le collapsus, la mort ou la chronicité, ou la guérison, etc.

La forme aiguë franche dure une semaine environ ; la forme subaiguë est plus longue, elle se termine par abcès ou aboutit à la chronicité et guérit souvent. La péritonite puerpérale éclate dans la première semaine qui suit l'accouchement ; elle est d'origine streptococcique. La péritonite des enfants peut guérir par issue du pus au dehors mais cette péritonite des enfants, souvent peu fébrile, est grave. Les péritonites aiguës primitives sont en gé-

néral d'origine pneumococcique et se localisent assez
fréquemment.

Diagn. C'est la douleur provoquée qui constitue le
meilleur élément du diagnostic. Ce diagnostic doit être
fait avec les coliques appendiculaires, hépatiques ou néphrétiques (bon état général, pas de fièvre); avec l'étranglement interne (coliques par crises, vomissements fécaloïdes); avec les coliques de plomb (apyrexie, ventre
rétracté, pression large non douloureuse et plutôt agréa-
ble au malade); avec la rupture d'un kyste. Le diagnostic
bactériologique est rarement fait. La péritonite par perforation se diagnostique par la localisation de la douleur
qui est très vive, par la rétraction dure de la paroi
abdominale et par l'apparition des autres signes péritonéaux à la fin du premier jour.

Trait. Position de Fowler mi-assis ; 10 à 12 sangsues, glace, champagne, diète, colloïdaux, sérums, éther,
strychnine, intervention chirurgicale : curettage de l'u-
térus dans la péritonite puerpérale, laparotomie précoce de la péritonite infantile. Prophylaxie par surveillance de l'alimentation chez l'enfant, par antisepsie des
organes génitaux surtout après un accouchement ou une
blennorragie ; par immobilisation de l'intestin dans les
perforations typhiques, par soins méticuleux des plaies
de l'abdomen.

Péritonites chroniques. *Déf*. Inflammations chroniques de la séreuse péritonéale. *Anp*. Les formes généralisées se traduisent par des épanchements et ensuite
par des néo-membranes. Les formes localisées produisent des adhérences fibreuses autour du foie, de la vésicule, de l'appendice, du cancer de l'estomac, de l'utérus
etc. La péritonite tuberculeuse se caractérise anatomiquement par des granulations miliaires ou des tubercules, par un liquide citrin, des adhérences et fausses membranes et par une variété fibro-adhésive épiploïque.
Formes ascitique, caséeuse et fibreuse.

Etiol. La péritonite tuberculeuse est la plus fréquente des péritonites chroniques. Le bacille pénètre par
voie sanguine (granulie) ou lymphatique. Influence des
coups, des lésions de voisinage, des causes débilitantes ;
âge ordinaire : 7 à 20 ans. Les kystes, les cancers et l'artério-sclérose peuvent causer la péritonite chronique.
Sympt. Les péritonites chroniques non tuberculeuses
ne se traduisent que par des troubles digestifs et l'ascite ; il faut donc rechercher les causes probables : syphilis, cirrhose concomitante et s'assurer qu'il ne s'agit
pas d'une péritonite tuberculeuse (*Voir plus loin*). Les
péritonites chroniques locales sont très difficiles à diagnostiquer ainsi que nous l'avons dit déjà à propos des *périgastrites* qui sont des péritonites adhésives d'origine gastrique. Paviot insiste sur la péritonite adhésive d'origine vésiculaire, très souvent confondue avec la dyspepsie nerveuse et la gastro-entéroptose. Cette péritonite
serait la «cause la plus fréquente de la prétendue colite
muco-membraneuse et de la constipation par les coudures, les brides et les altérations de la paroi qu'elle laisse
sur l'intestin. » Cette localisation péritonéale ne se traduit que par la douleur.

On observe la *péritonite tuberculeuse* aiguë dans la
granulie soit une forme miliaire particulière au péritoine,.
ou la forme pleuro-péritonéale. Chronique, elle revêt :
1° la forme *ascitique*, ascite essentielle des jeunes filles.
qui guérit une fois sur deux. La fièvre ne se montre que
pendant les premiers jours, l'ascite est le seul symptôme
guérissant d'ailleurs assez souvent au bout de 2 mois environ. 2° la forme *fibro-caséeuse* commune : peau lisse,.
tendue, zones alternées de matité et de sonorité ; gâ-
teaux péritonéaux surtout près de l'ombilic, frottements
(crépitation neigeuse ou d'amidon) ; fièvre vespérale,
amaigrissement, phlegmatia, cachexie, hecticité ; ouverture à la peau plus fréquente chez l'enfant. 3° la forme
fibro-adhésive : ventre en bateau, adhérences, œdèmes.
par compression ; occlusion.

Pron : variable avec l'état général, l'âge, la localisation et les complications : compression, généralisation et suppuration. *Diagn*. Avec les péritonites simples et cancéreuses (inoscopie, inoculations aux cobayes ; examen chimique, cytologique ; épreuve biologique : oculoréaction, etc).

Trait. On a conseillé l'intervention chirurgicale (sidération solaire) surtout chez les enfants. Les décès après laparotomie nous ont paru plus nombreux que par le traitement médical ; la péritonite tuberculeuse peut guérir par le traitement général, la révulsion, les ponctions suivies d'injection de sérum, d'eau chaude, d'oxygène.

Le repos au lit, la révulsion et surtout l'héliothérapie méritent quelque confiance ; l'héliothérapie est active avec une température de 30° au moins et de 40° en moyenne ; cures d'air de jour et de nuit.

Perméabilité pleurale. — La perméabilité de dehors en dedans est recherchée dans le liquide de l'épanchement pleural, après l'injection sous la peau de bleu de méthylène ou de salicylate de soude. Cette perméabilité s'atténue avec la diminution de l'épanchement. La perméabilité pleurale de dedans en dehors s'étudie en injectant dans la plèvre le bleu ou le salicylate et en examinant les urines, cette perméabilité est diminuée dans les pleurésies purulentes et tuberculeuses. (Voir *pleurésies*).

Perméabilité rénale. Voir *néphrites et maladies des reins*.

Pernicieuses (Fièvres). *Voir paludisme*.

Peroxydo-diagnostic. — Les peroxydases sont liées à la présence des leucocytes polynucléaires. On peut déceler leur présence dans le liquide céphalo-rachidien, les pus, les liquides d'épanchements, dans l'urine, etc. par le procédé de Bourquelot.

C'est la réaction qui se produit, grâce aux peroxydases, par décomposition de l'eau oxygénée et oxydation du gaïacol. Il faut éviter toute trace de sang dans le liquide à examiner.

On emploie parties égales de ce liquide et d'une solution aqueuse de gaïacol à 1°/₀.

Si l'on ajoute 3 à 4 gouttes d'eau oxygénée par centimètre cube, la coloration jaune (réaction faible) ou rouge (réaction forte) se produit en 3 ou 4 minutes, et le liquide étudié contient des peroxydases.

PESTE

Déf. Maladie épidémique causée par le bacille de Yersin. **Anp**. Bubons caractéristiques ; hypertrophie de la rate, congestion des séreuses. **Bact**. Bacille virulent pendant plusieurs semaines, court, à bouts arrondis et se colorant aisément par la thionine phéniquée, le centre restant plus clair ; ne prend pas le Gram. Cultures dans une solution de peptone gélatinée à 2°/₀, (liquide clair, à grumeaux sur les parois et le fond du tube), inactivées par le soleil et la chaleur à 100°. Le bacille se rencontre dans les bubons. On peut le trouver aussi dans les urines, les matières fécales, l'expectoration. **Etiol**. Endé-mique dans l'Asie et l'Inde ; introduction du microbe par la peau surtout (puces), par les appareils de respiration ou de digestion. Le rat est vecteur de la peste. Influence du froid humide, de l'hygiène défectueuse. **Sympt**. Incubation de 5 jours ; frissons, vomissements, douleurs épigastriques, fièvre à 40° continue, s'exagérant à chaque poussée de bubons et atteignant 42° à la mort. *Bubons* caractéristiques (75 °/₀) au 2ᵉ jour, dans l'aine souvent (ganglions verticaux), mais pouvant siéger dans les organes profonds ; grosseur d'une noix ; pus jaunâtre ; induration dans les cas graves ; *phlyctènes*, pétéchies ; rate hypertrophiée ; langue à pointe et bords sains. Formes : septicémique (la plus virulente), pneumonique (mortelle le 3ᵉ jour), intestinale. **Pron**. grave ; **mort 2/3 des cas chez les indigènes ; 1/3 européens. Les**

bubons cervicaux sont plus graves que les bubons in-
guinaux. La forme commune dure une semaine environ.
Diagn. par la notion épidémique et par la recherche du
bacille (zone péribubonique), aussi par les inoculations
et le séro-diagnostic. **Trait**. Prophylaxie par quarantaine des navires avec leur dératisation, isolement ; destruction des rats, puces, etc., sérum préventif (pour 15
jours). Le vaccin de Haffkine, (immunité de quelques
années), utilise des bacilles tués à 70°, 5 c. c. en injection
sous-cutanée. Préventivement aussi sérum de Yersin,
5 c. c., 15 jours d'immunité. Le sérum de Yersin, préventif et curatif, est obtenu par injections intraveineu-
ses de bacilles tués, puis de bacilles vivants; 20 à 80 cc.,
première injection intra-veineuse ; dans les formes bénignes : 20 cc. en injections hypodermiques ; stimulants
et bains.

Phénomène de Pfeiffer.— D'ordre général, utilisé dans
le séro-diagnostic de Widal, il est surtout utilisé pour le
choléra.

Le bacille qu'on croit pouvoir être cholérique, est injecté dans le péritoine d'un cobaye immunisé par une
série d'injections croissantes de bacilles atténués ou d'un
sérum anticholérique. On examine au microscope une
goutte d'exsudat péritonéal prélevé une demi-heure plus
tard. Les microbes au lieu de se montrer mobiles et allongés s'immobilisent, s'arrondissent et semblent se dissoudre dans le liquide examiné.

Pharyngite chronique. — **Défin**. Nous ne comprenons sous cette dénomination qu'un état d'hypertrophie
lymphatique du pharynx chez les prédisposés.

Aussi l'observe-t-on associée aux végétations adénoïdes et à l'hypertrophie des amygdales, surtout chez
les enfants. Chez eux, le diagnostic de la toux pharyngée doit être fait avec la toux de bronchite, d'adénopathie, de coqueluche. Chez l'adulte, la confusion de la
pharyngite avec une autre maladie n'est possible qu'a-
vec des troubles fonctionnels névropathiques. Dans la

pharyngite folliculaire hypertrophique, les granulations sont visibles en arrière et le long du pilier postérieur ; en examinant avec l'abaisse-langue on peut apercevoir les bourrelets latéraux qu'elles forment parfois (faux piliers). La douleur à la déglutition se propage à l'oreille et détermine une toux amygdalienne, des « raclements » et des picotements de gorge d'une gravité évidente pour certaines professions (orateurs, chanteurs, professeurs).

Le traitement de la pharyngite de l'enfant est celui du tempérament lymphatique et des affections chroniques de l'oto-rhino-pharynx. Cautérisations, glycérine iodée au 50ᵉ, collutoire iodo-ioduré (iode 0 gr. 10 ; KI 0 gr. 50 ; glycérine 15 gr.). Chez l'adulte, il faut conseiller la suppression du tabac, de l'alcool ; d'éviter le froid, la poussière. Bains de bouche avec du phénosalyl. Badigeonnages de glycérine iodée au 1/3, décapage de la muqueuse (Ruault) à la brosse dure tous les 10 jours. Galvanocautère. Eaux sulfureuses. Traitement du lymphatisme, de l'arthritisme, de la névropathie. La pharyngite chronique diffuse, souvent associée à la précédente, comporte la même hygiène prophylactique et la même thérapeutique.

PHLEGMATIA ALBA DOLENS

Déf. Phlébite infectieuse des membres inférieurs par thrombose. **Anp.** La lésion de la veine est primitive, comme l'avait admis Cruveillier, et microbienne ; endothélium détruit, caillot fibrineux se résorbe, devient purulent ou se fragmente et cause des embolies, parfois microbiennes elles-mêmes (Widal). Œdème. **Etiol.** maladies infectieuses, chirurgicales ou obstétricales. **Path.** Le caillot, en se développant, atteint le point de réunion des deux veines et son extrémité, battue par le courant sanguin, se détache en formant des embolies totales ou multiples. **Sympt.** Le début réel se manifeste par des signes locaux et généraux : fourmis et crampes dans les jambes, frissons et fièvre. Le début est apparent et s'affirme par le trépied phlébitique : *cordon, douleur, œ-dème* blanc. Dans la période préoblitérante, la douleur est peu marquée ; parfois subite avec siège au pli inguinal, au creux poplité, sur le mollet. Œdème blanc, lisse, douloureux ; il peut débuter par la cuisse (phlébite puerpérale) : godets, arborisations veineuses. Fièvre locale. L'hyperesthésie peut être très marquée. Eschares. Pied Bot. **Pron**. 3 à 6 semaines ; guérison fréquente ou chronicité ; grave après l'accouchement : *embolie cardiaque ou pulmonaire*. **Diagn**. Chez les accouchées et variqueux, la fièvre et une légère douleur permettent de faire le diagnostic à défaut du trépied phlébitique. La phlébite cancéreuse de Trousseau est classique. Il est important, après l'accouchement, de dépister la phlébite pelvienne. **Trait**. Immobilisation dans une gouttière ou un lit mécanique. Le malade ne doit même pas s'asseoir dans son lit. Médication anti-infectieuse et liniments calmants. Pas de sel. Lait. Pour Cornil et Vaquez le caillot étant organisé dès le 12ᵉ jour, on pourrait commencer à cette époque la mobilisation dans le lit ; il est prudent d'immobiliser 25 jours au moins après la dernière élévation de température. Cure : Bagnoles de l'Orne.

Phloridzique (Glycosurie). — L'injection de cinq milligrammes de phloridzine dans de l'eau distillée détermine de la glycosurie, sans excès de sucre dans le sang. Cette glycosurie sans hyperglycémie paraît être d'origine rénale. Chez une personne saine, l'élimination de sucre dure 3 à 4 heures environ et commence au bout d'une demi-heure. Une faible glycosurie phloridzique indique des lésions rénales assez sérieuses.

Phosphaturie. — Très marquée dans le diabète phosphaturique ; les phosphates sont augmentés de plus de 12 °/₀. Le diabète phosphaturique peut être de cause émotive et il est moins grave ou, avec un pronostic plus sévère, il se trouve associé à la tuberculose au début ou à l'oxalémie.

PLEURÉSIE

Déf. Inflammation séro-fibrineuse, hémorragique, purulente, etc., de la plèvre, de cause microbienne variée.

Pleurésie sèche. — Fausses membranes fibrineuses, puis conjonctives avec tendance aux brides pleurales et adhérences ; avec, parfois, processus scléro-calcaire. D'origine pulmonaire, elle siège souvent au sommet (tuberculose), dure une ou deux semaines et se révèle par des frottements. Elle se traite par la révulsion, la gymnastique respiratoire, etc.

Pleurésie séro-fibrineuse. — *Anp.* Liquide citrin, de densité 1012 à 1022, albumineux, fibrineux (non l'hydrothorax), hémorragique à partir de 5.000 globules sanguins par millim. cube ; fausses membranes sur la plèvre pariétale inférieure surtout ; épaisses de quelques millimètres et contenant beaucoup de leucocytes; organisation des adhérences pleurales conjonctives et fibreuses par cellules endothéliales. Poumon atélectasié. L'épanchement occupe la grande cavité, (pleurésie généralisée) ou une partie plus limitée (pleurésie diaphragmatique, inter-lobulaire, médiastine) ; plus circonscrite encore, c'est la pleurésie alvéolaire ou cloisonnée. Cœur, thorax intéressés. *Etiol.* Infections, surtout tuberculose ; occasionnellement : froid, néphrites, cardiopathies, artériosclérose. Chez l'enfant, assez commune après 10 ans ; c'est souvent le premier signe d'une tuberculose latente.

Sympt. Fièvre modérée, frissons et points de côté, toux sèche dès le troisième jour, pouls rapide. Dyspnée variable, plus marquée dans la grossesse, avec immobilisation du creux épigastrique et type respiratoire costo-supérieur. Le premier signe qu'on peut entendre est le frottement-râle qu'on étudie en *inspiration prolongée* (Hirtz), ascendant et descendant (va-et-vient caractéristique). Si ce frottement persiste au-dessus d'un épanchement, il faut craindre l'hépatisation (et le poumon plongeant). A l'examen le malade couché sur le dos, évite, au début de la maladie, de se pencher du côté du point douloureux ; plus tard, quand l'épanchement s'est fait, il se couche plus volontiers du côté malade. A l'inspection, on constate une voussure appréciable au cyrtomètre ; on note le thorax oblique ovalaire, ainsi que le *signe du cordeau* de Pitres : une corde allant de la fourchette sternale à la symphyse pubienne révèle une déviation par entraînement du sternum. *Le signe des spinaux* de Ramond est précoce aussi et constant ; *voir Ramond (signe de) page 427* ; à la percussion : matité hydrique, se déplaçant, *courbe de Damoiseau* avec sommet axillaire de la parabole. *Signe de Grocco*, triangle sonore, paravertébral, triangle postérieur de Garland avec 2 litres de liquide ; *petit triangle d'Autric*, près du sternum. Abaissement du foie (P. droite), de la rate, déplacement du cœur et, dans la pleurésie gauche, *disparition de la sonorité de Traube* : espace semi-lunaire entre le cœur et le rebord des fausses côtes : 6e à 10e côtes ; sonorité normale par tympanisme stomacal. *Signe du dénivellement :* variation de niveau par recherche de la matité avant et après position horizontale. *Signe du claquement sus-xyphoïdien de Mauriac*, bruit skodique sous la clavicule. Palpation : *phénomène du flot* à partir d'un litre, perceptible avec une main (*Mouisset*), ou avec 2 mains : l'une percute, l'autre enregistre le ballottement du liquide, vibrations abolies. Auscultation : en inspiration prolongée : absence de murmure vésiculaire, souffle lointain expiratoire surtout en haut, bruit glottique ; égophonie (chèvre), chevrotement des mots dits à haute voix ; *pectoriloquie aphone (Bacelli)*, audition assez nette des mots dits à voix basse ; son absence dans l'épanchement moyen dénote un épanchement ancien ou, s'il est récent, un épanchement purulent ; les souffles et le frottement sont des bruits du début de la pleurésie. Succussion hippocratique ou auscultatoire de la fluctuation. Percussion, auscultation. *Signe du sou de Pitres* : on ausculte en arrière pendant la percussion, en avant avec 2 pièces de monnaie : son argentin au cas d'épanchement. Les grands épanchements déplacent les organes voisins, cœur, foie, etc. **Pron.** Dépend de l'épanchement et de l'intervention ; la guérison se produit par le retour de l'égophonie et du frottement. Evolution irrégulière possible, chronicité etc ; la mort subite (deux ou troisième quinzaine de la maladie), se produit par syncope, thrombose ou embolie. Pronostic éloigné sérieux (tuberculose).

Diag. avec hydrothorax, (*V. Réaction de Rivalta*), pneumonie de Grancher, congestion pulmonaire (signe d'Avenbrugger, abaissement de la matité dans l'inspiration, forte élévation dans l'expiration prolongée); antécédents, évolution, radioscopie, ombre se confondant avec celle du foie. L'examen de la perméabilité rénale (bleu de méthylène, salicylate de soude) est un élément de pronostic. (*Voir perméabilité pleurale*). Ponction exploratrice (pleurésies bloquées imponctionnables) ; on pratique des cultures, l'inoscopie, la séro-réaction et le cyto-diagnostic. L'inoculation au cobaye, sous la peau, de 20 cc. du liquide détermine une tuberculose au bout de quelques semaines. Oculo-réaction. Sang gélosé glycériné (Besançon). Séro-réaction : agglutination par liquide pleural des bacilles de Koch en culture homogène (Courmont). Le cyto-diagnostic donne une prédominance de mononucléaires dans les infections non tuberculeuses, de lymphocytes dans la tuberculose, de placards endothéliaux ou de cellules néoplasiques : cardiopathies ; bright ou cancer. *Diagnostic* de l'évaluation du liquide : avec 2 litres, matité à l'épine de l'omoplate, plus de triangle de Garland, abolition du skodisme, déplacement des organes, Traube mat, 3ᵉ côte (*Pitres*) ; avec 3 litres, matité absolue, souffles caverneux, déplacement considérable des organes, 1ʳᵉ côte. Matité à la 4ᵉ côte, 1500 gr.; à la 5ᵉ côte, 1 litre; matité de 2 travers de doigt: 500 gr. **Trait.** Diurétiques, salicylates au début, révulsion, toniques dans la convalescence et traitement de la

NOTE. — Le signe d'Avrenbrugger indique un épanchement.

tuberculose. Plasmothérapie ou autosérothérapie de Gilbert de Genève (2 à 3 cc. comme anticorps). On injecte dans le tissu cellulaire sans retirer l'aiguille qui vient d'aspirer quelques centimètres cubes de liquide pleural. La thoracenthèse est indiquée si l'épanchement est abondant ou s'il persiste après quelques semaines. Lieu d'élection : 7e espace. Raser le bord supérieur de la côte pour éviter les vaisseaux et nerfs ; arrêter la ponction s'il y a des quintes de toux. Ne pas retirer tout le liquide (1 l. 1/2, 1 l.), ou injection d'air filtré ou d'azote goménolé (Billon) pour prévenir l'œdème pulmonaire.

Pleurésies purulentes. — *Anp.* Liquide purulent ou séro-purulent de quantité variable ; streptocoques : louche, séro-purulent et mal lié ; pneumocoques : purulent, verdâtre, bien lié ; staphylocoques : séro-purulent, etc. Dégénérescence amyloïde. *Etiol.* Maladies des poumons, du médiastin, de la plèvre surtout, maladies générales ; fréquentes chez les débilités, surmenés, cachectiques et les enfants de moins de cinq ans. Bacilles les plus fréquents : streptocoques (scarlatine, érysipèle), pneumocoques (pneumonie enfants ou p. p. primitive) et Koch. *Sympt.* Début très variable ; frissons répétés, dyspnée ; fièvre, avec streptocoques : oscillations ; avec pneumocoques : plateau ; avec tuberculose : irrégulière ; matité absolue, ni vibrations thoraciques, ni souffle, ni égophonie, ni pectoriloquie ; œdème de la paroi plus ou moins localisé, pulsations thoraciques. Fistules pleuro-bronchiques : vomique. Chez les enfants, début abdominal ou par signes méningés ; rétraction thoracique. La pleurésie para-pneumonique est commune dans le jeune âge ; la forme métapneumonique consécutive à la pneumonie est plus rare. La pleurésie à streptocoques est grave. *Diagn.* L'examen bactériologique est capital dans les pleurésies purulentes ; il s'impose quand la fièvre persiste, avec ou sans œdème, avec circulation complémentaire et après ponction exploratrice. Radioscopie. L'abcès sous-phrénique se différencie par le *signe de Pfühl* : issue plus facile pendant l'inspiration des liquides ou gaz ponctionnés. ***Trait.*** Ponction simple (pneumocoques) ou pleurotomie dans le 5e ou 6e espace, double drain fixé au bandage : lavages antiseptiques au sublimé faible ou à l'eau oxygénée diluée, à l'eau goménolée, injection d'huile goménolée. Les pleurésies *enkystées* (ponctions capillaires) et métapneumoniques sont moins fréquentes que les précédentes. Les pleurésies hémorragiques s'observent plus souvent (cancer, mal. de la plèvre, mal. infectieuses). Ponctions et injections de sérum gélatiné 60 cc. à 2 %.

Pleurodynie. — Point de côté douloureux, intercostal, *musculaire*.

Pneumokonioses ou pneumonies professionnelles. — L'anthracose des houilleurs comprend une longue phase de tolérance, une phase bronchitique, une phase scléreuse et une phase de consomption. Le crachat noir muco-purulent est caractéristique dans l'anthracose. Il peut être simplement noirâtre ou tigré et alors sa valeur diagnostique est moindre. Les crachats de la chalicose des tailleurs de pierre (silice) ne présentent pas de coloration typique ; le crachat prend un aspect de granit s'il y a association d'anthracose et de chalicose. Dans la sidérose, les crachats ont une couleur rouge s'il s'agit d'oxyde rouge de fer. ***Trait.*** Changement de profession, révulsion, iodures, etc.

PNEUMONIE

Syn. Pneumonie lobaire, fibrineuse. ***Déf.*** Maladie générale à localisation pulmonaire causée par le pneumocoque. ***Anp.*** *Engouement* : congestion, coloration lie de vin ; un fragment du poumon ne plonge pas franchement dans l'eau. *Hépatisation rouge* : le poumon ne crépite pas sous le doigt ; un fragment plonge, alvéoles remplis d'exsudat fibrineux contenant des pneumocoques. *Hépatisation grise* : jaunâtre, friable, avec pus.

Lésions du cœur, foie, rein, etc. ***Etiol***. Etat de réceptivité créé par la vieillesse, le diabète, le froid, le traumatisme, la grossesse, l'alcoolisme ; épidémicité ; contagion, ***Bactério***. Pneumocoque de Talamon Fraenkel,
en capsule, en fer de lance, souvent groupé par deux.
Colorants à l'aniline, au bleu de méthylène (pour la
capsule) ; reste coloré par le Gram. Gouttes de rosée en
culture sur sérum de lapin ou sang gélosé de Bezançon.
Pneumocoque dans la salive des sujets sains 1 p. 5
(Netter).

Sympt. Grand frisson solennel, point de côté mame-
lonnaire par pleurite ; fièvre à ce moment (39°) ; dyspnée (30 à 60), orthopnée ; crachats *rouillés* pathognomoniques (d'abord sucre d'orge, marmelade d'abricots)
adhérents au vase, (ensuite rouge brique) contenant : fibrine, leucocytes, pneumocoques, cellules, hématies ;
la fièvre monte vite à 40°. Délire, agitation, pouls 110 à
120; herpès labial, face injectée. Submatité et résistance
au doigt à la percussion ; à la palpation : vibrations
augmentées ; auscultation : râles *crépitants* (froissement
de cheveux, crépitation du sel), souffle tubaire, rude,
(bruit glottique normal transmis par le poumon hépatisé
vers le 3° jour), bronchophonie (voie éclatante). Durée:
5 à 10 jours. Guérison par crise hématique suivie de la
grande crise urinaire et de défervescence 24 heures
après ; apparition du râle de retour plus doux que le
crépitant du début. Mort dans le délire, l'adynamie ou
par myocardite. *Complications* : pleuro-pulmonaires,
cardiaques (péricardite purulente, endocardite à pneumocoques, myocardite), cérébrales (méningite à pneumocoques, hémiplégie, pneumonie du vieillard, aphasie transitoire) ; autres complications possibles : péritonites, arthrites, néphrites, otite moyenne, parotidite,
etc. Variétés : La pneumonie de l'enfant est convulsive,
ou du type méningé, typhoïde, souvent centrale, le
point de côté est parfois abdominal ; expectoration à
partir de 7 à 8 ans seulement ; **le s. de Weil est précoce :**

défaut d'expansion expiratoire de la région sous-claviculaire. La pneumonie de la grossesse est grave, peut se
transmettre à l'enfant et provoquer l'avortement. La
pneumonie des vieillards, souvent latente, parfois ambulatoire, affecte de préférence le sommet : langue rôtie
assez caractéristique, petits foyers de râles, peu de fièvre, pas de crachats dans certains cas ; adynamie fréquente. Pneumonie des diabétiques, foudroyante. Pneumonie des alcooliques avec accidents nerveux ; Pn.
du sommet des alcooliques, des vieillards ; *signe de
Brun* : tympanisme satellite. Pneumonie bilieuse, ataxique, abortive, ambulatoire. Dans la pneumonie centrale
et la pneumonie double, le point de côté fait souvent défaut. Diagnostic avec la congestion pulmonaire, la pneumonie hypostatique (congestion passive, œdème), la
broncho-pneumonie et la pleurésie. Séro-diagnostic de
Griffon (agglutination des pneumocoques par le sérum
de pneumonique). Radioscopie utile dans la forme centrale. Pronostic variable ; guérison habituelle chez l'enfant 98 % ; grave chez les diabétiques, cachectiques,
etc. **Trait.** Toniques, digitale, strychnine, colloïdaux,
inhalations, boissons abondantes, ventouses scarifiées,
ventouses sèches contre la dyspnée, camphre à haute
dose (pour la diurèse). Désinfection. Enfants : antisepsie du nez et de la bouche, même traitement sans rigueur
en raison de la bénignité du pronostic. La pneumonie
du vieillard exige une surveillance (délire), des soins
minutieux d'hygiène (miction, etc.) ; l'huile camphrée
est très indiquée. Pneumonie des femmes enceintes :
saignée, ventouses scarifiées, champagne, etc. Pneumonie des alcooliques : un peu d'alcool, extrait thébaïque,
etc.; dans toute pneumonie, antisepsie du rhino-pharynx.

PNEUMOTHORAX

Déf. C'est l'épanchement de gaz dans la plèvre. **Anp.**
Pneumothorax ouvert, fermé ou à soupape (fausse membrane), suffocant par pression ou plutôt par sa forma-

tion brusque. Poumon rétracté. Epanchement gazeux, 2 litres et plus. Hydi opneumothorax. Pyopneumothorax. **Etiol**. Tuberculose surtout 90 °/o, emphysème, pleurésie purulente, traumatisme (pneumothorax de la plèvre pariétale). Lésions ulcéreuses des poumons, des bronches, des viscères abdominaux. **Pathog**. par déchirure de la plèvre et du poumon (P. généralisé ou partiel). Résorption de gaz (moins d'oxygène que d'azote et d'acide carbonique) **Sympt**. Point de côté brusque en coup de poignard et douleur ; dyspnée violente ; un peu de toux, voix faible, pouls rapide. Inspection : espaces intercostaux bombés, immobilité de la paroi, voussure limitée du pneumthorax partiel. Percussion, tympanisme. Ces signes *suffisent pour faire le diagnostic* en médecine d'urgence. Palpation : disparition des vibrations. Auscultation : absence du murmure vésiculaire ; souffle, voix et toux amphoriques ; tintement métallique ; écho argentin de la voix qui compte : bruit d'airain ; auscultation en arrière et percussion simultanée de 2 pièces de monnaie en avant ; glou-glou de la succussion hippocratique. Bruit de rouet sous-claviculaire. Déplacement des organes. Radioscopie avec zone supérieure très claire et inférieure très sombre. Ponction exploratrice. Le Pneum. est à soupape s'il vient des bulles d'air dans un tube plongeant dans une éprouvette d'eau et raccordé avec l'aiguille de la ponction. Pneumothorax fermé : l'eau est aspirée dans le tube. Formes suffocante, simple, partielle, double, cause tuberculeuse, emphysémateuse, gangréneuse, pneumonique, infantile, des conscrits, etc. **Pronostic** variable et lié à la cause. **Diagn**. avec les cavernes pulmonaires (matité, bruit de pot fêlé, sommet) ; épanchements pleuraux: (matité), abcès sousphrénique (S. de Pfuhl) (*voir pleurésie*). **Trait**. Expectative; bandage, ventouses, oxygène et morphine, ou ponctions répétées dans le pneumothorax. Pleurotomie dans le pyopneumothorax. **Pas d'injections intrapleurales en général, sauf injections d'air stérilisé dans l'hydro-pneumothorax.**

POLIOMYÉLITES

Poliomyélite infantile. — *A np.* Foyers multiples et diffus, cependant avec localisation systématique aux cornes antérieures et aux racines antérieures. *Etiol.* froid, dentition et surtout *infection* par un germe passant à travers les bougies filtrantes (virus filtrable, medullovirus), inoculation possible surtout au singe. Epidémicité. C'est la forme spinale ou commune de la maladie de Heine-Médin ; frappe les enfants de 1 à 3 ans. *Sympt.* Au début fièvre, douleurs vagues et, en un ou plusieurs jours, paralysie d'emblée ; réflexes diminués, sphincters normaux, réaction de dégénérescence dans les muscles qui resteront paralysés, persistance de contractilité faradique dans les cas favorables. On observe quelquefois la paralysie radiculaire du type Erb. Jambes de polichinelle par l'atrophie des membres inférieurs ; luxations par relachement de ligaments articulaires. Une localisation définitive se produit ensuite, dans un délai de 2 à 6 mois, très souvent, à certains muscles de la jambe ou au quadriceps crural, et moins souvent au membre supérieur (deltoïde); dans cette période apyrétique, l'atrophie frappe le muscle et le système osseux, avec claudication légère, déformation des membres, attitudes vicieuses par prédominance des antagonistes. Pied bot varus équin, main bote, *cyphoses*, etc. Pronostic basé sur la diminution ou l'abolition de l'une ou l'autre contractilité électrique, ou des deux. Si la contractilité faradique est conservée au bout de 8 jours pour un muscle donné, ce muscle reproduit ses fonctions à la guérison de la maladie. Paralysies persistantes 55 °/₀. *Diagn.* avec grippe, méningite, rhumatisme, avec l'amyotrophie spinale, avec la myatonie congénitale. L'hémiplégie cérébrale s'accompagne de contracture ; la pseudo-paralysie syphilitique de douleurs et de tuméfaction des articulations. Les paralysies radiculaires, obstétricales n'ont pas ce début fébrile et leur localisation est plus spéciale. *Tt.* Dès le début, bains, aspirine, quinine, traitement spécifique. Courants à intermittences éloignées *après la période aiguë seulement* ; massages 10 à 15 minutes, soins du naso-pharynx. Repos au lit, même pour les cas légers, gymnastique, bains salés, orthopédie. Salies, Salins, Bourbonne.

Poliomyélites de l'adulte. —Contestées en tant qu'entité morbide. Admises par Grasset, Blocq, Marie, Raymond. Elles ont bien des points communs avec la paralysie infantile, mais avec moins de tendance aux déformations puisque la croissance n'intervient plus dans ce cas. Le diagnostic n'est vraiment difficile qu'avec les polynévrites ; dans les polynévrites, le début est moins brusque ; au lieu de partir des racines, la paralysie procède de la périphérie vers le centre, annoncée par des fourmillements et des engourdissements des doigts et des orteils. L'atrophie polynévritique n'atteint jamais, en masse, un seul groupe musculaire ; réflexes conservés, douleur, rechutes ; elle guérit mieux aussi que la paralysie de même cause et que les poliomyélites qui sont d'ailleurs aussi plus curables chez l'adulte que chez l'enfant.

Polynévrites. — (*Voir névrites*).

Polyuries. — La polyurie critique de la période de défervescence des maladies est passagère. Au cas de polyurie permanente surtout la nuit, examiner les urines ; toucher aussi la prostate. La polyurie critique s'observe dans les diabètes azoturique, phosphaturique, glycosurique ou même insipide. La polyurie essentielle existe chez quelques grands buveurs à la suite d'un traumatisme ou choc nerveux.

Pseudo-rhumatismes. — (*Voir rhumatismes secondaires*).

Pseudo-tabès. — L'alcoolisme, le diabète, les névrites peuvent réaliser un syndrôme pseudo-tabétique. Dans le névro-tabès périphérique de Déjerine, la polynévrite pseudo-tabétique se traduit par l'abolition des réflexes, par de l'incoordination, des douleurs, des troubles oculaires.

Pseudo-tuberculoses. — (*Voir aspergillose et tuberculose*).

PSYCHOTHÉRAPIE

La psychothérapie traite les troubles psychiques et, par les éléments psychiques, elle agit sur les troubles somatiques. Dans cet article de médecine courante, nous ne nous occupons pas de la thérapeutique générale des névroses, mais de la suggestion indirecte. Depuis... toujours les cliniciens célèbres ont fait de la psychothérapie curative et nous avons insisté à ce sujet dans la préface de ce livre. Mais certaines conceptions récentes relatives aux états névropathiques méritent d'être reproduites ; elles peuvent présenter quelque intérêt pour le diagnostic et le traitement d'un grand nombre de maladies. Les théories nouvelles ne laissent que très peu de place à la suggestion directe avec ou sans hypnose. Les états pithiatiques qui étaient à peu près seuls justiciables de l'hypnose sont, d'après Babinski, guéris par persuasion. Cet auteur distingue la persuasion de la suggestion en ce que, dans ce dernier cas, l'idée émise peut être déraisonnable, ce qui ne doit pas être dans le premier cas. La psychothérapie limitée à la suggestion indirecte bien comprise devient d'une application banale dans des états psychiques de plus en plus nombreux. Il existe, ainsi que l'enseigne le professeur Déjerine, une foule de manifestations fonctionnelles des névroses qui disparaissent avec le traitement psychique. Cette méthode est appelée à rendre service chaque fois que le médecin a la confiance absolue de son malade. Il ne faut pas oublier que, dans la clientèle, les troubles physiologiques de cause psychique sont très nombreux. Qu'il s'agisse ou non de neurasthénie, la psychothérapie bien comprise peut se montrer singulièrement efficace.

D'après Déjerine, la suggestion directe, à l'état de veille, plus ou moins impérative, même la suggestion avec hypnose, ont le grave défaut de n'agir que sur le subconscient, sur l'automatisme cérébral, sans s'adresser aux facultés supérieures de l'individu. On a admis que la psychothérapie consiste dans ce principe de Bernheim : toute idée acceptée par le cerveau tend à se faire acte. Une idée qui a pu devenir productrice de maladie est capable de devenir un agent curatif. Pour que la psychothérapie guérisse un névropathe, la dialectique ne suffit point, ajoute M. Déjerine, parce que son action ne dure pas. Le raisonnement seul ne provoque aucun changement dans la sphère de l'affectivité ou dans un état d'âme: « il faut, pour qu'un raisonnement par lui-même indifférent devienne facteur d'énergie, créateur d'effort, qu'un élément émotif se superpose à lui et que la personnalité du sujet dont on cherche à modifier la mentalité, se trouve atteinte et touchée par lui. » Aucune idée ne semble admise à froid, un appoint émotif est donc indispensable pour entraîner la conviction. De même, les troubles psychiques ne se sont pas installés par le travail, mais à la suite de soucis, d'angoisse morale, de préoccupations, c'est-à-dire grâce à l'émotivité du sujet.

La neurasthénie, produite par l'action *répétée* des émotions, s'observe sur un terrain psychique particulier et se caractérise par la perte du contrôle intellectuel, par l'absence absolue du pouvoir d'indifférence. Le malade prend les choses trop à cœur ; il sent plus qu'il ne raisonne ; il n'est pas occupé de ce qui se passe *autour* de lui, mais de ce qui se passe *en* lui.

Avant, pendant et après tout examen de malade, quand on a éliminé les maladies graves, il faut savoir penser à un état névropathique possible avec des manifestations fonctionnelles variables. C'est ici que se manifeste la supériorité du spécialiste, car le malade, avant le premier examen, est déjà suggestionné par l'idée que pour la première fois on va comprendre sa maladie. Ce premier examen joue un rôle capital au début de tout traitement psychothérapique. Il est prudent de noter l'observation point par point ; pour éviter les contradictions, il est sage de ne pas discuter avec le malade avant de le bien connaître, de passer en revue tous les organes et de résumer devant le malade qui s'en montre très satisfait, tous les troubles qu'il avait lui-même si longuement décrits. C'est alors qu'il faut rechercher la nature des *émotions* qui ont agi comme cause probable dans la genèse de l'état actuel. Avec ces éléments le médecin est à même de diriger le traitement, de guider le malade désorienté, de le libérer de ses scrupules, de s'adresser à sa sensibilité et enfin et surtout de savoir lui parler. Or, toujours d'après M. Déjerine, si tout s'est bien passé comme il convient, le malade s'exprime très souvent ainsi : « Tout ce que vous me dites, on me l'a dit, je l'avais compris et je n'étais pas convaincu ; avec les autres, je n'avais pas confiance, avec vous c'est différent. Toute l'explication des résultats que donne la psychothérapie est dans cette réponse »

Il ne faudrait pas s'exagérer la portée d'une méthode dont les résultats peuvent être excellents, s'ils sont demandés avec quelque autorité de la part du médecin à une catégorie déterminée de malades. Le praticien doit en faire une application judicieuse. Il en limite l'emploi exclusif aux manifestations purement psychiques, il ne néglige pas de l'associer aux autres moyens thérapeutiques au cas de troubles organiques primitifs ou concomitants d'une autre origine.

Le spécialiste, lui, jouit de quelque notoriété aux yeux du malade. Il agit par la confiance qu'il inspire, par l'émotion qu'il fait naître et le réconfort qu'il apporte. Mais, ainsi qu'on l'a dit, l'état de faiblesse de synthèse psychologique de Janet s'observe sur un terrain qu'il est encore moins facile de modifier entièrement qu'une diathèse ou un tempérament. Il existe aussi, la plupart du temps, une part causale due à l'intoxication, aux ptoses, aux glandes internes, aux dyspepsies, à la dilatation d'estomac, aux troubles sexuels, etc. Ainsi que le dit Paul-Emile Lévy, la maladie est bien une et totale, à la fois morale et physique. La thérapeutique doit viser également la totalité des causes et préparer le malade non à la guérison apparente, sous la suggestion et dans l'isolement, mais à la « vie réelle et agissante ». Il est fort rare de pouvoir séparer entièrement dans l'étiologie et le traitement les moyens psychiques des éléments physiques et des moyens curatifs d'ordre physiologique. — Pour Lévy, le traitement moral et rééducateur constitue le traitement causal de la neurasthénie, mais il y a un traitement rééducateur d'ensemble qui s'applique à la majorité des cas.

Citons maintenant la méthode de Hartenberg qui propose, dans la neurasthénie seule, la psychothérapie active avec interventions personnelles du malade dans le traitement. Le malade agit contre ses troubles, lutte contre eux, et à l'aide des premiers résultats obtenus, il prend courage pour le traitement de l'état affectif. L'auteur ne préconise donc qu'un repos relatif qu'il associe à la désintoxication par cures d'eau et agents physiques et à la médication tonique par la strychnine jusqu'à limite de tolérance, six milligrammes en moyenne. Pour Hartenberg, la psychothérapie ne peut rien contre la dépression nerveuse qui est le fond de la neurasthénie. On peut agir sur des causes occasionnelles, non sur une prédisposition ou sur un système nerveux mal construit.

Les divergences de traitement ne proviennent en somme
que des divergences théoriques; pour les uns la neurasthénie
est un état organique et physique justiciable surtout des moyens
physiques ; pour d'autres, c'est un état psychique ne relevant
que de la psychothérapie. On concilie les deux thèses, comme
l'ordinaire, en n'acceptant ni l'une, ni l'autre, mais en les combinant. Certains neurasthéniques — *et nous étendons aussi ce
mot aux névropathes, émotifs,* etc., certains neurasthéniques
sont curables par la psychothérapie ; d'autres par les moyens
physiques, le plus grand nombre par l'ensemble de ces
moyens et quelques autres enfin restent incurables par faiblesse ou défectuosité organique. Il n'existe et ne peut exister aucun traitement systématique de tous les neurasthéniques ou de tous les nerveux. Les méthodes personnelles
exclusives sont bonnes pour quelques malades, mais aussi,
souvent nuisibles à la majorité. Quelle que soit la notoriété
de leur auteur, le praticien se tient en garde ; il fait sage-
ment de ne pas se laisser entraîner dans une généralisation
contraire à la vérité. Sa thérapeutique est variée car les malades ne se ressemblent jamais, et il sait allier, pour le grand
bien de ses clients, nous nous répétons à dessein, la science
pure, l'observation clinique, les moyens physiques, chimiques
et physiologiques dont il dispose. S'il est à la hauteur de sa
tâche, il ne néglige avec aucun malade d'avoir recours à une
psychothérapie naturelle et de bon sens. Est-il besoin de dire
que cette psychothérapie n'emprunte que des moyens secondaires aux théories des spécialistes et que sa valeur n'est
faite que de la valeur morale et intellectuelle de celui qui
l'emploie. (*Voir notre préface*).

PUBERTÉ

Etiol. de pubis et pubes, poil follet. ***Défin.*** C'est la
période de croissance qui coïncide avec la première ovulation chez les filles et la première production de sper-
matozoïdes chez les garçons. Elle se distingue donc de
la nubilité. ***Sympt.*** Garçons : poils du pubis et des ais-
selles, modification des organes génitaux, mue de la voix
(14 à 15 ans). Filles : modifications osseuses (élargissement du bassin) et respiratoires, modifications dans la
composition du sang (anémie), dans l'état mental (nervosisme). Poils du pubis, développement des seins. Loi
d'Astruc (non absolue) : en moyenne la menstruation
doit être régulière en six mois. (V. *Croissance* et nos *Con-*

férences d'Hygiène). Accidents particuliers : mammite des adolescents et symptômes neurasthéniques des garçons. Irrégularité des règles (règles déviées, hémoplanies), leucorrhée, hémorragies, rétrécissement mitral. Il est préférable d'avertir les fillettes dès l'apparition des signes prémonitoires ; ensuite, ne pas exagérer les préoccupations de cet ordre ; il suffit d'un peu de surveillance discrète. Bonne hygiène générale et alimentaire. Eviter le froid, les boissons glacées, les corsets trop serrés (le corset doit être sous-mammaire). Vêtements amples et chauds. Exercice en plein air. Pour les fillettes, on préfère aux sports, en France du moins, les jeux qui développent la grâce et l'harmonie du corps. Surveiller les attitudes vicieuses, le mobilier scolaire, les études qui doivent épargner les nerfs. Les lectures, les pratiques religieuses, les études de musique, comportent une sage mesure. L'éducation de la question sexuelle est très discutée.

« Les médecins et les maîtres de l'enseignement doivent, malgré tout, prendre la responsabilité de cette étude et nous voulons en quelques lignes la mettre au point.

Il semble très utile de dissiper les erreurs et les préjugés anciens et d'entrer franchement dans une ère de lumière et de raison. «La jeunesse d'aujourd'hui, a dit au *Congrès* d'hygiène scolaire le D\u02b3 Doléris, est prête à recevoir l'empreinte d'une moralité supérieure parce que plus consciente et plus dominée par une volonté éduquée et une intelligence plus claire de la vie et de la destinée de l'homme. Jamais peut-être plus qu'aujourd'hui les exigences de la vie moderne, transformée de mille façons, n'ont engendré un courant d'hygiène raisonnée, de modération, de tempérance, même de frugalité qui surprend ceux qui ne réfléchissent pas, mais qui s'accorde parfaitement avec la loi très naturelle de l'intérêt supérieur qui est d'abord de vivre. »

Le moment paraît donc venu d'enseigner la puériculture avant la fécondation aux garçons, dans les œuvres post-scolaires, dans les grandes classes des lycées et dans les écoles normales. Il est nécessaire que le jeune homme sache bien « qu'il est dépositaire de quelque chose de sacré, qu'il doit

respecter autant que son honneur, qu'il est responsable de
la destinée de sa race et qu'il est en son pouvoir de l'anni-
hiler, de l'amoindrir ou au contraire d'en assurer la perpé-
tuité en l'améliorant ».

M. Malapert a traité en moraliste cette question ; il fait
appel à l'honneur et à l'honnêteté des hommes de vingt ans,
il leur rappelle que les peuples finissent par la perte de leur
moralité. Il faut que jeunesse se passe, dit-on. Or, c'est
au nom de cet axiome que des milliers d'existences sont
corrompues ou détruites, que des milliers de consciences
sont chaque jour dépravées. La chasteté est un bien physi-
quement et moralement. Les maux de l'incontinence sont
connus, incontestés, ceux que provoquerait la continence
sont imaginaires (Dr Surbled).

Les seules conséquences authentiques de la chasteté sont
une plus grande vigueur physique, une plus grande énergie
intellectuelle et une aptitude supérieure au travail. Les dangers de la continence pour le jeune homme, écrit le professeur Fournier, j'en suis encore à ne pas les avoir constatés.
D'ailleurs la virilité vraie n'est pas atteinte avant 21 ans et
la précocité génésique n'est que le résultat d'excitations
malsaines ou d'une éducation mal dirigée.

Cette éducation, il appartient au médecin de la faire ;
seul, il a toutes qualités pour parler des maladies vénériennes. Lui seul peut donner à ces sujets l'allure scientifique qui ôte toute pensée de vice.

Lui seul peut, en termes appropriés, montrer combien il
importe d'être sain d'esprit et de corps au moment de la pro-
création, combien il est grave, pour les enfants, d'être à ce
moment, en état d'ivresse, par exemple. Que de cas d'athrepsie, de méningites et d'épilepsie chez les descendants n'ont
pas d'autre cause.

Le médecin militaire est tout désigné pour compléter cet
enseignement. L'hygiène sexuelle de l'adulte, les dangers
des abus chez les hommes faibles ou malades, la nécessité
pour le vieillard de fuir toute excitation, sont des notions élémentaires qu'il n'est plus permis d'ignorer. Voyons com-
ment doit se faire cet enseignement de l'hygiène sexuelle.
Dès l'âge de 10 ans, la surveillance de la moralité des enfants
s'impose ; leurs actes à cet âge n'ont pas de signification

sexuelle mais l'influence du mauvais exemple peut être pernicieuse et durable.

Après cet âge, l'enseignement de la botanique prépare
l'éducation sexuelle de l'enfant. Dès que l'écolier sait et
comprend que la fécondation est le phénomène terminal de
la reproduction, par fusion de deux cellules mâle et femelle,
il acceptera très bien, à l'âge de 12 ans, cette idée que la
fécondation se fasse de même pour les animaux ; il arrivera
ainsi à considérer comme très naturelle cette loi générale
qui s'applique à tous les êtres.

Le professeur Fournier a écrit une brochure très répandue : *Pour nos fils quand ils auront dix-huit ans* ; le professeur Fournier n'a pas craint de préciser la question sexuelle
parce qu'il en connaît mieux qne personne la grande nécessité.

Remarquez en effet que, dans la vie, l'adolescent dépravé
sera celui qui ignore la question sexuelle ; excité par les
conversations licencieuses et les mauvaises lectures, il em-
plit son cerveau d'idées fausses, d'idées absurdes, d'idées
vicieuses.

Au contraire, l'adolescent préparé, comme nous venons
de le dire, à l'enseignement que le médecin va lui donner,
sera foncièrement plus prudent et plus chaste, par crainte,
ou par dignité, car il est mis en garde contre les dangers
des rapports sexuels avant le mariage.

Les garçons doivent donc savoir un peu d'hygiène
sexuelle : cette idée fera son chemin et la puériculture avant
la fécondation aura les honneurs de l'enseignement comme
la puériculture de la première enfance.

Pour la jeune fille, nous comprenons qu'il y ait plus d'hésitation. Moins libre, elle est moins exposée. De plus, il paraît scabreux, au moment où sa nervosité est si grande, de
lui parler de sujets qui peuvent prendre trop de place dans
son esprit. Nous avons entendu, en dehors des séances du
Congrès, raconter ce fait :

La fille d'un médecin avait été très instruite des choses
sexuelles, scientifiquement parlant, mais à la pension,
fière de son savoir, elle avait voulu se faire à son tour édu-
catrice de ses camarades. Cet exemple fut déplorable, car
toutes les jeunes filles ne parlaient plus d'autre chose entre
elles.

Le professeur Pinard n'a-t-il pas écrit qu'il avait des

petits-enfants et qu'il avait été heureux d'avoir des gendres médecins pour les instruire de ces questions.

Il faut reconnaître que dans la vie moderne il sera de plus en plus difficile d'admettre qu'une jeune fille puisse garder toute ignorance des questions sexuelles jusqu'à son mariage ; un domestique, les journaux, etc., suffiraient à une initiation d'ailleurs déplorable. Ne vaut-il pas mieux, ainsi qu'on l'a dit, transformer la jeune oie blanche en colombe qui tout en restant blanche en sera cependant plus avertie. Si, il est préférable de parler franc, de rehausser la maternité, les souffrances de la mère, son esclavage volontaire, ses craintes et ses larmes. Un entretien ainsi compris entre *la mère et la fille,* un jour que cette dernière est un peu trop curieuse, se terminerait par des baisers, une telle initiation ne vaut-elle pas la précédente ?(1)

Toute la valeur de cette éducation réside dans la manière. Avec la note juste on forme la mère de demain, soumise aux lois de la nature ; on leur commande mieux quand on sait leur obéir.

Si la démonstration est maladroite, les résultats en seront très malheureux.

Ces difficultés expliquent la réserve d'un grand nombre de médecins et de pères de familles et l'opinion ne paraît pas encore préparée à l'enseignement de ces questions aux jeunes filles.

Les médecins et les maîtres doivent donc porter leurs efforts sur l'éducation sexuelle des garçons ; leur montrer les dangers qui les guettent avant le mariage et leur rappeler cette belle pensée d'A. Theuriet : « Se marier quand on est jeune et sain, choisir une fille honnête et saine, l'aimer de toute son âme et de toutes ses forces, en faire une compagne sûre et une mère féconde, travailler pour élever ses enfants et leur laisser en mourant l'exemple de sa vie , voilà la vérité ; le reste n'est qu'erreur, crime ou folie. »(2)

PULMONAIRE (Lésion de l'artère)

Insuffisance de l'artère pulmonaire.— Très rarement seule. Reflux de sang veineux de l'artère pulmonaire

---

(1) Selon Madame Allais.
(2) *Extrait des conférences d'hygiène du même auteur.*

dans le ventricule droit ; le plus souvent liée au rétrécissement, végétations, ulcérations. *Etiol.* : Rhumatisme aigu, alcoolisme, puerpéralité, hypertension. *Sympt.* Affection restant, au début, à l'état latent. Parmi les signes physiques on constate quelquefois un soulèvement systolique au niveau du 2ᵉ ou 3ᵉ espace intercostal gauche et, s'il y a du rétrécissement, du frémissement cataire au même niveau. Le meilleur signe est le souffle diastolique à siège dans le 2ᵉ espace intercostal gauche, se propageant le long du bord gauche du sternum. Thrill. Matité augmentée ; pouls petit, régulier ; dyspnée, palpitations, œdèmes. *Diagn.* : avec les souffles extra-cardiaques à localisation différente et plus instable ; avec la péricardite à frottement plus superficiel, non propagé et exagéré dans la position assise, avec l'anévrysme de l'aorte ordinairement différentié par une tumeur pulsatile, les souffles et claquements et par les signes de compression.

Rétrécissement de l'artère pulmonaire. — Malformation congénitale ou survenant à la suite d'une endocardite intra-utérine. Le rétrécissement siège soit au-dessus, soit au-dessous, soit au niveau des valvules ; et le poumon ne reçoit pas une quantité de sang normale. Le ventricule droit, par suite de l'obstacle dû au rétrécissement, s'hypertrophie, se dilate ensuite et détermine enfin l'insuffisance tricuspide et l'asystolie. *Sympt.* Soulèvement systolique juxta-sternal des 2ᵉ et 3ᵉ espaces intercostaux par artérite ; matité au niveau du cœur droit ; frémissement cutané systolique au niveau du foyer pulmonaire, souffle systolique du 2ᵉ espace intercostal gauche à 2 ou 3 cent. du sternum ; ce souffle n'allant qu'à la clavicule seulement. Les signes fonctionnels sont assez marqués : dyspnée et cyanose. Le rétrécissement évolue vers l'asystolie ou la tuberculose ou se termine par la mort subite par syncope. *Diagn.* : par le souffle, par le frémissement cataire, par l'hypertrophie du ventricule. *Trait.* : Hygiène des cardiaques. Tonicardiaques, iodures, caféine, saignées, antipyrine et morphine.

Purpuras. — Les purpuras appartiennent à la pathologie interne par leurs variétés secondaires, infectieuses, rhumatismales et par la maladie de Werlhof. Ils sont caractérisés par des taches violacées ou rouge vif causées par des hémorragies de la peau, ne disparaissant pas par pression; on distingue comme éléments les pétéchies, les ecchymoses, etc. Les purpuras secondaires sont d'origine médicamenteuse ou nerveuse, ou hémophilique, ou toxi-infectieuse. Le purpura primitif, infectieux, s'observe à tous les âges ; les cardiopathies et le rachitisme infantile en sont les causes les plus fréquentes. Il existe avant 6 ans une forme foudroyante qui tue en un ou quelques jours. La forme typhoïde nécessite parfois le séro-diagnostic ; elle s'accompagne d'hémorragies diverses et, si l'éruption est confluente, la peau prend l'aspect de peau de léopard.

Le purpura rhumatoïde, qui survient à la suite de traumatisme, surmenage, ou choc nerveux, ou infection angineuse se traduit par l'exanthème des membres supérieurs, des arthralgies, des articulations du genou et du cou-de-pied et par des troubles digestifs.

La maladie de Werlhof éclate assez brusquement dans la seconde enfance. Les hémorragies et les ecchymoses assez larges, simulant des contusions ou des coups, signent la maladie qui évolue en une ou deux semaines sans laisser de suite. L'adrénaline et les médicaments habituels des hémorragies ont ici leur indication.

Pustule maligne. (*Voir charbon*).

Pyélonéphrites. — Infection du rein et du bassinet avec pyurie. La pyonéphrose est la transformation du rein en poche purulente. *Pyélonéphrite primitive* : **Etiol**. Traumatismes, froid, grossesse, toxi-infections. **Anp**. Lésions de néphrite aiguë. **Sympt**. Douleur, fièvre, urines purulentes. *Pyélonéphrites secondaires* : **Etiol**. : Lithiase rénale. Hypertrophie de la prostate, obstacles au niveau de l'urètre, maladies de vessie. Ce sont en général les colibacilles et les gonocoques, moins souvent des anaérobies et des streptocoques qui causent la pyélonéphrite ascendante. *Sympt*. Douleurs para-ombilicales, sous-costales, lombaires, vésicales ; polyurie trouble, frisson, embarras gastrique, fièvre.

Dans la pyonéphrose, les symptômes de rétention alternent avec ceux de la débacle purulente. Le diagnostic avec la tuberculose nécessite l'inoculation au cobaye. Cystoscopie. *Trait*. Repos ; révulsion ; urotropine, pixol, etc., intervention chirurgicale.

Pyléphlébites. *Déf*. Phlébite de la veine porte. *Etiol*. Péritonite, cirrhoses, tumeurs ; syphilis, suppurations, maladies hépatiques ; opérations sur la veine porte. Dans la pyléphlébite tronculaire, les signes les moins incertains sont la tuméfaction du foie et de la rate et l'ascite. La thrombophlébite mésaraïque se diagnostique par des douleurs progressives de l'abdomen, par de l'ascite, de la diarrhée et des hémorragies. *Tt*. Purgatifs ; antiseptiques internes, anus contre nature, etc.

PYLORE (sténoses du)

Déf. Diminution de l'orifice pylorique, de causes diverses. *Etiol*. Le plus souvent de cause intrinsèque par cancer ou ulcère. Rarement congénital ; compressions, coudures des ptoses, syphilis, tuberculose ; sténose cicatricielle, etc. *Symp*. Douleur paroxystique, calmée au début par les vomissements par regorgement contenant des débris alimentaires, sans bile, survenant tous les 3 à 4 jours, ou tous les jours, soif, constipation. Percussion avec insufflation : estomac en sablier ; lignes à bords festonnés à l'examen radioscopique au lait bismuthé gommé. Palpation : 2 bons signes, ondulation épigastrique de Kussmaül (tension épigastrique intermittente au début) et clapotage assez caractéristique. Tumeur plus ou moins adhérente, **à deux travers** de doigt et à droite

de la ligne médiane, à 4 au-dessus d'une ligne horizontale passant par l'ombilic ; la rechercher après vomissement ou cathétérisme ; mobilité antéro-postérieure et
transversale ; penser aux scybales, etc. Pouls petit, amaigrissement, asthénie. L'examen des fermentations et du
chimisme stomacal après cathétérisme ou repas d'épreuve
est d'une importance capitale dans certains cas (ulcère
et cancer) ; marche lente ou rapide avec ou sans accal-
mies trompeuses. **Diagn**. Repose sur les douleurs tardives, les vomissements par regorgement, la dilatation
d'estomac avec liquide résiduel ; ce diagnostic se fait
avec les vomissements nerveux, urémiques, tabétiques ;
avec le syndrome de Reichmann (hyperchlorhydrie permanente) penser à la vésicule, aux coudures des ptoses,
aux brides péritonéales, à la sténose cicatricielle (commémoratifs), à l'ulcère : début ancien (6 ans au moins),
douleurs violentes, HCl ; ni adénopathie, ni tumeur;
cancer : hypoacidité, adénopathie, etc. **Trait** médical
rarement efficace, soupes et purées antiseptiques, lavage
d'estomac, etc. Pylorectomie. Gastro-entérostomie postérieure, d'ailleurs illusoire dans le cancer.

Pyrosis. — C'est la sensation de brûlure ou de fer
chaud le long de l'œsophage que détermine le passage
d'un liquide acide d'origine stomacale. Il s'observe aussi
bien dans les fermentations secondaires de la dilatation
gastrique du cancer etc. que dans le syndrome hyperchlorhydrique.

Rachialgie. Symptôme capital, (associée à la raideur
de la nuque et au signe de Kernig) dans la méningite cérébro-spinale, la rachialgie est également un signe des
paralysies ascendantes, de la syphilis spinale et de la
variole. Les douleurs lombaires des autres maladies sont
bien moins aiguës et d'ailleurs moins importantes.

RACHITISME

Etym. De ῥαχίς épine dorsale. **Défin**. maladie de l'enfance caractérisée surtout par des troubles d'ossification.

Anp. *Courbures anormales*, déformations osseuses et gonflement épiphysaire ou plus exactement du cartilage de conjugaison ; dans le tissu spongoïde de la couche ossiforme, les ostéoblastes ne parviennent pas à former l'os, la moelle est très développée. **Etiol**. La syphilis, la scrofule, etc., prédisposent au rachitisme ; mais c'est la dyspepsie chronique des nourrissons, par alimentation défectueuse ou prématurée, qui semble la cause la plus fréquente du rachitisme ; par auto-intoxication gastro-intestinale, par troubles d'acidité et avec l'acidité lactique, etc.; les sels de chaux sont absorbés en quantité insuffisante. La dilatation de l'estomac (Comby), la syphilis héréditaire (Parrot), les troubles fonctionnels glandulaires, l'acidité du sang sont des explications pathogéniques plus ou moins discutées. **Sympt**. Début insidieux à la fin de la 1re année ; parfois mouvements douloureux. *Déformations du squelette* : tête *grosse*, persistance de la fontanelle antérieure après le 16e mois, crâne natiforme, saillies frontales, front olympien ; voûte cranienne amincie (craniotabès). *Dentition retardée* avec stries verticales, bord libre en V ; mâchoire rachitique : menton en galoche, voûte palatine ogivale. Scoliose (dos rond), thorax rétréci en haut, élargi en bas avec sternum saillant : thorax en carène ou en poitrine de dindon ; *chapelet rachitique* à l'union des côtes et de leurs cartilages ; bassin aplati dans le sens sagittal (obstétrique), nouures épiphysaires des membres, tibia en lame de sabre ; genu valgum ou varum. Troubles de nutrition, ventre de batracien, respiration costale insuffisante ; démarche de canard. **Pron**. Le rachitisme s'installe en 5 ou 6 mois ; il est sérieux par ses déformations, et aussi par ses complications, convulsions et spasme de la glotte, mais il évolue souvent sans gravité en 3 ou 4 ans ; guérison ordinaire. Le rachitisme chirurgical est celui qui s'accompagne d'impotence. **Diagn**. avec achondroplasie, hydrocéphalie (troubles intellectuels, tête très grosse mais ne présentant pas les caractères de la tête rachitique), mal de

Pott, maladie de Barlow (ancien rachitisme aigu) ; avec la luxation de la hanche, la scoliose, le tibia syphilitique. Prophylaxie par l'hygiène. **Trait.** Huile de foie de morue, phosphates, tricalcine, purées de légumes secs, poissons, œufs, régime, eaux chlorurées sodiques ; bains salés, de sable ou bains de mer. Repos pendant la période active, etc. **Trait.** des déformations pendant plusieurs mois, un an et plus.

Radiale (Paralysie). *Voir paralysie.*

Radioscopie. — De plus en plus employée en pathologie interne, la radioscopie est souvent très utile au diagnostic. Elle renseigne sur un anévrysme, une tumeur du médiastin, sur un épanchement pleural, ou cardiaque, sur les dilatations ou anévrysmes de l'aorte, sur les dilatations, déformations et tumeurs de l'estomac, de l'intestin, sur les kystes du foie (ombre en dôme), sur les calculs (phosphatiques surtout).

RAGE

Syn. Hydrophobie. *Déf.* Maladie infectieuse communiquée par la morsure d'un animal enragé. *Anp.* Congestions des organes et surtout de la moelle et du bulbe. Tubercules rabiques de Babès ; tissu de néo-formation de Van Gehutchten ; polynucléose du sang. Lysses ou pustules de la face inférieure de la langue. *Etiol.* Morsures nécessaires surtout des régions découvertes et riches en nerfs. Noguchi vient de découvrir le microbe de la rage. *Sympt.* Incubation : quelques semaines à deux mois. Période prodromique : idées noires ou agitation ; insomnie. Période d'excitation ou d'état. Hypéresthésie générale avec contractures et accès tétaniques. Hydrophobie et spasme douloureux par déglutition ou la simple vue de l'eau. Convulsions ; fièvre persistante s'élevant au dessus de 40° à la fin de la maladie. L'homme ne cherche pas à mordre. Durée : deux ou 3 jours. La période paralytique est très courte et ne dure que quelques heures et se termine dans le coma, asphyxie par paraplégie, etc. *Pron.* très grave surtout s'il s'aet de morsures de loups et de même s'il s'agit de régions découvertes. ***Diagn***. avec le délirium tremens, le tétanos, l'hystérie rabiforme (stigmates, efforts pour mordre), symptômes se montrant trop tôt ou trop tard ; folie, épilepsie. ***Trait***. Laver, cautériser, agrandir la plaie. Vaccination antirabique, d'une durée de quinze jours ; réduit la mortalité à moins de 1 °/₀ ; utilise les moelles desséchées pendant 5 jours, 2 injections ; pendant 10 jours, 1 injection : on commence par les moelles de 14 jours pour finir par celles de 3 jours, immunité d'une vingtaine de jours. Prophylaxie vétérinaire. Abatage des chiens mordus, mais laisser en observation tout chien suspect.

RAMOLLISSEMENT CÉRÉBRAL

Syn. Encéphalomalacie. ***Déf***. Syndrome causé par l'oblitération d'une artère du cerveau par embolie ou thrombose (de θρομβος, grumeaux). ***Anp***. Il ne s'agit pas d'oblitération des veines et des capillaires, mais de thrombose et d'embolie des vaisseaux artériels cérébraux de type terminal. Le territoire privé de sang dégénère et se ramollit. Dans le ramollissement rouge, la coloration est surtout périphérique. Les infarctus par embolies des petits vaisseaux causent une ischémie du centre et, par fluxion collatérale des capillaires, l'hyperhémie périphérique. Le ramollissement jaune est plus ancien ; il est dû au changement de coloration du sang et à la dégénérescence granulo-graisseuse de la myéline. Les corpuscules de Gluge, cellules granulo-graisseuses, caractérisent un ramollissement douteux. Le ramollissement blanc œdémateux ou laiteux s'observe en dernier lieu. Le volume des foyers de ramollissement est des plus variables. On observe des dégénérescences secondaires et des lésions vasculaires. ***Etiol***. L'embolie est causée surtout par le rétrécissement mitral ou l'endocardite infectieuse ; la thrombose par l'athérome ou l'artérite syphilitique oblitérante. La lésion frappe presque toujours l'ar-

tère sylvienne, cérébrale moyenne. On observe la thrombose de l'artère cérébrale postérieure (hémianopsie
sans paralysie). Une embolie de la sylvienne, avant la
naissance des artères perforantes, cause un ramollissement des parties centrales (corps strié, couche optique,
couronne rayonnante, capsule interne) et des régions
corticales (territoires de l'aphasie, des centres moteurs,
etc.), d'où aphasie, hémiplégie et hémianesthésie. Une
embolie de la sylvienne après l'origine des perforantes
provoque l'aphasie et l'hémiplégie sans hémianesthésie.

Sympt. Début brusque dans l'embolie, parfois sans
perte de connaissance ; mort rapide ou hémiplégie après
l'ictus (cas plus fréquent.) Le début est progressif dans les
thromboses avec sensation d'engourdissement des membres. Hémiplégie qui peut reparaître après avoir disparu,
souvent du côté droit, totale après 5 à 6 semaines. Réflexes patellaires exagérés ; mouvements du pouce conservés dans quelques cas ; trépidation épileptoïde ; contractures ; aphasie par oblitération de la sylvienne gauche. Cécité corticale sans réaction de la lumière. Parfois
hémianesthésie, hémianopsie. Perte de la mémoire, affaiblissement de l'intelligence ; période d'excitation et de
dépression. *Pron.* mort possible en 2 jours avec oblitération d'un gros vaisseau. Le pronostic est généralement
grave. Régression des signes possible surtout s'il
n'y a pas eu d'ictus, si les troubles moteurs sont limités ou
disparaissent le second jour. *Diagn.* La déviation conjuguée de la tête et des yeux, l'aggravation de la paralysie distinguent l'hémorragie cérébrale de l'embolie. L'hémiplégie droite avec aphasie éloigne presque toujours l'i-
dée d'hémorragie ; un gros cœur, l'albuminurie, un individu pléthorique y font penser au contraire. Les affections du cœur causent un ramollissement par embolie ;
l'athérome et la syphilis déterminent le ramollissement
par thrombose. Ce sont les deux causes de ramollissement
des jeunes. Dans une hémiplégie installée, un déficit intellectuel assez accentué appartient plutôt au ramollissement

qu'à l'hémorragie. **Trait.** *Voir apoplexie et hémiplégie.*
Dérivation sanguine (peu admise) et intestinale ; strych-
nine, spartéine. Electrisation ; massage, rééducation.
Eaux de Vittel et Balaruc. Trait. spécifique.

Ramond (*Signe de*). — Ce signe que nous citons dans
la pleurésie, s'observe dans plusieurs maladies pleuro-
pulmonaires et dans certaines névralgies (intercostale,
etc.) Il consiste dans la saillie des spinaux, avec leur élargissement au niveau et de chaque côté de la 1re côte, cette
masse musculaire se trouve également plus tendue dans
le *signe des spinaux* qu'à l'état normal.

Rash. — Erythème passager de la période d'invasion
de la variole, etc.

Rate (*maladies de la*). — La rate n'est accessible qu'à
l'état pathologique. On la recherche avec la main gauche qui explore doucement la région gauche au dessous des
fausses côtes, tandis que la main droite reste lombaire, le
bord de la rate est tranchant. La matité est recherchée entre la 9e et 11e côte, C'est un organe lymphoïde, de
défense, susceptible d'hypertrophie d'une manière considérable au cas d'infections et d'intoxications. Elle a
pour fonctions la destruction des hématies ou des globules blancs malades et de former des lymphocytes. La
rate est très volumineuse dans le paludisme. Elle est tuméfiée dans la fièvre typhoïde surtout dans le second
septenaire. Les splénomégalies sont signalées, dans ce livre, dans la leucémie, dans la maladie de Vaquez,
dans la maladie de Banti, dans les cirrhoses. La rate,
enfin, peut subir la dégénérescence amyloïde, se rompre,
devenir mobile et être le siège d'abcès traumatiques ou
secondaires à des états infectieux.

Réaction agglutinante de Widal.. — On ajoute 1
goutte du sérum du typhique supposé à 4 gouttes d'une
culture en bouillon. Au bout de demi-heure à une heure
si la réaction est positive à l'examen microscopique, les
bacilles sont agglutinés et immobiles. La séro-réaction

n'est significative qu'à partir du taux de 1/50, non au-dessous (1/40e p. ex.) Le procédé microscopique consiste à mélanger à une culture de bacilles une ou plusieurs gouttes de sérum; le liquide devient limpide en moins de vingt-quatre heures. Pour l'analyse on recueille quelques gouttes de sang dans un tube stérilisé ou sur une lamelle de verre. Dans les affections paratyphiques le sérum n'agglutine pas le bacille d'Eberth mais bien les bacilles paratyphiques de même variété.

La même réaction est applicable à la fièvre de Malte, associée ou non à la fièvre typhoïde.

Le séro-diagnostic d'Arloing et Courmont dans la tuberculose, est basé sur le même principe.

Réaction de Brucke. — Coloration bleue de l'urine contenant du sang par addition de teinture de gaïac à l'urine (5e du volume) et de vieille essence de térébenthine.

Réaction de Cammidge. — Dénoterait une lésion du pancréas par la formation dans l'urine traitée d'une ozazone cristallisée.

Réaction de Gerhardt. — Si l'on verse dans un tube jusqu'à moitié de sa hauteur de l'urine et, le long des bords 1 à 2 cc. de perchlorure, il se forme trois couches dans le liquide dont la première ne présente rien de particulier, mais dont la 3e, inférieure, devient couleur de "vin de Porto", s'il existe de l'acide diacétique et non de l'acétone qui exige une grande intensité de la réaction. Cette réaction, théoriquement discutée, a une grande valeur pratique pour dépister l'acidose et le coma diabétique.

Elle serait deux fois plus sensible avec le procédé de dilution de Bonnamour et Imbert que nous donnons ailleurs (précipité noir violet à partir de 0,10 d'acide diacétique par litre).

Réaction de Gmélin. — Pour la recherche des pigments biliaires (*Voir ictères et mal. du rein*).

Réaction de Gungi. — Rappelant le procédé de Rivalta pour la distinction des exsudats et transsudats, cette réaction utilise l'acide chlorhydrique au lieu de l'acide acétique.

Réaction de Heller. — Pour la recherche du sang dans l'urine : dépôt rouge après ébullition de l'urine, additionnée de lessive de soude, les phosphates précipités terreux entraînant l'hématine.

Réaction de Jacquemet. — Pour la recherche des albumoses vraies. Il se forme une couche gélatineuse à la surface de l'urine traitée aussitôt après la miction par le tiers de son volume d'éther. Cette réaction est positive dans les 4/5 des maladies fébriles. Cette albumosurie ne doit pas être confondue avec l'albuminurie thermolytique de Bence-Jones ; albumine qui se dissout par la chaleur et se précipite par le refroidissement.

Réaction de Jarisch-Herxheimer. — C'est un fait que nous avons observé après tant d'autres et qui ne saurait être conservé sous ce nom. Une roséole syphilitique traitée s'accentue et s'accompagne de quelques symptômes généraux. Le traitement n'en doit pas moins être continué.

Réaction de Lieben. — C'est une réaction de l'acétone dans l'urine, significative à partir de 1 gr. par litre, odeur et cristaux d'iodoforme en traitant l'urine distillée par la lessive de soude et la liqueur de Gram.

Réaction de Petenkofer. — Coloration pourpre obtenue en ajoutant quelques gouttes d'acide sulfurique au liquide des vomissements bilieux, liquide préalablement chauffé pour éliminer les albumines et filtré. Permet de caractériser la bile dans le liquide examiné.

Réaction de Porgès. — Précipité après 24 heures dans un mélange à volume égal de sérum centrifugé, chauffé à 56° et d'une solution à 1 % dans l'eau distillée de glycocollate de soude ; appliquée à la syphilis.

Réaction de Rivalta. — Déposer une goutte du li-

quide à examiner à la surface d'une eau acidulée (par une
goutte d'acide acétique dilué dans 1 goutte d'eau qu'on
ajoute à 50 gr. d'eau distillée): à l'examen, sur fond noir,
la goutte prend la forme d'une couronne blanc-bleuâtre
de plus en plus grande et dégageant des traînées blanchâtres en fumée de cigarette si le liquide contient plus
de 0,50 d'albumine. Pour les ascites cancéreuses et cardiaques, la réaction est positive ; négative dans les cirrhoses ; pour les épanchements de la plèvre : positive,
elle signe un épanchement inflammatoire, négative, un
hydrothorax.

Réaction de Wassermann. — En dehors de la convalescence de la scarlatine et de la malaria, cette réaction
positive permet d'affirmer la syphilis ; négative, elle ne
permet pas de dire que le sérum examiné n'est pas celui
d'un syphilitique. Cette réaction repose sur le principe de
la déviation du complément de Bordet et Gengou. On
utilise des extraits de foie hérédo-syphilitiques mélangés
(antigène) du sérum suspect, dilué, pour la recherche
de l'anticorps ; du sérum frais de cobaye (alexine, ou
complément). Le tout est laissé à l'étuve pendant une
heure, à la température de 37°. On ajoute des hématies
et du sérum de lapin chauffé. On remet à l'étuve puis,
pendant une journée à la glacière. Tandis que dans un
tube témoin l'hémolyse est totale, elle est absente au cas
de syphilis dans les tubes d'expérience. Les réactions de
Weinberg et Jacobsthal (abaissement de la température)
sont des perfectionnements de la réaction de Wassermann. Celle-ci positive dans la moitié des cas de syphilis,
au début, est positive dans les 5/6 des cas dans la syphilis tertiaire. Il faut 10 à 15 cc. de sang, pour cet examen.

Réaction de Weber. — Très utile pour la recherche
des hémorragies occultes de l'intestin. Coloration bleu
violet au bout de quelques minutes des matières traitées
par l'acide acétique, l'éther, et XX gouttes de teinture de
gaïac avec le double d'eau oxygénée ou d'essence de téré-

benthine vieillie. La coloration bleu vert n'indique qu'une réaction faible. *V. Cancer de l'estomac : réact. de Meyer.*

Réaction de Weinberg. — L'antigène provient d'une ponction de kyste de mouton ou de porc. Cette réaction est basée sur la méthode de fixation du complément et permet d'affirmer l'existence du kyste, s'il y a surtout et en même temps une éosinophilie marquée.

Réaction de Wernicke. — Si la bandelette optique est détruite, la réaction pupillaire ne se produit pas dans la moitié aveugle.

Réflexes. — *(Voir table des matières).*

Récurrente (Fièvre). — (Voir Typhus récurrent).

Reichmann. (Syndrôme). — (*Voir dyspepsies*).

REIN (maladies du),

On procède à l'examen clinique d'un rein, le malade étant couché sur le côté opposé, jambes fléchies. Le ballottement rénal de Guyon avec mobilité antéro-postérieure se recherche par la palpation bimanuelle. Le procédé du pouce de Glénard est surtout utile pour la recherche de la mobilité. 4 doigts dans la région lombaire, pouce en avant: l'autre main retient le rein. 1er degré : sensation du pôle inférieur ; 2e degré : sensation du rein entier : 3e degré : sensation du pôle supérieur. Radioscopie, séparation des urines et cathétérisme des uretères. *Examen fonctionnel.* Urines, volume normal 12 à 1,400 gr, ; volume anormal : polyurie, oligurie, anurie. L'opsiurie de Gilbert, est l'abondance maxima plutôt loin des repas. La polyurie s'observe surtout dans le diabète (2 à 5 litres). L'anurie, dans les maladies infectieuses, la néphrite, les coliques néphrétiques (calculs). Densité 1018 à 1022 ; surtout intéressante dans le diabète puisque le volume des urines est considérable. *La toxicité urinaire* normale est de 45 cc. par kilo de lapin (urotoxie), injection des urines filtrées dans la veine auriculaire du lapin : myosis, dyspnée, convulsions et mort. *La cryoscopie* est la recherche du point de congélation des humeurs. Le point de congélation est le point fixe indiqué, pendant quelques secondes avant de s'abaisser, par un thermomètre placé dans un mélange réfrigérant au moment où l'on vient de provoquer la cristallisation de l'urine par un fragment de glace.

Normalement $\Delta = -1^o$ à -2°

Le point cryoscopique ou abaissement du point de congélation pour un liquide est proportionnel au titre de la solution ; les solutions qui ont le même point de congélation ont la même concentration moléculaire. On obtient ainsi une même tension osmotique, notion des plus intéressantes en pathologie rénale.

La diurèse moléculaire $= \dfrac{\Delta V}{P}$ (V est le volume d'urine,

Δ V le nombre de molécules éliminées en 24 heures, P le poids du sujet, δ le nombre de molécules élaborées. Dans les maladies du rein, les rapports $\dfrac{\Delta V}{P}$ et $\dfrac{\delta V}{P}$ sont diminués.

Normalement, les urines contiennent par litre, 22 gr. d'urée, 0,40 d'acide urique, chlorures 7 à 8 gr.

Ces chiffres, variables avec l'alimentation, n'ont pas la même valeur que les rapports urologiques. Le rapport de l'urée à l'azote total indique le degré d'utilisation des albumines, 0.85 au moins. Rapport du résidu minéral à l'extrait sec 30 °/₀ (Robin) ; au-delà, il est exagéré. Rapport de Bouchard (carbone urinaire et azote total) 0.87. Rapport de l'urée au résidu fixe 45 ₀/°, des sels 30 °/₀, des phosphates à l'urée 10 °/₀. L'examen de la *perméabilité rénale* par l'élimination provoquée accuse une augmentation quand l'élimination est intense dès la 1ʳᵉ demi-heure et totale en moins de 24 heures (néphrites parenchymateuses, hydropigènes, régime reconstituant sans sel) ; une diminution si l'élimination est inférieure à la normale et se prolonge pendant plusieurs jours. L'élimination polycyclique intermittente s'observe dans les néphrites interstitielles ou atrophiques (bon signe). On utilise : 1° le bleu de méthylène 0,05 centigr. en injection sous-cutanée, l'iodure de potassium, 2 cachets de 0. 25. A partir d'un quart d'heure et surtout de la 3ᵉ à la 10ᵉ heure, on prend 5 cc. d'urine et 1 cc. d'acide sulfurique dilué, II gouttes de nitrate de soude à 2 °/₀, l'iode est mis en liberté et se colore en violet dans le chloroforme ; 2ᵉ, la phlorydzine : 1 cc. de la solution à 1 p. 200 ou 5 milligr. ; glycosurie de 2 à 3 gr. après demi-heure environ et pendant 3 ou 4 heures. Elle ne se produit pas si le rein est lésé ; 3ᵉ la phénolsulfonephtaléine en urines alcalinisées. Epreuves de l'azoturie alimntaire (20 gr. d'urée), de la chlorurie alimen-

taire (10 gr. de sel), de l'albuminurie provoquée par des blancs
d'œufs donnés en lavements portés très haut. L'examen du
rein peut être complété par l'étude du sang : opalescence, leucocytose, urée, adrénaline (réaction d'Ehrmann). Nous avons
vu, au cours du livre, les procédés de recherche du sucre
(Fehling, bismuth et soude ou potasse, polarimètre) (*V. diabète*), de l'albumine et des albumoses (*V. albuminurie etc.*),
des pigments biliaires par la réaction de Gmélin (acide azotique nitreux) ou chlorure de baryum, alcool et HCL (coloration verte) (*V. les procédés par l'iode : coloration verte et par
le soufre à ictères*). L'urée est décomposée par l'hypobromite
de soude et dosée à l'uréomètre. Dans le sang, l'urée peut aller
de 0.20 (chiffre normal) à 2 et 4 gr. Il faut tenir compte des
albuminoïdes absorbés (100 gr. = 1 gr. d'urée du sang) ; avec
2 gr., le pronostic des mal. du rein est grave (Widal). *Voir
Constante d'Ambard*). On a proposé aussi l'étude des variations albumineuses du sang (sang de la ventouse d'une région
non œdématiée). Indican : quelques gouttes de perchlorure de
fer ou de chlorure de chaux liquide, HCL et chloroforme, coloration bleue passant au rouge. Urobiline : 0.50 de chlorure
de zinc, 5 cc. d'urine, ammoniaque jusqu'à dissolution du
précipité : fluorescence verte. Acétone : odeur, couleur de
Porto avec le perchlorure, etc. (V. Réaction de Gehrard, réaction de Lieben). Pus : urine traitée par l'acide acétique et
l'ammoniaque (mucus gluant épais). Hématurie d'origine rénale : épreuve des 3 verres ; urine également colorée d'une
hématurie totale, caillots caractéristiques (V. Réaction de
Brucke et de Gungi). On peut enfin rechercher dans les urines les microbes, les globules blancs ou rouges et les cylindres. Pour examiner les cylindres, on met, sur la lamelle du
microscope, une petite parcelle du dépôt centrifugé ; examen
à faible grossissement, cylindres épithéliaux (néphrites et
pyrexies), cylindres hématiques (inflammation du parenchyme et de la capsule), purulents, hyalins, granuleux, amyloïdes, cireux, ou colloïdes, ces derniers d'un pronostic sérieux.
Cathétérisme des uretères. Division intravésicale des urines
pour l'examen d'un seul rein. *Diagnostic rapide de quelques
maladies* du rein. Cancer : tumeur, douleurs, symptômes
dyspeptiques et nerveux. Entéroptose : rein flottant par palpation. Hydronéphrose : tumeur débutant au rein, se diri-
geant vers l'hypocondre et non influencée par les mouve-

ments respiratoires. Lithiase rénale : douleurs lombaires
avec coliques néphrétiques possibles ; sables urinaires, etc.)
Le chapitre des néphrites a subi des modifications si com-
plètes et si récentes que nous renvoyons le lecteur à cet article. Il ne suffit plus, écrit Vidal, de porter le diagnostic de
néphrite interstitielle ou parenchymateuse et d'en établir
l'origine toxique ou infectieuse ; il faut spécifier s'il s'agit
d'une forme mono ou polysyndromique (chlorurémie, azotémie, hypertension).

RESPIRATOIRE (maladies de l'appareil)

L'examen comprend : l'inspection (déformations thoraciques, spirométrie, type et rythme respiratoires), l'examen
des crachats muqueux, gangréneux, purulents, sanguinolents, bactériens, albumineux ; la percussion, l'auscultation,
la percussion auscultatoire (signe du sou, bruit d'airain, etc.)
la radiographie, la ponction capillaire, etc. Cet examen est
élémentaire et nous ne pouvons y insister. Parmi les signes
relativement récents, il convient de rappeler : le signe du
sou de Pitres, bruit de bois, s'il n'y a pas d'épanchement ;
bruit d'airain, s'il y a épanchement pleurétique ; le signe de
Brun: tympanisme satellite des pneumonies du sommet localisées ; le signe de Mauriac du claquement xyphoïdien, sourd,
lointain (pas d'épanchement) ; claqué (épanchement) ; le signe de d'Espine : voix chuchotée au niveau de la 7ᵉ cervicale ; le triangle de Grocco : matité paravertébrale droite,
etc. *L'albumino-réaction des crachats de Roger*. positive avec
les bacilles de Koch. constante dans la pneumonie caséeuse,
disparaît à la fin de la pneumonie aiguë franche. ce qui constitue un élément pronostique intéressant. On opère en
étendant les crachats de leur volume d'eau ; ajouter V gouttes d'acide acétique pour précipiter la mucine et la fibrine.
Triturer ; filtrer. Recherche de l'albumine dans le liquide
filtré. *Diagnostic rapide de quelques affections fréquentes de
l'appareil respiratoire. — Asthme* : accès subit, passager,
respiration lente avec longue expiration. *L'asthme des foins*
avec larmoiement, sécrétion nasale, etc., survient à la période de floraison des graminées. *Bronchectasie* : cavitaire
(gargouillement). *Bronchite capillaire* : dyspnée intense,
**râles disséminés, râles sous-crépitants en foyers ; battement
des ailes du nez ;** *broncho-pneumonie*: mêmes signes et par-

fois respiration soufflante ; durée plus longue. *Bronchite chronique* ; peut être secondaire (Bright, tuberculose, cardiopathie) : toux, expectoration, dyspnée, *Cancer du poumon* : expectoration gelée de groseille. *Coqueluche* : toux ; quintes convulsives avec reprise caractéristique, mucosités filantes ; ulcération sublinguale, épidémicité ; peu de signes stéthoscopiques. *Emphysème* : sonorité modifiée, respiration humée, expiration prolongée, dyspnée, bronchite chronique. *Gangrène pulmonaire* : Symp. d'infection : expectoration et haleine pathognomoniques, crachats reposés : 3 couches. *Phtisie pulmonaire* . Au début, différence de sonorité des 2 côtés, inspiration écourtée, expiration prolongée puis râles ou craquements secs, plus tard humides et bruit caverneux à la dernière période. Etat général variable. Pleurite sèche : Point de côté, frottements, toux sèche, sans expectoration et souvent sans fièvre. *Pleurésie aiguë séro-fibrineuse* : matité, diminution du murmure vésiculaire; œgophonie, pectoriloquie aphone ; ponction exploratrice. *Pleurésie purulente* : fièvre, état général, œdème de la paroi, souffle amphorique ; ponction exploratrice et analyse microscopique. *Pneumonie* : grand frisson unique, fièvre, point de côté, crachats rouillés, adhérents ; râles crépitants. *Pneumothorax* : Point de côté et dyspnée brusque chez un malade atteint d'une maladie de l'appareil respiratoire ; sonorité ; absence de murmure vésiculaire.

Rein amyloïde. — *Etiol.* Suppuration ancienne, syphilis, tuberculose. *Anp.* Gros rein, à capsule se laissant facilement détacher. Blanc jaunâtre à la coupe. Un fragment se colore en rouge brun avec la teinture d'iode. Les lésions portent sur les vaisseaux, les glomérules et les capillaires à la surface. *Sympt.* Polyurie, 3 à 5 litres ; albumine (globuline) : œdèmes tardifs. Il existe en même temps de l'hypertrophie de la rate. La perméabilité rénale est conservée et il n'existe aucun signe de néphrite. *Trait.* tonique et étiologique.

Rêves. — Sont causés chez l'enfant par l'abus du vin, par les végétations adénoïdes, par les émotions et les troubles digestifs de la veille. Les rêves professionnels ou visions d'animaux sont fréquents dans l'alcoolisme.

Raynaud (maladie de). Asphyxie locale des extrémités,

gangrène symtérique, héréditaire, familiale, frappant surtout les jeunes femmes à la suite de maladies assez différentes. Durée assez longue ; guérison habituelle. Ce sont l'annulaire et le petit doigt qui se gangrènent le plus souvent
(phlyctènes). **Trait.** par les bains, les hypotenseurs, les
vaso-constricteurs, l'iodothyroïdine.etc.

RHUMATISME ARTICULAIRE AIGU

Déf. Maladie infectieuse et microbienne, frappant
avec prédilection les jointures, mais s'accompagnant
souvent de localisations musculaires, viscérales, etc.
Anp. Synoviale congestionnée dans les lésions articulaires avec épanchement d'un liquide citrin, alcalin, fibrineux, cartilages tuméfiés, périostites, artérites et altérations du sang (globules rouges diminués, fibrine augmentée). Lésions viscérales. **Etiol.** De cause microbienne, bien que l'agent (bacille d'Achalme) soit toujours
à l'étude. Prédisposition professionnelle ou par l'humidité et l'arthritisme. Causes occasionnelles : froid, traumatisme et fatigue.

Sympt. Début par frissons, fièvre, angine érythémateuse de quelques jours, état général ; *douleurs articulaires. Signe de Lasègue* : les mouvements passifs, sans
secousses, peuvent être indolores : gonflement, chaleur,
rougeur, dilatation veineuse superficielle, hypéresthésie;
pouls accéléré, sueurs à odeur aigrelette. Les chevilles
et les genoux sont les premiers pris ; l'inflammation est
symétrique, mais d'une *mobilité* caractéristique. Les urines sont rares, foncées, urobilinuriques et parfois hématuriques. Dans l'articulation, la fluxion intéresse les ligaments, la synoviale, les tendons, les bourses séreuses,
les insertions musculaires. Parfois anémie rhumatismale ; œdème thyroïdique. Complications : *cardiaques*,
les plus fréquentes 40 à 50°/₀, même dans les rhumatismes
infantiles les plus légers (torticolis, etc.). Lois de la co-
incidence, de Bouillaud : les complications cardiaques
sont l'exception dans le rhumatisme bénin, et la règle
dans le rhumatisme intense. *L'endocarde* est le plus at-

teint, souffle au 1ᵉʳ temps ou bruits modifiés ; matité augmentée, danse des jugulaires. Auscultation systématique des rhumatisants ; péricardite, symphyse cardiaque, artérite aiguë. Complications pleurétiques avec un épanchement qui disparaît assez vite. Complications pulmonaires : congestion avec pluie de râles fins. Complications nerveuses : rhumatisme nerveux (névralgies, névrites), spinal, cérébral. Le rhumatisme cérébral (du 5ᵉ au 20ᵉ jour), est favorisé par le surmenage, l'alcoolisme, l'hérédité nerveuse et les grandes attaques rhumatismales : hyperthermie 41 et 42°; mort rapide dans la forme apoplectique ; excitation, délire, pouls à 150, coma dans la forme aiguë ; escarres, etc. dans la forme chronique. ***Diagn.*** du rhumatisme cérébral avec l'endocardite infectieuse, la méningite, les délires infectieux et le délirium tremens. Complications rénales, sensorielles, osseuses (ostéites, périostites), musculaires, cutanées (œdème, nodosités sous-cutanées, purpura). ***Pron.*** Dure de quelques jours à quelques semaines. Rechutes, difficulté de l'effort cérébral dans la convalescence : complications fréquentes.

Diagn. avec l'angine, la grippe, la fièvre typhoïde, l'ostéomyélite, le mal de Pott, le rhumatisme tuberculeux articulaire, l'arthrite blennoragique. Le rhumatisme infantile aigu se distingue des douleurs de croissance par le siège osseux de ces dernières ; l'ostéomyélite présente une tuméfaction et une douleur caractéristique. Le mal de Pott se reconnaît à l'empâtement péri-vertébral, à l'inefficacité du salicylate. Endocardite fréquente, malgré la bénignité apparente.

Trait. Salicylés, aspirine, médication anti-infectieuse.

Rhumatismes infectieux. — Théoriquement, on distingue par là, les rhumatismes *secondaires* qu'on peut observer dans le cours ou à la suite des maladies infectieuses ; blennorragie surtout, érysipèle, pneumonie, dysenterie, typhoïde, variole, oreillons, grippe, diphtérie, rougeole, etc. *Le rhumatisme blennorragique* est moins généralisé et à manifestation moins mobile que le rhumatisme articulaire aigu. Il est souvent monoarticulaire ; l'inflammation n'est pas très aiguë, mais elle dure assez longtemps et peut aboutir à l'atrophie et à l'ankylose. Les localisations viscérales sont rares. Il s'agit plutôt d'arthrite blennorragique que d'infection rhumatismale généralisée. Cette variété serait très améliorée par le vaccin de Nicolle et Blaizot. Révulsion, pommades térébenthinées, boues radifères, air chaud.

Rhumatisme tuberculeux. — Primitif ou secondaire, ne frappe que peu d'articulations. Bien étudié par Poncet, Bezançon, etc. Il s'agit de lésions articulaires ordinaires et non de lésions tuberculeuses, spécifiques. Son *diagnostic* difficile est basé sur la température peu élevée, la fixité et la chronicité des localisations et les recherches de laboratoire. Les manifestations abarticulaires peuvent s'observer. L'hydarthrose tuberculeuse est curable. Cryogénine 0,50 à 0, 80 ; révulsions, toniques. Eaux de Dax, Bourbon, Salies-de-Béarn ; inefficacité du salicylate ; héliothérapie très conseillée.

RHUMATISME CHRONIQUE.

Sympt. : nombreux. Principaux : goutte asthénique ; rhumatisme noueux, osseux, chronique partiel, polyarthrite chronique, spondylose rhizomélique, nodosités des jointures d'Héberden. **Anp.** Synovites vascularisées, lésions des cartilages, ostéophytes, envahissement conjonctif embryoplastique, surtout dans la spondylose de Marie. **Etiol.** Rôle capital de l'humidité. Trophonévrose infectieuse ou toxique, de tous les âges mais surtout après 40 ans ; misère, etc.

Sympt. Progressif et déformant, tels sont ses caractères cliniques caractéristiques. Forme polyarticulaire des extrémités avec douleurs à paroxysmes nocturnes, déformations progressives en flexion, extension ou rectilignes ; signe du métacarpe. Au membre inférieur, dé-

NOTE. — Dans le rhumatisme : colloïdaux du soufre.

formations du gros orteil et du pied en varus ou valgus ; si les vertèbres sont intéressées : craquements et douleurs vertébrales par mouvements de tête[1]. Ces signes font place, au bout d'un temps variable, aux troubles trophiques ou à l'atrophie : peau froide, pâle, ongles cannelés, chute des poils. Parfois cachexie tuberculeuse ou rénale. Forme mono ou oligarticulaire, simule assez souvent une tumeur blanche, devient atrophique et se complique d'albuminurie. *Dans la spondylose rhyzomalique* de Marie, il y a « coexistence d'une soudure de presque tout le rachis avec une anklyose complète des 2 articulations coxo-fémorales, et une limitation plus ou moins prononcée des mouvements dans les articulations scapulo-fémorales, les petites articulations des extrémités demeurant au contraire, intactes ». **Etiol.** Blennorragie, syphilis, diabète, froid humide, rhumatisme aigu ; frappe le sexe masculin avant 40 ans. **Sympt.** Tronc en avant (mannequin) genoux écartés, fléchis, le malade se maintient en s'appuyant, ses pieds ne touchent le sol que par la pointe. Difficulté de s'asseoir. *Diagnostic* par la radiographie. **Trait.** Régime, salicylates de lithine, etc. Traitement surtout hygiénique et local par térébenthine, révulsion, iodés, boues radio-actives, air chaud, bains de sable et de lumière. Eaux d'Aix, Bourbon l'Archambault, Dax, Néris, Plombières.

Riga-Fede (maladie de). — Aphte cachectique s'observant de 15 à 18 mois avec lésion du frein de la langue caractéristique. Cautérisations à l'iode ; extraction de la dent incisive qui produit le frottement et l'ulcération.

ROUGEOLE.

Déf. Maladie infectieuse, épidémique et très contagieuse. **Anp.** Lésions viscérales, surtout secondaires. Lésion des muqueuses : inflammation avec desquamation épithéliale de la peau : hypérémie et infiltration leucocytaire. **Etiol.** Une atteinte confère l'immunité en général ;

---

(1) *Landouzy donne comme petit signe de l'arthritisme, la camptodactylie : la main étant posée à plat sur une table, il persiste un intervalle entre les deux derniers doigts (annulaire, auriculaire, et le plan sous-jacent.*

(récidive 7 o/°), contagion par les voies respiratoires au moment du catarrhe oculo-nasal. Bactériologie à l'étude, la vitalité du germe est très peu persistante.

Sympt. Incubation 10 et 14 jours environ. Invasion : 5 jours. Frissons, céphalée, fièvre du soir variable (Dillon), *catarrhe oculo-nasal et laryngé* : les yeux pleurent, conjonctivite spéciale, l'enfant mouche, éternue et tousse. Toux férine parfois. Erythème pointillé du palais. Stomatite pultacée de Comby. Le signe de Bolognini est la sensation d'un frottement péritonéal. *Taches de Koplik* : point blanc-bleuâtre,[1] un peu surélevés sur taches rouges ; ce signe est très précieux quand il existe. Il n'est cependant pas spécial à la rougeole, on l'a signalé dans les oreillons, la rubéole, etc. *Eruption* : A la suite de ces énanthèmes et trois jours après, environ, l'*éruption* (petites taches rouges, veloutées, groupées avec intervalles de peau saine), débute par la nuque (la rechercher sous les cheveux des petits enfants), le menton, la face pour ensuite s'étendre au reste du corps. Durée de quelques jours seulement. Desquamation furfuracée ; guérison habituelle en 15 à 20 jours. Il existe des variétés abortives ou malignes (ataxo-adynamique et hémorragique). Les complications sont surtout graves à l'hôpital : broncho-pneumonie, mortalité 40 °/o; pneumonie, adénopathie, (la rougeole peut réveiller une tuberculose ganglionnaire), noma, conjonctivite, otite avec surdité, entérite ; association fréquente, dans la convalescence, avec la diphtérie.

Diagn. Les signes de la période d'invasion sont les plus importants à retenir pour dépister, en clientèle, les premiers cas de rougeole et prendre les mesures d'isolement, tant qu'elles peuvent être efficaces (*voir rubéole*). **Pron**. Bénin en général, mais grave dans la 1re enfance et à l'hôpital. **Trait**. Antisepsie du rhino-pharynx, des yeux, traitement comme pour tous états infectieux moyens. Bains

---

(1) Sur les muqueuses des joues.

chauds. Photothérapie. La déclaration obligatoire est
sans intérêt, parce que trop tardive, la contagion se faisant souvent avant le diagnostic.

RUBÉOLE

Déf. Fièvre éruptive contagieuse, distincte de la rougeole. **Etio.** Fréquente de 2 à 10 ans, surtout en Allemagne et en Angleterre. **Sympt.** Incubation : 5 à 14 jours;
invasion 1/2 journée à 2 jours, rarement avec prodromes:
conjonctive rouge, toux, engorgement des ganglions cervicaux. Eruption surtout de la face, des cuisses, etc.,
macules rosées, parfois prurigineuses, catarrhe oculo-
nasal contemporain. Pas de Koplik vrai, l'énanthème
sans pointillé s'accompagne d'hypertrophie ganglionnaire rétro-auriculaire et du cou. Complications et
rechutes rares. Diagnostic avec la rougeole ; le Koplik
pouvant exister dans la rubéole et l'hypertrophie ganglionnaire dans la rougeole, l'allergie vaccinale, de Netter peut aider au diagnostic. C'est la réaction locale positive, dans la rubéole, de l'inoculation vaccinale. pratiquée le jour même de l'apparition de l'énanthème. Diagnostic avec la 4e maladie à éruption nettement scarlatiniforme (angine et desquamation), avec les érythèmes
de la grippe, l'urticaire, etc. Isolement 8 jours, antisepsie de la gorge, du nez. **Trait.** Celui des infections légères.

SANG (maladies du)

L'ultra microscope facilite l'examen rapide des éléments
du sang, des hémoconies ou granulations colloïdales, etc.
Mais le microscope ordinaire est utile pour une étude du
sang très complète. On peut voir, dans le sang frais, les corps
sphériques en rosace ou en croissant de l'hématozoaire, les
trypanosomes, les embryons de filaire et, sans grand intérêt
clinique, la bactéridie du charbon. Le bacille d'Eberth, le
streptocoque, etc. sont décelables dans le sang en culture
dans du bouillon. L'examen direct montre les pigments ocre
et mélanique (paludisme et généralisation cancéreuse). La
numération des globules (4.100.000) se fait par les procédés
de Malassez et Hayem. On observe en ballon, en montagne

l'hyperglobulie (8.000.000) ; l'hypoglobulie est grave au dessous d'un million ; dosage de l'hémoglobine selon la méthode chromométrique de Hayem-Hénocque ou spectroscopique. Il existe 12 à 13 gr. d'hémoglobine dans 100 cc. de sang. Valeur globulaire : 28-30. L'examen spectroscopique permet aussi la recherche des pigments biliaires et de l'urobiline. Pour la recherche des pigments, on peut utiliser la réaction de Gmélin ; pour le dosage de l'urée, devenu très important (Widal, etc.), le réactif de Millon qui, à une température inférieure à 35°, ne décompose que l'urée. Pour l'acide urique, procédé du fil dans 3 cc. de sérum, II gouttes acide acétique : les cristaux d'acide urique, déposés sur le fil après 48 heures, donnent la réaction de la murexide. La résistance ou la fragilité globulaires de Widal, dont la notion est intéressante dans l'étude de l'ictère hémolytique, s'obtiennent par la constatation du degré d'hémolyse (rouge foncé) en présence de solutions chlorurées de concentration différente. L'étude de la viscosité du sang permet d'apprécier certaines modifications globulaires. On observe de l'hypoviscosité dans les anémies avec destruction globulaire et de l'hyperviscosité avec de la polyglobulie. Le viscosimètre, de Hess par ex., se compose de 2 tubes capillaires parallèles, horizontaux. Si l'on aspire en même temps dans un tube le sang, dans l'autre, de l'eau distillée, il suffit de lire les différences de longueur des deux colonnes de l'eau et du sang pour avoir le coefficient de viscosité. La méthode de Bordet et Gengou a fait réaliser un progrès certain à la pathologie du sang dans les maladies infectieuses ; il faut mentionner enfin le rôle des agglutinines qui préparent les réactions de défense : des précipitines qui précipitent en amas un sérum en ajoutant du filtrat de bacilles d'un sérum immunisé ; des opsonines, substances favorables à la phagocytose. Nous ne pouvons entrer dans le détail complet de cette importante étude du sang. Rappelons que le bleu de méthylène colore les noyaux des globules blancs, que les granulations sont colorées à l'éosine, ou au triacide d'Erlich (acidophiles et neutrophiles : rouge violet), que les globules rouges peuvent contenir des granulations basophiles visibles avant ou après fixation par la chaleur en utilisant les couleurs basiques d'aniline. Il existe 20 à 25 % de lymphocytes (petits mononucléaires) 2 à 4 % de grands mononucléaires, 70 % de leucocytes polynucléaires neutrophiles à noyau bi ou trilobé, à protoplasma contenant des granulations neutrophiles ; 2 à 4 °/₀ de leucocytes éosinophiles ou acidophiles à grosses granulations se colorant en rouge vif par éosine et triacide. En pathologie, on peut encore trouver des myélocites neutrophiles et des éosinophiles d'Erlich. La leucocytose est l'augmentation passagère du nombre des globules blancs traduisant la réaction des organes hématopoiétiques. La leucémie est une augmentation pathologique prolongée et forte. On observe l'hyperleucocytose avec polynucléose (15 à 20.000 leucocytes), 75 °/₀ de polynucléaires dans les suppurations (dans le diagnostic des suppurations profondes), l'érysipèle, la pneumonie, la diphtérie et les angines ; l'hyperleucocytose avec mononucléose dans la variole, la varicelle ; l'hypoleucocytose dans la fièvre typhoïde et la fièvre paludéenne. L'éosinophilie existe surtout dans le myxœdème, l'asthme et les affections parasitaires (distinction entre les kystes et les tumeurs). On admet que les lymphocytes proviennent du tissu lymphoïde (rate, ganglions, amygdales) et les leucocytes polynucléaires du tissu myéoïde (moelle osseuse) (*V. anémie, chlorose, leucémie, purpura, scorbut*) Parmi les notions cliniques nouvelles, citons l'érythrémie ou maladie de Vaquez caractérisée par de la polyglobulie, de la splénomégalie et de la cyanose. On observe aussi, dans ce syndrome polyglobulique, des vertiges, de la somnolence et des troubles digestifs. Le *purpura* est considéré comme étant causé par une anomalie du caillot, peu ou point rétractile, se redissolvant aisément, L'*hémophilie* paraît bien due à un retard de coagulation du sang. Enfin les sérums hémopoïétiques, les syndromes hémolytiques avec fragilité globulaire sont actuellement à l'étude.

SATURNISME

Déf. Intoxication par le plomb. ***Anp.*** Plomb dans les viscères : cerveau, foie, rein. Néphrite interstitielle. Athérome des vaisseaux. Hypertrophie du cœur (ventricule gauche), atrophie des muscles. ***Etio.*** Intoxication professionnelle (peinture, typographie, fabrique de céruse, conserves, papiers peints, etc.) ***Sympt.*** Peau jaune pâle ; globules sanguins diminués (granulations basophiles des hématies) et anémie. Liseré ginvinal de

Burton. gris-bleuâtre. Haleine fétide, plaques muqueuses. Colique de plomb, douleurs exagérées par l'examen superficiel, atténuées par pression profonde, à siège surtout périombilical, avec irradiations ; ventre en bateau, vomissements, constipation marquée, foie diminué de volume par rétraction vasculaire. Pas de fièvre. Néphrite interstitielle : semblable à la goutte diathésique, la goutte saturnine frappe surtout le gros orteil (tophus aussi). Troubles nerveux moteurs, frappent surtout les muscles fatigués. Les formes généralisées s'accompagnent de tremblement limité aux mains et plus fort le soir) et de symptômes graves variables. Formes localisées : type supérieur brachial (Duchenne-Erb) : deltoïde, biceps, brachial antérieur, long supinateur. Elévation, rotation, supination abolies. Type antibrachial ou paralysie des extenseurs à l'exception du long supinateur. Dans la paralysie radiale non saturnine, on ne voit pas le relief du supinateur en faisant fléchir l'avant-bras sur le bras. Au début, la paralysie radiale saturnine commence par le médius et l'annulaire (ext. commun des doigts), l'index et l'auriculaire (ext. propre) peuvent « faire les cornes » ; plus tard, l'extension et l'abduction sont abolies : en relevant le poignet, en extension et en pronation, la flexion reste possible (fléchisseurs sains). Le long abducteur du pouce est le dernier pris (formes graves). Tumeur dorsale du poignet ; type Aran-Duchenne (*v. atrophie musculaire*) ; type péronier : les péroniers et les extenséurs paralysés à l'exception du jambier antérieur. Type laryngé. Réaction faradique, galvanique de dégénérescence. Abolition des réflexes. Troubles de sensibilité et sensoriels (peuvent manquer souvent) : anesthésie, hyperesthésie, dysesthésie, amaurose, amblyopie. Parotidites, encéphalopathie délirante, convulsive et comateuse. Diagnostic par le liseré de Burton et l'étiologie. Pronostic lié à la persistance de la cause et au degré d'intoxication. **Trait.** Prophylaxie professionnelle. Coliques : belladone, mor-

phine ; paralysies : électricité, massages ; constipation :
eau-de-vie allemande, sulfate de magnésie. Toniques,
bains sulfureux et KI.

SCARLATINE

Déf. Fièvre éruptive, épidémique et contagieuse.
Anp. Congestion surtout du tissu lymphatique, de la
rate et du rein (néphrite mixte), Sang noir et sérum la-
qué. **Etio**. Surtout fréquente et grave en Angleterre.
S'observe dans la seconde enfance (vers la 10e année
souvent). Contagion directe ou indirecte, bien moindre
que celle de la rougeole. L'agent de contage se rencontre dans les mucosités de la gorge ; les squames et débris épidermiques ont pu transmettre la maladie à distance en véhiculant les germes. Immunité. On discute
l'origine bovine de la scarlatine actuellement (lait). On
note aussi que les streptocoques dominent dans les complications. Influence du climat et de la saison humide.

Sympt. *Incubation*, très courte, 1 à 5 jours. *Invasion*
encore plus rapide, 1 jour environ. Fièvre, état général
sérieux, frissons. L'*éruption* est composée de plaques
rouge vif, débutant par les plis articulaires, en particulier le pli du coude : son éruption linéaire à ce pli du
coude serait comparable au signe de Kôplick, pour la
rougeole. Le tronc est également pris. Erythème diffus :
taches rouges avec pointillé plus foncé ; pas d'intervalle
de peau saine ; quand la face est prise, traînées rougeâ-
tres (en soufflet), Signe de Filatow : contraste entre la
pâleur des lèvres, du menton, d'une part, et la *rougeur*
intense des joues, d'autre part. *Angine*, avec engorgement ganglionnaire. Au bout de quelques jours, langue
rouge vif, *framboisée*. *Desquamation* : à partir du 9e ou
10e jour ; elle est assez fine au tronc ; par écailles au
visage ; plus considérable aux extrémités ; dure plusieurs semaines et parfois très longtemps. Formes anormales ou discrètes assez fréquentes. La forme ataxo-
adynamique est grave ou froudroyante. On estime que

les scarlatines puerpérales n'étaient que des érythèmes infectieux, streptococciques. Complications. L'angine précoce peut être maligne, mais elle ne s'accompagne pas de diphtérie. L'angine tardive est souvent diphtérique. Angine gangréneuse avec bubon scarlatineux. Otites suppurées, pseudo-arthropathies. Rhumatisme. Péricardite. Suppurations. La *néphrite*, complication grave, qu'il faut prévenir ou dépister, survient à la période de desquamation ; elle est grave, la mort survient par urémie, œdème de l'appareil respiratoire, anurie, hématurie, anasarque généralisée. ***Pron***. C'est la néphrite et quelques-unes des complications qui assombrissent un pronostic assez favorable sans elles. Une température de 41° est d'un mauvais pronostic. ***Diagn***. avec rougeole, variole, érythème scarlatiniforme de Besnier (poussées successives desquamation dès le 3ᵉ jour), diphtérie, etc. ***Trait***. Régime lacté, bains, antisepsie de la gorge ; grands lavages, pulvérisations ; isolement, sérum de Moser. Essence d'eucalyptus en badigeonnages sur tout le corps. Goménol en inhalation et onctions. Collutoire glycéro-phéniqué. La quinine aurait une action plus grande qu'on ne l'avait cru.

Sciatique (*V. név. sciatique*).

SCLÉROSE DE LA MOELLE

Sclérose en plaques, ou multiloculaire. ***Déf***. Maladie causée par la sclérose médullaire en îlots ou plaques disséminées et cependant à signes surtout d'ordre moteur. ***Anp***. Plaques scléreuses grises disséminées non seulement dans la moelle mais aussi dans le bulbe, le cerveau. Histologiquement, disparition de la myéline, prolifération névroglique, cylindraxes respectés ; lésions vasculaires premières en date. La sclérose augmente de la périphérie vers le centre. ***Etiol***. Infections. S'observe dans la première partie de la vie. C'est le type cérébro-spinal que nous résumons.

Sympt. *Troubles moteurs*. Démarche cérébelleuse (asynergique de Babinski), ébrieuse, spasmodique, trépida-

tion épileptoïde par flexion brusque ; exagération des réflexes rotuliens et contractures ; tremblement intention-
nel caractéristique survenant aux membres supérieurs
surtout et à l'occasion de mouvements voulus : on commande de porter à la bouche un verre rempli d'eau ou
l'index au bout du nez. Le tremblement mercuriel, analogue, ne cesse pas complètement au repos. Le tremblement
de la sclérose s'explique par les lésions nerveuses et la
persistance des cylindraxes dénudés. Parésie constante.
Troubles bulbaires : glycosurie, polyurie, troubles respiratoires et circulatoires (tachycardie). *Troubles de la
parole* : *scandée*, spasmodique. Vertiges, attaques apoplectiformes avec fièvre. *Troubles intellectuels* : facultés amoindries, dépression rire spasmodique. *Troubles
sensoriels* : nystagmus (oscillations horizontales en voulant fixer un objet), Parésies sensorielles ; inégalité pupillaire ; amblyopie ; pupille un peu décolorée dans le
segment externe. *Troubles trophiques* : escarres, amyotrophie. Durée de 6 à 10 ans. Rémissions. Mort par cachexie terminale ou tuberculose, pneumonie, paralysie
bulbaire. **Diagn.** avec la paralysie générale (idées délirantes, pupille paresseuse à la lumière, trémulations et
embarras de la parole) ; avec la mal. de Friedreih (abolition des réflexes rotuliens), tumeurs (vomissement cé-
cébral, papille œdémateuse), mal. de Parkinson, tabès
et pseudo-scléroses. **Trait.** Bromures et courants continus. Rééducation motrice, Hygiène morale.

Sclérose latérale amyotrophique. Déf. C'est une sclérose des cordons latéraux avec amyotrophie. *Anp.* Sclérose systématisée des faisceaux pyramidaux et des cordons latéraux ; les grandes cellules motrices des cornes
antérieures sont frappées par dégénérescence indirecte.
Etio. Hérédité, prédisposition du sexe féminin. **Path.**
Les signes parétiques et spasmodiques s'expliquent par
lésions des cordons, et l'atrophie avec contractions fibrillaires par lésions des cellules des cornes antérieures.
Sympt. Après quelques prodrômes (fourmillements), atro

phie en masse surtout aux extrémités avec contractions fibrillaires, déformation des membres supérieurs par action des muscles antagonistes les moins atteints. Les membres inférieurs sont pris au bout de 7 à 8 mois : rigidité, démarche spasmodique ; exagération des réflexes ; trépidation. La maladie *aboutit toujours* à la période bulbaire ; paralysie glosso-labio-laryngée (*v. ce mot*), mort par troubles respiratoires. Durée 2 ou 3 ans. ***Diagnost.*** avec l'atrophie Aran-Duchenne (réflexes non exagérés, membres inférieurs non atteints), avec la sclérose en plaque (pas d'atrophie des membres supérieurs), avec la syringomyélie (dissociation de sensibilité et troubles trophiques). ***Trait.*** Bains et bromures contre les contractures. Electrisation, révulsion, gymnastique sans excès, mais le traitement donne peu de résultats.

SCORBUT

Déf. maladie du sang, chronique. ***Et.*** Mauvaise hygiène, abus du sel, privation de légumes frais, etc. ***Sympt.*** Cachexie douloureuse s'accompagnant de signes buccaux (ulcération des gencives qui saignent, mastication douloureuse) et hémorragiques (purpura, ecchymoses, œdèmes colorés, bosses sanguines et ulcères scorbutiques). Dans les cas non traités, syncopes, pleurésie, péricardite, etc. ***Diagn.*** avec le purpura (pas de prodrômes, pas de stomatite, pas d'étiologie du scorbut). *La maladie de Barlow* (durée de quelques semaines à quelques mois) due à l'allaitement artificiel se caractérise par des hémorragies sous-périostées des régions juxta-épiphysaires, en particulier du genou. Le ***Trait.*** prophylactique se résume en un mot : bonne hygiène alimentaire. Suppression du lait stérilisé chez le nourrisson. Tonifier l'organisme. Hémostatiques. Soins de bouche.

SCROFULE

Déf. Dystrophie contitutionnelle avec manifestation portant sur les ganglions lymphatiques, la peau, les mu-

queuses, le tissu cellulaire, les tissus ostéo-fibreux et les
viscères (Jaccoud). ***Sympt.*** au début : pâleur et bouffissure de la face, hypertrophie des lèvres (supérieure surtout, nez épaté, hypertrophie des amygdales) ; avant la
seconde dentition apparaissent les gourmes (eczèma, impétigo, blépharites), puis les adénites (avec cicatrices
des écrouelles), abcès froids, scrofulides, tumeurs blanches, et enfin l'ozène, le lupus, les complications viscérales et la cachexie scrofuleuse. Le terrain lymphatique doit
être admis ; mais la scrofule se trouve un peu démem-
brée par la syphilis et surtout par la tuberculose, sans
qu'il y ait identité entière entre la tuberculose et la
scrofule comme on a voulu le dire. En définitive, on peut
admettre à l'heure actuelle que le terrain scrofuleux est
caractérisé par une nutrition ralentie dont la cause est
acquise (hygiène défectueuse) ou héréditaire : ce terrain
favorise un certain nombre d'infections et même la tuberculose. ***Trait.*** Vie au grand air ; bord de la mer.
Huile de foie de morue, iodés, toniques et bonne alimentation, soins du rhino-pharynx. Eaux chlorurées sodiques de Salies, Balaruc.

LES SPOROTRICHOSES

La question des *sporotrichoses* ne doit plus être considérée comme une question de science pure. Tout médecin
doit être à même de dépister une *sporotrichose* derrière
la lésion tuberculeuse ou syphilitique qui la masque.
Il faut même y penser — ce qui est à la vérité beaucoup
plus rare — dans quelques cas de lèpre et de morve.
Il n'est plus permis de diagnostiquer tuberculose par
exemple, et de soumettre à un traitement complexe et
prolongé un cas donné de sporotrichose, susceptible de
guérir en quelques semaines. Le traitement, a-t-on dit,
exige à peu près, pour la guérison, le temps nécessaire
au développement complet des cultures de *Sporotrichum*.
Un praticien, sans laboratoire, grâce à la technique

si simple de Gougerot, est en mesure de faire son diagnostic bactériologique exact. Au surplus, tous ceux que les études sur la tuberculose passionnent, admettent volontiers que nous mettons souvent l'étiquette de tuberculose sur des états assez différents. Il est intéressant d'entamer le bloc toujours trop grand des victimes du bacille de Koch.

Les premières observations en date sont dues, on le sait, à de Beurmann et Ramond, puis à Gougerot, Shenk, Hetkœn, etc. Le sporotrichum le plus important et le mieux connu est le *Sporotrichum Beurmanni*. C'est un champignon de l'ordre des hyphomycètes ; aérobie ; à bâtonnets formant un mycelium et des filaments incurvés, ramifiés et même cloisonnés. Les filaments portent les spores. Les spores, ovoïdes, ont 5 à 6 μ. On les étudie sur lame sèche ou en goutte pendante. Elles se développent en bouquet à l'extrémité d'un filament mycélien. La coloration par l'hématoxyline est nette et forte. Les spores résistent à 55°, à 0°, elles peuvent vivre plusieurs années. Les antiseptiques les tuent, mais non l'iodure si actif comme agent thérapeutique. Les cultures sont faciles en milieux sucrés ou additionnés de glucose sur carotte et betterave glycérinées, sur bouillon glucosé, gélose glucosée, etc. Le rat blanc et la souris blanche sont très sensibles à l'inoculation. Avec l'inoculation sous-cutanée, on obtient un abcès, des gommes, des nodules pulmonaires ; avec l'injection péritonéale, on observe soit une granulie généralisée, soit des localisations variables. Nous reviendrons sur la question des cultures.

Le *Sporotrichum* se rencontre dans la nature ; on a pu le cultiver sur des salades, sur le haricot ; on a retrouvé le *Sporotrichum* sur un grain d'avoine sauvage, sur l'écorce d'un hêtre. L'inoculation à l'homme a lieu par des débris végétaux et la pénétration se fait par l'épiderme ou par ingestion (amygdale, intestin), en utilisant la voie artérielle ou lymphatique. Les sporotricho-

ses peuvent mettre un certain temps à se développer,
d'après le terrain et la résistance du malade. Cette possibilité de vivre en saprophyte du *Sporotrichum* est notée par tous les auteurs. Elle présente quelque intérêt
puisqu'il peut y avoir coexistence de sporotrichose et
des affections qui la simulent.

Au point de vue anatomo-pathologique, la gomme
est l'élément caractéristique. C'est un abcès à grosses
cellules épithélioïdes avec tissu conjonctif à la périphérie et au centre contenant surtout des macrophages et
polynucléaires.

La maladie se montre chez l'homme sain, mais frappe
plus souvent les sujets affaiblis. Le nodule gommeux du
tissu cellulaire sous-cutané est, au point de vue *clinique*,
également la lésion la plus typique. Il est rare qu'on
n'en trouve pas plus de trois à quatre ; soit en moyenne
dix, vingt, trente et davantage. Du volume d'un pois à
une noix, ces nodules siègent un peu partout, sauf à la
tête et aux extrémités des membres. Leur siège, leur
nombre, l'absence de douleurs et d'adénopathie, l'état
général assez bon constituent des symptômes assez spéciaux aux sporotrichoses.

Sans avoir une tendance naturelle au ramollissement,
les nodules peuvent passer quelques semaines de la période de crudité à la phase de ramollissement et d'ulcération, en augmentant de volume le plus souvent. Il faut
connaître le ramollissement dit cupuliforme (le doigt
donne en appuyant une dépression en cupule). La peau
devient lilas : l'ulcération a lieu par pertuis, laissant
écouler un pus café au lait. Les ulcérations ont un fond
gris jaunâtre et sont atones. La cicatrisation a lieu parfois sans évacuation de pus, ce qui est assez curieux à
noter. En somme, l'évolution des foyers présente un
caractère assez variable et polymorphe. Les viscères
sont moins souvent frappés que les muqueuses, les os
ou les articulations. On a pu prendre des sporotrichoses
pour des périostites, des ostéomyélites ou des fractures.

La maladie non traitée a une marche lente. On a décrit des formes localisées, graves, fébriles, septicémiques, etc.

Le diagnostic clinique repose sur la symptomatolo-
gie ci-dessus. Dans la syphilis à la période des gommes,
leur petit nombre et le caractère du ramollissement permettent déjà d'éliminer la sporotrichose. Les gommes
tuberculeuses sont souvent confondues en clinique avec
les gommes du *Sporotrichum*. Dans la tuberculose, les
gommes sont également moins nombreuses et elles ont
une origine plus profonde avant de fuser vers la peau.

C'est encore le nombre des éléments qu'on fait intervenir le premier, à la période des ulcérations. Dans la
tuberculose, ces ulcérations sont piutôt ganglionnaires
ou osseuses.

Le diagnostic avec l'ecthyma syphilitique est des
plus délicats. Les caractères distinctifs portent sur le
siège (membre inférieur) sur la forme des ulcérations,
sur la présence ou l'absence de bourbillon. La ponction
purulente signe la sporotrichose.

Les cicatrices syphilitiques, enfin, sont larges, polycycliques avec liseré pigmenté, etc. Nous ne pouvons
insister ici ni sur le diagnostic avec la morve, ni sur les
variétés viscérales des sporotrichoses, d'une observation
presque impossible en clientèle.

Le diagnostic bactériologique confirme avec la plus rigoureuse exactitude le diagnostic clinique. Citons comme
incertain et parfois erroné le procédé de l'examen direct
du pus coloré au bleu de Unna. L'inoculation au rat
blanc n'est pas non plus un moyen suffisamment net. La
réaction de fixation de Widal et Abrami, basée sur la
réaction de Bordet et Gengou mérite d'être employée.
De même la séro-agglutination. On met en présence du
sérum du malade avec une émulsion de spores que ce
sérum agglutine. L'émulsion de spores est obtenue en
broyant une culture de cinq à douze semaines dans du
sérum physiologique.

Les spores passent à la filtration.

Le *procédé de choix*, pour un diagnostic précis et sûr est la culture. Elle mérite d'être employée par tous les praticiens, puisqu'elle est entièrement à notre portée.

On retire, avec toutes les précautions d'usage, trois centimètres cubes de pus pour ensemencer trois tubes de gélose glucosée. Cette gélose se trouve dans le commerce toute préparée ; ainsi que les tubes eux-mêmes d'ailleurs. Voici, au surplus, la formule de Sabouraud :

Eau	1.000	grammes.
Peptone	10	—
Glucose brute massée	40	—
Gélose	18	—

On ne se servira que de tubes qui auront été fermés à la lampe ou obturés avec du caoutchouc et du coton hydrophile. Ils seront placés debout, sans capuchon, sans étuve, mais dans une chambre chauffée à 28 ou 30°. Les colonies se développent du quatrième au sixième jour : 1° par leur coloration qui de blanchâtre est devenue brun chocolat ou couleur encre ; 2° par leur plissement analogue aux circonvolutions du cerveau ou aux villosités intestinales.

Si la lésion est verruqueuse, Gougerot conseille de déposer, sur gélose peptonée et à l'aide d'un fil de platine, quelques bourgeons ou squames en points séparés.

Le diagnostic d'urgence est possible en deux ou trois jours avec une coulée de pus sur verre et examen microscopique consécutif.

Le traitement est encore plus simple et d'une merveilleuse efficacité. C'est le traitement par l'iodure qui agit surtout et par phagocytose. On emploie une dose de 2 à 4 grammes pendant une période de quinze jours à deux mois. On le prescrit un mois encore après la guérison apparente. Les pansements et injections iodurés sont des adjuvants parfois nécessaires.

STAPHYLOCOCCIES ET STREPTOCOCCIES

Staphylococcies. — Depuis les découvertes de Pasteur relatives au furoncle et à l'ostéomyélite « le furoncle de l'os » les expériences de Garré etc. ont montré que les staphylocoques pouvaient produire des affections différant un peu selon le point d'inoculation. On sait aussi que les staphylocoques utilisent les voies lymphatiques et sanguines pour se porter sur divers points de l'organisme. Il existe des bronchites, des angines à staphylocoques, etc. L'agent pathogène détermine des manifestations localisées plus ou moins nombreuses ou ayant des rapports indéniables avec une autre maladie : ex. l'anthrax des diabétiques ; il peut provoquer, enfin, une infection générale. Assez rarement primitives les staphylococcies généralisées, sont le plus souvent secondaires à la variole, à la fièvre typhoïde, à l'ostéomyélite, etc.

La pénétration en masse des staphylocoques dans le sang ou leur exaltation soudaine sur un terrain favorable détermine des endocardites, des abcès nucléaires, un état ataxo-adynamique, etc. Toutes les localisations staphylococciques, d'apparence parfois très bénignes, sont susceptibles de devenir graves et de produire les états septicémiques. Tantôt on croit, en clinique, à une fièvre typhoïde ; mais le séro-diagnostic est négatif et la culture du sang donne du staphylocoque doré affirmant le diagnostic de septicémie staphylococcique. Tantôt on a pu croire à une infection streptococcique. Le *diagnostic* porte quelquefois sur ces *streptococcies*.

Les streptococcies généralisées, septicémiques, ne sont qu'exceptionnellement primitives, il est probable que dans les cas où elles ne semblent pas être secondaires d'une autre affection, elles ont eu pour point de départ une angine méconnue. Le plus souvent on trouve pour les expliquer un état antérieur bien net : angine, érysipèle, infections pleuro-pulmonaires, cardiaques, infection utérine, plaies ou septiques. On décrit un type purulent ou pyémie avec grandes oscillations fébriles, suppurations multiples, néphrite, endocardite etc. et un type septicémique brusque et violent sans purulence.

On a décrit des septicémies pneumococciques, colibacillaires, méningococciques, etc. Les staphylococcies et les streptococcies sont plus fréquentes. Le diagnostic porte parfois sur ces deux variétés infectieuses. Elles se ressemblent par leurs caractères typhoïdes; mais si les endocardites s'observent avec le streptocoque comme avec le staphylocoque, les phlegmons, les phlébites, les lymphangites sont plutôt streptococciques. On peut procéder à la culture de 5 cc. de sang pour le staphylocoque ; l'ensemencement est préférable à l'examen sur lamelles pour le streptocoque.

Les vaccins et sérums ne donnent pas les résultats espérés. Contre les staphylococcies, les levures et la staphylo-coccine se montrent tout aussi actives.

STOMATITES

Déf. Inflammation de la muqueuse buccale. **Etiol.** Causes locales par irritation : tabac, dent cariée, toxiques, etc. Causes générales : angine de Vincent, gangrène, muguet. **Sympt.** Sensation de chaleur ou de brûlure avec salivation ; érythème, vésicules, ulcérations suivant les cas. Les stomatites simples en tant que manifestations purement locales ne comportent aucune description détaillée. Soins de bouche et suppression de la cause d'irritation ; l'éruption de la dent de sagesse nécessite quelquefois une forte incision.

L'angine de Vincent (voir ce mot) et la *stomatite ulcéro-membraneuse* sont souvent associées. Elles sont causées par les spirilles et les bacilles fusiformes et constituent des maladies en rapport avec les éruptions des dents du second âge ou de la dent de sagesse. Au début, le bord libre des gencives présente des pustules, contenant un liquide roussâtre, qui se rompent et laissent des ulcérations grisâtres. Au niveau du canal de Sténon,

sur la face interne de la joue — gauche en général, —
on note des ulcérations ou des fausses membranes contenant des hématies et des débris épithéliaux, les bords
de l'ulcère sont taillés à pic et rouges ; taches jaunes,
adénite constante. Salivation intense. Haleine fétide.
Mouvements de mastication et de déglutition douloureux.
Fièvre, etc. **Pron**. guérison en quelques jours avec des
soins ; négligée la maladie peut durer 6 à 8 semaines.
Le *diagn*. se pose parfois avec : gangrène de la bouche : noyau dur sous les ulcérations, diphtérie ; gingivite
du scorbut : pas d'inflammation ganglionnaire ; stomatite mercurielle. Traitement par les lavages, le chlorate
de potasse, le bleu de méthylène, l'iode et le néosalvarsan. *Voir angine ulcéreuse pour ce traitement.*

La stomatite gangreneuse ou *noma* est une gangrène
de la bouche assez rare, compliquant une autre maladie
telle que la rougeole, dans un lieu de misère. Elle est
caractérisée par : l'unilatéralité, les phlyctènes et l'ulcération ou l'escarre à zone périphérique œdématiée et
très rouge. Une salive sanieuse, très fétide, s'écoule
de la bouche avec état général grave, la mort étant la
terminaison habituelle. Le traitement comporte la cautérisation large et le relèvement de l'état général.

La stomatite crémeuse, le *muguet* ou blanchet est causée par l'oïdum albicans : cellules de formes variables,
rappelant la levure de bière et ne se développant que
dans une bouche malade. Bien moins grave chez l'enfant
que chez le vieillard, le muguet débute par de la rougeur
de plusieurs points de la bouche : des gencives, joues,
lèvres. Sur cette rougeur apparaissent bientôt les taches
laiteuses caractéristiques ; ces taches peuvent s'étendre
à une grande partie de la bouche. Les enfants du premier âge ont de la fièvre. La dysphagie est variable. Le
traitement comprend des soins généraux et locaux. Pour
les lavages de la bouche on se sert de solutions légèrement alcalines, l'oïdum ne se développant qu'en milieu
acide.

La *stomatite aphteuse* est une maladie infectieuse qui se distingue des aphtes. Les aphtes ne présentent que des lésions purement locales ayant pour causes les causes habituelles des stomatites simples. Le traitement est banal.

La stomatite aphteuse, le plus souvent provoquée par le lait mal bouilli, atteint surtout les enfants élevés au biberon. Elle débute par des symptômes généraux et par une dizaine de plaques ecchymotiques de la bouche. Au bout de quelques jours se montre sur chaque papule une vésicule qui se rompt et laisse, à sa place, des ulcérations jaunâtres.

Parfois exanthème cutané plus ou moins étendu. La guérison survient vers la 2e ou la 3e semaine mais il existe des formes prolongées et même une variété plus grave avec température élevée, engorgement ganglionnaire, propagation à l'œsophage, état typhoïde etc. Le traitement prophylactique est d'ordre vétérinaire, mais il importe de faire bouillir le lait assez longtemps pour prévenir la stomatite aphteuse. Soins de bouche et salicylate à l'intérieur. Sérum de Roux.

Suette miliaire. — Maladie épidémique non endémique mais contagieuse, épidémie de Parton de 1887. Courbature, frissons, transpiration très abondante avec phénomènes douloureux ; au bout de quelques jours, miliaire blanche et rouge, respectant la face, durant 4 ou 5 jours et desquamante. La mort peut survenir dans le coma, par accident cardiaque ou par hémorragie. *Trait.* par les toniques et l'hydrothérapie.

Surrénales *maladies des).* — **L'hyperadrénalie** de l'artério-sclérose et de certaines néphrites produit de l'hypertension artérielle, de la glycosurie et de l'œdème aigu du poumon. Nous devons en retenir une conclusion pratique : la contre-indication de l'adrénaline chez tous les hypertendus. *L'insuffisance surrénale* aiguë explique un grand nombre de cas de mort subite qu'on attribuait jusqu'ici à la myocardite. Elle a une évolution très rapide : quelques jours ; on observe de l'hypertension, de la diarrhée, une grande prostration et du collapsus. L'opothérapie surrénale et l'adrénaline semblent indiquées si on les prescrit assez tôt. Quant à l'insuffisance chronique nous l'avons étudiée sous le nom de maladie bronzée d'Addison.

Symphyse cardiaque. — *Voir Péricardite chronique.*

SYPHILIS

Déf. Maladie causée par le tréponème. *Anp.* Chancre : tissu induré fibro-cartilagineux (*Voir ce mot*). Lésions de la peau et des muqueuses de la syphilis secondaire. Gommes tertiaires. *Etiol.* Héréditaire, conceptionnelle (donnée à la mère par le fœtus de père syphilitique) et acquise. Contagion par rapports directs avec érosion cutanée ou muqueuse ou par verres, rasoirs, objets divers, allaitement, etc. *Bact.* Le tréponème de Schaudinn et Hoffmann (1905) est un flagellé de 6 à 10 tours de spires, mobile, avec un ou deux cils à chaque extrémité ; il existe des formes atypiques variées. Se colore par le procédé de Giemsa, par les sels d'argent réduits (Noir). On le trouve dans le sang, dans les syphilides, dans la sérosité du vésicatoire. Les cultures et l'inoculation sont à l'étude. L'inoculation a été réalisée sur le chimpanzé par Roux et Metchnikof. L'examen du tréponème, à l'ultra-microscope, est facile et pratique : la mobilité du tréponéma pallidum apparaît nettement. Les spirochètes de Schaudinn se rencontrent dans toutes les lésions ; mais ils sont plus rares dans les lésions tertiaires, ils sont anaérobies. Noguchi a découvert la culture du tréponème. Il utilise le milieu suivant pour les produits syphilitiques purs, trois parties d'eau, une partie de sérum; il ajoute un fragment de rein et des testicules de lapin normal. Le liquide est recouvert d'une couche d'huile stérilisée de 3 cent. de hauteur. Pour les produits humains, Noguchi conseille un milieu agar-ascite avec fragment de tissu.

Symp. Chancre avec adénopathie précoce (v. p. 151).

Sympt. *secondaire* : roséole et plaques muqueuses. Roséole : érythème maculeux (rose, couleur de fleur de pêcher, ensuite rouge cuivré) ; respecte la face, ortié, siège au tronc, durée : quelques semaines. Plaques muqueuses : elliptiques, ovalaires, blanches, opalines, indolores, surtout buccales. Types : érosif (fréquent), papuleux, papulo-ulcéreux, hypertrophique. Parfois déglutition pénible, voix rauque. Troubles généraux possibles mais variables : céphalée nocturne, douleurs, chute de cheveux, angines à répétition. Les syphilides papuleuses à développement lent ont une couleur assez caractéristique de jambon fumé ; couleur cuivrée. Syphilides lichénoïdes, pigmentaires, pustuleuses, etc. *Syphilis tertiaire* : peut être précoce, mais s'observe surtout dans les syphilis anciennes ou mal traitées ou chez des gens épuisés par des excès de toutes sortes. Elle est caractérisée par les gommes, les ulcérations, perforations, à prédilection vasculaire et nerveuse, mais frappant tous les organes et les os (ostéites, exostoses). Syphilis cérébrale (cytologie de Widal) par syphilome en nappe des méninges ou par artérites de la base du cerveau ; on observe des paralysies partielles, des convulsions épileptiformes, des troubles oculaires, de l'atrophie papillaire, etc. La syphilis tertiaire a fréquemment une tendance destructive. On entend par *accidents parasyphilitiques* de Fournier, ceux qui ne régressent pas sous l'influence du traitement : tabès, paralysie générale héréditaire, épilepsie, rachitisme, anévrysme de l'aorte, méningite, etc. On les a désignés aussi sous le nom de syphilis quaternaire. Les découvertes récentes ont permis de retrouver la tréponème dans la plupart des affections dites parasyphilitiques. Ex. paralysie générale etc. *Pron.* La syphilis de la femme est relativement moins grave. Ce sont les complications nerveuses et viscérales qui assombrissent le Pronostic. *Diagn.* Ce diagnostic clinique se fait par l'enrouement, l'alopécie, les croûtes, éruptions, les cicatrices de chancres, de gomme, la céphalée nocturne, la langue ficelée, par l'adénite rétro-cervicale ; chez la femme : par la stérilité, les fausses-couches, etc.(1) Le traitement mixte servait autrefois de pierre de touche. Le Diagn. par la réaction de Wassermann est un progrès sans apporter une certitude absolue, car elle peut être négative chez un syphilitique. Si elle est positive, le Diagn. est certain. Si on injecte à un cobaye des globules rouges de lapin, il y a production d'anticorps capable de dissoudre les globules rouges de lapin ; cette hémolyse est réalisable *in vitro*. Cet anticorps produit une sensibilisatrice spécifique, non détruite à 55° qui fixe sur les globules pour les détruire l'alexine ou complément. L'alexine existe dans tous les sérums, mais est détruite par la chaleur. Il n'y a pas d'alexine avec du sérum de cobaye chauffé à 55°. L'hémolyse se produit avec du sérum normal ; avec du sérum de syphilitique, cela n'a plus lieu car l'alexine est fixée sur les tréponèmes. En pratique, on utilise *in vitro* du sérum syphilitique, du foie ou différents extraits hépatiques riches en lipoïdes. Réaction de précipitation de Porgès : solution fraîche de 1 º/₀ dans l'eau distillée de glycocolate de soude, mélangée à volume égal avec le sérum centrifugé et inactivé par la chaleur à 55° ; tubes à la température du laboratoire ; il se forme un précipité à la partie supérieure si la réaction est positive. L'examen du liquide céphalo-rachidien renseigne sur l'état des méninges et du système nerveux.

Dans les syphilis anciennes, on conseille de faire l'examen du sang tous les deux ans (*Voir Réaction de Wassermann et réaction de Porgès*).

Dans certains cas où la réaction de Wassermann n'indique rien, la luétine-réaction de Noguchi est appelée à rendre service.

La luétine-réaction de Noguchi est une émulsion de spirochètes polyvalents. Pour la cuti-réaction, on injecte sous la peau du bras 0.07 pour l'adulte et 0.05 pour l'enfant. Si la réaction est positive elle se caractérise par une papulo-pustule n'apparaissant qu'au bout de 48 heures

---

(1) NOTE. — *La leucoplasie commissurale des lèvres est un des petits signes de Landouzy ; il permet en l'absence d'autres signes de porter assez souvent le diagnostic de syphilis.*

et disparaissant au bout de 5 à 6 jours ; la forme torpide peut ne se manifester qu'au bout de quelques semaines.

La réaction négative se traduit par un léger érythème avec ou sans papule mais survenant le premier jour. La luétine-réaction est irrégulière dans les manifestations syphilitiques cérébro-spinales ; elle est absente ou légère dans les formes primaires et secondaires présentant des accidents. Elle est positive dans la syphilis héréditaire, les cas chroniques et les cas latents (*voir plus loin réaction de Wassermann*).

Trait. Fournier conseille de traiter tout syphilitique pendant un mois sur deux la 1re année ; 1 mois sur 3 la 2e année, 1 mois sur 4 la 5e année ; d'une manière générale tous les accidents imposent un traitement sérieux. Pilules de protoiodure ; frictions mercurielles. Les injections mercurielles de sels solubles, tous les jours ou tous les 2 jours, ont pour elles d'être actives, inoffensives et pratiques. Les injections de sels insolubles se pratiquent toutes les semaines.

Citons parmi les premières : le biiodure de mercure, le cyanure ou le benzoate de mercure (dose : un ou plusieurs centigrammes), sels insolubles : Calomel 0.05 cent.

L'huile grise conserve ses partisans. Le 606 est utilisé systématiquement par quelques auteurs et commande quelques précautions. Il rend possible la stérilisation au début, pour les cas où le mercure est mal toléré, ou pour les cas où il y a lieu d'agir vite. Pour l'utiliser en thérapeutique, il faut le dissoudre dans l'eau bidistillée stérile et y ajouter quatre molécules de soude caustique pour obtenir le sel disodique qui, seul, est injectable sans inconvénient.

Les solutions doivent être diluées, la plus haute concentration est de 1 p. 100. On lui préfère actuellement le néosalvarsan 914, moins toxique, plus facile à manier et qui s'emploie à doses plus élevées — de 0. 70 à 1. 50. Au lieu d'injecter d'emblée la dose stérilisante de 0 gr. 60

de Salvarsan, on commence le traitement *toujours* par une dose inférieure qui dépend de l'état général du malade et de l'âge de la généralisation de l'affection syphilitique; les doses initiales varient de 0 gr.10 à 0 gr.30 et le traitement consiste en une cure ou en plusieurs cures avec un intervalle de un mois, dans lesquelles on atteint en fin de cure la dose de 0 gr. 60.

Nous renvoyons à nos *Traitements nouveaux en clientèle* pour la technique détaillée du traitement d'Erlich. On ne saurait trop insister sur l'importance de l'hygiène, le tabès et la paralysie générale ne s'observant jamais chez les peuples vivant sainement et avec sobriété. La sérothérapie est à l'étude.

Le néosalvarsan s'emploie en injection intra-veineuse chaque semaine, (pendant 5 à 6 semaines) solution de 6 à 10 °/₀, 2° en lavement 0.60 pour 200 cc., 3° en émulsion huileuse.[1]

Le mariage des syphilitiques doit être interdit pendant 4 ou 5 ans. Un enfant syphilitique ne doit être allaité que par la mère. Loi de Colles et Baumes : la mère, même saine, doit allaiter son enfant syphilitique, elle n'aura pas d'accidents. La mère étant syphilitique, son enfant paraissant sain, doit également nourrir celui-ci : loi de Profeta.

Syphilis Héréditaire. Se manifeste avant un délai de 3 mois. Il faut y penser. Cas frustes : enfant chétif, facies bistré, coryza, tête énorme, cris sans raison, foie, rate, testicules à examiner. En général, on observe : du coryza presque toujours, du pemphigus précoce, des syphilides érythémateuses, papuleuses, ulcéreuses, fissures labiales avec cicatrices persistantes ; plus tard, cicatrices rayonnées de ces fissures, effondrement nasaux (nez en lorgnette), cicatrice cutanée qu'il ne faut pas confondre avec celles de l'impetigo, de l'eczéma, des érythèmes et de la varicelle ; tibia en fourreau de sabre. Triade d'Hutchinson : oculaire (kératites, iritis, amau-

---

(1) NOTE. — *Les partisans et les adversaires de la méthode d'Erlich divisent actuellement les médecins de Berlin en deux camps. C'est la confirmation de notre réserve exprimée dès la 1ʳᵉ Edit. des* Traitements nouveaux en clientèle.

rose) ; auriculaire (surdité par sclérose ou névrite) ; dentaire (échancrures semi-lunaires des incisives médianes supérieures et parfois latérales supérieures), dents en tournevis, sillons et stries verticales, érosions, gradins, crênelures, carie précoce.

SYRINGOMYÉLIE

Etym. σύριγξ, canal, μυελός, moelle. *Défin*. Maladie de la moelle en rapport avec des lésions cavitaires de sa substance. *Anp*. Cavité centrale, moelle en ruban, aplatie ; gliome par prolifération névroglique pour les uns ou myélite banale pour les autres. Types : simple, hydromyélique, pachyméningitique, hématomyélique, myélitique. *Etiol*. Maladie de la jeunesse ; infection, traumatisme, excès. *Path*. : c'est une myélite spéciale frappant l'épendyme (Achard, Oberthier, etc.) *Sympt*. *Troubles moteurs* : atrophie du type Aran-Duchenne, contractures, main de singe, ou premières phalanges en extension et dernières fléchies (main de prédicateur) ; déviations du rachis. *Troubles sensitifs* caractéristiques, la *dissociation de la sensibilité* est pathognomonique : conservation des sensations tactiles, abolition des sensations thermiques (froid et chaud) ou douloureuses ; s'explique par lésions de la substance grise et par l'intégrité relative de la substance blanche. Thermo-analgésie. Anesthésie en manchette ou en gigot, disposée par segments (fausse topographie segmentaire) ; on admet plutôt la distribution radiculaire que segmentaire. Dermographisme. *Signe de Déjerine et Mirallié* : syndrome oculaire sympathique. *Troubles trophiques* : de la peau (peau lisse), des ongles, des articulations, du tissu osseux (scoliose), thorax en bateau (Marie, Astié). Formes bénignes et formes bulbaires : troubles respiratoires, dysarthries. *Signe de Babinski* ; signes pupillaires. *Diagn*. avec atrophie de Aran-Duchenne, sclérose, tabès : dissociation de la sensibilité, de la syringomyélie ; hématomyélie (début brusque) ; syphilis spinale. Panaris analgésique :

sensibilité tactile. Rapports très étroits de la lèpre et de la syringomyélie. **Trait.** KI, massage. Eviter les brûlures, révulsion discutée. Radiothérapie.

TACHYCARDIES

Les tachycardies physiologiques s'observent dans le travail musculaire, dans les émotions etc. Les états fébriles causent une augmentation d'environ huit pulsations *par degré de fièvre* au dessus de la température normale. On sait que dans la fièvre typhoïde au contraire, le pouls et la température ne subissent pas cette augmentation parallèle. Les maladies du cœur, surtout à leur phase ultime, s'accompagnent de tachycardies. La tachycardie est un symptôme ordinaire du goître exophthalmique. On sait que l'hypertension artérielle comporte le ralentissement du pouls ; s'il n'en est pas ainsi on dit qu'il s'agit de tachycardie paradoxale ; c'est un signe, en quelques cas, de myocardite. La tachycardie existe encore dans la néphrite, dans les dyspepsies. La tachycardie paroxystique de Bouveret ne semble dépendre d'aucune de ces causes.

Tœnias. — *Voir vers intestinaux.*

TÉTANIE

S'observe chez les nourrices, les femmes enceintes, dans les affections gastriques ; syndrome caractérisé par des fourmillements des extrémités et par des accès de contractures, sans lésion apparente des systèmes nerveux ou musculaire. Ces accès durent de quelques minutes à quelques heures, sont plus ou moins généralisés, depuis la main en presse-papier jusqu'aux contractures simulant le tétanos vrai. Main tétanique avec œdème dorsal du poignet. Pas de fièvre. *Signe d'Erb* : contractures à la fermeture du courant galvanique par excitation d'un nerf, cubital, **p. ex.** *Signe de Trousseau* : contracture par constriction de l'avant-bras. *S. de Weiss* et Schvosteck : contractions hémifaciales par excitation,

NOTE. — Cratœgine Leroux dans la tachycardie.

en avant de l'articulation temporo-maxillaire du nerf facial (avec le doigt p. ex.). **Diagn**. de la cause (*V. Tétanos*).

TÉTANOS

Défin. Maladie infectieuse grave causée par le bacille de Nicolaïer. **Anp**. Congestions viscérales, névrites, etc. **Etiol**. Traumatique : plaies souillées surtout contenant des bacilles ou les spores. Tétanos puerpéral (plaie utérine) ; tétanos du nouveau-né (plaie ombilicale) ; tétanos médical (petite ulcération). **Bactér**. Bacille de Nicolaïer en bâtonnet ou clou dont la tête est une spore. Cils. Se colore par l'aniline, reste coloré par le Gram. Anaérobie. Spores très résistantes. Cultures sur gélatine ou en bouillon. Inoculation du tétanos expérimental au rat, au cobaye. La maladie est causée par une toxine extrêmement active et non par le bacille. **Sympt**. Incubation de 5 à 10 jours. Prodromes : maux de tête, fièvre, courbature. *Trismus* : contracture de la mâchoire, raideur de la nuque ; membres inférieurs raidis et en extension. Emprosthotonos (tronc immobilisé en flexion), *opisthotonos* (le malade ne s'appuie que par la nuque et le talon par extension), pleurothotonos (déviation latérale par action des muscles d'un seul côté). Positions en barre de fer, en fœtus, en arc. Contractures du diaphragme. Dysphagie ; troubles respiratoires, asphyxie. Exaspération des signes tétaniques par excitation sensorielle même légère. Sensibilité, intelligence conservées. Températures élevées, 40 à 43° (les plus élevées de l'observation clinique). Formes : foudroyante, aiguë (qq. jours), subaiguë et chronique. Mortalité 70 °/° par syncope cardiaque, asphyxie, etc. Le tétanos des nouveau-nés, qui éclate dans les 10 premiers jours, par infection ombilicale et le T. puerpéral qui tue en 2 jours deviennent des raretés cliniques. T. céphalique avec paralysie faciale périphérique complète. **Diagn**. avec l'intoxication strychnée (dilatation pupillaire, le trismus ne précède pas les contractures, délire), avec la méningite cérébro-spinale (Kernig et ponction lombaire) ou tuberculeuse, avec la tétanie (extrémités prises, spasmes glottiques, puerpéralité, etc.), avec la rage, l'hystérie, l'épilepsie, la périostite alvéolo-dentaire, l'arthrite temporo-maxillaire. *Trait.* Sérothérapie préventive au moment de l'accident et 10 jours après. Le sérum ne guérit pas du tétanos. Cependant nous citons, dans les *Traitements nouveaux en Clientèle*, deux cas de guérison par injections de doses très élevées du même sérum en voie intra-veineuse ou même sous-cutanée. On a proposé d'injecter dans les espaces épidural et sous-arachnoïdien : chloral, bromures ; 3 cc. de sulfate de magnésie à 25 o/° en injections rachidiennes. Localement, sérum sec. Maintenir les mâchoires écartées. Alimentation à la sonde.

Thomsen (*maladie de*). — *Déf.* Spasme musculaire passager, provoqué par la contraction volontaire. A l'occasion de chaque mouvement (marche, déglutition, etc.) on observe une hésitation ou une sorte de maladresse musculaire. La répétition de ces actes les rend moins hésitants ou moins maladroits ; de même le repos. Mais l'émotion produit des effets contraires. Réflexes nerveux. Les courants faradique ou galvanique provoquent des contractions assez fortes. La contraction est plus forte au pôle positif qu'au pôle négatif : c'est la *réaction myotonique*. La marche de la maladie, qui est familiale et même héréditaire, est plutôt progressive, à point de départ dans la seconde enfance. Le diagnostic se fait avec la tétanie dont le spasme est douloureux, avec la paralysie pseudo-hypertrophique. Le traitement se limite aux bains, massages, gymnastique. (Voir *myopathies*).

Tic douloureux de la face. — Sorte de névralgie du trijumeau à caractère épileptiforme. Chez un névropathe, une cause occasionnelle, (émotion, froid, etc.) détermine les crises de névralgie épileptiforme. Ces crises s'accompagnent bientôt de convulsions toniques avec grimaces ou

NOTE. — Dépister le tétanos anormal localisé. Injections répétées pour prévenir le tétanos tardif. Traitement de choix du tétanos : Injections rachidiennes de 40 cc. à 2 jours d'intervalle, à 3 reprises ; chloral 10 grammes.

clowniques avec secousses rapides. Ce sont surtout les paupières, la joue et les lèvres qui sont prises. Le traitement est celui de la névralgie faciale.

TREMBLEMENTS

De cause toxique : mercuriel, augmentant à l'occasion des mouvements volontaires ; alcooliques, surtout le matin, tremblement isolé des doigts maintenus écartés. Autres causes toxiques : plomb, tabac, morphine (suppression de la cause, bains de vapeur, soins de peau, etc.). Tremblements dans les maladies nerveuses, paralysie agitante : Tremblement au repos, atténué dans les mouvements volontaires ; sclérose en plaques : tremblements à l'occasion des mouvements volontaires (solanine, rééducation)'; goître exophtalmique : T. rapide, vibratoire, menu, localisé aux extrémités. Hystérie : stigmates. Paralysie générale : T. surtout des lèvres, de la langue, etc. Tremblement sénile (ne cesse pas pendant les mouvements volontaires). Le traitement comprend l'hydrothérapie, l'électricité, les antispasmodiques et, s'il y a lieu, sérums reconstituants de la cellule nerveuse.

TRICHINOSE

Défin. Maladie causée par la trichina spiralis. **Etiol**. C'est un nématode de 1 à 3 mill. de long, vivant dans les muscles striés surtout du porc (cœur excepté) se développant dans l'intestin et gagnant par voie conjonctive ou sanguine les muscles du tronc et du cou où il s'installe dans la fibre musculaire même. Points jaunâtres. Cette évolution est produite quand les trichines mères sont éliminées par l'intestin. **Sympt**. Incubation 4 jours. Période intestinale ou digestive. Période musculaire, fièvre, état typhique. Mort dans 30 °/₀ des cas par cachexie vers la 5ᵉ semaine. Les cas sérieux durent environ 2 mois. **Diagn**. avec le rhumatisme, la fièvre typhoïde ou le choléra. **Trait**. prophylactique par cuisson de la viande, surveillance des viandes. Santonine et toniques.

TRICUSPIDIENNES (lésions)

Insuffisance tricuspide. **Défin.** Insuffisance de la valvule de l'orifice auriculo-ventriculaire droit, le sang refluant dans l'oreillette au lieu de passer dans l'artère pulmonaire. **Anp.** Orifice agrandi par cette insuffisance secondaire le plus souvent ; se constate à l'épreuve de l'eau. Dilatation du système veineux et congestions viscérales. **Etiol.** Surtout fonctionnelle par lésions du cœur (dilatation du ventricule droit) et lésions chroniques du poumon. Se produit par dilatation de l'orifice (Gendrin) ou par allongement du ventricule (Potain). Si elle est organique, elle est causée par une endocardite (fréquence chez l'enfant). **Path.** Le reflux et la tension du sang dans l'oreillette déterminent une stase veineuse générale. Signes physiques: voussure thoracique, déviation de la pointe en dehors ; matité transversale élargie. Souffle systolique à maximum xyphoïdien, pouvant se propager vers la pointe de l'aisselle, mais non perçu dans le dos comme le souffle mitral. Le pouls artériel est petit, sans autre modification. Le pouls veineux vrai des jugulaires est causé par le reflux du sang du ventricule vers l'oreillette, il est cliniquement systolique. Le tracé graphique donne une élévation présystolique due à la contraction auriculaire et une forte élévation systolique. Le faux pouls veineux est présystolique (pouls radial pendant qu'on examine la jugulaire). Le 1er est pathognomonique de la lésion tricuspidienne. La compression de la carotide à la base du cœur permet d'éviter une erreur. Pouls bulbaire de la jugulaire. Le pouls hépatique synchrone au pouls jugulaire est un signe précoce, il est dû à une ondée rétrograde propagée jusqu'aux veines hépatiques. La lésion tricuspidienne survient à titre de complication terminale et asystolique des cardiopathies. Les **Signes** fonctionnels sont donc ceux des congestions viscérales par gêne de la circulation en retour : ascites, œdèmes, dyspnée et asphyxie, troubles gastro-intestinaux et hépatiques. Ces lésions rendent le **Pron.** grave.

Le *Diagn.* est, en général, facile grâce a la propagation du souffle, au pouls veineux, à l'étiologie et aux cardiopathies antérieures. — *Rétrécissement pulmonaire.* Peu fréquent. Les infections microbiennes se rencontrent surtout dans l'endocarde du cœur gauche. **Anp.** Soudure des valves : dépôts calcaires. **Etiol.** Congénital par malformation ou endocardite fœtale. Acquis, il est causé par soudures des bords, souvent d'origine rhumatismale, jeunes femmes surtout. Souffle siègeant à gauche de l'appendice xyphoïde, gonflement des jugulaires, tremblement tricuspidien, soubresaut du 2e temps ; matité élargie à droite du sternum; pouls veineux présystolique ; stase, cyanose. **Diagn.** rendu difficile par d'autres lésions valvulaires. **Pron.** très grave. **Trait.** prophylactique des maladies du poumon, du foie, du cœur et de l'estomac. Lait, purgatifs. Toni-cardiaques, Saignée, alcool, etc.

TUBERCULOSE

Tuberculose pulmonaire chronique. — **Déf.** Maladie essentiellement protéiforme causée par le bacille de Koch, ses toxines propres, une sous-flore tuberculeuse et des toxines inconnues. **Anp.** Adhérences pleurales au sommet, où les lésions sont aussi plus nombreuses. Le tubercule, du volume d'un grain de millet (granulation miliaire) est jaune, il fait nettement corps avec le parenchyme pulmonaire. Le ramollissement d'un grand nombre de tubercules produit des cavernes d'un volume très variable. On y rencontre des vaisseaux dilatés ou anévrysmes de Rasmüssen, dont la rupture peut causer une hémoptysie foudroyante. On peut rencontrer aussi une éruption granulique des lésions du foie, du rein, du cœur, etc. **Histologie et Bact.** Le tubercule est constitué par de nombreux follicules et les granulations miliaires, grises, par quelques follicules. Le follicule est caractérisé par la cellule géante centrale polynucléaire de 30 à 50µ, tout autour par des cellules épithélioïdes en couronnes et, à la périphérie, par des cellules embryonnaires.

La cellule géante, qui dériverait des leucocytes, contient souvent des bacilles très résistants. Les cellules épithélioïdes proviendraient des tissus et des leucocytes. Dans l'évolution de la tuberculose, le follicule subit la dégénérescence vitreuse (moindre sensibilité aux réactifs) puis la dégénérescence caséeuse. Si la guérison a lieu, elle se produit par enkystement périphérique du follicule, et par une transformation fibreuse ou crétacée. Le bacille est un bâtonnet acido-résistant qu'on colore par le procédé de Ziehl, il doit être distingué d'autres bacilles acido-résistants (du lait p. ex.). Il peut être cultivé sur du sérum coagulé, et bouillon glycériné à 5 %, avec le procédé de Bezançon. Les cultures homogènes sont obtenues en agitant le bouillon glycériné ; elles permettent le séro-diagnostic par agglutination des bacilles dans le fond, le bouillon devenant clair. Le microbe de la tuberculose assez sensible à l'action du soleil et de la chaleur humide, est un de ceux qui résistent le plus aux divers agents physiques et chimiques. Le bacille de Koch, même et surtout après sa mort, produit des toxines, dont le rôle l'emporte bien souvent sur celui du bacille, proprement dit. Les bacilles morts ne permettent pas la réinoculation en séries. L'étude des toxines ne peut entrer dans le cadre de ce livre. Auclair a distingué des toxines solubles (solution de Nacl à 1%), lipoïdes (solubles dans l'éther, l'alcool, le chloroforme, d'action locale caséifiante : éther ou sclérosante : chloroforme) protoplasmiques (acide acétique et sels alcalins). Les substances adipo-cireuses sont contenues dans l'éthéro-bacilline ou la chloroformo-bacilline et ne sont pas anaphylactisantes. Au *Tt.* nous reprendrons cette question avec l'étude des tuberculines. L'inoculation des produits tuberculeux détermine une tuberculose ganglionnaire puis généralisée au cobaye et la mort survient en deux mois. Chez le lapin, *bien préférable pour l'expérimentation thérapeutique*, les ganglions sont beaucoup moins intéressés que les poumons. L'unicité du bacille tuberculeux,

chez l'homme et les animaux, paraît admise. ***Etio***. Malgré
cette unicité bacillaire, la virulence et les localisations
des poisons tuberculeux dépendent du terrain beaucoup
plus que dans les maladies nettement ou simplement
contagieuses. L'hérédité a dominé l'histoire de la tuberculose pendant des siècles. Par une réaction contraire
qu'on croit justifiée par la découverte du bacille, on a
voulu assimiler la tuberculose à une maladie contagieuse
banale. La vérité est moins exclusive. Les organismes
prédisposés par l'hérédité, sans parler des recherches
du Pr Landouzz sur la tuberculose héréditaire, donnent,
malgré l'isolement, une mortalité par tuberculose chronique, qui est infiniment plus élevée. que dans les familles complètement saines. Il est évident que le terrain se
trouve aussi mieux préparé à subir l'action des causes occasionnelles nombreuses (misère, alcoolisme, dépression
morale, diabète, etc.). Il est exagéré, de même, de s'ap-
puyer sur des observations d'hôpital pour faire jouer un
rôle prépondérant à l'alcoolisme. L'alcoolisme est un facteur étiologique de tuberculose indiscutable, dans les villes
surtout; l'insuffisance du foie intervient souvent; mais que
de jeunes tuberculeux n'ont jamais été buveurs ! l'animal,
qui n'est pas suspect d'éthylisme, n'en devient pas moins
tuberculeux. La contagion se fait surtout par les voies
lymphatiques, pulmonaires et digestives. Fréquente de 18
à 30 ans. L'enfant a surtout de la *Tuberculose* ganglionnaire. On prétend même que les tuberculoses de l'adulte
ne seraient que le réveil de tuberculoses infantiles.

Sympt. Nous renvoyons p. 22 pour le résumé de
la tuberculose ganglionnaire. — *Prétuberculose* : percussion sensible, submatité. *Trois étapes de Grancher* : inspiration dissemblable, affaiblie d'un côté,
rude de l'autre, augmentation des vibrations locales,
expiration prolongée et submatité. A l'examen, on note
les dépressions des fosses sus et sous-épineuses, sus et
sous-claviculaires, la saillie des omoplates (ailes), les
doigts hippocartiques, et. 1er *degré* : névralgies. trou-

bles digestifs ou menstruels, anémie, palpitation, fièvre ; toux sèche, survenant le matin, parfois gastrique, expectoration visqueuse. Crachats striés de sang ou hémoptysie 60°/₀, signe de début beaucoup moins grave que l'hémoptysie de la 3ᵉ période ; répétée cette hémoptysie est dûe à des poussées de pneumonie congestive ; raucité de la voix, dyspnée variable. *Le craquement sec* caractérise le 1ᵉʳ degré ; il est en rapport avec l'induration tuberculeuse et un parenchyme pulmonaire plus dense. Le rechercher sous l'aisselle, au sommet et dans la zone d'alarme de Chauvet. Cette zone est ainsi délimitée : ligne allant du milieu de l'espace qui sépare la 7ᵉ vertèbre cervicale à la 1ʳᵉ vert. dorsale, jusqu'au tubercule du trapèze, à l'union des tiers interne et moyen de l'épine de l'omoplate ; sur le milieu de la ligne, on décrit une circonférence de la dimension d'une pièce de 5 fr., c'est la zone d'alarme. Les réactions de Calmette (oculo-réaction) et de Von Pirket (cuti-réaction) sont positives. Le *second degré* est moins bien caractérisé par le *craquement humide et les râles* cavernuleux correspondant au ramollissement tuberculeux. On peut observer, et surtout chez le vieillard, avant le ramollissement, des craquements humides qui disparaissent ensuite, mais il faut tenir compte de la fièvre du soir, de l'état rapide du pouls, des crachats muco-purulents dits nummulaires (pièces de monnaie) et contenant des bacilles. La tuberculose est dite, à ce moment, ouverte et elle est contagieuse par le crachat, sinon par les sueurs. Le *Signe de Barbier* est un bruit de friture trachéal ; le *S. de Thomson* est un liseré rouge vif au niveau des gencives ; le *S..de Lasègue* est la langue humide et rose ; le *S. radioscopique de Williams* accuse l'augmentation des échanges respiratoires. Le *troisième degré* est caractérisé, à la percussion, suivant la dimension des cavernes, par un son mat, tympanique (caverne de la grosseur d'une noix), amphorique ou par un bruit d'airain (Trousseau) ou de pôt fêlé (Laennec) ; à l'auscultation, par un souffle caverneux, des râlesou.

gargouillement, à sonorité amphorique. Bronchophonie,
pectoriloquie. Les *Signes* généraux dénotent une intoxication profonde. Fièvre hectique de résorption 40', dyspnée, crachats abondants, consomption extrême, diarrhée,
dysphagie, œdème cachectique, le tout coïncidant presque toujours avec un certain optimisme du malade ou
même un état mental, noté par l'auteur assez souvent et
qui rappelle bien l'indifférence du méningitique avant
l'état comateux. La mort est due à une hémoptysie par
rupture des anévrysmes de Rasmüssen, à une granulie,
à une complication viscérale ou à la cachexie. Si la guérison a lieu, elle se produit au 1er ou au 2e degré par
transformation fibreuse ou crétacée. L'arthritisme qu'on
a voulu considérer exclusivement comme une maladie
de défense contre l'infection tuberculeuse, les cardiopathies qui augmentent l'apport du sérum sanguin au poumon donnent les formes les plus bénignes ou les plus
torpides. Il existe entre le paludisme et la tuberculose
un antagonisme par mécanisme hépatique. Parmi les
complications les plus fréquentes, citons les manifestations laryngées pleurétiques (presque symptomatiques),
le pneumothorax, la dilatation du cœur droit, la phlegmatia alba dolens, les tumeurs blanches, arthrites, ostéites, les manifestations méningées, rénales, péritonéales,
hépatiques et intestinales, etc. La tuberculose *infantile*
ne frappe pas le poumon aussi souvent que les méninges,
le péritoine, la plèvre ou le squelette. Elle est successivement ganglionnaire, séreuse et viscérale ; elle peut
toutefois être chronique ou aiguë et, dans ce dernier cas,
revêtir la forme typhoïde (plus fréquente) ou broncho-
pulmonaire. A partir de 13 ou 14 ans, l'évolution est à
peu près celle de l'adulte et l'œuvre de Grancher a judi-
cieusement choisi cet âge comme limite de son rôle de
préservation. On ne doit pas oublier que des signes cavitaires, chez l'eufant, n'indiquent que très exceptionnellement une tuberculose de la 3e période. Les rapports.
de la *grossesse* et de la tuberculose sont des plus discutést

En général, bien que nous ayons observé plusieurs cas
contraires, après l'accouchement, la maladie semble s'aggraver. L'allaitement est contre-indiqué et l'enfant doit
être séparé de sa mère. **Diagn.** Il est essentiel de dépister
les premiers signes d'une maladie qui n'est curable qu'à
ses premières périodes. On recherchera la tuberculose
ganglio-pulmonaire des enfants sans exagérer jamais le
pronostic. Il faut surtout diagnostiquer, à l'âge adulte, la
prétuberculose. Les 3 étapes de Grancher sont quelque
peu théoriques ; à l'exemple de l'étranger, les réactions
à la tuberculine nous serviront utilement en bien des cas.
L'oculo-réaction de Calmette surtout. Il suffit d'ajouter
10 gouttes d'eau distillée au contenu de 5 milligr. d'un
flacon de tuberculine de l'Institut Pasteur de Lille. Une
goutte dans l'œil suffit. Réaction positive de la 6ᵉ à la
12ᵉ, ou 15ᵉ heure. Le cuti-réaction de Von Pirket se pratique avec une tuberculine de l'Institut Pasteur au 100ᵉ et
préparée ad hoc. L'induration rouge après 10 à 12 heures est moins pathognomonique, elle se maintient pendant 2 ou 3 jours et plus dans la tuberculose. L'albumo-
réaction des crachats de Roger (acideacétique) serait un
signe précoce, précis et constant pour les uns et discutable pour d'autres. Le séro-diagnostic d'Arloing et
Courmont est aussi un bon signe du début, mais il exige
des sérums témoins. L'agglutination et les réactions ci-
dessous sont moindres ou nulles dans les cas anciens ou
très graves. Quant à l'injection de tuberculine, elle ne
constitue pas un procédé dont il soit permis d'abuser,
la réaction fébrile se produit entre 10 et 20 heures avec
un dixième de milligramme de tuberculine. Si le malade
crache, la recherche des bacilles, l'inoculation au
cobaye vérifient le diagnostic, ce qui, à ce moment, est
rarement indispensable. **Pron.** Variable en rapport avec
le traitement et la défense de l'organisme. La femme lutte
moins bien que l'homme. Le rôle du terrain apparaît ici
avec toute son importance de 1ᵉʳ ordre, alors que, dans
les maladies contagieuses aiguës (diphtérie, etc.), ce rôle

est entièrement de second plan. Sont d'un mauvais pronostic les cas avec diazoréaction et réaction de Moriz Weisz (coloration jaune or de l'urine diluée au tiers avec quelques gouttes d'une solution de permanganate de potasse à 1°/$_{00}$. Epreuve de Jousset du vésicatoire, lymphocytes de la sérosité, etc.) *Trait*. Mesures prophylactiques sociales : Hygiène générale, éducation du public plus utile que la déclaration obligatoire, œuvre de préservation, lutte contre les poussières pour les nourrissons et enfants de tuberculeux, isolement, désinfection après tout déménagement comme après tout décès, destruction des taudis contaminés. Mesures de préservation individuelle : hygiène personnelle et professionnelle, crachoirs de poche contre la contagion familiale, air, repos, alimentation rationnelle. Précautions de l'entourage, soins du terrain exposé à la contagion et chez l'enfant qui, de plus, doit être soumis à la gymnastique respiratoire. Le traitement classique est purement symptomatique. Toniques habituels : jus de viande, huile de foie de morue, huile goménolée en injection intra-musculaire et intra-trachéale, cacodylates, opothérapie hépatique, récalcification (tricalcine etc.) et médicaments de la fièvre (repos, camphorale de pyramidon), de la diarrhée (bismuth, cotoïne, etc.), de l'hémoptysie (glace, opiacés, ergotine, émétine, etc.), des sueurs (tellurate de soude, intrait de sauge, etc.), des vomissements (eau chloroformée, dionine. etc.), de la toux (péronine, hélénine, thébaïne *et surtout éducation de la toux*), de l'anorexie (élixir de Gendrin, vanadates de soude, etc.).

Jusqu'ici les médications spécifiques ont échoué. L'immunité est-elle voilée par l'anaphylaxie ? Doit-on s'engager dans des voies expérimentales nouvelles ? Le problème reste angoissant.

A défaut d'une médication vraiment spécifique, on utilise les médications d'origine spécifique selon l'expression de M. Guinard. Or les tuberculines et certains sérums, tels qu'on les prépare à cette date, sont

tous dangereux, s'ils sont employés sans réserve par des
médecins peu avertis. Nous avons publié dans
nos *Traitements Nouveaux en clientèle* une conduite
personnelle pour les cas peu nombreux *et très précis* où
cette médication pragmatique reste indiquée. A ce point
de vue, les diverses préparations tuberculeuses se valent
toutes. On peut dire que les plus faibles et les moins développées sont les meilleures. Avec des formules de plus
en plus en rapport avec l'hypersensibilité de l'homme, il
est possible selon nous, de provoquer des poussées évolu-
tives qui tendent vers la guérison sous cette triple condition : 1° le premier temps anaphylactique doit être à
peine esquissé ; 2° il faut renforcer aussitôt la réaction
contraire par tous les moyens dont nous disposons et
prolonger ce deuxième temps pendant toute la période
intercalaire d'ailleurs variable ; 3° il importe, ainsi que
je viens de le dire, de n'utiliser que des préparations
aussi peu actives que possible choisies par tâtonnement
pour chaque cas, en attendant d'avoir réalisé une formule
nouvelle mieux adaptée à l'homme.

Si nous consultons les travaux étrangers, nous no-
tons que les tuberculines et sérums actuels, employés
dans les cas voulus, rencontrent des partisans sérieux ;
en Allemagne, en Suisse, en Italie, en Amérique, on les
adopte presque d'enthousiasme. Les médecins anglais,
en 1913, déclarent que les tuberculines augmentent la
résistance individuelle, stimulent l'organisme vers la
guérison, mais ne confèrent aucune immunité, il faut les
associer aux autres médications. C'est peut-être la note
juste. Mais, nous sommes de l'avis de M. Jousset quand
il déclare que ce traitement doit en partie être condamné
par définition : c'est trop exact si le médecin n'est pas
complètement au courant de la question et s'il ne tient
pas compte des indications, des doses, des réactions et du
but précis qu'il se propose.

Quant aux sérums, avec la sérothérapie hétérogène,
ils ont des effets variables, inconstants, mal connus.

Quelques-uns agissent dans certains cas, d'une manière indéniable.

Nous avons donc l'impression bien nette que la médication spécifique ne peut être entièrement abandonnée. Sans se *montrer esclaves des principes inflexibles qu'on applique* en thérapeutique pastorienne aux *maladies aiguës, nous avons incontestablement à découvrir des modalités nouvelles, des procédés inédits en rapport plus étroit avec une évolution chronique.*

Principales tuberculines. — Tub. de Kock : Bacilles cultivés en bouillons glycérinés, réduits, concentrés. Ces nouvelles tuberculines sont aussi préparées avec un bouillon alcalinisé, pour désagréger les bacilles qui sont chauffés à 115° broyés ; la préparation est centrifugée. Tub. de l'Institut Pasteur : culture en voile de bacilles de la tuberculose aviaire, complète au 35e jour, stérilisée à 100°, concentrée au bain-marie au 10e et également filtrée, 1 c. c. du filtrat = 10 milligrammes. Doses, 1/2 mill. de milligramme à 1 ou 2 centième de milligramme. Tub. de Denys : bouillon filtré. Tub. de Jacob : extraits protoplasmiques. Tub. de Beraneck . cultures de bacilles humains. Bacillosine de Vaillant. Tub. de Klebs : bacilles humains atténués par le mélange avec des bacilles d'animaux au sang froid. Le vaccin antituberculeux de Maragliano se prépare avec des bacilles tirés de culture très virulente de tuberculose humaine. Ces bacilles sont tués en les maintenant à 120° (1 heure) dégraissés, séchés finement, pulvérisés dans un mortier et mis en pâte glycérinée. D'après l'auteur *ces matériaux tuberculeux morts* sont inoffensifs ; ils s'injectent au bras ou à la cuisse ; scarifications espacées de 2 centimètres.

Indiquées dans les cas d'apyrexie relative, les tuberculines peuvent provoquer une réaction locale générale ou de foyer. Je ne crois pas rendre service en donnant le mode d'emploi des diverses tuberculines. Il faut ou connaître cette médication à fond ou ne pas l'employer du tout.

Principaux sérums. — Il suffit de citer pour mémoire les sérums de Bernheim (chèvre) ; de Richet et Héricourt (chien) ; de Viguier de Maillane (poule) ; de Bloch (humain) ; de Boinet (chèvre tuberculinisée) ; de Lannelongue, Achard et Gaillard (âne immunisé) ; d'Arloing, de Jousset (mélanges bacillaires et de poisons bacillaires obtenus par des espèces éteintes) ; de Rapin (injection au cheval de bacilles sans leurs substances cireuses, traité par le fluorure de sodium à 2 p. 100) ; les sérums de Marmorek, Maragliano, de Spengler et de Vallée, méritent, à des titres divers, une mention spéciale.

Le sérum de *Marmorek*, l'un des plus employés, est obtenu avec des bacilles primitifs développés sur du sérum de veau et du bouillon de foie glycériné ; doses : 1/4 de centimètre cube jusqu'à 5 centimètres cubes ; par voie rectale, 5 à 15 centimètres cubes, ou intratrachéale. On conseille d'injecter quelques gouttes, quatre heures avant l'injection entière, contre l'anaphylaxie. Trois semaines par mois. Le sérum de *Maragliano* ou *bactériolysine*, est un sérum de chèvre qui contient dans l'unité de volume une quantité importante de précipitines, de sensibilasatrices spécifiques, anticorps. Pouvoir agglutinant 1/200, opsonique 2 et 1.000 unités antitoxiques par centimètre cube. Action agressive contre les bacilles et défensive contre les poisons. Traitement prolongé ; dix jours de repos par mois. Premier mois, dix injections de 1 centimètre cube tous les deux jours ; deuxième et troisième mois, cinq injections de 1 centimètre cube et cinq de 2 centimètres cubes. Les *corps immunisants de Spengler* sont extraits des globules rouges d'un animal immunisé. Je les ai employés non sans quelque résultat et d'après les travaux du Dr Castaigne, en tuberculose rénale surtout. Le *sérum de Vallée* a été expérimenté par les Drs *Renon, Boureille* et *Hyvert*. C'est le plus scientifique de tous. Il donne, dans quelques cas, des résultats très favorables ; il peut, mal employé, causer quelques petits accidents anaphylactiques qu'on n'observe pas chez le malade traité couché. J'ai remarqué qu'après son emploi, la reprise de la thérapeutique classique est manifestement plus active. Ce sérum est présenté en flacons de dix centimètres cubes et s'injecte tous les quatre jours. De par sa préparation, il est antimicrobien, antitoxique et antiendotoxique, c'est-à-dire complet ; il se montre surtout antitoxique.

Les sérums sont plutôt indiqués dans les formes aiguës ou fébriles ; ils présentent quelques petits inconvénients dont il ne faudrait pas s'exagérer la gravité. Ils peuvent devenir intéressants dans l'avenir, à cause de leur double action qui porte à la fois sur les toxines et sur les corps microbiens. Il reste beaucoup à faire du côté de l'autosérothérapie, avec traitement modificateur, et de la sérothérapie homogène pratiquée avec des espèces microbiennes du même milieu et préalablement traitées, etc., etc.

Les échecs de la médication spécifique ont fait toute la vogue de la chimiothérapie.

TUBERCULOSES AIGUES

Syn. Granulie. *Déf*. T. évoluant en quelques semaines ou en quelques mois. *Anp*. Les granulations tuberculeuses sont la lésion dominante. Bühl les ayant observées souvent avec des lésions anciennes, considérait la tuberculose aiguë comme une complication de la lésion chronique : Hypertrophie ganglionnaire, lésions des viscères variables. *Etiol*. Fréquente avant 2 ans et vers 20 ans.

La tuberculose aiguë s'explique par pénétration dans le sang des bacilles et poisons bacillaires.

Sympt. Forme *granulique* avec phénomènes pulmonaires prédominants ; catarrhale secondaire de la tuberculose. On observe de la toux, une dyspnée intense, un état typhoïde ; râles fins ; la forme asphyxique de Graves, Andral, Marfan est fréquente de 2 à 6 ans, de 20 à 30 ans ; elle se traduit par une asphyxie progressive sans

autres signes bien marqués ; peu de bruit respiratoire ;
durée de 15 à 30 jours. La *typhobacillose* de Landouzy,
souvent méconnue, a une durée de quelques semaines à
plusieurs mois ; elle ressemble à une fièvre typhoïde légère sans diarrhée, sans taches rosées, dont la fièvre est
abaissée par l'antipyrine. Elle pourra aboutir plus tard
à la tuberculose. La bacillémie *tuberculeuse* de Debove
se diagnostique surtout par la recherche des bacilles
dans le sang, par le procédé inoscopique de A. Jousset.
La rate et le sang sont surtout infectés ; la fièvre, l'endocardite, la cachexie rapide sont les signes cliniques les
plus habituels.

Dans *la forme typhoïde*, le délire et l'adynamie
sont moins accentués que dans la dothiénentérie. La
fièvre procède par accès ; constipation, vomissements ;
dyspnée, toux, amaigrissement. Mort par méningite, ou
intoxication tuberculeuse généralisée.

La pneumonie caséeuse est une variété importante de
la tuberculose aiguë. Elle se diagnostique par les antécédents et la période prodromique plus longue que dans
la pneumonie. Le frisson et les crachats rouillés plai-
dent en faveur de la pneumonie ; la dyspnée et les bacilles qu'on peut retrouver à partir du 10 ou 12ᵉ jour
sont des signes de pneumonie caséeuse.

La *broncho-pneumonie caséeuse*, plus fréquente
chez les adolescents, est la phtisie aiguë galopante. Tachycardie, amaigrissement, dyspnée hors de proportion
avec les signes d'auscultation. Ces signes sont des râles
disséminés au début, puis des souffles, puis des râles
humides et gargouillements de cavernes. On note une
atrophie musculaire thoracique rapide et de l'hyperesthésie du thorax. Cette variété évolue en 3 à 4 mois.

Le traitement de la tuberculose aiguë se limite aux
révulsifs, calmants de la toux et de la dyspnée, au tanin, etc. Les sérums semblent aussi indiqués dans la
tuberculose aiguë de même que les tuberculines convien-

nent de préférence aux cas chroniques et aux variétés torpides non influencées par le traitement de la maladie.

TUBERCULOSES (Pseudo-)

Nous renvoyons à l'article sporotrichoses, pour les pseudo-tuberculoses causées par les parasites de la famille des muscarinées (muscomycoses).On sait qu'on a pu réaliser, par l'expérimentation de véritables tuberculoses non bacillaires en injectant dans les veines des poudres inertes (lycopode,etc.) Il existe aussi des pseudo-tuberculoses causées par des moisissures, parasites, etc. Citons les pseudo-tuberculoses de Cazal et Vaillard, la tuberculose zoogléique de Vignal et Malassez. La tuberculose aspergillaire des gaveurs de pigeons et des peigneurs de cheveux est une des pseudo-tuberculoses les moins rares. Elle est causée par l'aspergillus fumigatus avec mycélium (colorable par la safranine ou la thionine) et spores. Les spores qu'on peut cultiver sur pomme de terre et liquides physiologiques se rencontrent sur les graines. Parmi les signes les plus fréquents mentionnons une toux quinteuse, de l'expectoration, de la dyspnée, des hémoptysies, des râles et craquements au sommet et plus tard de la fièvre, des sueurs, de l'amaigrissement. Le diagnostic repose sur l'examen des crachats et sur la profession : traitement hygiénique, repos, air, iodure.

TYPHOIDE (fièvre)

Etym. (Du mot grec qui veut dire stupeur). Dothiénentérie (des mots grecs voulant dire bouton et intestin.) *Déf.* maladie épidémique et contagieuse causée par le bacille d'Eberth. *Anp.* Intestin : Lésions des plaques de Peyer et des follicules clos : catarrhe (congestion et saillies perlées des follicules); tuméfaction (plaques molles, dures ou gaufrées), ulcérations (réticulées par ulcérations isolées des follicules), puis le contenu des ulcérations s'élimine comme une escarre (hémorragie) et le tissu embryonnaire se transforme en tissu conjonctif, (cicatrisation fibreuse sans rétrécissement intestinal).

Lésions de la rate; hypertrophie molle (boue splénique).
Hypertrophie des ganglions mésentériques et du foie ;
les muscles, le cœur, le rein sont aussi altérés. *Etiol.*
Frappe surtout les jeunes gens, les nouveaux venus dans
les villes ; immunité relative de la race noire (Vincent) ;
influence du sol, de l'eau, des porteurs de bacille. Peu
contagieuse par contact direct, épidémique. En été eau
souillée, lait coupé d'eau suspecte, huitres, non stabul-
lées glace, vin, légumes verts, salades. Récidives très
rares, à ne pas confondre avec les rechutes et réitéra-
tions de Potain. *Bactériologie* : Bacille mobile arrondi aux extrémités, se colorant par le bleu de Lœffler, la
thionine, etc. ; ne prend pas le Gram; anaérobie faculta-
tif. Conserve sa vitalité: dans les vêtements et poussières,
malgré le froid, plusieurs mois dans le sol, un mois et
demi dans l'eau. Cultures dans le bouillon, l'agar-agar,
la pomme de terre. Ensemencement sur gélatine (colonies en îlots de glace). Le bacille d'Eberth se distingue
du colibacille par sa coloration bleue (colibacille rouge);
au microscope : il ne coagule pas le lait, ne colore pas
en rouge la gélose lactosée tournesolée, il est mobile et
s'agglutine. *Pathog.* Les bacilles agissent plus que les
toxines. Les infections secondaires produisent des suppurations, broncho-pneumonie, etc. Septicémie sanguine. Incubation 15 jours.

Sympt. Début avec ou sans fièvre et courbature.
Pneumonies, troubles gastro-intestinaux. Périodes d'ascension, d'état et de déclin. 1º Ascension thermique régulièrement graduelle jusqu'à 40º. Céphalée, insomnie,
épistaxis, douleurs cervicales, vertiges, diarrhée, congestion des bronches, abattement. *Signe* de Lesieur :
submatité rétrohépatique précoce. Ce signe est utile pour
le diagnostic (si le poumon n'est pas malade) et pour le
traitement (sa persistance ajourne la reprise de l'alimentation). *Signe* de Burke (*Voir le diagn.*). 2º Période
d'état. *Taches rosées lenticulaires après le 6ᵉ jour*, papules
du volume d'une lentille s'effaçant sous la pression du

doigt, discrètes ou confluentes (ventre et poitrine) ; su-
damina ; taches ombrées ; enduit nacré des gencives,
langue fendillée, rôtie, grillée, avec enduit brun ou noirâtre, croûteux et crevassé. Diarrhée fétide *jaune ocre*
ou jus de melon contenant des bacilles ; météorisme ;
gargouillement *de la fosse iliaque droite* (a toute sa valeur en dehors de la diarrhée, lavement, purgatif). Congestion pulmonaire, hypostase, dyspnée ; urines rares et
albumineuses. Délire, *tuméfaction de la rate* ; signe pal-
moplantaire (coloration jaune safran) de *Filippowicz*.
Pouls *dicrote*, par parésie musculaire des vaisseaux,
mou, *hypotendu* vers 110 (sensation de 2 chocs, exagération du dicrotisme normal) ; *carphologie*, soubresaut
des tendons, facies et aspect typhiques (stupeur) ; à la fin
de cette période, le stade amphibole ou températures
irrégulières, annonce la défervescence. 3° Déclin : chute
brusque ou en lysis et convalescence. La 3ᵉ période dite
des oscillations descendantes, peut être précédée du stade
amphibole, oscillations irrégulières. Ces grandes oscillations irrégulières annoncent aussi les complications.
(*Voir au diagnostic*). Séquelles : dyspepsies, palpitations,
lypothymies, chutes des cheveux, amnésie, troubles intellectuels. *Formes* : selon évolution : abortive (typhoï-
dette), prolongée ou foudroyante. Selon intensité · légère
(muqueuse), latente, grave ; selon prédominance d'un
symptôme : bilieuse, hémorragique, pulmonaire, *ataxo-
adynamique*, pyohémique. Association avec tuberculose,
diphtérie, érysipèle, choléra, grossesse, avortement ou
accouchement prématuré. Séro-diagnostic pendant les
suites de couche (infection puerpérale). L'appendicite
paratyphoïde est une appendicite qu'il faut opérer d'urgence. Chez les vieillards : température peu élevée, rate
moins tuméfiée, taches rares, adynamie, formes traî-
nantes, broncho-pneumonie, etc. Chez les enfants, exceptionnelle avant 2 ans, fréquente de 15 à 30 ans. S'il s'agit
de nourrissons (autres cas dans la maison) : fièvre, méningite, entérite (séro-diagnostic) ; 2ᵉ enfance : langue

rôtie, vomissements de règle (rares chez l'adulte), taches
2/3 des cas, ophtalmo-diagnostic. **Pron**. 12 0/0. Mortalité
abaissée depuis la méthode de Brandt. Dépend de la
forme, du terrain et des complications.**Diagn**. Au début,
avec : grippe, surmenage, granulie. Période d'état :
embarras gastrique, typhus, méningite, ostéomyélite-
choléra, empoisonnement, syphilis maligne, endocar,
dite, pneumonie. Loi de Wunderlich : fièvre typhoïde
avec 40° au 4° jour ; il ne s'agit pas de fièvre typhoïde
avec 40° au 1er jour (non admis). *Signe* de Burke intéressant pour le *diagn.* et le *Pron.* : secousses fibrillaires
par pincées vigoureuses du biceps. Le *Diagn.* clinique
des complications est très important. Ulcérations de la
bouche, angines, entérites ; hémorragie intestinale 7 0/0
précoce ou tardive, bénigne ou mortelle, avec ulcérations de dedans en dehors, siégeant à la partie terminale
de l'iléon, vers la valvule et au milieu des plaques de
Peyer ; pouls brusquement rapide et hypotendu, de
dicrotisme très augmenté (Bouchard), chute de la température, suppression des selles, algidité. L'hémorragie
annonce parfois la perforation. Cette perforation est
unique, large comme une tête d'épingle, à siège aussi à
la partie terminale de l'iléon (douleur, vomissement,
ventre ballonné, valeur diagnostique du hoquet, de la
chute de la température, des sueurs, pouls petit, refroidissement des extrémités). La péritonite par propagation
n'est plus admise. Ictère, angiocholite. La cholécystite,
parfois suppurée, peut déterminer des péritonites aiguës
avec localisation sous-hépatique ; fausses perforations.
Laryngites, toux, congestion pulmonaire, pneumo-ty-
phus à début de pneumonie puis typhoïde normale peu
grave ; gangrènes, embolies, pleurésies, endo-péri-myo-
cardites (bruits affaiblis, la disparition du 2° bruit, rare,
est très grave, mort subite) ; péricardites et endocardites rares ; thrombose, phlébite (accident de convalescence) ; aortite, artérite, hémorragie, phlegmon périnéphrétique, pyélite, orchite, aphonie, paralysie (hémi

ou ,paraplégie), abcès de la rate, du pancréas et des
glandes salivaires, myosites et hémorragies musculaires,
ostéopériostites, infections articulaires ; otite, conjonctivites ; abcès, purpura ; escarre sacrée. Procédés de
diagnostic scientifiques : diazo-réaction d'Erlich (fixation du sulfodiazobenzol sur substance inconnue de
l'urine typhique) 2 cc. 1/2 urine + 2 cc. 1/2 de HCl,
0,50 eau, 950 acide sulfanilique à saturation + II gouttes
de nitrite de soude 0,50 0/0 (solutions de la semaine).
Agiter, verser X gouttes d'ammoniaque : anneau rouge
au niveau de l'ammoniaque. Diagn. bactériologique :
sang veineux (Courmont), procédé de Condari pour le
diagnostic précoce (lobule d'oreille) avec bile de bœuf
9 cc., glycérine 10, peptone 10 ; 20 heures d'étuve à 37°,
V à VI gouttes sur gélose ; 12 heures après, colonies.
Séro-diagnostic de Widal avec quelques gouttes de sang
de la pulpe du doigt ; basé sur *agglutination* du sérum
typhique en présence de bacilles d'Eberth en culture
pure, I goutte de sérum, XXX gouttes de culture ; au
bout de deux heures devient *limpide* ; bacilles agglomé-
rés, dans le fond du tube ; au microscope, bacilles
immobiles, en amas, *agglutinés*. (*Voir Réaction agglutinante*). On peut calculer le pouvoir agglutinant (Sicard,
Widal) en diluant le sérum au 10° et en utilisant de III
à XV gouttes de culture. Séro-diagn. avec sérosité du
vésicatoire, avec lait ; plus rare avec urine et larmes.
Cette réaction ne se montre qu'au 4e jour ; mais elle
peut persister pendant de longs mois. Le sérum des
infections paratyphoïdes agglutine faiblement l'Eberth
(1/15e), mais fortement (1/200) les cultures paratyphiques.
Réaction de fixation de Widal et Le Sourd (méthode de
Bordet et Gengou), 0,1 de bacilles d'Eberth dans eau
salée à 8 °/oo, sérum inactivé, chauffé à 50°, 0,1, sérum
de cobaye 0,1 (complément) ; au bout de 3 à 6 heures,
disparition du complément ; mélange de globules rouges
du mouton 1 cc. à 5 °/. et de sérum inactivé : étude 1/2
heure. Si typhoïde, pas d'hémolyse, puisque il n'y a plus

de complément (l'absence d'hémolyse n'est pas forcément une réaction positive). *Hémodiagnostic* de Courmont et Lesieur : bacille dans le sang ; ensemencement de 2 à 4 cc. dans 300 de bouillon, pendant 48 heures. Gélodiagnostic des déjections de Chantemesse. Coloration bleue des bacilles sur gelose lactosée et tournesolée (b. coli, rouge). Ophtalmo-diagnostic. Spléno-diagnostic de Vincent (décembre 1912) avec un supplément d'antigène. 2 cc. d'autolysat concentré de bacilles vivants stérilisés par l'éther ; réaction splénique 10 à 18 heures après les injections 94 % des cas (foie 35 °/₀) : indifférence des typhiques à l'inoculation d'autolysat paratyphique ; permet de différencier le typhus levissimus ou les typhoïdes mal précisées par l'hémoculture. *Trait.* Méthode de Brandt : Bains froids à 25°, 4 à 6 jours : contre-indiqués au cas de myocardite, collapsus et hémorragie ; frictions, grogs, champagne, faire sortir du bain avant le frisson ; boule chaude, etc. Lavements froids. Auscultation systématique du cœur. Petits soins essentiels : aération, propreté de la bouche, boissons abondantes, mains propres, etc. Dans les formes bénignes les lotions froides, la glace sur le ventre et les lavements froids peuvent suffire. Suivant les cas, caféine, spartéine, ergotine, iode, adrénaline, colloïdaux, doses fractionnées de *pyramidon,* quinquina. L'alimentation n'est reprise que 5 jours après la chute totale de la température. Les essais de sérothérapie n'ont pas paru probants jusqu'ici. Le vaccin, en revanche, est une nouvelle conquête scientifique de la plus haute valeur.

On trouvera dans nos *Traitements Nouveaux en clientèle,* la technique très complète de la vaccination antityphique. Le vaccin de Vincent contre la fièvre thyphoïde s'injecte aux doses hebdomadaires d'un 1/2 cc. pour la 1ʳᵉ injection, 1 cc. pour la 2ᵉ, 1 cc. 1/2 pour la 3ᵉ, 2 cc. pour la dernière. On lui préfère le vaccin triple TAB. **(Voir l'article suivant).**

PARATYPHOIDES (fièvres)

Les bacilles paratyphiques diffèrent par leur agglutinatinabilité et leurs réactions en milieux sucrés.

L'étiologie est celle de la fièvre typhoïde ; l'anatomie pathologique est mal connue, ces affections étant souvent bénignes.

Les symptômes sont à peu près ceux d'une dothiénenterie légère : on observe assez souvent de l'herpès labial, de la rougeur des pommettes et des conjonctives. Durée : deux septenaires. Convalescence rapide. Complications sans gravité.

Le diagnostic se fait par l'hémoculture. L'agglutination ne se produit que pour les bacilles de la même variété. On utilise pour la différenciation rapide des bacilles le milieu gelo-gluco-plomb : l'Eberth ne fragmente pas le milieu, le paratyphique A le fragmente sans le brunir ; le paratyphique B le fragmente et le brunit. Le papier à l'acétate de plomb n'est pas noirci après 24 h. par le paratyphique A ; le papier tournesol-orcine lactose, décoloré, est recoloré après trois jours par le paratyphique B.

Mortalité 1 %. Traitement et prophylaxie comme dans la fièvre typhoïde. Vaccination mixte polyvalente. Le vaccin triple polyvalent a une action préventive contre la fièvre typhoïde et contre les paratyphoïdes A et B. On injecte 1 cc. la première semaine et 2 cc. chaque semaine pour la 2e, 3e et 4e dose.

TYPHUS EXANTHÉMATIQUE

Etym. de Τυφος, stupeur. *Sym*. Typhus pétéchial, des camps, des vaisseaux, etc. *Défin*. maladie infectieuse grave caractérisée par un état typhoïde et un exanthème spécial. *Anp*. Rien à l'intestin ou simples taches congestives des plaques de Peyer ; signes de pneumonie lobaire, foie hypertrophié ; lésions pharyngées, pancréas cartilagineux, cœur cire molle, lésions cutanées. *Bact*. microbe traversant les filtres ; streptobacille ou diplo-

coque de Dubief et Brühl. ***Etiol.*** Rôle de l'encombrement, de l'hygiène défectueuse en temps de guerre, de la
misère, de la malpropreté, Fréquence en Russie, en Afrique, en Irlande. Propagation par le sang et par le pou
(Nicolle). Le virus semble se cantonner sur les globules
blancs. ***Sympt.*** Incubation de 4 à 20 jours. Prodromes
habituels des états infectieux rares, invasion plutôt brusque. Frissons, fièvre : dès le second jour à 40° et au-
dessous, s'y maintient pendant deux semaines avec parfois, à la fin de la première semaine, une chute d'un degré, vomissements, délire, catarrhe pulmonaire. Au
bout de 4 jours, éruption maculeuse, ne disparaissant
plus à la pression du doigt si elle devient hémorragique,
ecchymotique ou pétéchiale. Stupeur marquée. Pas de
diarrhée ni de signes abdominaux. Odeur de cadavre de
souris. Etat de mort dans l'adynamie ou par insuffisance
cardiaque. Si la guérison survient, elle a lieu au bout de
2 semaines. Formes : typhus levissimus, abortif, ambulatoire, ataxique foudroyant. ***Pron.*** grave 50 /₀ ; l'âge
avancé est d'un mauvais pronostic. Mort dans le collapsus, l'asphyxie ou le coma. ***Diagnostic*** avec la fièvre
typhoïde (la stupeur est le seul signe commun), la fièvre
rémittente, la méningite cérébro-spinale. Le Diagnostic
est facilité, en dehors de la notion d'épidémicité, par
l'éruption, et surtout par l'étiologie, la stupeur dans les
cas douteux par l'absence de diarrhée, la courbe de la
fièvre, l'hémoculture et le séro-diagnostic. ***Trait.*** Prophylaxie importante. Hygiène, désinfection, isolement,
surveillance des vagabonds. Lutte contre les poux :
huile de pétrole, huile camphrée au 10ᵉ, térébenthinée à
15 °/₀. Benzine pour les poux de vêtements et de la tête.
Précipité jaune au 50ᵉ pour les sourcils. Vinaigre chaud
contre les lentes. Indications thérapeutiques : soins de
bouche, toniques, cardiaque, abcès de fixation, arseno-
benzol, bains froids ; sérum de Nicolle. La maladie de
Brill et le typhus sont identiques (inoculation à des
singes immunisés).

Typhus récurrent. — Maladie épidémique, contagieuse, inoculable, causée par le spirochète d'Obermeier.
C'est un parasite en forme de spirille, animé de mouvements rapides, visible au microscope dans une goutte de
sang ou, en préparation sèche, par coloration au violet
de gentiane d'Erlich. Originaire d'Irlande, le typhus
récurrent sévit en Europe, en Asie, en Afrique. La
transmission possible par les punaises, poux et tiques
est démontrée. **Anp.** Rate extraordinairement hypertrophiée ; foie congestionné ; myocarde décoloré. **Sympt.**
Début brusque par frisson, céphalée, fièvre à 40° ; au
bout de peu de temps la rate est grosse et douloureuse ;
ictère, vomissements bilieux ; sueur. Complications : péritonite par rupture de la rate ; hémorragies intestinales,
pneumonie. **Diagn.** Surtout basé sur l'examen du sang
pendant l'accès ou par le séro-diagnostic. On peut penser au typhus exanthématique (exanthémie), à la fièvre
paludéenne, etc. **Pron.** Guérison ordinaire. **Trait.** Bains,
quinine, sérothérapie. Désinfection.

ULCÈRE DU DUODÉNUM

Anp. s'observe dans la 1re portion intestinale, avant
neutralisation par les liquides intestinaux (face antérieure
de l'intestin). Unique presque toujours. **Etiol. pathog.,**
Voir ulcère de l'ombilic et, en plus, néphrite avec urémie
(Barié), troubles de circulation sanguine. Retenons l'hyperchlorhydrie et la toxi-infection. Plus fréquent chez
l'homme. **Sympt.** *Douleur* paroxystique au-dessous
du foie, près de la vésicule, point dorsal par irradiation ;
tardive, se produit 4 ou 5 heures après les repas au moment où le bol alimentaire pénètre dans le duodénum.
On a insisté seulement sur la « douleur de la faim » qui
survient 3 ou 4 heures après le repas. Hémorragies graves : melœna surtout (ulcération de l'artère pan-
créatico-duodénale). Evolution souvent lente, par périodes, plutôt grave . hémorragies et péritonites. Complications hémorragiques foudroyantes ; perforations

(coup de poignard péritonéal de Dieulafoy), abcès sous-phrénique, sténose duodénale, abcès gazeux sous-phrénique. Formes duodéno-pylorique et duodénale vraie. **Diagn.** surtout avec l'Ulcère de l'estomac ; difficile (ulcère peptique). Examen coprologique, urinaire, radioscopique: péritaltisme diminué, fixité de la région malade. **Trait.** Régime lacté. Alcalins donnés tardivement après le repas, traitement des complications. Chirurgie. Bismuth.

ULCÈRE D'ESTOMAC

Déf. et **Etym.** Ulcère rond gastrique lié à une cause spéciale mais discutée. Maladie de Cruveilhier. **Anp.** Arrondi, souvent seul, grand comme une pièce de 0 fr.50. Bords taillés à l'emporte-pièce ; parois en gradins ; fond en entonnoir. Siège surtout à la paroi postérieure puis à la petite courbure ; artérioles béantes ; perforations ou cicatrices. **Etiol.** Plus fréquent au dessus de 30 ans, surtout chez l'homme, et au dessous de 30 ans, chez la femme. Chlorose, tuberculose, alcoolisme, traumatisme, brûlures etc. Hyperpepsie. **Pathog.** Théories inflammatoire (Cruveilhier, Laveran, Gaillard), vasculaire, sanguine, infectieuse (Chantemesse, Letulle, Vidal). L'insuffisance de cause vasculaire, microbienne ou trophique des tuniques stomacales serait caractérisée par l'absence du mucus protecteur de l'estomac contre sa propre auto-digestion (antipepsine). L'hyperpepsie entretient l'ulcère (auto-digestion).

Sympt. *Douleurs* intenses, paroxystiques, exagérées par le passage des aliments ; douleur en broche, de fréquence relative, au milieu de la ligne ombilico-xyphoïdienne et vertébrale. *Vomissements* : de type nerveux, acides, survenant le matin ou après le repas en fin de crise. *Hémorragies* : hématémèses ou melœna ; variété foudroyante par ulcération de l'artère coronaire ou lente. Pas de fièvre ou état pénible avec anémie ; pas d'engorgement ganglionnaire. Marche rapide ou plus souvent chronique. **Formes gastralgique, hémorragique, dyspepti-**

que, juxta-pylorique, cachectique, vomitive, latente.
Complications : perforation, sténose pylorique, (ondulations épigastriques 3 heures après le repas, pathognomoniques). Transformation néoplasique ; péritonite généralisée ou enkystée. **Pron**. Récidives possibles. Durée
variable, en moyenne 2 ans.

Diagn. basé sur l'hyperchlorhydrie (jusqu'à 4 °/oo),
sur l'examen du sang, de l'urine et surtout sur les caractères de la douleur, des vomissements et des hémorragies. *Diagnostic* avec le cancer (achlorhydrie, ganglions
pris, décoloration de la peau, etc.) Avec l'ulcère du duodénum : melœna plus fréquent, douleur tardive (3 à 4
heures après le repas), absence du point xyphoïdien, et
siège de la douleur un peu au dessus et à droite de l'ombilic. Avec la colique hépatique, avec la maladie de
Reichmann (ni hématémèse, ni douleur exagérée par les
aliments), avec le tabès (autres signes), vomissements
périodiques de Leyden. *Diagnostic* du siège : grande
courbure, douleur épigastrique ; cardia, dysphagie ou
sténose œsophagienne, douleur accompagnant l'ingestion alimentaire. **Trait**. Lait, repos, bismuth, alcalins
à hautes doses 10 à 15 gr. ; glace, ergotine. Chlorure de
calcium, gélatine et perchlorure de fer. Lavements dé-
saltérants. Chirurgie ; intervenir, après perforation,
avant 6 à 8 heures.

URÉMIE

Défin. Auto-intoxication progressive causée non par
l'urée dans le sang, mais par l'urine. C'est plutôt de l'u-
rinémie. **Anp**. Lésions de néphrite, lésions dégénératives, congestions viscérales, etc. **Pathog. Etiol**. Dépura-
tion urinaire fonctionnellement insuffisante. C'est un empoisonnement complexe, provenant des lésions rénales,
de causes chimiques, de rétention *chlorurée ou azotée*
avec, comme causes occasionnelles, le froid, la fatigue,
une suppression d'émonctoires, etc. On a incriminé trop
exclusivement l'urée (un 9° des cas seulement d'après

Bouchard), l'ammoniaque (ammoniémie de Frerichs),
les oxalates (oxalémies), les sels de potasse (potassiémie
de Feltz et Ritter), la toxicité des matières colorantes et
les ptomaïnes (Lépine et Aubert). Théorie anatomique
de l'œdème cérébral de Traube, de l'hypertension artérielle de Vaquez. Rôle du liquide céphalo-rachidien et
de la ponction lombaire (Castaigne). Retenons la théorie
des poisons multiples pour le moment, ainsi que l'im-
por'ance de la méthode d'Ambard (*voir constante d'Ambard à Néphrites et à ce mot*). **Sympt.** Parmi les premiers
signes en date citons : *la céphalée en casque, les vomissements*, le signe de Grasset : exagération des réflexes tendineux (Pic a cependant signalé l'abolition du réflexe patellaire), des troubles sensoriels (*amblyopie*, mouches
volantes, bourdonnements d'oreille); *une perméabilité rénale, une excrétion et une densité urinaires diminuées.*Parmi les signes de l'urémie bien confirmée nous relevons :
la pharyngite, la dysphagie, l'hyperacousie, les vertiges,
le myosis, l'aphasie, le prurit, les dermatites, les sueurs
d'urée (Claude), le givre d'urée d'un pronostic sérieux,
etc On distingue artificiellement, au point de vue clinique : 1⁰ l'urémie *digestive* : vomissements (urée, ammoniaque) ; diarrhée à respecter (lésions des follicules ; 2ᵉ
l'urémie *nerveuse : convulsions épileptiformes* pouvant aller à la folie brightique; hypothermie (35°); *paralysies limitées ;* pouls faible, coma. 3⁰ *l'urémie dyspnéique :*
œdème pulmonaire, spasme vasculaire, asthme et bronchite urémiques. *Cheyne-Stokes :* mouvements respiratoires fréquents, amples, puis ralentis, puis apnée avec
thorax immobile, ces trois phases évoluant en une minute. Dans le rythme intermédiaire pas d'apnée. Chez
l'enfant, anasarque, convulsions (scarlatine), c'est souvent le 1ᵉʳ signe d'une néphrite non diagnostiquée. Formes aiguës, lentes; 2 variétés pour Widal : Urémie azo-
témique, à pronostic fatal (trop absolu) avec 2 °/₀ d'urée
dans le liquide céphalo-rachidien, (*voir constante d'Ambard*). **Urémie chlorurémique, hydropigène, œdéma-**

teuse, de pronostic relativement moins grave. **Pron**. Dépend de l'insuffisance rénale sans doute, mais aussi des soins reçus. L'albumine ne prouve rien : il y a dissociation possible des actes du rein. Lorsque le dosage d'urée dans le liquide céphalo-rachidien atteint 4 % il s'agit d'urémie pure avec pronostic fatal (Froment). **Diagn**. Penser à la scarlatine ; recherche de l'insuffisance : toxicité, perméabilité, cryoscopie, (*maladie du rein et albuminurie etc.*). **Diagnostic** du coma par : hypothermie, Cheyne-Stokes, étiologie. **Trait**. Saignées, ventouses scarifiées lombaires. Eau-de-vie allemande. Ponction lombaire, opothérapie rénale. Oxygène. Théobromine, santhéose. Chlorure et lactate de calcium. Eau d'Evian, lactose. Ne pas craindre, à chaque poussée d'urémie, de prolonger les efforts thérapeutiques (émission sanguine, purgatifs, diète hydrique etc.)

VACCINE

Déf. Infection causée chez l'homme par le cow-pox des bovidés. Découverte empirique de Jenner en 1796. **Anp**. Renferme des hématies, des leucocytes, des granulations, des microbes et, parmi eux, l'agent spécifique, mal connu. **Sympt** : On distingue : le vaccin jennérien animal et le variolo-vaccin (innoculation de variole humaine à des vaches). La vaccination de bras à bras est condamnée par l'hygiène. On se sert de lymphe de génisse conservée dans des tubes aseptiques. L'éruption apparaît vers le 3ᵉ ou 4ᵉ jour sous la forme d'une tache puis d'une papule qui, vers le 6ᵉ ou 7ᵉ jour, s'ombilique et s'entoure d'une auréole inflammatoire rougeâtre ; suppuration vers le 8ᵉ jour avec quelques petits symptômes généraux (courbature, malaise, adénite de l'aisselle). La durée de l'immunité — qui commence au 10ᵉ jour — est variable. Dans la vaccination obligatoire on l'évalue à 10 ans. Vaccine ulcéreuse ; vaccine généralisée ; par infection digestive ; pseudo vaccine. Accidents : syphilis vaccinale, tuberculose (contestée) ; phlegmon, érysipèle. On prévient tous ces accidents en utilisant du vaccin bien préparé et contrôlé suivant une technique scientifique qui est définitivement mise au point.

VARICELLE

Déf. nouvelle : Affection parasitaire d'origine inconnue ? (Dopter). Petite variole. N'est pas une variole atténuée.(Pas d'immunité de l'une pour l'autre de ces deux maladies). Elle atteint surtout les enfants. Incubation : 12 à 14 jours. Invasion 1 à 2 jours : énanthème buccal ; peu de prodromes ; taches rouges, vésicules, bulles de la grosseur d'une tête d'épingle à un pois, contenant au début *un liquide clair*. Ce liquide se trouble ensuite et se dessèche en 2 jours. La varicelle procède par poussées. Prurit (éviter le grattage du visage : cicatrices persistantes). Etat général peu grave. Les complications sont assez rares, mais sérieuses : néphrite de Hénoch, laryngite, broncho-pneumonie, artérites. *Pron.* en général très bénin ; durée de 10 à 20 jours. *Diagn.* par la souplesse de la peau, par l'évolution, par les poussées, par la vésicule claire surtout. *Trait.* des états infectieux légers. Isolement de 30 à 40 jours.

VARIOLE

Déf. Maladie épidémique et contagieuse dont le microbe sans doute ultramicroscopique n'est encore pas connu. *Anp.* La lésion débute par la partie moyenne de la couche de Malpighi ; plus tard les éléments provenant de cette couche s'accumulent autour de la pustule et, plus rares au milieu, ils produisent une dépression centrale : la pustule est dite ombiliquée. La myocardite est la plus importante lésion viscérale. Dans le sang, hyperleucocytose (mononucléaire) et déformation des hématies, diminution d'hémoglobine et des gaz. La myélocytose (30 à 40 % de myélocytes),est très caractéristique. Dans la Variole hémorragique : sang poisseux, les vésicules contiennent des globules rouges ou peu de leucocytes ; rate dure et rétractée. **Etiol.** Contagieuse à toutes ses périodes par les pustules et les croûtes longtemps virulentes ; la contagion se fait par les voies respiratoires. *Bact.* Microbes secondaires seuls connus ; corpuscules de Roger et Wiel du sang et des pustules. Inoculation aux singes, bœufs, chevaux etc.

Sympt. Incubation : 12 jours. Dans les varioles discrète ou confluente on distingue : une période *d'invasion*, de 2 à 3 jours : frissons, nausées, vomissements, douleurs lombaires violentes (*rachialgie*), courbature générale, Une période *d'éruption* vers le 3ᵉ jour : énanthème dur, buccopharyngé avec salivation ; exanthème, commençant *par la face*, successivement papuleux, vésiculeux, pustuleux (pustules *ombiliquées*). Dans la variole confluente, début par érythème, exanthème ortié ou scarlatiniforme ou purpurique appelé rash, 5 0/0 ; rash du triangle crural à la face interne des cuisses etc. Bouffissure de la paupière et du visage. La fièvre tombe à cette période d'éruption dans la variole discrète ; elle se tient à 40° et cause du délire dans la variole confluente; au bout d'une semaine environ la période *de suppuration* débute par la face et se termine par les extrémités. Dans la variole confluente, la dysphagie, la salivation, la tuméfaction de la face augmentent ; les pustules sont fétides ; les malades souffrent. La période *de dessication* est caractérisée par la formation de croûtes, qui tombent du 15ᵉ au 25ᵉ jour, et de cicatrices laissant le visage grêlé. La convalescence est parfois retardée par des suppurations secondaires. Dans la variole *cohérente*, les pustules, d'abord isolées, finissent par se toucher. La variole *hymorragique*, qui s'observe sur un terrain affaibli pour des causes diverses, est très grave (Variole noire) ; l'alcoolisme et la puerpéralité sont souvent en cause ; c'est une forme caractérisée par le rash, les taches ecchymotiques, hémoptysies, hématuries, épistaxis ; variétés primitive et tardive. *Complications:* œdème glottique, laryngite, broncho-pneumonie, néphrite, gangrène, myocardite, myélite, névrite, avortement, ovarite, kénératites, etc. ; prédisposition à la tuberculose pulmonaire. **Pron.** grave chez les petits enfants, les vieillards, les débilités, les femmes enceintes, (avortement avec hémorragie ou infection). Variole confluente et hémorragique, mortalité 40 à 60 0/0. La mort survient par congestion pulmonaire au début de la maladie ou par collapsus, broncho-pneumonie etc. dans la seconde semaine, en pleine période de suppuration,

Diagn. avec scarlatine (angine, pas de rachialgie, rougeole, syphilis, acné, myélocytose variolique). **Tt.** tonique ; éthéro-opiacés (Ducastel). Bains. **Tt.** des pustules, des complications. Photothérapie de Finsen. Essais récents de sérothérapie (Teissier et Marie). Isolement. Désinfection. Prophylaxie, vaccination obligatoire en temps d'épidémie et tous les 5 ou 6 ans.

Varioloïde. — Variole atténuée, évoluant en une ou deux semaines. L'invasion est courte ; quelquefois rash morbilliforme ; l'éruption ne comprend qu'un petit nombre de papules dont très peu d'ombiliquées. Fièvre très modérée. Dessication sans cicatrices.

VERS INTESTINAUX

On les distingue en cestodes ou vers plats et nématodes ou vers ronds. *Cestodes*: Bothriocéphale et tœnias. *Bothriocéphale* : Bothridies ou sillons des faces de la tête ; ni crochets, ni ventouses. Pores génitaux médians. La larve vit dans les muscles des poissons (lac de Genève). *Tœnia inerme* (ou saginata ou mediocanellata). Très commun. L'embryon vit dans les muscles du bœuf. Tête volumineuse avec 4 ventouses sans crochets ; pores latéraux irrégulièrement alternés ; longueur : 4 à 10 mètres, 1.500 à 2.000 anneaux. *Tœnia solium* (ou armé). L'embryon vit dans les muscles et divers organes du porc (ladreric) et parfois chez l'homme. Tête petite, 4 ventouses, une trentaine de crochets en 2 couronnes. Pores latéraux régulièrement alternés. Variété un peu moins longue que la précédente et comptant en moyenne un peu moins d'anneaux. *Sympt.* Les signes digestifs et nerveux sont variables ; syncopes, vertiges, palpitations, s'accompagnent ou non de démangeaisons, toux, mydriase, anémie avec le bothriocéphale. Le Diagnostic n'est possible que par l'examen des selles. *Trait.* Chez l'enfant, extrait de fougère mâle frais et purgatif(pas d'huile de ricin). Chez l'adulte[1] Kousso, (20 grammes de fleurs), pelletiérine, (calomel), grenadier. Prophylaxie : Cuisson de la viande, surveillance de la viande de boucherie. *Nématodes :* Ascarides (*v. p. 85*). Ankylostome (*v. p. 56*). Douve hépatique (*v. p. 221*). *Oxyures :* Blancs, de 6 à 12 millimètres et plus, se développent dans l'intestin grêle; mais se tiennent surtout dans le rectum et l'anus. Prurit anal. Par grattage les ongles gardent des œufs qui peuvent être portés à la bouche par les enfants. *Trait.* Santonine, semen-contra (5 gr.) et lavements glycérinés ou salés. Prophyl. : ongles coupés ras, eau bouillie en boisson et pour lavages des légumes.

Vipères, etc. (Morsures et piqûres par). Le venin de vipère agit s'il est introduit par les voies sanguines ou lymphatiques ; il est détruit par les sucs digestifs, par la chaleur à 75°. La réaction locale varie d'importance avec l'organe piqué (larynx, veine, etc), les symptômes toxiques se produisent au bout de 3 à 4 heures, ils portent sur le sang (hématurie et ictère), sur le système nerveux (asthénie, crampe, etc.); la mort peut être rapide et survient entre quelques heures et quelques jours. La guérison est possible. Le traitement comporte la succion de la plaie (ventouse scarifiée etc.), la constriction au-dessus de la morsure si elle est possible, la neutralisation par le permanganate de potasse, au 100e, le chlorure d'or ; le sérum antivenimeux est très actif dans les premières heures; sudorifiques et stimulants diffusibles.

(1) **Extrait de fougère, 6 gr. : purgatif 2 heures après (calomel).**

VOMIQUES

Déf. Syndrome caractérisé par le rejet brusque par la bouche d'un liquide purulent. *Etiol*. Le plus souvent d'origine pleurale, parfois pulmonaire (abcès pneumonique) ou abdominale (kyste hydatique du foie ou du poumon, abcès du foie, abcès par congestion, phlegmon périnéphrétique). *Symp*. La Vomique est rarement un accident révélateur excepté toutefois pour l'abcès du poumon; elle peut être le premier signe de la pleurésie purulente à pneumocoque. Elle est annoncée parfois par de l'odeur fétide (pleurésie) ou une odeur marmelade de prunes (kystes. Eichorst).C'est un *flot de liquide* expulsé au milieu d'accès de toux et de suffocation, elle peut être vomique unique ou répétée. Quantité de liquide : quelques grammes à plusieurs litres. *Pron*. Terminaison favorable, surtout chez les enfants, ou infections secondaires, purulence, etc. La mort est rare dans la Vomique. *Diagn.* avec amygdalite phlegmoneuse, abcès rétro-pharyngien, bronchectasie (odeur de plâtre mouillé, etc.), cavernes tuberculeuses, (examen des crachats, lésions au sommet du poumon), gangrène pulmonaire (fétidité, crachats gris verdâtre, débris de parenchyme, trois couches au repos). *Diagnostic* étiologique par ponction exploratrice, radioscopie, bactériologie et recherche de la maladie causale *Vomique pleurale* : pleurésie enkystée, interlobaire ; fréquente la vomique est un bon signe du diagnostic ; survient du 20ᵉ au 40ᵉ jour (Vomiques fragmentées 40 à 400 gr.) Pneumocoque ; pyopneumothorax partiel. Guérison en général ou hecticité. Pleurésie purulente généralisée : Vomique plus rare, plus tardive, plus abondante (massive, cas de Trousseau, 5 litres). Vomique du pyopneumothorax. Parfois pneum. à soupape. Pneumocoque, streptocoque. Vomique pulmonaire : 10ᵉ ou 15ᵉ jour après la pneumonie (abcès pulmonaire. Signe de Pfühl : écoulement rapide du pus pendant l'expiration seulement). Vomique kystique : liquide clair contenant des débris de **membrane et des crochets d'échinocoques. Hémoptysies.**

Guérison ou purulence. Petites Vomiques de l'adénopathie trachéo-bronchique des enfants ; abcès par congestion (des dix premières vertèbres). Dans l'abcès du foie, vomique brun foncé ou chocolat, douleur et dyspnée, (diaphragme). Vomique du phlegmon périnéphrétique. *Trait.* Prévenir l'infection. Tonifier le malade. Pleurotomie, drainage, etc.

VOMISSEMENTS

Déf. Syndrome caractérisé par le rejet par la bouche de matières provenant de l'estomac. *Pathog.* Contraction des muscles abdominaux du diaphragme et des m. respiratoires. *Etiol.* Embarras gastrique, gastrites, mal. de Reichmann ; ulcère, cancer et dilatation d'estomac ; occlusion intestinale, grossesse, péritonite, coqueluche, méningites, mal. du s. nerveux et des méningites, intoxication, infection. *Signes*: vomissements muqueux ; épais, visqueux avec salive (éthyliques, flatulents), alimentaires, bilieux (réaction de Petenkoffer), fécaloïdes, purulents (vomique) sanguins (hémoptysie : pas de débris d'aliments, diagn. étiolog.) Vomissements réflexes de coqueluche, tuberculose. Vomissements incoercibles de la grossesse (pesées régulières pour les caractériser, très graves avec perte de 300 gr. par jour). Vomissement cérébral, sans effort, des tumeurs, apoplexie, méningites, etc. Vomissement de la chloroformisation. Vomissement des maladies infectieuses, surtout au début, si fréquents en pédiatrie. Vomissement des intoxications : urémique, gastrique, morphinique et Vomissement des empoisonnements proprement dits : champignons, phosphore, mercure, etc. Vomissement périodique de Leyden, par élimination des causes ordinaires. Complications : syncope, hernie, etc. *Trait.* de la cause.

Dans le premier âge, hygiène de l'allaitement, citrate de soude, eau de Vals. Les vomissements cycliques de la seconde enfance dépendent soit de l'arthritisme, soit de l'appendicite chronique. On conçoit l'importance de

cette distinction. La thérapeutique habituelle des vomissements comprend les eaux gazeuses, les boissons, la
diète hydrique, l'eau chloroformée, la glace, etc.

Zona

Déf. Eruption herpétique ayant une disposition métamérique (théorie nouvelle) ou en rapport avec la topographie d'un nerf (conception classique). **Etiol**. primiti
et infectieux ou secondaire aux névrites, aux radiculites
(tumeurs, Pott, etc.), aux myélopathies (paralysie générale etc.) **Patho**. D'après Brissaud, la topographie radi-
dulaire ou périphérique n'expliquerait pas le zona
comme la théorie métamérique ; les métamères spinaux,
d'origine embryonnaire, formeraient à la périphérie divers segments d'innervation **Sympt**. Plaques rosées se-
mées de vésicules d'herpès, en nombre variable, à con-
tours polycycliques ; les croûtes tombent au bout d'une
dizaine de jours en laissant des cicatrices. Les douleurs
de la cuisson locale ont à peu près la durée de l'éruption
ou lui survivent. Il peut exister de très nombreuses variétés de zona suivant le siège. Les deux formes les plus
fréquentes sont le zona intercostal et le zona ophtalmique. Le premier présente un signe intéressant : il ne dépasse jamais la ligne médiane. Le zona ophtalmique très
douloureux, peut s'accompagner de paralysie de la 3ᵉ et
de la 7ᵉ paire, de suppuration, de conjonctivite, d'iritis,
de névrite optique; il siège assez exactement à l'angle
interne de l'œil et à la racine du nez ; il peut s'étendre
au front, à la tempe et gagner une partie du cuir chevelu.

Le zona se traite par les poudres sèches ou encore
comme une brûlure du second degré. Les analgésiques
sont souvent utiles et la morphine est parfois nécessaire.

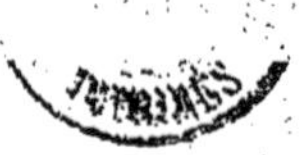

NOTE. — Consulter la page 5, pour les recherches dans le livre.

Table des Matières

Largentière, Imp. Mazel et Plancher

Résumé des Indications de la Station

DE

POUGUES (Nièvre)

Formule schématique de l'action des Eaux de Pougues : digestion, stimulation organique, apaisement nerveux (Hyvert).

Dominante qui, au cours des dyspepsies et diathèses indique cette cure : l'*Atonie*.

INDICATIONS CLASSIQUES :

SPÉCIALISATIONS FONCTIONNELLES : Gastro-pathies (*Source Saint-Léger*) : hypopepsie, dyspepsie neuro-motrice, fausse-dilation d'estomac, fermentations gastriques avec vertiges, migraines ; atonie intestinale ; troubles hépatiques d'origine gastrique

Glycosuries Dyspeptiques (Hyvert).

SPÉCIALISATIONS DIATHÉSIQUES : Diabète avec dépression des forces. Goutte atonique avec dyspepsie. Anémies banales. Anémies paludiques.

INDICATIONS NOUVELLES :

Recalcification (*Source Alice*) : des dyspeptiques, des convalescents de médecine et de chirurgie. Croissance (dyspepsie des collégiens). Grossesse ; allaitement. Cures de repos, de désintoxication gastrique et nerveuse.

Traitements complémentaires : Cure de terrain modifiée, marche réglée, héliothérapie (Station de Bellevue du Mont Givre).

9 782013 585057